淋巴结结核中西医诊治学

名誉主编　唐神结

主　　编　赵有利　金　龙　段　亮

副主编　车南颖　杨高怡　潘伟人　张评浒
　　　　　　徐晓明　陶以成　陈　祥

主　　审　唐汉钧　王玉玺

上海科学技术出版社

图书在版编目(CIP)数据

淋巴结结核中西医诊治学 / 赵有利,金龙,段亮主
编. —上海:上海科学技术出版社,2018.11
ISBN 978 - 7 - 5478 - 4159 - 4

Ⅰ.①淋⋯ Ⅱ.①赵⋯ ②金⋯ ③段⋯ Ⅲ.①淋巴结
结核-中西医结合疗法 Ⅳ.①R522

中国版本图书馆 CIP 数据核字(2018)第 190186 号

淋巴结结核中西医诊治学
主编 赵有利 金 龙 段 亮

上海世纪出版(集团)有限公司
上 海 科 学 技 术 出 版 社　出版、发行
(上海钦州南路 71 号　邮政编码 200235　www.sstp.cn)
上海中华商务联合印刷有限公司印刷
开本 787×1092　1/16　印张 28.25
字数 720 千字
2018 年 11 月第 1 版　2018 年 11 月第 1 次印刷
ISBN 978 - 7 - 5478 - 4159 - 4/R · 1703
定价:198.00 元

内容提要

　　本书是一部关于中西医结合诊治淋巴结结核病的专著,内容包括中西医淋巴结结核研究发展简史、免疫系统发生学、淋巴系统解剖学、淋巴结生理病理学、淋巴结结核的中西医诊断及鉴别诊断、辅助诊断、治疗,并分别阐述了不同部位的淋巴结结核病,包括颈部、腋窝部、腹股沟部、纵隔、腹腔肠系膜淋巴结结核,特殊人群淋巴结结核、结核性溃疡及窦道的诊断、鉴别诊断、中西医诊疗研究进展、术后并发症诊治及预后、康复护理等。在治疗方面,尤其注重中医外治法及外科手术学。

　　本书的编写综合了文献,总结了历代医家对于淋巴结结核诊疗经验的详细阐述,衷中参西,图文并茂,并选取名医验案,极大丰富了肺外结核、中医疮疡病、肿瘤病学研究的内容。本书适用于中、西医临床医师,相关专业在校学生及对淋巴结肿大相关知识感兴趣的读者参阅。

编委会名单

张　硕　（黑龙江中医药大学）

陈　祥　（扬州大学生物科学与技术学院）

范小涛　（南京中医药大学医学与生命科学学院）

金　龙　（黑龙江省传染病防治院）

周红琴　（江苏省苏州市高新区人民医院）

郑　英　（扬州大学医学院）

赵有利　（南京中医药大学附属南京市中西医结合医院）

赵浩然　（南京中医药大学）

胡卫华　（黑龙江省传染病防治院）

胡学飞　（同济大学附属上海市肺科医院）

段　亮　（同济大学附属上海市肺科医院）

夏公旭　（南京中医药大学附属南京市中西医结合医院）

徐晓明　（广东省深圳市徐晓明中医外科诊所）

唐神结　（首都医科大学附属北京胸科医院）

陶以成　（中国中医科学院西苑医院）

梁艺馨　（南京中医药大学）

董　芬　（山东省济阳县中医院）

董晓伟　（黑龙江省传染病防治院）

窦　慧　（安徽省宿州市第一人民医院）

潘伟人　（徐州医科大学）

穆　晶　（首都医科大学附属北京胸科医院）

主编简介

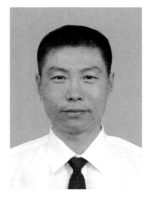

赵有利，南京中医药大学附属南京市中西医结合医院中医外科（瘰疬、脉管病）副主任中医师，研究生学历，出身中医世家。现任中华中医药学会外科疮疡分会委员，中国中西医结合学会疡科分会委员，中国医疗保健国际交流促进会结核分会中医学组委员。擅长中西医结合治疗皮肤感染、肺外结核、皮肤病、乳腺病及周围血管病，以及溃疡、窦道、瘘管等创面修复。率先开展以"痰瘀"论治瘰疬临床研究，以及外敷并超声药物电导入治疗淋巴结结核的规范化研究。在研省、市级科研项目多项，发表学术论文 20 篇，出版著作 3 部。

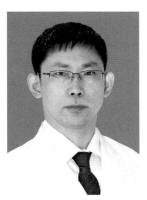

金龙，主任医师，黑龙江省传染病防治院耐多药结核病病房主任。现任中华医学会结核病学分会结核病临床试验专业委员会委员，中国医疗保健国际交流促进会结核病防治分会临床学组委员，中国医疗保健国际交流促进会全国耐药结核病协作组秘书，黑龙江省医学会结核病学分会秘书，黑龙江省防痨协会第八届委员会理事，《中国防痨杂志》通信编委。长期从事结核内科临床工作，擅长对各类肺结核，结核性脑膜炎、胸膜炎、腹膜炎及结核相关性疾病及耐多药结核病的诊断、治疗与管理。参与国家级、省级科研项目 5 项。获 2010、2011、2012 年度黑龙江省医疗卫生新技术应用三等奖，2013、2015、2016 年度二等奖。发表论文 10 余篇，参与编写专著 2 部。

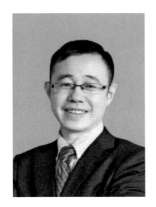

段亮，同济大学附属上海市肺科医院胸外科副主任医师，同济大学副教授，硕士生导师。现任国家自然科学基金评审专家及《中华实验外科杂志》审稿专家，中国医疗保健国际交流促进会结核病防治分会临床学组委员，中国医疗保健国际交流促进会感染分会外科学组委员。从事胸外科临床工作 20 年，擅长各类肺部良性疾病、肺肿瘤、肺结核，气管、纵隔、胸膜疾病的外科治疗以及各类胸腔镜和纵隔镜手术。主持国家自然科学基金、上海市科委自然基金及上海市卫生局多项课题。获得发明及实用新型专利多项，获得上海医学科技奖三等奖 2 次，中华科技医学奖 1 次。在国内核心期刊发表论文 20 余篇，SCI 收录论文 10 余篇，参与编写胸外科专著 3 部。

副主编简介

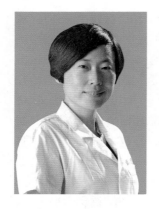

车南颖，研究员，副教授，硕士生导师，首都医科大学附属北京胸科医院病理科主任。现任中华医学会结核病学分会病理学专业委员会副主任委员，中国防痨协会青年理事会委员，中国医疗器械行业协会病理专业委员会委员，北京医学会病理学分会青年委员，北京市青年联合会委员。主要从事结核病分子病理诊断新技术及新标志物研究。主持国家自然科学基金等多项国家级、省部级课题，SCI 收录多篇论文，以第一发明人获得 3 项国家发明专利。

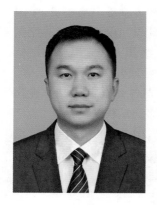

杨高怡，主任医师，硕士生导师，医学硕士，浙江省中西医结合医院（杭州市红十字会医院、浙江省结核病诊断治疗中心）超声科主任。现任中国医疗保健国际交流促进会结核病防治分会超声专业委员会主任委员，中国医师协会介入超声专业委员会委员，中国医药教育协会超声专业委员会常务委员，中国超声医学工程学会腹部专业委员会委员，浙江省医学会超声分会委员，杭州市医学会超声专业委员会副主任委员，*World Journal of Gastrointestinal Oncology*（WJGO）编委、《中华医学超声杂志》（电子版）通讯编委，入选杭州市"131 中青年人才培养计划"，杭州市医学重点学科带头人。主持省部级课题、厅市级课题共 10 项。主持的淋巴结结核相关课题获浙江省医药卫生科技三等奖、杭州市科技进步二等奖、杭州市卫生科技创新二等奖。在国内外期刊发表学术论文 30 余篇，其中 SCI 收录 4 篇，主编专著 2 部。

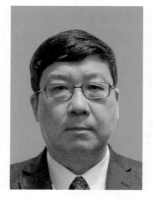

潘伟人，医学博士、哲学博士，徐州医科大学特聘教授，中国医师协会显微外科分会基础研究专业委员会委员。曾师从世界著名整形外科教授 G Ian Taylor AO 从事临床和科研工作，在澳大利亚墨尔本大学皇家墨尔本医院整形外科研究所担任助理主任、高级研究员、博士生导师。任《美国整形外科杂志》《澳新外科杂志》《解剖学杂志》（英国）、《临床解剖学杂志》（美国）、《解剖年鉴》《淋巴研究及生物学》《解剖学报》（中国）等权威杂志的审稿专家。曾荣获国际整形外科领域最高奖——

美国整形外科学会詹姆斯·巴雷特·布朗奖,5 次荣获美国整形外科教育协会基金奖第 1 名,荣获澳大利亚新西兰联邦医学健康科技奖,荣获澳大利亚新西兰联邦头颈外科协会奖和徐州市科技进步奖三等奖等奖项。曾主持或共同主持澳大利亚联邦健康与医学研究基金会项目 4 项、皇家澳大利亚外科协会研究基金项目 3 项,现主持国家自然科学基金面上项目 1 项。发表论文 60 余篇,SCI 收录多篇,主编中、英文专著各 1 部,参编英文专著 3 部。

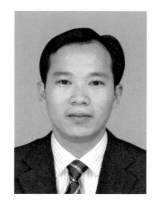

张评浒,教授,博士,扬州大学医学院药学系中药学学科带头人,教育部新世纪优秀人才,青海省高端创新人才。现任江苏省药理学会理事兼药物毒理专业委员会副秘书长。主要从事抗微生物药物筛选与药效学评价研究工作,具有抗病毒和抗菌药物药理毒理研究的丰富经验。主持国家"十三五"重大新药创制专项等国家、省部级课题 10 多项,获得教育部科技进步二等奖 1 项。以第一发明人获得发明专利 3 项。在国内外学术期刊发表学术论文 60 余篇,其中 SCI 收录论文 20 余篇。

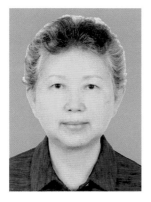

徐晓明,全国名老中医,著名瘰疬专家徐学春嫡传弟子,"金陵医派"中医世家"徐氏外科"第三代传人,深圳市第三批名中医药专家学术经验继承工作指导老师,深圳市中医药学会外治法专业委员会顾问,深圳市中医药健康服务协会理事,深圳市老中医学会理事。1978 年毕业于南京中医学院(现南京中医药大学),1987 年留校任讲师,从事中医基础理论研究及临床工作 40 余年。1989 年创办深圳市第一家中医外科诊所,该诊所 2004 年被确立为深圳市第一批中医特色专科专病(瘰疬及顽固性皮肤溃疡)单位。传承和发展了徐氏中医外科特色,对升降丹、膏药、箍围药等外科常用药剂型有所创新。擅长治疗瘰疬、骨痨、顽固性皮肤溃疡、糖尿病足等外科、皮肤科及周围血管病。发表学术论文 10 余篇,参编其父徐学春编著的《瘰疬证治》。

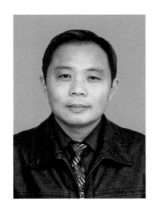

陶以成,中国中医科学院博士后,中国中医科学院西苑医院皮肤科副主任医师,出身中医世家。现任中国中西医结合学会美容分会理事。从事皮肤科临床工作 20 余年,擅长皮肤结核、面部皮炎、唇炎、特应性皮炎、荨麻疹、湿疹、银屑病、紫癜、血管炎、带状疱疹、扁平苔藓、疣、脱发、色素痣、纤维瘤、皮脂腺痣、表皮囊肿、炎性肉芽肿、脂肪瘤、基地细胞癌、鳞状细胞癌、雀斑、老年斑、太田痣、纤维瘤等的治疗,尤其擅于面部眼周部位疑难疾病的治疗。曾先后主持或参加完成多项省、市级课题,发表和参与发表核心期刊学术论文 20 余篇。

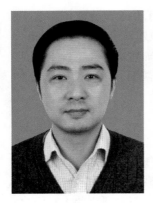

陈祥，教授，博士，博士生导师，扬州大学生物科学与技术学院微生物与免疫学教研室主任，从事免疫学等方面的研究与教学工作。入选江苏"青蓝工程"优秀青年骨干教师、江苏"六大人才高峰"高层次人才等培养对象。曾获朱敬文特别奖、江苏省"科技社团学会优秀青年人才"、教育部科技进步一等奖等。先后主持国家自然科学基金、国家重点研发计划课题等，发表学术论文100余篇，授权发明专利10项。

序 一

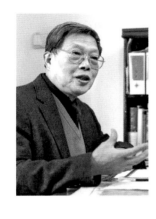

淋巴结结核近年发病率增高,罹病后对患者危害性大,又有一定之诊疗难度,因此,该病的诊疗与研究工作深受医界重视。以赵有利主任领衔及其团队编写的《淋巴结结核中西医诊治学》著作应时而生,其出版不仅对中西医业界是一项贡献,而且对广大病患大有裨益。

淋巴结结核在中医学中称"阴疽""瘰疬""鼠瘘"等,因其结核成串,累累如贯珠状,故名"瘰疬"。多见于体虚羸弱者,《金匮要略·血痹虚劳病》《中藏经》中均有述及,又因好发于颈项锁上,故称马刀挟瘿。《灵枢·痈疽》篇谓"其痈坚而不溃者为马刀挟瘿",而溃破久不愈成瘘又称"鼠瘘",《灵枢·寒热》篇论其:"此皆鼠瘘寒热之毒气也,留于脉而不去者也。"汉后至明清历代医著对瘰疬的诊治均十分的重视,积有丰富的学术理论与诊治经验。

主编赵有利及其专业编写团队不仅继承了中医历代有关瘰疬之学术经验,而且详细阐述了现代有关淋巴系统的解剖、生理、病理以及相关的细菌、免疫学,诊断和鉴别诊断学等基础,并汇集中西医之内治与外治,以及民间诸多疗法。该书涵盖基础理论、诊疗技术、临床经验、典型病案、图文并茂、文笔流畅,既有显微组织学图片,又有典型病例治疗与手术前后之图像对照,可读性强。该书是一本中西医临床医师的良好参考书,是适宜于中西医院校本科生、研究生学习提高的参考资料。

赵有利主任从事淋巴结结核之诊治研究多年,博学业专,造诣殊深。该书自构思至截稿历时五载,终成大作,乐此为序。

国家教育部和国家中医药管理局重点学科中医外科学带头人

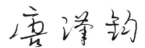

2018 年 6 月 18 日于沪

序 二

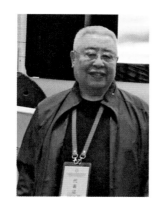

淋巴结结核(瘰疬)是外科常见病,也是最能体现中医治疗特色的疾病。旧社会劳苦大众积贫积弱,为温饱挣扎,很容易患上结核病。如今人们生活水平提高、卫生条件改善,但在老、少、边、穷地区仍有结核病的流行,近年来更有抬头趋势。尽管西医学有多种抗结核药,但长期应用的副作用仍然困扰着医者和广大结核病患者,而中医学在几千年同疾病斗争的过程中积累了丰富的经验,取得了很好的疗效。

赵君有利,南京市中西医结合医院副主任医师,为当代中医青年才俊,曾就读于黑龙江中医药大学,是我研究生中之佼佼者,秉先天之聪慧,赖后天之勤勉,善于读书,精于思考,临证之余遍求中医外科名家绝技,不断提高专业水平,素有大志雄心,决意继承发扬中医传统。他在学习该院外科创始人徐学春《瘰疬证治》的基础上,发掘中医治疗淋巴结结核的独特经验,并与外科同仁搜集整理现代医学资料,并加入现代的病因病理、诊断及内治、外治的最新成果,历时5载,洋洋70万字,终成《淋巴结结核中西医诊治学》一书。该书资料丰富,内容新颖,既有中医的辨证分型、内治外治的独特疗法,也有西医学治疗结核病的最新成果,是中西合璧治疗淋巴结结核、疮疡外科的又一新作。

我于1976年在恩师江苏省中医院外科主任、名老中医刘再朋教授带领下,专程去钟山医院(现南京市中西医结合医院)外科参观学习徐学春主任的腐蚀疗法治疗瘰疬的绝技和红升、白降等丹药的炼制技术,以及内服消核散的应用方法,深为中医传统治疗绝技所叹服!而今《淋巴结结核中西医诊治学》中详细地记载了该药疗法的全过程,对于即将失传的绝技保留下来,对于继承发扬中医的伟大宝库弥足珍贵,功莫大焉。

在本书即将付梓之际,愿我们为中医的振兴共同努力!

黑龙江中医药大学

王玉玺

戊戌仲秋于伯仲苑

序 三

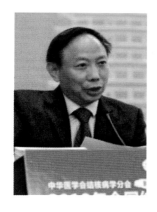

人类对结核病的认识最早应是中国在 3 000 多年前源于对颈部肌表的"瘰疬"的认识，民间又叫"老鼠疮"，现今称颈部淋巴结结核。后来发现，淋巴结结核不仅见于颈部肌表，而且见于腋窝、腹股沟等肌表，也存深里，发于胸腔、腹腔、盆腔等深部淋巴结，人们才认识到淋巴结结核可见于全身淋巴结，进而又认识到其与肺结核、骨结核、肠结核等结核病"同宗同源"，所以说结核病是一种全身性疾病。由此看来，淋巴结结核似乎还是各种结核病的先祖。认识由表及里，由浅入深，实际是在远古自然年代，淋巴结结核就是结核病的主角（为数不多）！后来肺结核泛滥，成了结核病的主角（不计其数了），有自然的因素，也有不少人为因素。个人认为，当前结核病焦点是肺结核问题，实现世界卫生组织提出的终止结核病目标已曙光在前，但结核病在今后较长时期内是不会被绝对消灭的，会不会又将回到淋巴结结核等肺外结核为主角的时代，与人类进行新一轮的较量，尚且不得而知。

赵有利、金龙、段亮三位同道想必也有同样想法，他们毕生植根淋巴结结核诊治研究不辍，成果粲然，今又有大作《淋巴结结核中西医诊治学》面市，实乃我国结核界的幸事！结核病防治无小事，小微见根本，旁敲侧击中，该著作对结核病控制有着较大的现实意义和深远的历史意义。

本书编写创新创意颇多，远古现代、中国世界、诊断治疗、基础精尖、成熟探索、正统民间、理论实践、文字图像，融为一体，浑然一色，特别是中医、西医兼容并蓄，高屋建瓴，与现代新思维、新技术、新手段、新药物完美结合，推陈出新，实为中国特色的淋巴结结核诊治最佳成果，为世界贡献的最优中国方案。

赵有利、金龙、段亮是有担当、有作为的有志青年，甘居本职、攻坚克难、求精求细，我们为他们鼓掌加油，我们向他们学习致敬。我们要与他们共同努力，为实现我国乃至全世界结核病的最终控制做不懈的斗争。

中华医学会结核病学分会候任（第十八届）主任委员

唐神结

2018 年 7 月 7 日于北京

前　言

淋巴结结核居肺外结核首位,体表淋巴结及深部淋巴结均可累及,尤以颈淋巴结结核多见。颈淋巴结结核中医称之为"瘰疬",不仅给患者带来身体乃至精神上的伤害,而且治疗往往不够理想,常常困扰着患者和医者,淋巴结结核诊疗实属医界难题由此可见一斑。编者深感有必要加强中、西医对淋巴结结核的全面认识,携手合作,对该病展开进一步的研究,提升诊治水平,以戮力抗痨、造福患者为快。

全书分列 20 章,图文并茂、内容翔实,从各方面叙述了该病的发病机制、研究进展及中西医诊治,尤其注重中医外治法与外科手术。中医同仁汲取了金陵医派"徐学春中医外科"学术思想之精髓,结合国内外医家对该病的诊疗经验,对淋巴系统发生学、淋巴结和淋巴管的解剖学、淋巴结结核分子病理学、超声诊断等内容加以论述。本书是一部与淋巴瘤、疮疡病及体表常见百余种肿物相鉴别的专病集,适用于中、西医和中西医结合科的临床医师,以及在校医学生与广大医学科普爱好者参阅。

本书从构思到截稿历时五载。值此付梓之际,衷心感谢编委会团队的辛勤付出! 特别感谢唐汉钧教授、王玉玺教授的用心审读,感谢名誉主编唐神结教授欣然为序,诚谢不愿留名的结核界名家的修改及阚华发教授、卢水华教授、范琳教授的启迪,承蒙潘伟人教授主持国家自然科学基金课题(编号:31671253)的支持! 本书的出版既是对中国医疗保健国际交流促进会结核分会的献礼,又是笔者在研江苏省中医药局科技发展项目(编号:YB2015069)的进一步践行! 希望通过编写本书能提高同仁对淋巴结结核的重视、对中医外治法的拓展和对"丹药"制剂应用的抢救及保护,进一步提高肺外结核病诊疗水平。

由于结核病诊疗的复杂性和编写时间仓促、编者水平所限,本书定有不足之处,敬请同道斧正以慰,并以诗与诸君共勉:"夜里挑灯求识真,神交海内道同仁。鸿飞梅岭情关雪,帆济松涛楚越秦。初梦皆缘江左绿,长毫以促万言新。世间无垢吾侪愿,复礼悬壶天下春。"

2018 年 5 月 1 日于钟山馆

目　录

第一章

淋巴结结核概述

第一节　瘰疬释义与淋巴结结核溯源

淋巴结结核（lymph node tuberculosis，LNTB）是西医学名词，因其包括体表淋巴结结核、纵隔淋巴结结核、腹内淋巴结结核等，中医学分别以瘰疬、肺痨、肠间膜瘰疬等称谓冠名。

在我国，该病早在《山海经》、长沙马王堆出土的帛书《足背十一脉灸经》《五十二病方》中就有记载。在西方，生活于公元23—79年的普利尼（Pliny）用狐狸肺、蜗牛、萝卜等作为治疗咳嗽和瘰疬的药。1609年德·劳伦斯（De Laurens）认为瘰疬是一种遗传的和接触传染的疾病。1676年怀斯曼（Wiseman）才对颈部淋巴结结核做了详细描述。1679年西尔维斯（F. Sylvius）认为结节同样引起痨病、淋巴结肿大（瘰疬）。18世纪末，研究病理学认识到肺结节是痨病的起源，结节和瘰疬的腺质肿胀相似，故将瘰疬和痨病两者联系起来。1882年罗伯特·科赫（Robert Koch）于柏林发现结核杆菌，始有结核病一说。由此推测，我国治疗淋巴结结核要早于西方1 000多年。

"瘰疬"繁体为"瘰癧"。瘰字的"纍"有连续不断、连接成串之意。《正字通·疒部》："瘰，疡绕颈累累矣。"癧字的"歷"有逐一、一一之意。"累、历"连文表示病名，最初可能就称之为"累历"，后来在形体加上"疒"旁，字形统一为"瘰疬"。属于形声字中的亦声字，声符表意，名称的意义从声符得来。这样形体和意义就一致了。吴谦等注："此证小者为瘰，大者为疬……若连绵如贯珠者，即为瘰疬。"近代《辞源正续编》解释"瘰疬"："患者皮内生核块为即淋巴腺肿胀之故，发炎时则化脓，多在颈项间，其历久延下成串者，俗称病串，亦有在腋间者。"根据此病特征分析，中医学以"瘰疬"一词来比象"淋巴腺结核"更加形象、贴切。

关于瘰疬与淋巴结结核的关系，下面要从中医古籍中对其命名进行考证。

瘰疬又名痰核、痰疬、鼠疮、疬子颈、马刀、病串、欤盆病等，有30余种称谓。但痰核又不尽是瘰疬，痰核泛指体表的局限性包块，见明代周之干《慎斋遗书》："痰核，即瘰疬也，少阳经郁火所结。"明代李梴《医学入门》谓痰核：症见皮内生核，多少不等，包块不红不热，不痛不硬，推之可移，多发于颈项、下颏、四肢及背部等处。痰核包括瘰疬并较瘰疬范围大，局部包块数量或没有瘰疬多，发病部位较瘰疬范围广。

西学东渐阶段，中西汇通冗杂，西医学对疾病命名常常在古籍中难以找到与之相近、匹配的称谓，这无疑给译者带来难题，疾病名称统一势在必行。如结核文言指结块成核状，西医学则特指由结核分枝杆菌感染的疾病（tuberculosis），此"结核"非彼"结核"。

近代医学社团"博医会"原将gland译为"核"，当用于胃肠（the stomach and intestine）的gland

和乳房(mammary)的 gland 时,"核"字更不恰当,而日本把 gland 译为"腺",因此该字无论用于分泌还是排泄器官,均比较准确,故淋巴结又名淋巴腺。关于淋巴腺《辞源正续编》言:"散布于淋巴管中之核形小体,为淋巴液之滤器。若液中含毒,即留之不使弥漫,乃发生化脓之淋巴腺炎,此腺在颌下、腋窝、鼠蹊部(大腿与小腹相界之凹处)。"

1900 年,我国日文译本见有中文结核病释义。"博医会"将肺结核译为"痨症",将结核杆菌译成"痨杆"。肺痨症是由"博医会"所译之名。余云岫《中华旧医结核病观念变迁史》中录:"脑后近下两边的小结,就是痨疬,即颈腺结核,这是痨疬与结核同源之始。"

中医学与西医学疾病病名内涵不等同,西医学某疾病相当于中医学某范畴。如瘰核,《康熙字典》解释"瘰"肉字部,《玉篇》"肿痛也",《广韵》"肿起",相当于西医学淋巴结肿大、淋巴结炎性疾病。痰包相当于舌下腺囊肿,痰瘤相当于颌下腺囊肿,骨槽风相当于下颌骨骨髓炎。再如骨关节结核中医相当于流痰、骨痨,腰部冷脓肿相当于肾俞虚痰,踝关节结核相当于穿拐痰,乳房部结核相当于乳痰,肺、肺门、纵隔淋巴结结核相当于肺痨、肺痨,痰核泛称体表淋巴结结核、表皮样囊肿、钙化上皮瘤等。从广义上讲颈部结核分枝杆菌(结核菌)感染的淋巴结结核及非结核分枝杆菌感染的淋巴结炎均相当于中医学"痨疬""痰疬"等范畴。由此可见,中西医对疾病的病名认识有交叉但不对等。

痨疬名称虽多且各异,但均有所指。

痨疬与马刀。《吴普本草》曰:马刀,一名齐蛤,马刀即中药齐蛤。如《五十二病方》出现"痼",可证明马刀名早于痨疬名。《灵枢·经脉》:"马刀生耳之前后,忽有疮作核,如杏核,大小不一,名马刀疮。"隋唐杨上善《太素·经脉连环》注:"马刀,谓痈而无脓者也。"明代李时珍《本草纲目·马刀》:"马刀似蚌而小,形狭而长,其类甚多,长短大小,厚薄斜正,而性味功用大抵则一。"蚌者,蛤蜊也,马刀疮状如蛤蜊。王肯堂《疡科证治准绳》卷三:"又有马刀疮,生于项腋之间,有类痨疬,但初起其类状马刀。"清代尤在泾《金匮要略心典》"李氏曰:瘰生乳下曰马刀,又侠生颈之两旁为侠瘿。侠者,挟也。马刀,蛤蜊之属,疮形似之,故名马刀。瘿,一作缨,发于结缨之处。二疮一在颈,一在腋下,长相联络,故俗名病串。"可见如串珠状"镶嵌"在颈或颈腋间部形如蛤蜊者,称马刀或马刀疮。

痨疬与马刀挟瘿。《灵枢·经脉》记载:"胆足少阳之脉,起于目锐眦……腋下肿,马刀侠瘿,汗出振寒。"汉代张仲景《金匮要略·血痹虚劳病》篇载:"马刀侠瘿者,皆为劳得之。"明代张介宾《类经·疾病类十》:"马刀,痨疬也。侠瘿,侠颈之瘤属也。"清代张志聪《灵枢集注》:"痈在膺腋之间,坚而不溃者,此为马刀挟瘿。"张登本、武长春《内经词典》:"马刀侠瘿,即马刀挟瘿……马刀挟瘿,痨疬,易生颈项及腋下。"可见马刀挟瘿从颈部连及腋部。总之,痨疬形圆,马刀形长;马刀在腋,挟瘿连颈。

结核与痨疬。元代窦汉卿《疮疡全书》曰:"独行者为结核,连续者为痨疬。"《太平圣惠方》有:治痨疬结核,肿硬疼痛方、治痨疬结核不散方、令内消方、宜灸苫蓿根法等记载。《普济方·痨疬门》:"论曰痨疬结核者,由风热毒气蕴积肝经,攻注筋脉,郁而不散,故项腋之间,结聚成核,或如梅李,或如珠颗,累累相连。"又曰:"痨疬之名,巢氏《病源》在三十六种,《千金》《圣惠》所论痨疬九瘘。"总之,结核与痨疬有别,但初起结块成核是共症。明确痨疬初期结核、中期成脓、后期破溃、不敛成瘘这一病变过程,有助于我们定义西医学之淋巴结结核。

此外,体表淋巴结结核名称还包括:气疬,是指遇气恼发怒而结者;子母疬,是指居中一大核旁数小者;重台疬,是指多个堆叠在一起者;葡萄疬,是指一包生数十颗者;莲子疬,坚硬而小;环颈而生，称蛇盘疬；如黄豆结荚者，又名锁项；生左耳根者，名蜂窝疬；生右耳根者，名惠袋疬；形小多痒者，名风疬；颔红肿痛者，名为燕窝疬；近及胸腋者，名瓜藤疬；生乳旁软肉等处者，名疬疡；生于遍身，漫肿而软，囊内含硬核者，名流注；独生一个在囟门者，名单窠疬；坚硬如砖者，名门闩疬；形如荔枝者，名石疬；童子疬，指儿童瘰疬；溃破疮形如鼠穴者，名鼠疮；溃后久不收口、淋漓不尽者，称鼠瘘；瘘形状如何物就称为何瘘，如蚁瘘、蝎瘘、狼瘘等。需要强调一点此“瘘”同“漏”，意即脓水淋漓不尽，非西医学的既有内口又有外口的瘘管，相当于窦道范畴。

现将中医学对淋巴结结核疾病命名归纳简述于下。

瘰疬通常是依据部位、穴位、脏腑、病因、症状、形态、颜色、疾病特性、范围大小等分别加以命名的。以部位命名，如疬子颈、马刀挟瘿、蜂窝疬（左耳根）、惠袋疬（右耳根）、燕窝疬（下颏部）、单窠疬（囟门处）、疬疡（乳两旁）、箕疡疬（乳两旁、两胯）、腋疽。以穴位命名，如颊车痰、缺盆疬。以脏腑命名，如肺瘰、肠间膜瘰疬。以病因命名，如痰疬、风毒疬、热毒疬、痰毒、气毒疬、湿毒疬、筋疬、痰核。以症状命名，如鼠疮、鼠疬、走鼠疮、串疮。以形态命名，如疬串、重台疬、蛇盘疬、瓜藤疬、莲子疬、九子疬、马刀、门闩疬、葡萄疬、重台疬、子母疬、狼瘘、蚁瘘、蛴螬瘘、蝼蛄瘘、蝎瘘、蜣螂瘘、蚯蚓瘘、瘘管。以颜色命名，如白色瘟疫。以疾病特性命名，如流注、九瘘。以范围大小命名，如小的为瘰，大的为疬。以经络循行命名，痰疬（颈前阳明经）、湿疬（项后太阳经）、气疬、筋疬（颈项两侧少阳经）。其他以传染性而命名，如花柳疬、痰痨、痨瘵、瘵虫等。

由此可以得知中医命名瘰疬的特点是频次出现疮、痰、气、湿、热、毒、痨瘵、鼠瘘等名词。西医学淋巴腺相当于中医学的“瘰疬”“痰核”“臀核”等范畴，而淋巴归属于津液，淋巴管属于“津管”范畴。多种病变原因而成痰浊、瘀血凝结成核，结于颈项、胸胁部形成疮疡，以各种取类比象形成上述命名。以上介绍的乃是各家著作中对瘰疬比较趋向共同命名方法，至于其他一些个别的命名方法，因较少应用，均不赘述。

随着西医解剖学、病理学、生物学、细菌学等学科形成，西医学认为淋巴结结核是指结核分枝杆菌侵及淋巴结所致淋巴结肿大、寒性脓肿、破溃，甚至窦道形成。其症状同中医学之瘰疬所云大体相同。故中医学通常将颈项部、腋窝部淋巴结结核统称为瘰疬。

（赵有利　刘光东）

第二节　中医学对瘰疬的认识

中医学称颈部淋巴结结核为瘰疬，对该病的认知和诊疗源远流长。

一、殷周至南北朝时期为中医对瘰疬认识的萌芽及初级阶段

中医学治疗瘰疬早于先秦，追溯西周，至今已有 3 000 多年历史。

西周时期，我国早期文化典籍《山海经·中山经第五》曰：“脱扈之山，有草焉，其状如葵叶而赤华，荚实，实如棕荚，名曰植楮，可以已癙，食之不眯。”又曰：“合水出于其阴，而北流注于洛，多螣鱼，状如鳜……食者不痈，可以为瘘。”此处癙、瘘均指本病。

在长沙马王堆汉墓出土的帛书《足背十一脉灸经》中记载：“足少阳脉，出于踝前，枝于骨间……其病，病足小指（趾）废胻外兼（廉）痛……产马、缺盆痛、瘘、聋、枕痛、耳前痛、目外渍痛、胁外种（肿）。”其中马即马刀挟瘿之省语，指瘰疬，缺盆即锁骨上窝，“瘘”《说文》释“颈肿也”。

我国现存最早的方书《五十二病方》中记载："治瘕者，痛痛而溃，马居右，□马右颊，左，□颊骨，燔，冶之。煮叔（菽）取汁洒□，已齑膏煎者膏之，而以冶马，□□傅布□膏□□□更裹，再膏傅，洒以叔汁，廿日，马已。"又云："马有牡牡，牡高肤。牡有空（孔）。治以丹□□□□□□□□□□□□为一合，挠之，以猪织膏和，傅之。马瘕者，痛而溃，用良叔、雷矢各□□□□□□"□□□而擣之，以傅痛空（孔）。傅必先洒之，日一洒，傅药。傅药六十日，马□。"

我们的祖先不仅对本病性质（痛、瘕）、形态分类（牝、牡）有初步认识，而且还能用药物煮汁涂洒、猪脂做膏敷贴、烤等简单外治法治疗及明确治愈时间（廿日、六十日）。

"瘰疬"二字始见于《灵枢·寒热》。原文："寒热瘰疬在于颈腋者，皆何气使生……此皆鼠瘘寒热之毒气也，留于脉而不去者也。"黄帝与岐伯之间的问答句首次提出寒、热毒气滞留于脉致瘰疬、鼠瘘。治疗采取"从其本，引其末，可使衰去，绝其寒热"针刺除疾方法。《灵枢·痈疽》："其痈坚而不溃者，为马刀挟瘿。"《素问·生气通天论》曰："陷脉为瘘，留连肉腠。"均言的是此病。从形状、性质进一步说明此病由不易破溃到破溃成瘘的病程演变。可见《黄帝内经》对瘰疬、马刀并瘿有进一步认识。

《神农本草经》记载：夏枯草疗热瘰疬、鼠瘘、头创、破症、散瘿、结气、脚肿、湿痹、轻身；连翘主"鼠瘘、瘰疬、痈肿、瘿瘤、蛊毒"；海藻主瘿瘤气、颈下核，破散结气，痈肿癥瘕坚气，腹中上下鸣，下水十二种；马刀主漏下赤白、寒热，破石淋，杀禽兽鼠贼。

对鼠瘘治疗《淮南子·说山训》篇还有"狸头愈瘕，鸡头已瘘"一说。此处狸头指狸头骨，鸡头指芡实（鸡头米）。后世典籍多次出现治鼠瘘方应用狸头骨，如《肘后备急方》《太平圣惠方》等。《太平圣惠方》治狼瘘颈项结肿，空青圆方中特指出将狸骨炙黄入药。对瘰疬病早在先秦时期就有如此认识、治疗药物及方法，可见中医史的渊远和辉煌。

汉代张仲景《金匮要略·血痹虚劳病》篇载："马刀侠瘿者，皆为劳得之。"指出"阳虚而邪得以客之"，进一步指出瘰疬病因为久病正虚，病机为阴虚阳浮，虚火上炎，与痰相搏而致病。外科鼻祖汉代华佗《中藏经》："咳嗽不止，或胸膈胀闷，或肢体疼重，或肌肤消瘦，或饮食不入，或吐痢不止，或吐脓血。"记载虚劳咳嗽类似肺痨、肺瘘。

现存最早的外科专著南齐时期龚庆宣著《刘涓子鬼遗方》载有治瘕瘰疮、治肤热瘕瘰用白蔹膏方和白芷膏方。方中将白蔹、白芷各三两，川芎、大黄、黄连、当归、黄柏各二两，豉八分，羊脂三两，猪脂二升，以上十味咀，以二脂合煎，纳诸药，微火煎膏成去滓，候凝敷之。可见当时使用贴膏方中药物组成、剂量、制备方法已十分明确。后传说还有"疗三十六瘘方""赵婆疗瘘方"等。

魏晋、南北朝时期虽烽火连绵，却给外科发展带来机遇，外科手术及外用药物使用更加广泛。晋代王叔和《脉经》对脉诊进行概括性总结，对中医诊断学是一大促进。

最早的预防医学家晋代葛洪《肘后备急方》卷之一"治尸注鬼注方第七"尸注的记载，是对结核病具有传染性的最早记载。葛洪继承刘涓子白蔹敷方治疗痈肿瘰疬，核不消。又提出用五香连翘膏、丹参膏治疗恶核、瘰疬。对其未成脓、脓出血都有治疗方法。应用柏叶、车前草、白鲜皮等植物药及猫狸骨、蜘蛛、斑蝥、露蜂房等动物类药治疗瘰疬及瘘。所著丹书《抱朴子·内篇》炼制金银丹，应用水银膏、五毒六神膏等药外敷，《痈肿杂效方》篇用芥子末与醋和做饼贴敷治肿块瘰疬，强调内服和外用，丰富了外科治疗瘰疬的方法。

自汉迄南北朝，对瘰疬各期较前诊断更加明确，用药鲜明，但缺乏对瘰疬病因病机研究。

二、隋唐五代十国时期为中医治疗瘰疬的探索阶段

隋代巢元方著第一部中医病因病理学专著《诸病源候论》，给后人治疗瘰疬开辟新篇。在总结《黄帝内经》等前人据瘰疬症形提出狼瘘、鼠瘘、蝼蛄瘘、虫瘘、蚍蜉瘘、蛴螬瘘、浮沮瘘、瘰疬瘘、转脉瘘九瘘。强调寒暑不调、饮食乖节为其病因。《诸病源候论·痈候》"手阳明脉有肿痛在渊掖……发肿牢如石，走皮中，无根，瘰疬也"，提出："诸痰者，此由血脉壅盛，饮水结聚而不消散，故能痰也，或冷或热，或结食，或食不消，或胸腹痞满，或短气好眠，诸候非一，故云诸痰。"系统分析瘰疬病因为饮食不洁，感受风热毒邪，客于肌肉，随虚处而停，采用汤熨石针，强调补养宣导。

社会繁荣必定促进医学进步。唐代孙思邈《千金要方》道：核在两颈及腋下，不痛不热，治者皆练石散敷其外，内服五香连翘汤下之。已溃者治如痈法。诸漏结核未破者，火针针使着核结中。说明当时已使用火针治疗瘰疬。又指出："凡项边腋下先作瘰疬者，欲作漏也，宜禁五辛酒面，及诸熟食。"除内外、针灸兼治外还强调饮食禁忌，重视证治求根，各漏之根在胃、在脾、在肾、在肠，用药各异，探求病之根旨在求邪之源，以便诊治，并有久患附骨疽易致瘰疬，久患瘰疬易致附骨疽论断。这对今天仍具有临床意义。方剂用药范围较前明显扩大，《千金翼方》补充应用鼠漏方、诸漏方、寒热瘰疬方等，亦强调许多忌食，如牛、羊、马肉等。

唐代王焘《外台秘要》曰："肝肾虚热，风邪毒气客于肌肉，随虚处而停结。"指出"肝肾虚热则生病"，明确瘰疬由时发寒热，久则脓溃成瘘的病理变化，用药上强调应用如海藻、昆布等软坚化痰药。这对瘰疬、瘿瘤等病以虚、痰论治理论逐步形成起到了深远影响。

鉴此，此期间对瘰疬证治理论又有深入发展。

三、宋辽夏金元时期流派争鸣为中医治疗瘰疬的发展阶段

宋初务实，方技精炼。宋代王怀隐著《太平圣惠方》在《诸病源候论》基础上又发挥。所论瘰九论，说有风毒、热毒、气毒之异，瘰疬、结核、寒热之殊。其本皆由恚怒气逆，忧思过甚，风热邪气内搏于肝。盖怒伤肝，肝主筋，故令筋蓄结而肿，强调内因情志、外因邪毒合致伤肝而成病，提出了"扶正、祛邪、内消、托里"等治法，应用砒剂治疗外科痔瘘。《太平圣惠方》对瘰疬用药更加广泛，使用包括麝香、虎骨、犀角、羚羊角、狗头、乌梢蛇、斑蝥、昆布、狼毒、凌霄花等在内达100多味中药，初步统计频次使用率排前五名的是大黄、皂荚、玄参、枳壳、连翘。宋代赵佶《圣济总录·瘰门》简述不同症见瘰疬病因病理：多因恚怒气逆，忧思恐惧，或饮食、虫鼠、余毒，或风、气、寒、热毒随虚停结，载有内外治方剂160首，其痰饮门有留饮、伏饮、流饮、癖饮、酒饮、寒痰、热痰等描述，记录了"五善七恶"，分门别类较《太平圣惠方》更加明晰。其所录方剂中，丸、散、膏、丹、酒剂等明显增加，充分反映了宋代重视成药的特点。

日本现存最早方书《医心方》为丹波康赖著。该书总结《千金要方》《刘涓子鬼遗方》多处运用海藻、昆布、龙骨、牡蛎、贝母、土瓜根之类药治疗瘰疬及瘘，提出火针烧人迎穴在曲颌前一寸二分治疗。中医学影响之深可见一斑。

宋代陈言《三因极一病证方论》中指出"三因致痰饮"。陈氏认为三因可以单独致病，也可相兼为病，在三因致病的过程中，还可产生瘀血、痰饮等新的致病因素，谓："津液流润，营血之常，失常则为痰涎，咳嗽吐痰，气血乱矣。"提出饮脉皆弦微沉滑，并论证了津液营血间的生理联系，说明痰水之化生，乃气血逆乱所致，重视痰饮瘀血相兼治病。宋代陈自明《外科精要》侧重瘰疬病位在肝，治宜清肝火，养肝血，培木扶土。代表方剂神效瓜蒌散、内消丸、紫金膏等，强调"治外

必本诸内""未溃不可无攻,溃后不可无补"。重视分辨善恶形证、调补气血、养护以及灸法治疗痈疽之必要。

此时期,病因病理、治法、方药均有较大进步,尤其反映痰瘀致病因素在瘰疬证治中初见端倪。唐宋以前大家不乏其人,但未形成派别。金元医学迎来了新的流派争鸣。

金代张元素云:"瘰疬不系膏粱丹毒之变,总因虚劳气郁所致。"宜以益气养荣之药调而治之,其疮自消,不待汗之、下之而已也。"寒凉派"刘完素《河间六书》认为"结核者乃火气热盛,则郁结坚硬如果中核也,不须溃发,但热气散则自消",提出火热病机治宜辛凉解表、泄热养阴。据邪之于表、半表半里、在里而总结出"疏通、托里、和营卫"治疮三法。"攻邪派"张子和《儒门事亲》指出瘰疬、结核、马刀、挟瘿,因"少阳胆经多气少血",宜四物和血通经之药化痰软坚散核。"补土派"李东垣的"脾胃论"思想应用于临床,故以培土补中、补血养气法,采用救苦胜灵丹汤治疗瘰疬,反对滥用芳香止痛,强调健脾以生肌。

元代治痰大家"滋阴派"朱丹溪提出了"痰瘀同治"的观点及气、血、湿、火、痰、食六郁病机理论,曰:"结核或在项、在颈、在臂、在身,皮里膜外,不红不肿,不硬不痛,多是痰注作核不散,当问平日好食何物,吐下后,用药散核。"受病虽不外痰湿风热、气毒结聚而成,然未有不兼恚怒气郁幽滞,谋虑不遂而成者也,提出"自气成积,自积成痰,痰挟瘀血,遂成窠囊"的论点,明确指出"善治痰者,不治痰而治气,气顺则一身津液亦随气而顺矣",持"阳常有余,阴常不足"制大补阴丸治瘰疬肾阴不足,虚火偏旺证。瘰疬后期阴虚火旺证,采用滋阴降火、补益肝肾法屡屡治验,提出痰致核生及痰瘀同治,行气化痰,治法灵活。

元代齐德之《外科精义》强调整体观念,攻补兼施,"结核瘰疬,初觉有之,即用内消之法,经久不除者,并宜托里",初期用内消,久则托里,用腐蚀药治瘘管,强调随证变化而用药,包括了刘河间的治疮三法。危亦林《世医得效方》认为:瘰疬生于项腋之间,凡人少小以来,动即蓄怒,或忧思惊恐,抑郁不伸,遂致结核。强调情志抑郁导致瘰疬,所列诸方均为效方,依据疾病变化转归判药处方,尤其注重药物用法。王珪(王隐君)倡导"痰生怪病""七情半因痰病"的说法,创制滚痰丸,专治实痰、热痰、老痰及顽痰,在《泰定养生主论》称"禀赋痰证",认为痰可先天遗传而来。

四、明清时期为中医治疗瘰疬的成熟阶段

明清以降,论痰治痰成为诸多医家共识,出现论述瘰疬专著,明确瘰疬为痰病。多数医家强调"五脏皆可生痰",更重视脾、肾功能失调,认识痰浊形成过程的病理作用,同时对气病生痰、痰瘀同病颇为重视。

我国历史上最大方书明代朱橚等编《普济方》为明以前方书集大成。《普济方·卷二百九十一·瘰疬门》论述瘰疬成因、治法,载治疗瘰疬方药600余首。从总论到各论:诸毒瘰疬、风毒瘰疬、气毒瘰疬、瘰疬有脓、瘰疬寒热、瘰疬久不瘥到各种瘘,一证一方附论。方多出自《太平圣惠方》《外科精要》《仁斋直指方》等。引用动物类药如蜈蚣、天龙、僵蚕等,有毒药如砒霜、粉霜治疗瘰疬成瘘。强调风热气毒,蕴结肝经,攻注筋脉,郁而不散。颈腋之间,结聚成核;邪毒、大怒伤阴,气上不下或饮食虫鼠余毒为瘘主要病因。指出鼠瘘之本在脏,其末上于颈项之间。

明代虞抟《医学正传·痰饮》总结前人治痰经验,制沉香滚痰丸通治三焦痰饮。薛己《外科枢要·论瘰四》:"夫瘰之病,属三焦、肝胆二经怒火,风热血燥,或肝肾二经精血亏损,虚火内动,或

恚怒气逆,多生于耳前后、项腋间,结聚成核。"汪机《外科理例·瘰疬一百一》:"瘰疬必起于少阳经,不守禁忌,延及阳明,大抵食物之厚,郁气之积,曰毒、曰风、曰热,皆此三端,招引变换。"解郁、调气血,脉涩以补血为主,脉弱以补气为主,提出补法、下法等。薛己《薛己医案》对瘰疬肿痛、嫩痛、坚硬不溃、溃后不敛分别采用发散、理气、清热、补益、邪毒、腐敛,内服神效瓜蒌散,外用三品钉子。龚延贤《万病回春》瘰篇治疗药物按病先从何部位起而化裁,并制成消瘤五海散疗瘰瘤,提出"百病中多兼有痰饮者"善治痰者兼治气,气顺则痰利,凡治痰不可全用利药。"温补派"张景岳则开创滋阴(滋肾)化痰,指出"诸脏生痰,无不与脾、肾相关,脾、肾实为生痰之源"。

"正宗派"陈实功著《外科正宗》认为结核乃抑郁伤肝,思虑伤脾,积想在心,所愿不得志者,致经络痞涩,凝结成核,曰"夫瘰疬者,有风毒、热毒、气毒之异,又有瘰疬、筋疬、痰疬之殊",由此可知本病的发生与热、毒、痰有关,肝郁化火蕴毒,气郁湿滞而为痰,热毒与痰核互结于颈部肝胆经脉所循之处,而成为瘰疬。注重内法消、托、补,反对滥用寒凉药物,顾护脾胃,针对无六经形症、膜外肉里肌肤间痰核、瘰疬提出"养气血、调经脉、健脾和胃、行痰开郁,不必发表攻里"之说,坚而不溃,腐而溃之。治疗肿坚难溃用火针破核消痰,溃而不敛,补而敛之。外用刀针,但注意脓熟针之,若肿核渐痛渐大渐腐,不可针刀。应用熏、洗、熨、照、敷、引流、火针等外治法,注重无菌观念。阐述如柴胡清肝汤、芩连二陈汤、散肿溃坚汤等多首代表性方,再次阐明外用紫霞高、太乙膏、玉红膏、三品一条枪等膏贴。"正宗派"将当时相对保守的外科推进了一步。其文辞美,列证详,论治精,用药效,治病验,皆成体例,虽后世徐大椿评《外科正宗》纠正原文一点阐谬,仍瑕不掩瑜,影响深远。

龚居中著最早痨瘵病专集《痰火点雪》,其卷二"火病结核"开篇云"夫结核者,相火之所为,痰火之征兆也",提出痰火致恶候,认为不同于痈疽乃心火实火,虚火宜开结降火,消痰理气,核消结散,制结核瘰疬瘿瘤神方。赵献可《医贯》曰:痰也,血也,水也,一物也。认为肾为生痰之本,故其临床治痰多用六味丸、八味丸化裁,且将濡润之品熟地用于痰证,熟地号称"痰门禁药",因诸家认为其"泥膈生痰",而赵献可则用其为水泛为痰之圣药,堪称独具匠心。

清代祁坤《外科大成》指出,瘰疬始起于少阳经,次延及于阳明经颊车等处,再久之则延于缺盆之下……此由三焦、肝、胆三经怒火、风热、血燥而生,或肝、肾二经风热亏损所致。"筋痰之殊者""延及遍身易溃者名痰疬,生乳旁两胯软肉等处名痎疬,灌注四肢遍身自溃相穿者名流注"。如痰盛痞满,右关脉弦者,此脾土虚而肝木乘之也,用六君子汤加芎、归,次仍用补中益气汤,对于深部脓肿引流切口选择宜虽经络之横竖,以下取之,"用绵纸撚蘸玄珠膏度之,使脓会齐,三二时取出撚,则脓水速干矣",直到今天还在使用。

程钟龄《医学心悟》亦言若肾虚水泛,为痰为饮者,必滋其肾,肾水不足,则用六味,并附治瘰名方消瘰丸。周扬俊《二注》解:"瘿者,即瘰疬也,以其形长如蛤,为马刀……此手、足少阳经主之。总以动作忿怒忧患,气郁过甚,而为风邪内凑,故其脉则大而举按不实,其因则劳而元气不足,仲景言之,恐后人复疑为有余而误攻其邪耳。"可见,仲景明确指出本病内因为正气虚,临床所见病变初起标为急,日久转虚,本质属本虚标实,切不可因其标实而误攻。

"全生派"代表王维德在《外科全生集》指出,"马曰:瘰皆不足之症,有阴虚肝火凝结者,有脾虚痰气凝结者,有风痰风湿相结者",脓已成服温补祛痰,通腠活血壮气之剂,贴解凝膏促愈,附阳和汤、小金丹、化核膏、犀黄丸皆为效方。在手术方面强调瘰疬禁刀针,述割瘰疬如割韭菜,割去一茬,又生一茬,主张消为贵,托为畏,笼统讲"待其自溃"是很片面的,但这种思想在当时影响了几代外科医家。

吴谦《医宗金鉴》曰："小瘰大疬三阳经,项前颈后侧旁生。痰湿气筋名虽异,总由患愤郁热成。"瘰疬形名各异,受病虽不外痰、湿、风、热、气、毒结聚而成,然未有不兼患怒,有夏枯草膏、香贝养荣汤等名方录入。朱世杰《外科十法》言:"颈上痰瘰串也,肝火郁结而成。"沈金鳌《杂病源流犀浊》中言"痰生于五脏""痰生于外因",五脏生火、燥、湿、风、寒痰,外因生寒、湿、热、郁、气、食、酒、惊痰,还论述了相火痰、郁气痰、结核痰、痰瘀、痰毒等 16 种,均突出痰致病。陈士铎《石室秘录》"瘰疬之症,多起于痰,而痰块之生,多起于郁,未有不郁而生痰者,未有无痰而成瘰疬者",提到本病发生由"郁"而生痰,痰生瘰疬。

"心得派"代表高秉钧著《疡科心得集》,云:"至于痰核、瘿瘤、瘰疬、马刀之疾,俱由湿胜生痰,痰胜生火,火胜生风,风极而患作矣,皆成于内蕴七情、外感六欲,宜清痰降火之剂,宜热败毒之药,既盛必用外消,始觉行以艾灸,切勿妄行勾割。先医曰:诸经惟少阳、厥阴二经生痈疽,惟少阳、阳明二经生瘰,盖由多气少血之故耳。"林佩琴《类证治裁》认为痰饮皆津液所化,痰浊饮清,痰因于火,饮因于湿,痰生于脾,湿盛则精微不运,从而凝结……肾阳虚,火不制水,水泛为痰,则饮逆上攻,故清而彻,肾阴虚,火必烁金,火结为痰,为痰火上升,故稠而浊。指出痰核者由肝胆经气郁痰结毒深固而成。

顾世澄《疡医大全》则对《黄帝内经》《外台秘要》以下 15 医家瘰疬著作进行系统总结:转冯鲁瞻载凡结核……如肿毒不红不痛,不作脓者,皆是痰注,气滞不散,不外乎曰痰、曰气、曰热三者,久而不已,则成瘰疬,宜早治之。大抵因七情之气郁结,或因饮食之时,触犯恼怒,遂成此疾,妇人女子患此最多,治宜开郁顺气,利膈化痰,清肺。《锦囊》载有瘰疬千锤膏、内消瘰疬丸等名方。

清代专门研究血证疾病的著名医家、解剖学家王清任著《医林改错》:"元气既虚,血不能达于血管,血管无气,必停留而瘀。"自拟膈下逐瘀汤、血府逐瘀汤、少腹逐瘀汤、身痛逐瘀汤等 22 首著名活血化瘀方剂,至今仍指导临床实践。谓血受热则煎熬成块,提出补气活血、逐瘀活血治疗原则。王孟英认为痰饮者本水谷之悍气,初则气滞以停饮,继而饮蟠而气阻,气阻则痹,血亦愆其行度,积以为瘀,认识到痰瘀同病,提出转枢机而开痰路,善用温胆汤合小陷胸加薤白治疗痰热痞证。

"孟河医家"四大家代表之一马培之《外科传薪集》记录治疗瘰疬用养阴清肝化痰法,载有 30余种丹剂组成方及西黄丸、梅花丹、马氏八将散等方剂。此外邹岳《外科真铨》记载以白降丹点疬拔核治疗瘰疬。

李子毅《瘰疬法门》是一部瘰疬专集,谓:轻微易治者痰子也,迟重难愈者瘰者,有风痰、热痰、气痰,由外感不同,瘰、筋、痰因内伤之各异。瘰者尤痰子中之重症,知之久而难愈也。风痰,祛风散湿,化痰消里;热痰,清脾湿热;气痰,调气血。瘰者初则核小不痛,亦不作寒热,久方知痛,由误食虫蚁、鼠残不洁之物,宿水陈茶内有汗液所致。并述颊车痰、马刀,提出方剂五将军散治一切恶核。

光绪年间出现的《瘰疬花柳良方录要》《瘰疬症论》及吴九言著《瘰疬秘传》,虽有瘰疬之名,却无可道之处。

余景和著《余听鸿外科医案》关于痰块、痰包、痰核、痰疬诸症阐释"人之津液,灌注肌肉、经络、筋骨之间,遇隙即入,遇壅而归,一有壅滞,阻而不行,经脉涩而不通,卫气归之,不得反复;肌肉、骨节、骨空等处,一有空隙,津液便乘虚渗入,蓄则凝成痰,气渐阻,血渐瘀,流痰成矣。痰阻于皮里膜外,气多肉少之处,无血肉化脓,有形可凭,诸症即起",论述了津液与气血、成痰或化脓的关系。

五、清末至民国为中西医结合治疗瘰疬的初始阶段

张锡纯在《医学衷中参西录》中论述痰之标在脾,痰之本原在于肾,跳出二陈汤之囿自制理痰汤,提倡痰瘀同治为重,论述瘰之证,多在少年妇女,或有因之成痨瘵者,其证系肝胆之火上升,与痰涎凝结而成,自制消瘰丸等。何廉臣《通俗伤寒论》校勘中举出10例,曰痰晕、痰厥、痰胀、痰结、痰喘、痰哮、痰燥、痰串、痰注、痰膈,每症都详述病因、病机、病状及治法。陆渊雷《金匮要略今释》曰:"痰饮者,过量之体液停潴于局部之病也。"张山雷《疡科纲要》提出"温热生痰""食即生痰""痰能为疡"。

恽铁樵《药盒医学丛书》云"瘰疬之病源是腺,是痨之一种,难得药效。肺肾之病瘰疬皆病,瘰疬就是肺结核之症",认为瘰疬与肺结核相关。

梁希曾《疬科全书》又是一部治瘰专集,言千种病症总不外乎热痰、寒痰、实证、虚证而已,热痰居六,寒痰居二,余花柳风痰并挟。疬之成症,原与痨瘵相表里,肝、脾、肾三经之阴火而已。肝气郁结,暴怒而成,宜戒恼怒、戒燥火生痰之味。风火疬除外,无论新发久发,多不痒不痛,所以人好为其所误。载近40首经验方,提出"点疬法"选新出窑石灰、纯碱、朱砂、酒调沉淀,蘸上清液点疬核周围。阐述辨证论治及饮食调摄,善用点药和浅消法,不主张庸医用丹吊核或任用西医用刀割。

丁福保译著《瘰疬之原因及治法》阐述了西医对瘰疬病因病理的初步认识,指出瘰疬是淋巴腺结核。《新撰虚劳讲义·十八章》提出腺病即淋巴腺结核(瘰疬),淋巴即津,淋巴管是津管,瘰疬是津腺。

后学江阴杨道南所获《谦益斋外科医案》可参考高秉钧治疗瘰疬医案数则,记载八仙长寿丸、牡蛎消瘰丸等。

六、当代为中西医合璧治疗瘰疬的全面融合及再提高阶段

中华人民共和国建国初期,治疗瘰疬多在民间。张觉人重订《外科十三方考》言痰核仅一二相连,瘰疬则重台,子母,三五不等,或有十余枚成串者。毒痰毒血,只有两大原因,俱以行痰、顺气、软坚、开郁之法治之。详细阐明13方,包括治疗瘰疬痰核金蚣丸、民间验方臭牡丹等。徐履和认为本病消散最难,收口不易,附瘰疬秘方一则。

中医杂志社编写《疮疡》"瘰疬"篇将20世纪50年代初期治疗瘰疬的方药、技法进行一次全面汇总,为后学提供了参考。朱仁康编《瘰疬治疗法》通俗易懂,具有科普性。陈树榕《瘰疬疗法》重点介绍了丹剂制作。此两者篇幅不多,但各自阐明自家之言。干祖望《中医外科》结合自身经验对升丹、白降丹制作方法做详细总结。顾伯华提出瘰疬后期并瘘治法用橡皮筋挂线法。王沛《颈淋巴结核》较详细介绍了瘰疬病因病机及辨证分型,包括针法、火针法。张赞臣《中医外科诊疗学》认为瘰疬多由肺门淋巴腺转移来,亦有他处病灶结核杆菌随血行侵入该处淋巴腺而成,所言疬串有实火也有虚火,痰之所以成为疡实际原因是气机阻滞,外风实热所蕴结。被聘为中国医学科学院特约研究员的南通籍陈照公开祖传治疗鼠疮秘方拔药核与紫玉簪膏等。

徐学春(1928—2011)于1969年创办全国首家公立治疗瘰疬、骨痨的专科南京市钟山医院(南京市中西医结合医院前身)瘰疬科、骨痨科,1978年徐学春"中西医结合治疗淋巴结结核成

果"获江苏省科技大会奖及国家卫生部科技大会奖,1979 年参加第一届全国中医学术经验交流大会。(图 1-1)

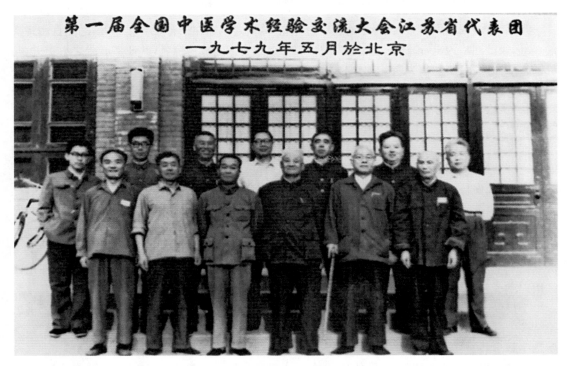

图 1-1　第一届全国中医学术经验交流大会江苏代表团合影(后排由左三至右丁光迪、朱良春、博宗翰、徐学春、龙怀玉,前排由左至右屠揆先、江育仁、邱茂良、叶橘泉、由昆、邹云翔)

1981 年 9 月 26 日至 28 日应南京中医学院邀请,徐学春在南京市钟山医院召开"升降丹炼制与运用现场会",重点介绍和演示升降丹冶炼过程,使之成为南京中医药大学影像教学宝贵资料片,亲躬实验,亲自带教,影响深远。(图 1-2)

1987 年徐学春著《瘰疬证治》,该书是一部体系规范、内容翔实,集理论、治疗和调护为一体的瘰疬专病集。提出瘰疬病因为郁、痰、瘀、虚,不外气郁化火、痰火凝结、气血壅滞、局部经络瘀阻,并阐述疏肝理气、化痰软坚、清热解毒、活血化瘀、滋阴降火、养阴清肺、托里排脓、调理脾胃、调补气血、辨病抗瘰内治十法和敷贴消散、拔核拔管、提脓去腐、止血平胬、生肌收口外治五法,介绍自拟消瘰丸、瘰疬散坚丸、消疬膏、肺疬丸等 10 余首内服方及拔瘰丹、加味一号丹、二号丹等外用 12 首验方。传承炼丹术,成功研制钟山"徐氏炼丹罐",被业界称为救亡之作(图 1-3),并详细论述制作丹剂技法。该书是中医论述瘰疬证治较完备的专集,具有很强的实用价值。

1990 年徐学春被确定为首批国家级 500 名老中医药专家学术经验继承指导教师。

刘再朋治瘰疬、窦道采用手术、搔刮、化腐清创等方法。陆德铭《实用中医外科学》将瘰疬辨证分成肝郁痰凝、阴虚火旺、气血两虚等证型治疗。李竞《疮疡外治法》谓瘰疬属半阴半阳证,大致相当于西医学亚急性炎症,初期外敷冲和膏、阳和解凝膏,溃后不易愈合主要原因仍在于局部,当采用祛腐药配合搔刮,提出去腐生肌散 1～5 号。

赵尚华《中医外科类聚方》录入了山西新法炼丹技术经验,详细考证了不同著作中使用丹剂

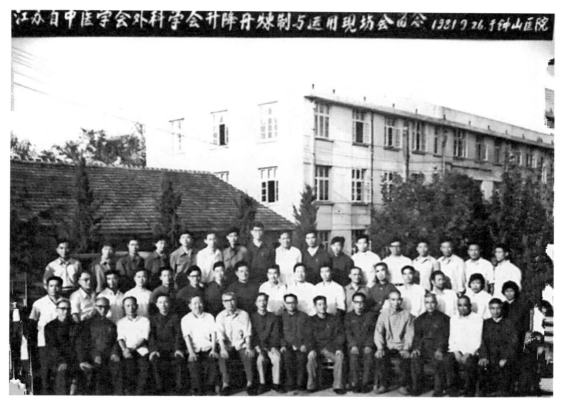

图 1–2　南京市钟山医院召开"升降丹炼制与运用现场会"

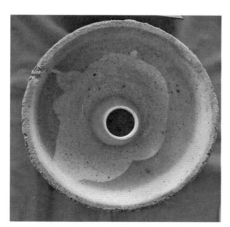 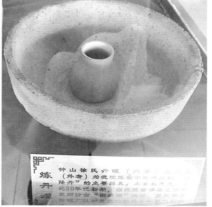

图 1–3　钟山徐氏炼丹罐

用药剂量。此外,谢观《中国医学大辞典》、王玉玺《中医外科方剂大辞典》都载有治疗瘰疬专方,为治疗瘰疬打开了方便之门。

全国范围内北京、南京、武汉、重庆、南通、运城、深圳市福田区等地均设立过治疗瘰疬(淋巴结结核)专病的专科、诊所或医院。经过近 50 年临床实践和发展,南京中医药大学附属南京市中西医结合医院中西医结合外科(瘰疬、骨痨)已发展为国家中医重点专科。全国各地研究者为中西合璧治疗瘰疬全面融合再提高正进行着积极而深入地探索。

(赵有利)

第三节　西医学对淋巴结结核的认识

认识淋巴结结核应从认识结核病始,分古代、近代前期、近代三个阶段。

一、古代(公元前 5000—公元 1600)

人类证明有结核病存在至少有 5 000 多年历史。1904 年于德国海德尔堡(Heidelberg)附近出土的新石器时代(公元前 10000—公元前 5000)人的颈椎骨化石中被发现有结核病变存在。近年通过应用 DNA 测序在秘鲁木乃伊骨骼中发现结核分枝杆菌存在有 1.5 万年。

印度在公元前 1500 年认为痨病起于恶精。公元前 1000 年印度医师如妙闻等在《寿命吠陀》一书中描述很多结核病的临床知识。印度《摩挲法典》中认为结核病是污秽、不治之症,不能结婚。

我国 1973 年在湖南长沙马王堆汉墓出土的距今 2 000 多年女尸身上发现左上肺及肺门均有结核钙化灶,进一步证实当时就有结核病存在。我国最早的中医学经典《黄帝内经》(公元前 3—5 世纪)中记载虚劳病症状中一部分相当于西医学结核病。

公元前 460—前 377 年,希波拉底(Hippocrates)认为肺炎起源于痰,脓、血块、黏液形成瘤(结节),关于 Phymata 一词是否是结节曾历经数次讨论。古罗马塞尔萨斯把痨病(Tabes)拉丁文译为消耗之意,直到公元前 300 年亚里士多德(Aristotle)时代提出结核病具有传染性。此后自纪元第 1 世纪至中古毫无进展。

西方古罗马学者普利尼(Pliny,公元 23—79)在其所著《自然史》(*Natural History*)中引用很多民间常用的狐狸肺、蜗牛、萝卜来治疗咳嗽和瘰疬的药。盖仑(Galen, 129—200)对于痨病,通过饮食和药物包括运动、按摩和气候治疗。用抚摸法治疗瘰疬起源于中世纪,而延续达百年。英国早年间称瘰疬为帝王病(King's evil),在爱德华时代编年史中可看到经御手在患处抚摸治疗的方法;与此同时,法国笃信基督教的国王也被认为有如此威力,直到 1462 年亨利六世又重提此事,并颁发金币以做触摸之用。

文艺复新时期(1453—1600)在医学方面,奠定了现代解剖学的基础,但对结核病,除了摒弃一些奇怪的治疗方法外,并没有新的发展。文艺复兴时期莎士比亚(W. William Shakespeare)在小说《麦克白》第四幕第三场讲国王用手摸治瘰疬。在法国这种疗法一直延续到 19 世纪。

二、近代前期(1600—1800)

1609 年德·劳伦斯(De Laurens)认为瘰疬是一种遗传的和接触传染的疾病,对皇帝手摸治疗的效果产生怀疑。

米切尔·埃特莫勒(Michacl Ettmüller, 1644—1683)特别指出痰的传染性。1650 年荷兰解剖学家西尔维斯(Franciscus Sylvius, 1614—1672)认为结节是痨病的起因。1679 年始认为结节同样引起痨病、淋巴结肿大(瘰疬),在肺部的病理特征是结节(tubercles)。颈部淋巴结结核,1676 年怀斯曼(Wiseman)才做了详细描述。1683 年列文虎克(Leeuwenhock,1632—1723)描述了微生物。保罗·巴贝托(Paul Barbetto)认识到淋巴管和痨病的密切关系。

　　18世纪末,病理学界认识到肺结节是痨病的起源,结节和瘰疬的腺质肿胀相似,故将瘰疬和痨病两者联系起来。萨洛蒙森(Salomonsen)以结核组织接种于兔之眼前房发生特异性生物即为结核,此传染说未被学者承认,学者多注重于遗传因素,或以结核为遗传传染病。瘰疬之为结核尚无确证。当时赞成结核传染说者,亦尚不敢谓诸肿、结核性病灶(脓疡、腹膜炎、胸膜炎)同出一源。

　　1720年,英国医师本杰明·马汀(Benjamin Marten)推测,结核病是由"非常小的生物"引起的,一旦进入人体,这种小的生物将产生病灶,进而使患者发病。他大胆推断,如果健康人与结核病患者密切接触,小生物可以从患者肺部咳出,健康人吸入后就可导致患病。乔瓦尼·莫纳格尼(Giovanni Mergagni,1682—1777)怀疑瘰疬与肺结核同源,应避免解剖瘰疬尸体。1789年图姆(Kortum)试图用瘰疬的脓汁接种人体而失败。路易斯(P.C.A.Louis,1781—1872)对结核病和伤寒的临床病理学研究令人瞩目。18—19世纪结核病在欧洲蔓延流行达到高峰,当时人们称之为"白色瘟疫"。

　　1793年马修·贝利(Mathew Baillie,1761—1823)发表系统化的病理解剖学,正确描述了钙化结节,区分了小结节性和浸润性结核。

　　1798—1808年罗伯特·威德拉姆(Robert Willam)在出版皮肤病的论文中,怀疑结节性红斑可能与结核病有关,并命名为狼疮,即后来的真狼疮(lupus vulgaris)。

三、近代(1800—1949)

　　盖伊医院病理学家霍奇金(Thomas Hodgkin)1832年发表了关于淋巴结肿大和其他淋巴组织增生的报道。

　　1839年德国医师约翰·卢卡斯·舍恩来因(Johann Lukas Schönlein)首次将结核病命名"tuberculosis"。

　　1865年法国军医让·安托万·维勒曼(Jean-Antoine Villemin)发现结核病可以从人传播到牛,以及从牛传播到兔,他假设疾病是由特殊的病原微生物引起的。这个假设是对几百年来有关结核病病因的颠覆,因为此前人们一直认为结核病是自发产生的。肉芽肿至少和结核、梅毒肿相似,1869年哈钦森最早描述了尚未明晰的该病病因。

　　1882年德国细菌学家,供职于柏林传染病研究所的罗伯特·科赫(Robert Koch)发现结核菌。首次将结核病的病因归于结核分枝杆菌,发明了细菌的固体培养技术,细菌染色法用于诊断结核病的结核菌素和预防炭疽病、霍乱病的免疫接种法。1890年世界医学大会上,罗伯特·科赫报道制备了可完全治愈豚鼠晚期结核病的结核分枝杆菌培养滤液疫苗(旧结核菌素)。

　　1891年罗伯特·科赫用细菌提取物预防结核,实际上只用于诊断,结核病的免疫研究从马富奇(A.Maffucci)始试图用活菌苗治疗结核,到后来马拉利亚诺(E.Maragliano)用注射死疫苗的方法治疗结核病均属主动免疫法。

　　被动免疫是德国细菌学家、免疫学家埃米尔·阿道夫·冯·贝林(Emil Adoif Von Behring)1889年提出"抗毒素免疫概念",1891年研制成功用抗毒素治疗白喉开始的。1895年发现X线,1897年提出结核病飞沫传染学说。面对结核病束手无策,17—18世纪欧洲法律规定患者死后的接触物品要焚烧。

　　1900年已知人与牛结核菌不同。1903年丹麦人尼尔斯·里伯格·芬森(Niels Ryerg Finsen)发现利用光辐射治疗寻常狼疮(皮肤结核中最常见的一种)。罗伯特·科赫因其发现结核杆菌和结核菌素于1905年获得诺贝尔生理学或医学奖。1930年Lowenstein培养基的出现使结核杆菌培养成功,为结核病病因学诊断打下了基础。俄裔美国土壤微生物学家塞尔曼·亚伯拉罕·瓦克斯曼(Selman Abraham Waksman)及学生艾伯特·沙茨(Albert Schatz)于1943年发现链霉素,在此前肺结核被称为不治之症,链霉素的出现标志着结核病化疗时代的开始。19世纪英国和美国很普遍用酵母治病。

1945年瓦克斯曼首先命名杀细菌物为抗生素,抗生素就是由微生物产生而能够抵抗其他微生物的物质。随着氨硫脲、对氨基水杨酸、异烟肼、吡嗪酰胺、环丝氨酸、乙硫异烟胺、卡那霉素、乙胺丁醇、卷曲霉素、利福霉素、氟喹诺酮类药等抗结核药陆续问世并用于临床,开启了抗结核新时代。

近代病理学认为:"结核杆菌沿淋巴、血管局部起病,又往往因淋巴系统或血管系统而蔓延到多处发病。局部结节状之炎症新生物,在显微镜下观测到其细胞间有极细的网状织维形成,此结核者以上皮样细胞为主,此细胞富于原形,质有圆形或卵圆形透明之核,概此为局部结缔组织细胞、毛细血管或淋巴管内皮细胞之增生物组中,上皮样细胞之外有含有渗出淋巴细胞及多核巨细胞,此巨噬细胞核常与细胞之边缘并列,又于其一端集合,也有不平等而散在于体内者,原形质为颗粒状,其境界鲜明者,结核至一定大则因细胞坏死及脂肪变性而起干酪样变性,以肉眼视之其呈灰白黄色干酪样。结节中常有结核杆菌。结核性病变之起非为肉芽肿状,往往形成广延性肉芽组织,陷于干酪样变性者甚广。但组织的成分与肉芽肿有同样的关系或与之相伴而形成肉芽肿性结节。结核性肉芽组织之形成,往往与浆液纤维性或增殖性炎症相合并,而浆液膜结核症殆亦皆伴发此炎症,又因有结核性病变,其轻微而呈渗出性炎症之变化者亦有之。"结核性病变先于黏膜则形成溃疡,于其缘及底见结节、干酪样病变内细菌死灭而又被吸收或呈石灰沉着,因周围结缔组织增生而形成瘢痕。最易感染的组织器官为淋巴结、呼吸器官。腺病性淋巴腺肿胀最易发为颌下腺、颈腺(俗称瘰疬),其他前纵隔膜腔及腹腔淋巴腺,坚硬而为圆形若肿疡,甚或大如鸡卵。

炎症最基本、最重要的表现是局部或全身的过敏反应,组织红肿是淋巴液和机体防御机制发挥作用的结果,它刺激循环系统做出反应。炎症渗出物是不同物质组成的,如坏死组织、发热物质,都被看作是引起发热症状的基本损伤物质(basic pattern of injury),这些物质是引发炎症的重要因子。网状内皮系统(L.Aschoff)散见于各种器官中,担负着自然清除体内废物的功能。

全身各部位淋巴结都可以发生结核,表浅淋巴结结核以颈部多见,其次为腋下淋巴结,深部以纵隔、腹腔淋巴结结核多见。

(赵有利　刘光东)

第四节　淋巴结结核流行病学

结核病(tuberculosis,TB)是由结核分枝杆菌引起的慢性传染性疾病,分肺结核和肺外结核两大类。

结核病严重危害人民群众的健康,2017年,全球估计新发结核病患者1010万例,其中成人男性580万例(57.42%),女性320万例(31.68%),男女比例为1.8:1;儿童患者约100万例(9.90%);9%为HIV感染者。我国估计新发结核病88.9万例,发病率为63/10万,其中男性60.0万例(67.49%),女性28.9万例(32.51%),位居全球第2位。

淋巴结结核(lymph node tuberculous, LNTB)是淋巴结受到结核分枝杆菌(mycobacterium tuberculosis，MTB)感染后出现一系列疾病的总称。为最常见的肺外结核病，可占肺外结核的30%～40%。体表淋巴结及深部淋巴结均是好发部位。

体表淋巴结结核包括颈部、腋窝部、腹股沟等淋巴结结核，深部淋巴结结核包括胸腔、腹腔、盆腔淋巴结结核等。目前统计，表浅淋巴结结核以颈部多见，占80%～90%，腋窝次之占7%～15%。胸腔以纵隔淋巴结结核为主，腹腔则以肠系膜淋巴结结核为主。

淋巴结结核常以单个部位、单个淋巴结受累为常见，多见于青少年和中年人。在全年龄段中，20～49岁的患者可达64.8%，女性发病更为常见。颈部淋巴结结核是常见病、多发病，常发生于儿童和青少年，亦可发生于中年女性，可为原发性或者继发性结核病，当机体细胞免疫功能下降，结核分枝杆菌可通过淋巴或血行途径而感染发病，它可以是全身性结核的一个局部表现，也可以是局部感染的结果。

据统计，上海市1996—1999年肺外结核新登记率为4.63/10万～5.78/10万，肺外结核占全结核的9.7%～11.9%，肺外结核死亡占全部结核死亡的14.1%～17.6%。肺外结核中以体表淋巴结结核为主，占38.3%，男女之比为1∶1.35。2011—2013年天津市报告的2 776名肺外结核患者情况，发现肺外结核患者例数逐年递增(分别为824、911、1 014例)，年递增率超过10%，其中以淋巴结结核最多，占全市报告患者总例数的38.56%。国内还有资料显示，在665例表浅淋巴结结核中，颈部淋巴结结核占68%，腋窝淋巴结结核占15.5%，颌下淋巴结结核占10.7%，锁骨上淋巴结结核占6.2%。国外，日本曾报道过2 420例淋巴结结核，其中颈部淋巴结结核占90%。

此外，人种和地域与淋巴结结核的发生有一定的关系。加拿大的中国、印度移民肺结核患者中25%～30%合并颈淋巴结结核，而加拿大本地人仅占5%。

淋巴结结核的感染途径可能有以下几种方式：① 原发肺结核经血行途径播散到颈部，人们普遍认为淋巴结结核是全身结核的局部表现。② 经淋巴系统播散，由已知的肺部结核上行经淋巴系统蔓延或侵犯下颈部。典型的病例可同时或先后累及双侧颈部淋巴结。儿童时期的淋巴结结核未彻底治愈，成年以后免疫力下降时，可造成内源性复发。③ 皮肤黏膜感染，皮肤黏膜感染形成口咽原发综合征，继而引流了淋巴引流区域的淋巴结的结核杆菌。目前没有一种说法能够解释所有的淋巴结结核病例，多种感染途径可能共同导致淋巴结结核发生。

（段　亮）

第五节　淋巴结结核研究现状

淋巴结结核早期以淋巴组织增生、形成结节，或肉芽肿病变为病理特点，是经结节、浸润、脓肿、溃疡，甚至窦道形成的病变过程。因此，早期明确诊断，初期中西医结合治疗是可以治愈该病的，既病防变是关键。

淋巴结结核传统诊断多依据临床医师手法触诊经验，实验室检查、OT实验、PPD实验、结核抗体实验存在局限性，随着CT、PET－CT、MRI、针吸细胞病理学诊断、组织病理学切片诊断、PCR、酶联免疫法、基因检测等方法的应用使确诊率大大提高。

新型结核病诊断学技术从细菌学、分子生物学、免疫学入手研究，公认病原学和病理学诊断较为可靠。病理学诊断难以区分是结核分枝杆菌还是非结核分枝杆菌感染，所以，病原学诊断仍为首位，病理学诊断价值次之。

一、实验室诊断研究

细菌学检查淋巴结结核病变组织中检出抗酸杆菌或培养出结核分枝杆菌是诊断的金标准，但存在痰抗酸菌涂片检测阳性率低，检测时间长的缺点。传统的痰涂片显微镜检查（姜-尼氏抗酸染色法）和培养时间长，检出率低，通过改良罗氏培养法（L-J固体培养基）培养时间周期仍较长，达4～8周，不能满足临床需要。抗酸染色法是世界公认的结核杆菌标准的染色方法。传统的抗结核药物敏感试验（DST）尚不能代替。随着耐药的形成，菌阴的耐多药结核病给我们带来难点，待培养＋药敏培养出来已显示耐药了。

Purohit等的研究发现阳性率分别在11.7％（14/120）和23％（27/117），虽然结核杆菌培养需时较长，一般在1个月以上，不利于淋巴结结核的早期诊断，但是仍应作为常规检查手段。

李杨指出湖南籍专家曾研制出一种旨在提高涂片检查阳性率的检测技术叫液基夹层杯涂片显微镜检查技术，另一种是滤过式夹层杯涂片显微镜检查技术。这种技术是将收集到的痰标本先整体进行消化灭活处理，然后通过离心或吸附方法将痰标本中结核杆菌菌落集中在滤膜上，在染色镜检的工作程序检测患者痰中结核杆菌。

胡忠义研究增加痰涂片灵敏度，如LED荧光显微镜检测技术能提高5％左右的阳性检测率，液基夹层杯涂片显微镜检查技术可以提高5％～10％。显微镜观察药敏试验（MODS）是一项低成本的药敏分析技术。

姜世闻指出LED对涂片阳性肺结核患者检出率为11.78％，而Z-N的检出率为8.57％，提高了3.21％。新的BACTEC培养检测原理是间接测定分枝杆菌的代谢产物，5～7日可出报告，分离阳性率高于常规培养10％。故液体培养和LED显微镜检测技术是大家一致认可的。

结核菌素纯蛋白衍生物PPD皮肤实验是判断机体是否感染过结核杆菌的主要手段，一旦检测出可作为参考。

基因诊断方面，如核酸杂交和PCR技术，基础与临床衔接还不足。

对耐药结核杆菌诊断：姜世闻报道GeneXpert检测利福平耐药结核的灵敏度为87.5％，特异度97.96％，阳性预测值73.68％，阴性预测值99.18％。线性探针技术优点是时间短（8小时），操作较简单，敏感性和特异性高。Hain LPA方法检测利福平耐药性的灵敏度为88.49％，特异性97.17％。基因芯片技术优点同样是时间短（6小时），操作较简单，敏感性较高和特异性高。基因芯片耐多药检测系统对利福平、异烟肼和MDR检测的灵敏度和特异度分别为87.56％、97.95％、80.34％和95.82％，以及73.43％和98.20％。药敏传统要65日，而基因芯片需要7日。

毕利军等把结核分枝杆菌的4 000多个基因都进行克隆和表达，将蛋白纯化出来建立部分抗体库。大量样本分离出来，去发现新的免疫原，然后把新的免疫原加入到ELISPOT试剂盒中来提高检出率。

二、免疫学诊断研究

免疫学方法包括细胞免疫和体液免疫，目前根本无法区分潜伏感染和活动性结核病。

确定是否是结核杆菌潜伏感染，万康林认为需具备以下4条：① 结核菌素纯蛋白衍生物（PPD）阳性或γ-干扰素释放实验阳性，必须排除是由卡介苗引起的假阳性。② 体内一定要有活的菌，但非活动型的。③ 没有任何症状。④ 没有传染性。

血清学诊断IgE表达有活动性、IgM表达近期有感染，由于分枝杆菌属细菌具有许多共同抗原,影响诊断特异性。就是说阳性不能说明是结核,阴性不能否定结核,不能将其作为感染初筛。

肖和平认为免疫组化法(IHC)对我们是有帮助的。Ihama 等对肠结核 IHC 研究发现,结核分枝杆菌复合群 38 kD 抗原主要分布在肉芽肿结构中的 CD68$^+$ 巨噬细胞内。Goel 等发现,肺外结核的细胞免疫组化学(ICC)和 IHC 敏感性明显高于抗酸染色和核酸扩增检测(NAA)。有学者又有新发现,在原来的抗酸染色和核酸扩增检测的基础上,如果再引用 ICC、IHC 技术,其特异性、敏感性都增高了。

分子生物学检测围绕结核杆菌的两大物质来进行研究和探讨,一是 DNA 扩增技术,二是 RNA 扩增技术。单纯的 DNA 扩增技术和 RNA 扩增技术都存在局限性,各有优缺点,现在新的检测方法是将 DNA 和 RNA 同时扩增来检测结核杆菌。结核特异性抗原检测技术目前国内有两个,γ-干扰素释放实验(IGRA)是近年发展起来的,ELISPOT 检测(酶联免疫斑点检测)外周血结核杆菌特异性 IFN-γ。

司红艳将 PPD 实验、TB-SA 抗体检测和 γ-干扰素释放实验比较:PPD 阳性硬结直径≥10 mm 作为判定标准,γ-干扰素实验阳性 18.4%,PPD 阳性 28%,可能有 10% 非特异性交叉反应。把 PPD 阳性与 TB-SA 比较,110 例 PPD 阳性,IGRA 阳性 77 例,TB-SA 只有 12 例阳性。而在 237 例 γ-干扰素释放实验阳性,TB-SA 阳性是 23 例,中间值是 6 例,γ-干扰素释放实验敏感性是 10.13%,B-SA 抗体检测对于正常人群潜伏感染的诊断作用有限。可见,γ-干扰素酶联免疫斑点检测灵敏、特异、快速,12 小时获得结果,有利于结核感染和活动性结核患者的早期诊断。缺点是操作复杂、需特殊仪器设备、试剂费用较贵。

结核分枝杆菌感染 T 淋巴细胞斑点试验:该方法采用结核分枝杆菌抗原刺激外周血单个核细胞或结核病变局部的免疫细胞,出现抗原特异干扰素 γ 分泌提示有结核分枝杆菌感染。由于采用的刺激抗原结核杆菌特异性抗原早期分泌靶向抗原、培养滤过蛋白是结核分枝杆菌编码的蛋白,卡介苗和绝大多数环境分枝杆菌都缺乏,因而此法可以区分结核分枝杆菌感染者与其他分枝杆菌感染及卡介苗接种者,提高了特异性。以往研究表明其阳性率为 84%~94%,但无法确认是潜伏性或活动性病变。也有学者对其在抗结核效果监测方面进行了一些探讨,结论不一,尚待进一步研究。

结核分枝杆菌复合体特异性抗原(MPT64):最近的实验性研究中发现 MPT64 多克隆抗体是在有结核性淋巴结炎的患者组织活检时探测到的一种分泌性结核抗原,只存在于结核分枝杆菌复合体中,对肺外结核的诊断具有高度敏感性和特异性。Purohit 等研究发现其在 CTL 诊断中阳性率较高(80%,96/120)。检测 MPT64 是一种便宜而敏感的简单技术,纳于常规组织病理,可以用在常规的实验室中,在一个工作日内提供结果,并确保早期治疗,在鉴别结核分枝杆菌与非结核分枝杆菌和其他肉芽肿性炎症方面,MPT64 亦有一定价值。

多克隆卡介苗(BCG)抗体检测:BCG 多克隆抗体是由灭毒的牛型结核分枝杆菌制成的抗体,用 BCG 抗体检测结核病变组织中的 BCG 抗原,相对于组织化学染色,抗 BCG 免疫组织化学染色更容易认定结核分枝杆菌感染。何桥等检测淋巴结结核 58 例,阳性 43 例,占 77.50%。由于 BCG 抗体不但对完整的分枝杆菌有反应,而且对分枝杆菌的碎片及残骸也同样有反应,所以其阳性染色范围广,颜色鲜红,容易辨认。

结核分枝杆菌聚合酶链反应(MTB-PCR):MTB-PCR 检查是常用的分子学检查手段,检测的是结核分枝杆菌特异的 DNA 片段,为病原学检测,可将极微量的靶 DNA 特异地扩增百万倍,特异性强,因而具有确诊价值。梁建琴等对痰阳肺结核的痰标本,应用 PCR 荧光探针法进行结核分枝杆菌核酸检测,检测阳性率为 95.1%(252/265)。直接采用颈部淋巴结结核的脓液或清除的病灶作为标本,进行 PCR 检测,阳性率可达到 97.92%。

三、影像学诊断研究

(一)彩色超声诊断研究

淋巴结结核具有典型的声像学特征,超声能做出较准确诊断,尤其是介入学的发展给超声介入带来深远影响。

朱文涛研究认为颈部正常淋巴结体积小,多呈扁卵圆形,其长短径比值 $L/S>2$,患淋巴结结核后淋巴结的正常结构被破坏,内部出现液化、钙化等回声,淋巴结也从正常的散在分布变为相互融合。淋巴结结核所出现的不同声像图可能系该疾病的不同阶段的病理过程所致。

张缙熙等认为疾病早期,淋巴结充血、水肿,体积增大,此时的声像图表现为相对均匀的低回声。当淋巴结结核发生坏死液化,形成脓肿时,此时的淋巴结内部以无回声为主。病程发展到干酪样坏死,淋巴结内部回声杂乱,既有低回声,又有无回声并伴有光点样及光团样强回声。

吴岩等研究颈部淋巴结结核超声诊断分析 85 例淋巴结结核的声像图特点,对淋巴结分布、形态、内部回声、纵横比、血流特点等指标综合分析,结果:认为淋巴结结核的声像图特点是诊断的主要依据:① 好发于颈中部组。② 多个肿块的内部回声分布呈多样性表现。③ 淋巴结门结构不清晰。④ 纵横比≥0.6。⑤ 血流呈多样性,与病变处于不同病理阶段有关。根据各自特征本组病例分为三型:Ⅰ型,淋巴结炎型 20 例(23.6%),声像图表现为多个肿大淋巴结,散在分布,结节内部呈尚均匀的低回声,边界清晰;Ⅱ型,低回声团块型 55 例(64.7%),呈不规则形,病灶间相互融合,内部回声不均匀,髓质移位或消失;Ⅲ型,液化型 10 例(11.8%),结节内部呈单房或多房极低回声样,后方回声增强,淋巴结门变细或消失。各种类型可同时存在于同一病例。

布玲代认为淋巴结结核的早、中期,淋巴结内病变以渗出及增生为主,淋巴门未被完全破坏,故血流以Ⅰ型为主;而中、晚期,淋巴结发生液化坏死、纤维增生,淋巴结门部血管受到推移或破坏,故血流以Ⅲ型为主。如果整个淋巴结均发生坏死,淋巴结内可无任何血流信号,即Ⅳ型。

王东东等总结颈淋巴结结核的超声特点:通常多个淋巴结肿大,呈蜂窝状分布。颈淋巴结结核通常合并其他部位结核,大部分可见寒性脓肿或液化坏死;淋巴结肿瘤或恶性肿瘤颈淋巴结转移,其声像图表现为髓质结构紊乱,内部或周边血流信号增多,以周边血流信号为主;血流速度增加,流速可高达 30 cm/s,阻力指数为(0.66+0.72)。

据文献报道,恶性淋巴结长径与短径的比值<2。结核性淋巴结边缘血流显示率为 81%,与转移性淋巴结、淋巴瘤差异不大,但无中央型血流,据此可与恶性淋巴结鉴别。结核性淋巴结皮质向心性增宽,髓质偏心、变薄,甚至消失,有的出现液化、钙化灶。转移性淋巴结和淋巴瘤回声减低,皮髓质分界不清。测量收缩期血流速度及阻力指数,结核性淋巴结与炎性淋巴结、转移性淋巴结、淋巴瘤,差异均无统计学意义。

超声造影后再行穿刺活检术为一种新的诊断方法,应用声学造影剂经外周静脉弹簧式注射,杨高怡观察目标淋巴结内造影剂的增强模式可分为 4 型,全淋巴结增强型、淋巴结部分增强型、淋巴结边缘增强型和无增强型。造影后选择目标淋巴结及其内穿刺点进行穿刺活检,常能更直接地获取有效病变组织,短时间内获得病理学结果,也可以更有效地避免穿刺路径上的血管损伤,减少并发症的发生。

(二)CT 诊断研究

淋巴结在 CT 扫描下按其形态、密度及周围脂肪间隙的情况分单纯型和混合型两种,单纯型又分为四型，Ⅰ型淋巴结单个直径<2 cm，Ⅱ型串珠型，Ⅲ型多房型，Ⅳ型融合型或单个直径≥2.0 cm。

贺伟等报道应用 CT 诊断 44 例颈部淋巴结结核与 13 例淋巴结转移癌比较：颈部淋巴结结核好发部位为颈静脉链下，中组及颈后三角组，以Ⅲ型分房型强化或周边强化，周围脂肪层闭塞占 53.4％，及Ⅳ型直径>2 cm 大单房占 44.5％为最多见。其中单纯型 28 例，混合型 17 例。徐启怀等认为结核 CT 表现显示坏死及周边的高度强化率为 70.35％，淋巴结内坏死面积>1/2 者占 65.38％，周边强化系炎性肉芽组织为丰富血供型。结核淋巴结形态分布在 CT 上 4 个特征Ⅲ型、Ⅳ型多见占 60％，病程 1 个月左右。

白汉林等报道气管前腔静脉后淋巴结肿大是纵隔淋巴结结核常发部位，单发及环状强化是结核特征，且其坏死区比较大，环状增强部分较薄，看到此征象首先考虑纵隔淋巴结结核诊断。何劲松等报道合并肺门、纵隔淋巴结结核或钙化，部分淋巴结肿大，淋巴结与气管壁结核病灶间可有瘘道形成。

王欣璐等对 60 例活动性结核（其中颈部淋巴结核 12 例）PET/CT 误诊为恶性肿瘤进行分析，认为抗结核药物的广泛使用，使结核杆菌发生了耐药及变异，其发病部位甚至影像特征亦发生变化，往往造成临床及影像方面的误诊；活动性结核病灶内葡萄糖代谢旺盛。

四、病理学诊断研究

淋巴结结核病理诊断：细针穿刺（FNAC）由于创伤小、定位准、活体检查、安全等特点而更有优势。颈部淋巴结结核病理学按照病理形态可分为干酪样型、增殖性、混合型、无反应型，按照病理进程可分为结节型、浸润型、脓肿型、溃疡瘘管型。针吸活检组织抽吸获取的淋巴结标本，送实验室做组织、细胞学检查，结核杆菌抗酸染色及结核杆菌培养。

肖玉梅等将 74 例标本中 14 例（18.9％）分离到结核分枝杆菌，67 例窦道瘘管型培养阳性 14 例（20.9％），其中包括 2 例人型结核分枝杆菌，2 例牛型结核分枝杆菌，而 7 例结节浸润型没有分离到结核分枝杆菌。

刘邦荣认为炎性淋巴结多呈单个、多个孤立性肿大、质软、活动度可，针吸时肿物质地坚韧，吸出物少。结核性多呈串珠样、融合性，吸出物多呈干酪样物堵住针头，少数孤立性肿大淋巴结核长吸出少量乳白色液体伴颗粒，恶性淋巴瘤形态变化多样，部分孤立肿大，或多个淋巴结融合，质地坚硬，常因浸润周围组织而呈板块状固定，吸出物多呈白色颗粒或呈鱼肉状多伴有血液，用穿刺涂片做 LCA、CK、Vim 等免疫组化鉴别效果满意。恶性黑色素瘤吸出物明显有黑色颗粒物。颈部淋巴结肿大以淋巴结炎、反应性增生、淋巴结结核及转移癌为主。

王永才等将结核性淋巴结炎病理分 5 型观察：Ⅰ期即炎性增生期、Ⅱ期即淋巴结节期、Ⅲ期即结核结节期、Ⅳ期即干酪样脓肿坏死期、Ⅴ期即纤维素增生期。认为一般情况下结核性淋巴结炎外观多呈血性颗粒状，纯干酪样坏死物仅占 1/4，感染合并呈干酪样脓肿坏死期，此期外观似豆腐渣，涂片以大量坏死组织为主。残碎不全淋巴细胞碎影，缺乏中性粒细胞，可见少数浅影型类上皮细胞或结核结节，抗酸菌阳性率达 99.3％。涂片伴有中性粒细胞出现可合并感染，做革兰染色为针吸细胞病理学检查最大优点。

结核杆菌同其他细菌一样都可以因各种干扰因素产生细菌细胞壁完全或部分缺损，产生不同程度的缺陷，形成 L 型结核杆菌。

王朝晖等认为细菌 L 型的存在，是患者感染呈慢性迁延，反复发作的主要原因。研究结果显示：直接涂片法 10（17.9％）例，罗氏培养基培养 3（5.3％）例，ESP、MyCO 培养液培养 11（19.6％）

例,结核杆菌 L 型培养液培养 10(17.9％)例,从结果中可以看出,只用直接涂片法,罗氏培养基培养法、ESP、MyCO 快速培养法三种方法,除去重复样本,检出率为 27.6％,增加 L 型的检测,增加检出率 17.9％,总检出率 45.5％,同时提示淋巴结结核病中存在结核杆菌 L 型。这也是淋巴结结核难治疗、周期长、易反复发作的主要原因。

五、中医辨证研究

徐学春提出疏肝理气、化痰软坚、清热解毒、活血化瘀、滋阴降火、养阴清肺、托里排脓、调理脾胃、调补气血、辨病抗痨内治十法治疗瘰疬。

陆德铭等将瘰疬分为肝郁痰凝、阴虚火旺、气血两虚等证,分别采用疏肝解郁,健脾化痰;滋阴降火,托毒透脓;滋肾补肺,养营化痰之法治疗。

赵有利总结唐汉钧治疗颈淋巴结结核经验将其分为肝郁痰凝证、痰瘀互结证、阴虚火旺证、气血两虚证;赵璋华将其辨证分为气郁痰结证,治以疏肝养血,健脾化痰,方用逍遥散和二陈汤;肺肾阴亏证,治以资肾补肺,方用六味地黄汤加减,疗效显著。

钮晓红提出调理肝脾法治疗瘰疬,研制新药瘰疬宁有一定进展。赵有利提出以痰瘀论治瘰疬,应用化痰祛瘀煎治疗瘰疬痰瘀互结证,临床观察治疗组与对照组经治疗 28 日后中医症状、体征评分比较,治疗组高于对照组,治疗组(化痰祛瘀浓煎剂组)总有效率 96.67％,对照组(消瘰丸组)总有效率 63.33％,差异有统计学意义(P＜0.05)。

六、药物治疗机制及实验研究

(一) 内科治疗

常用 HRZE(异烟肼 0.3 g,1 次/日;利福平 0.45 g,1 次/日;吡嗪酰胺 0.75 g,2 次/日;乙胺丁醇 0.75 g,1 次/日;一般 3 个月后停吡嗪酰胺)方案,CTL(尤其结节型)因有完整包膜的封闭,其内部血流少,加之淋巴结增大后淋巴管运输路径受阻,药物很难在其中聚集达到杀菌浓度,因此临床用药时间在 12～18 个月。对于未确诊的颈部肿块,经诊断性抗结核治疗后颈部肿块减小或消失也提示 CTL。唐神结认为淋巴结结核由于可能合并非结核分枝杆菌感染以及化疗药物不易渗透至病变的淋巴结,因此,其临床治疗效果不佳。根据国内外研究结果以及其临床经验,建议淋巴结结核的化疗疗程至少需要 1 年,强化期 2～3 个月应用 HRE(S)Z,巩固 9～10 个月 HRE。

免疫治疗:结核病的免疫是由 T 淋巴细胞所介导的细胞免疫反应。结核病的免疫治疗已有百余年历史,目前用于治疗的最主要二类免疫制剂有:① 细胞因子(CK)制剂:借助对 CK 的调节来增加 Th1 型 CK 的分泌,减少 Th2 型 CK 的表达,用于治疗结核病进行了一定的研究,主要有 γ-干扰素(IFN-γ)和白介素-2(IL-2)等。② 生物制剂:如胸腺肽、转移因子、草分枝杆菌疫苗、卡提素、母牛分枝杆菌菌苗等。从国内外研究来看,母牛分枝杆菌菌苗比较成熟,其临床疗效得到普遍认可。需要提醒的是尽管结核病的免疫治疗取得了一定的进展,然而结核病的治疗始终应以化疗为主,免疫治疗仅可作为一种辅助的治疗方法。

表浅淋巴结结核有波动感、皮肤呈红色或紫红色时应行脓肿切开引流。而纵隔淋巴结结核造成严重气道或食管压迫症状经内科治疗无效应考虑手术治疗,尤其是儿童纵隔淋巴结结核。

选择手术治疗时要保证手术的彻底性,避免术后复发尤为重要,因此要选择手术的时机。对于孤立型或者结节型结核病灶可以将单个淋巴结切除活检,但是对于范围较大的脓肿型或溃疡型结核必须采用颈部清扫术大块清除病灶。何时进行手术为最佳时间、复发率最低,目前尚无研究加以确定。术式大致有以下几种。

颈部淋巴结清扫术是颈部淋巴结结核手术治疗的常用术式,原先是作为头颈部恶性肿瘤的根治性治疗手段,对于颈部病变范围较大的淋巴结结核同样有效,潘印等认为手术治疗颈淋巴结结核需要强调手术清扫的彻底性以及术后继续抗痨治疗的重要性。术前根据 B 超或 CT 检查的情况确定范围,从未受结核累及的区域开始清扫,将受累淋巴结群整块切除,对于脓肿形成和炎性反应严重的 CTL,术中病变组织脆、粘连重、解剖不清,要熟悉颈部的解剖及传统的颈清扫范围,耐心剥除病变组织,将脓腔和窦道尽量清除或敞开。术后要反复冲洗创面,细而深的窦道往往存在深处的病变,是造成术后复发的原因,因此要尽量完整切除。

多功能保留区域性颈淋巴清扫术与颈淋巴结清扫术区别在于,术中尽可能保留副神经及耳大神经、枕小神经,保留颈外、颈内静脉和颈横动脉,不离断胸锁乳突肌、肩胛舌骨肌,保留锁骨上皮神经,保护迷走神经和膈神经。同时将周围残存病灶、病变淋巴结及水肿组织一并清除,手术创面达到正常组织。施行多功能保留区域性颈淋巴结清扫术,术后切口愈合周期短、切口瘢痕小,区域内的组织和功能保留较多,患者手术后能有较好的生活质量。

置管负压吸引对于 CTL 引起的胸廓内脓肿形成的病例,采用切开置管负压吸引,通过持续置管负压吸引使脓腔处于无液体残留状态。阻碍结核杆菌繁殖和多核细胞聚集,由于没有脓液刺激,组织结核性炎变反应好转,使病变稳定,残腔最终被通过壁层胸膜与胸廓内壁粘连以及新生肉芽组织填塞,而最终闭合痊愈。

(二)中医治疗

中医学称颈部淋巴结结核为瘰疬,认为本病为情志所伤,肝气郁结,脾虚生痰。肝郁则化热,痰热互搏,结于颈项之脉络,而成瘰疬;亦因素体虚弱,肺肾阴亏,致使阴亏而火旺,痰火凝结而成瘰疬。有学者认为其是体现于肌表的毒块组织,是由肝、肺两方面的痰毒、热毒凝聚所成,中医治疗能调整机体阴阳平衡,实现标本同治。国内报道中有多种方剂使用,方中多用猫爪草、连翘、梓木草、穿山甲、蛇蜕、浙贝母、夏枯草、鱼鳔、玄参等。采用滋阴降火、化痰软坚、消肿散结、疏肝解郁等法治疗。

(三)其他治疗

超声电导仪靶向药物治疗:超声电导仪靶向药物治疗,为一种无创靶向给药方法,通过超声波的辐射压和空化效应,促进抗结核药物经皮肤进入,并在深部病变组织形成高浓度药物聚集。采用超声电导仪及含有异烟肼 0.05 g 和硫酸阿米卡星 0.1 g 的凝胶贴片进行靶向药物治疗,在淋巴结增大最明显的部位贴上安装好带药耦合凝胶贴片,连接并固定好治疗头,电压 220 V,有效超声输出功率 1.5 W,2 次/日,20 分/次,15 日为 1 个疗程。此方法使药物在深部病变组织高浓度聚集,比常规口服给药法的浓度高几十倍甚至百倍,提高了药物的利用度,还可避免全身用药的不良反应。结合规律口服抗结核药与超声电导仪局部用药,是一种合理的治疗组合。

局部注射药物:有学者对浅表淋巴结结核患者采用全身化疗方案辅以局部注射链霉素的方法,研究表明局部注射抗结核药物能够明显提高病灶内的药物浓度,在化疗早期全身应用化疗药物的基础上,局部注射药物,形成强化,进而使疗程缩短。

七、展望

积极预防、早期诊断、运用中西医结合方法早期治疗淋巴结结核都是提高疗效、防止传变、减少溃疡及窦道并发的关键。因此,我们应更加深入了解淋巴结结核的发病原因、病理机制、病变特点、发病规律和临床表现特点,结合相关检查和实验室检查,早期做出明确诊断,进行中西医结合治疗。结核病以预防为主,既病防变。目前,对淋巴结结核不难诊断,随着抗结核治疗手段多样化,对中医药外治法研究有待于深入探索,要更有效地总结中西医结合辨证论治规律和病证变化规律,同时进行单体中药和复方的研究,寻求更加验效的防治方药。充分运用先进科学技术,积极开展淋巴结结核的基础理论、临床变化规律、中西医结合疗效原理的研究,将会迎来中西医结合治疗的新局面。

(赵有利 董晓伟 刘 明)

参考文献

[1] 黄建生,沈梅.上海市肺外结核的流行病学分析[J].中华结核和呼吸杂志,2000,23(10):606-608.
[2] 傅衍勇,李敬新,江丽娜,等.2011—2013年天津市医疗机构报告肺外结核的情况调查[J].中国防痨杂志,2016,38(2):104-109.
[3] 李经纬.中医史[M].海口:海南出版社,2015.
[4] 陈树榕.瘰疬疗法[M].福州:福建科学技术出版社,1981.
[5] 王沛.颈淋巴结结核[M].北京:人民卫生出版社,1983.
[6] 赵尚华.中医外科聚方[M].北京:学苑出版社,2010.
[7] 徐学春.瘰疬证治[M].南京:江苏科学技术出版社,1987:32.
[8] 张赞臣.张赞臣临床经验选[M].北京:人民卫生出版社,2005:75.
[9] 陆德铭,陆金根.实用中医外科学[M].上海:上海科学技术出版社,2010:145.
[10] 傅硕译著.山海经[M].南昌:江西人民出版社,2016:10,175.
[11] 张步天.论《山海经》研究史的分期[J].湖南城市学院学报,2004,25(4):43.
[12] 阿尔图罗·卡斯蒂廖尼.医学史[M].南京:凤凰出版社传媒股份有限公司,2013.
[13] 张晓丽.近代西医传播与社会变迁[M].南京:东南大学出版社,2015:86.
[14] 沈爱民,中国科协学会学术部.结核病新型诊断技术的应用[M].北京:中国科学技术出版社,2015.
[15] 周卫东.颈部淋巴结结核的诊断与治疗进展[J].中国医药,2015,6,10(6):914.
[16] Lguchi H,Wada T,Matsushira N,et al. Clinical analysis of 21 cases of cervical tuberculous lymphadenitis without active pulmonary lesion[J]. Aeta Otolaryngol,2013,133(9):977-983.
[17] 周伟东,魏光喜,王军,等.颈部淋巴结结核96例诊断分析[J].中国防痨杂志,2014,36(10):888-892.
[18] 张宜文,王庆,史清明,等.结核分枝杆菌感染T细胞斑点试验的临床应用价值[J].结核病与肺部健康杂志,2013,2(1):22-24.
[19] 霍霏霏,张丽帆,刘晓清.评价γ-干扰素释放分析T-SPOT.TB在肺外结核病诊断中的敏感性[J].中国医学科学院学报,2009,31(4):449-452.
[20] 梁建琴,高华方,李洪敏,等.PCR荧光探针法检测临床痰标本结核分枝杆菌的可靠性研究[J].中国防痨杂志,2012,34(5):271-274.
[21] 黄海擎,满诚,郝新玲,等.高频彩超对颈部淋巴结疾病定性诊断的研究[J].中国超声医学杂志,2011,27(7):601-604.
[22] 张文智,杨高怡,裴宇,等.超声造影在颈部淋巴结结核穿刺活检术中的应用价值[J].中华耳鼻咽喉头颈外科杂志,2014,49(3):240-242.
[23] 刘桂超,高硕,蔡莉,等.肺外结核39例临床表现与^{18}F-氟脱氧葡萄糖正电子发射计算机断层成像-CT的特点分析[J].中华结核和呼吸杂志,2012,35(3):184-188.
[24] 李艳,段小艺,郭佑民.淋巴结病变的F-FDG PET/CT识别[J].中华临床医师杂志:电子版,2012,6(21):6818-6822.
[25] 王欣璐,尹吉林,张金赫,等.60例活动性结核正电子发射体层摄影CT误诊为恶性肿瘤的分析[J].中华放射学杂志,2013,47(1):34-38.
[26] 刘锦文,周翠屏,文伟强.磁共振扩散加权成像在颈部淋巴结病变中的诊断价值[J].中国医师进修杂志,2012,35(2):24-26.
[27] 潘印,杨俊玲,林仁志.68例颈淋巴结清扫术在颈淋巴结结核治疗中的回顾研究[J].中国医师进修杂志,2011,34(14):3940.
[28] 魏向阳,林瑞新.功能性区域颈淋巴结清扫术在治疗多发性颈淋巴结结核中的临床研究[J].中国普通外科杂志,2010,19(5):535-538.
[29] 李勇.置管负压吸引治疗锁骨上淋巴结核所致胸廓内巨大寒性脓肿22例分析[J].中国医药导报,2009,6(6):108,111.
[30] 梁建琴,王金河,冯士生,等.超声电导仪靶向药物治疗颈部淋巴结结核的临床观察[J].河北医药,2010,32(23):3320-3321.
[31] Bosshard V,Roux-Lombard P,Perneger T,et al. Do results of the T-SPOT. TB interferon-gamma release assay change after treatment of tuberculosis[J]. Respir Med,2009,103(1):30-34.
[32] Vorster M,Sathekge MM,Bomanji J. Advances in imaging of tuberculosis:the role of F-FDG PET and PET/CT[J].Curr Opin Pulm Med,2014,20(3):287-293.
[33] 赵有利.瘰疬与淋巴结结核名称溯源及释义[J].世界中医药,2018,13(8):2059-2062.

第 二 章

免疫系统的发育与解剖生理特征

免疫系统由免疫细胞、淋巴组织和淋巴器官组成。免疫细胞主要是淋巴细胞,故免疫组织和免疫器官又分别称淋巴组织和淋巴器官(图 2－1)。

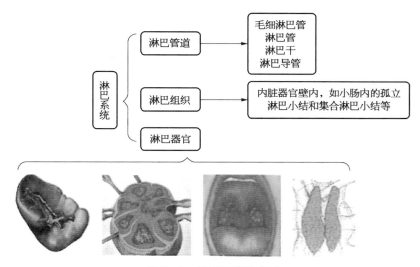

图 2－1　淋巴系统构成图

免疫系统主要有 3 个方面的功能：① 免疫防御：防止外界病原体的入侵及清除已入侵病原体及其他有害物质。② 免疫监视：随时发现和清除体内出现的"非己"成分。③ 免疫自身稳定：通过自身免疫耐受和免疫调节两种主要机制来达到免疫系统内环境的稳定。

第一节　免疫系统的发生

一、免疫细胞的发生

免疫细胞包括淋巴细胞、抗原递呈细胞、单核吞噬细胞系统、肥大细胞和白细胞等。以下详述前两者。

（一）淋巴细胞

淋巴细胞是一个多种类的细胞群体,根据淋巴细胞发生部位、形态结构、表面标记和免疫功能不同,可分为胸腺依赖淋巴细胞(thymus dependent lymphocyte,T 淋巴细胞)、骨髓依赖淋巴细胞(bone marrow dependent lymphocyte,B 淋巴细胞)和自然杀伤细胞(nature killer cell,NK 细胞)。淋巴细胞和其他血细胞都共同来自造血干细胞,造血干细胞逐渐分化发育为免疫祖细胞,免疫祖细胞在不同环境下逐步发育分化形成 T 淋巴细胞、B 淋巴细胞和 NK 细胞。

最早可识别的造血干细胞出现在大约 17 日人类胚胎的卵黄囊的血岛。然而,在胚胎发育的第 4、第 5 周,红系造血祖细胞、粒-巨噬细胞系造血祖细胞和其他干细胞系在卵黄囊壁的数量减少,而在肝脏中相继增加,这提示了卵黄囊的造血干细胞迁移到肝脏,在肝脏它们形成了增生的细胞灶,后者将先后迁入胚胎的造血器官,包括胸腺、骨髓、脾和淋巴结。

1. T 淋巴细胞 人胚胎 7 周龄起肝内造血干细胞可分化形成淋巴样前体细胞。骨髓中的骨髓多能造血干细胞(hematopoietic stem cell,HSC)可分化成淋巴样祖细胞,上述细胞均可经血液循环进入胸腺,在胸腺中完成 T 淋巴细胞的发育。T 淋巴细胞在胸腺中发育的最核心事件是获得多样性抗原识别受体(TCR)的表达、自身主要组织相容性复合体(major histocompatibility complex,MHC)限制性(阳性选择)以及自身免疫耐受(阴性选择)的形成。在胸腺微环境的影响下,T 淋巴细胞的发育经历了淋巴样祖细胞、祖 T 细胞、前 T 细胞、未成熟 T 细胞和成熟 T 细胞等阶段,不同阶段 T 淋巴细胞表达不同的表型和功能。依据 CD4 和 CD8 的表达,胸腺中的 T 细胞又可以分为双阴性细胞、双阳性细胞和单阳性细胞 3 个阶段。

从胸腺进入外周免疫器官尚未接触抗原的成熟 T 细胞称初始 T 细胞,主要集聚于外周免疫器官的胸腺依赖区。T 淋巴细胞的集聚与它在胸腺发育中获得相应的淋巴细胞归巢受体有关。T 细胞在外周免疫器官与抗原接触后,最终分化为具有不同功能的效应 T 细胞亚群、调节性 T 细胞或记忆 T 细胞。

2. B 淋巴细胞 B 淋巴细胞的发育包括骨髓内和骨髓外两个阶段。在胚胎期由胎肝和骨髓产生,出生后在骨髓内发育成熟。骨髓中基质细胞表达的细胞因子和黏附分子是诱导 B 淋巴细胞发育的必要条件。B 淋巴细胞在骨髓分化发育过程中发生的主要事件是功能性 B 细胞受体(B cell receptor,BCR)的表达和 B 细胞自身免疫耐受的形成。其发育经历了祖 B 细胞、前 B 细胞、未成熟 B 细胞和成熟 B 细胞等几个阶段。在骨髓发育过程中通过 Ig 基因重排而产生多样性特征的 BCR 库,赋予成熟 B 淋巴细胞能够识别各种各样的抗原能力。

B 淋巴细胞在骨髓的分化发育过程不受外来抗原影响,称为 B 细胞分化的抗原非依赖期。B 细胞在骨髓微环境诱导下发育为初始 B 细胞,离开骨髓,到达外周免疫器官的 B 细胞区定居,在那里接受外来抗原的刺激而活化、增殖,进一步分化成熟为浆细胞和记忆性 B 淋巴细胞,此过程称为 B 细胞分化的抗原依赖期。

3. NK 细胞 NK 细胞由骨髓中淋巴干细胞分化而来,缺乏 B 淋巴细胞和 T 淋巴细胞的分子标记特征,即无 TCR 和 mIg 的表达,能通过直接接触或抗体依赖性细胞介导的细胞毒作用非特异性杀伤病毒感染细胞、肿瘤细胞和异体细胞。可通过释放 IFN - γ、INF - α、IL - 3 等细胞因子调节免疫应答,NK 细胞缺陷可能与自身免疫或自身免疫性疾病的发生有关,此外,NK 细胞的杀伤活性可通过 IL - 2 等细胞因子的诱导而显著增强,此为淋巴因子激活的杀伤细胞(LAK 细胞)。

(二)抗原递呈细胞

抗原递呈细胞(antigen-presenting cell,APC)是能捕获、加工、处理抗原并以抗原肽- MHC 分子复合物的形式将抗原肽递呈给抗原特异性淋巴细胞的一类细胞。APC 包括通过 MHC Ⅱ类分子递呈外源性抗原的 APC 和通过 MHC Ⅰ类分子递呈内源性抗原的 APC 两种,其中前者包括专职 APC 和非专职 APC 两种。专职性 APC 包括树突状细胞(dendritic cell, DC)、单核-巨噬细胞和 B 淋巴细胞,它们组成性表达 MHCⅡ类分子,共刺激分子和黏附分子,具有直接摄取、加工和递呈抗原的功能。

DC 是一类成熟时具有许多树突样突起的、能够识别、摄取和加工外源性抗原并将抗原肽递呈给初始 T 细胞并诱导 T 细胞活化增值的、功能最强的抗原递呈细胞。DC 不但参与固有免疫应答,还是连接固有免疫和适应性免疫的桥梁,是机体适应性免疫应答的始动者。从骨髓前体细胞分化的 DC 经血液进入多种实体器官及非淋巴的上皮组织,成为未成熟 DC,未成熟 DC 在外周组织器官摄取抗原后迁移到外周免疫器官发育成为成熟 DC。

APC 表面富含 MHC Ⅰ、Ⅱ类分子,绝大多数细胞表面还具有 IgG Fc 受体和补体 C 受体,因此能有效捕获以免疫复合物形式存在的抗原,并在加工处理后将抗原递呈给周围的 T、B 淋巴细胞,产生免疫应答。

二、免疫器官的发生

(一) 胸腺的发生

1961 年,Miller 在研究鼠白血病的过程中发现患病小鼠均伴有胸腺的病变,因而设计了新生鼠切除胸腺的实验,结果发现此类小鼠血及淋巴结中淋巴细胞明显减少、抵抗力低、极易受感染,移植的同种异体皮片可存活很久而不发生排斥。由此提出胸腺是重要的免疫器官,并把来自胸腺(thymus)的细胞称为 T 淋巴细胞。

骨髓产生的淋巴干细胞不具有免疫功能,这些细胞经血循环入胸腺,可被培育、增殖、转化成具有免疫活性的 T 淋巴细胞,然后再经血液转入淋巴结和脾,在这些部位增殖,并参与机体的免疫反应。

早期胸腺细胞主要分布在胸腺皮质浅层。早期胸腺细胞体积大,核圆形,电子密度低,染色质呈细沙状,核仁不明显,胞质少,呈带状,细胞器少,仅见少量游离核糖体和球形线粒体。在胎龄 10~14 周时,这种细胞是构成胸腺的主要细胞成分。15~20 周时,此种细胞数量相对减少,30 周至足月则更少。早期胸腺细胞表达 CD2、CD5 和胞质 CD3,但缺乏 CD4 和 CD8,因此又称双阴性 T 淋巴细胞。

普通型胸腺细胞由早期胸腺细胞经数次分裂后移向皮质深层发育而成。普通型胸腺细胞中等大小,胞核呈圆形或椭圆形,核染色质呈斑块状,功能活跃者核仁较多见,趋向退化者核浓染。在胎龄 20 周后,这种细胞是胸腺皮质的主要成分。细胞表达 CD3、CD1 和 T 淋巴细胞抗原受体,随即出现 CD4 和 CD8。$CD4^+$、$CD8^+$ 双阳性胸腺细胞占此类细胞总数的 $80\%\sim85\%$。CD1 是此期细胞的特征性标志,在后期逐渐消失。现在认为,只有少部分普通胸腺细胞继续分化成为成熟胸腺细胞,离开胸腺,绝大部分普通胸腺细胞在阳性和阴性选择中发生凋亡而被清除。

成熟胸腺细胞主要位于皮质深层或胸腺髓质。

(二) 淋巴结的发生

淋巴结的发生与淋巴管的发生密切相关。早在胚胎第 7~8 周时,全身淋巴毛细管网基本形成。与此同时,局部间充质腔隙也互相融合扩大,形成许多淋巴囊,如颈淋巴囊、髂淋巴囊、乳糜池等,各淋巴囊均与引流区域的淋巴管相连接。环绕淋巴囊和大淋巴管周围的细胞渐聚集成堆,起初为不明显的细胞群,以后淋巴细胞随小血管一起迁入,并在此增殖,形成淋巴结群。淋巴结的淋巴细胞是淋巴样细胞在肝、骨髓及胸腺内分化发育后迁移而来的。淋巴结的发育过程大致如下。

在胚胎第 2 个月,起初含有多淋巴细胞的结缔组织突向膨大变扁的淋巴囊,膨大的淋巴囊渐扁而宽大,逐渐形成被膜下淋巴窦。在胚胎的第 3 个月,迁入胚胎的淋巴细胞逐渐增多,但尚无皮质与髓质之分,此时可见一些毛细血管和小淋巴管增生,高内皮的毛细血管后微静脉也开始出现。迁入淋巴结原基内淋巴细胞进一步增多,且分布不均,淋巴结原基渐增大,淋巴细胞聚集在淋巴结原基周边部位,该处则演变成淋巴结皮质,淋巴细胞若聚集在淋巴结原基沿着附有小血管的结缔组织索逐渐形成致密淋巴细胞索,则发育成早期淋巴结髓质中的髓索。至出生前仍无淋巴小结和浆细胞。原先结缔组织突入处含有的一些小血管、淋巴管逐渐发育成小动脉、小静脉和输出淋巴管,此处演变为淋巴结门部。与淋巴结门部相对应的组织渐密集发育成淋巴管,并参与被膜下淋巴窦形成。

有学者对不同胎龄胎儿的淋巴结进行了组织学观察及 IgG、IgM、IgA 检测,认为可将胎儿淋巴结的发生分为三个阶段。第一阶段为淋巴结原基形成期,大约自妊娠 8 周开始。此期淋巴细胞来源于胚胎早期肠系膜间充质造血组织,淋巴囊周围间充质组织和淋巴细胞同时向囊内凸入。第二阶段为早期淋巴结形成期,自妊娠 16 周开始。此期淋巴结被膜与周围界限清晰,淋巴窦进一步分化。第三阶段为晚期淋巴结形成期,从妊娠 28 周开始。此期初级淋巴小结形成,皮髓质出现。在 16 周后胎儿淋巴结中,有一种分叶核淋巴细胞,直径 $8 \sim 10 \mu m$,这可能是淋巴组织发育过程中的一种普遍现象。足月胎儿淋巴结 IgM、IgG、IgA 的免疫组化染色结果均为阴性,亦无生发中心及浆细胞形成。故认为,正常妊娠过程中,胎儿淋巴结一般不发生免疫应答反应,亦无免疫球蛋白生成,初级淋巴小结的形成可能是胚胎发育过程中某种分化组织的诱导而出现的淋巴细胞集聚。

(三) 脾的发生

人脾脏的发生较早,起始于胚胎第 5 周,在胃背系膜内的一团间充质细胞不断增生而渐增大,间充质细胞密集成群,并凸入腹腔,形成脾脏的原基,外表为腹膜所覆盖,故脾脏的表面被覆有间皮。人胚 6 周时,脾的原基仅为一群密集的间充质细胞团,内尚无血管,仅在原基的间充质细胞团中有许多微细的裂隙。第 7 周人胚,脾血管进入其中并分支形成脾内血管和脾血窦。门静脉的属支演变形成脾静脉。脾动脉发生的初期仅为结缔组织包绕的内皮管道,以后逐渐发育形成脾血管系统。此时,胃背系膜发育形成的网膜囊向左突出,脾亦被牵向胃的左背侧并参与构成小网膜的边缘。胎儿第 3 个月网膜囊的背叶与体壁黏合,覆盖于左肾上腺及部分肾的表面,故胃与脾之间的小网膜部分成为胃脾韧带,脾与体壁之间的部分成为脾肾韧带。

胚胎至第 8 周,可分辨出原始脾索和脾血窦。至第 9 周时,卵黄囊血岛的造血干细胞通过肝经血液循环入脾,在脾血窦周围的网状组织内增殖分化为各种类型的造血祖细胞及前体细胞,如原红细胞、原淋巴细胞和原巨核细胞等。至第 9~12 周,脾内小动脉周围出现少量前 T 淋巴细胞和前 B 淋巴细胞,细胞增殖形成小集落状。第 4~5 个月胎儿的脾内开始造血,出现较宽大的脾血窦。脾的造血功能活跃,不仅在脾血窦外可见大小不同的造血灶,脾血窦内也可见造血集落。与此同时,血窦内皮细胞渐由扁平状演变为长杆状,还可见巨噬细胞吞噬血细胞现象,此时的脾脏可分辨由内皮围成的脾血窦和相当于脾索的网状组织,但淋巴细胞较少的脾索和脾血窦则发育形成脾脏的红髓,随着胎龄的增大,淋巴细胞逐渐增多,聚集在脾微动脉的外膜周围,来源于胸腺 T 淋巴细胞进入并定居在中央动脉周围的结缔组织内,形成动脉周围淋巴鞘;来源于骨髓或脾脏自身的 B 淋巴细胞聚集在小动脉的一侧,开始形成淋巴滤泡原基或初级淋巴小结,动脉周围淋巴鞘和脾脏的淋巴滤泡原基逐渐发育形成白髓,但脾脏淋巴滤泡待出生后才较明显,胚胎第 5 个月后,脾生成粒细胞和红细胞的功能逐渐被骨髓所替代,生成淋巴细胞的功能则保持终生。第 6

个月,随着淋巴细胞增多,脾的红髓、白髓已很分明,由于淋巴组织逐渐增多,脾由造血器官逐渐转变成淋巴器官。许多淋巴鞘内的 T 淋巴细胞之间还可见到较多树突状细胞。第 8 个月的胎儿脾小体外周出现边缘区。随着胎龄的增长,脾的结缔组织逐渐增多,被膜也渐渐增厚,至 7～8 个月时,小梁已非常清楚。

(四) 扁桃体的发生

通常所说的扁桃体即指腭扁桃体。腭扁桃体由第二对咽囊内胚胎发育而来。内胚层细胞增殖形成细胞索,向下生长深入间充质内,细胞索中央的细胞向周围分散开而形成扁桃体隐窝上皮,而间充质细胞内则围绕隐窝形成网状支架,人胎第 3 个月,由骨髓和胸腺来的 B 淋巴细胞和 T 淋巴细胞进入隐窝,并集聚形成淋巴小结。深部的间充质内形成被膜。

咽扁桃体和舌扁桃体发生于第 1 咽囊的后壁和舌根部,两者的上皮均来自前肠头端的内胚层,其组织发生形式与腭扁桃体相似。

(郑 英)

第二节 免疫系统的组织结构

一、淋巴组织

淋巴组织(lymphoid tissue)以网状组织为支架,网孔内充满大量淋巴细胞及其他免疫细胞。不同部位的淋巴组织,这些细胞的数量是不同的。在炎性区和非炎性区,这些细胞的比例也是有显著差异的。如在炎性区,淋巴细胞和巨噬细胞大量增加,且巨噬细胞伪足活跃、吞噬活性增强。

淋巴组织在人体分布广泛,是构成淋巴结、扁桃体、胸腺、脾等淋巴器官的主要成分,也广泛分布于消化道和呼吸道等非淋巴器官内。

淋巴组织可分为中枢淋巴组织和周围淋巴组织。

(一) 中枢淋巴组织

中枢淋巴组织(central lymphoid tissue)分布于中枢淋巴器官,是由上皮性网状细胞作支撑,内含淋巴细胞、巨噬细胞,不含网状纤维,能分泌激素,构成诱导淋巴细胞分化的微环境。中枢淋巴组织胎儿出生前已基本发育完善,并开始向周围淋巴组织输送淋巴细胞。

(二) 周围淋巴组织

周围淋巴组织(peripheral lymphoid tissue)是以网状细胞及网状纤维作支架,内含淋巴细胞和一些巨噬细胞。又分为弥散淋巴组织和淋巴小结。

1. 弥散性淋巴组织 弥散性淋巴组织(diffuse lymphoid tissue)主要分布在消化道、呼吸道和泌尿生殖器官的黏膜下,部分分布在胸膜、腹膜下和淋巴管,小静脉的内皮下层。无明显边界和特定形态。组织中的淋巴细胞(主要为 T 淋巴细胞)、巨噬细胞和网状细胞呈弥散分布,与相邻的组织没有明显的界限。抗原刺激可使弥散性淋巴组织扩大,并出现淋巴小结。该处常见高内皮细胞微静脉(毛细血管后微静脉),它是淋巴细胞从血液进入淋巴组织的重要通道。

2. 淋巴小结 淋巴小结(lymphoid nodule)又称淋巴滤泡,多分布在淋巴结、胸腺、脾等淋巴器官中,在消化道、呼吸道的黏膜下等处也有分布。淋巴小结是淋巴细胞(主要为 B 淋巴细胞)密集排列,形成具有一定形态、结构相似的淋巴组织团块,散在于淋巴组织之中,多呈圆形或卵圆形,有较明确界限,直径在 0.2~3 mm。淋巴小结以两种形式存在:一种尚未形成生发中心,淋巴小结较小,称初级淋巴小结;另一种为次级淋巴小结,为初级淋巴小结内的细胞在抗原刺激下不断分裂、分化,形成生发中心转变而成。淋巴小结的结构常处于动态的变化之中,这主要取决于抗原刺激的时间与强度。抗原刺激,淋巴小结内的淋巴细胞分裂、分化,淋巴小结增多、变大;抗原被清除,生发中心变小、消失,又转变为初级淋巴小结。

二、免疫器官

免疫器官包括胸腺、淋巴结、脾、扁桃体等。从淋巴器官的发生和功能分类,可分为中枢淋巴器官和周围淋巴器官。中枢淋巴器官主要包括胸腺和骨髓,它们是淋巴细胞早期分化的场所,发生较早,出生前已发育完善并能持续不断地向周围淋巴器官及淋巴组织内输送处女型淋巴细胞,淋巴细胞早期分化不受抗原刺激,仅受激素与微环境的影响。周围淋巴器官主要有淋巴结、脾脏和扁桃体等,这些器官发生较晚,至出生后数月才逐步发育完善;在抗原刺激下,具有相应抗原受体的淋巴细胞进行单株增殖、分化,产生大量免疫效应细胞、抗体与记忆细胞,因此,周围淋巴器官是进行免疫应答的场所。

(一)胸腺

胸腺(thymus)为锥形体,胸腺位于胸骨后面,紧靠心脏,呈灰赤色,分为不对称的左、右两叶,呈长扁条状,质柔软,借结缔组织相连,胸腺大部分位于胸腔上纵隔前部,小部分向下伸入前纵隔,其上端有时可突入颈根部,达甲状腺的下缘。

1. 胸腺的组织结构　胸腺表面有薄层结缔组织被膜,被膜呈薄片状伸入胸腺实质形成小叶间隔,将胸腺分隔成许多不完整的小叶。每个小叶又可分为周边染色深的皮质和中央染色浅的髓质。因小隔分隔不全,使相邻小叶的髓质相连。胸腺以上皮性网状细胞为支架,网孔中充满淋巴细胞(胸腺细胞)。

(1)皮质(cortex):由上皮性网状细胞和密集的淋巴细胞构成。位于被膜下及小叶间隔旁的胸腺上皮细胞为一层完整的扁平上皮,其外侧有基膜;位于胸腺实质内的胸腺上皮细胞呈多突起,常称为上皮性网状细胞,细胞的突起间以桥粒相连。胸腺上皮细胞核较大,有明显的核仁,胞质内有许多张力丝束。胸腺上皮细胞能分泌激素构成微环境,可诱导其周围的淋巴细胞分裂分化。邻近被膜及小叶间隔的淋巴细胞较大而幼稚,增殖快,向髓质深层,淋巴细胞逐渐变小而成熟,细胞表面出现特异性抗原受体。胸腺皮质内还有一些巨噬细胞,能分泌白细胞介素-1,对淋巴细胞的分裂分化也有诱导和促进作用。

(2)髓质(medulla):含有较多呈球形或多边形的胸腺上皮细胞,淋巴细胞相对较少,还有少量散在的交错突细胞和巨噬细胞。胸腺髓质的另一重要结构特征是有胸腺小体(thymic corpuscle)。胸腺小体大小不等,呈圆形或椭圆形,由数层或十多层呈同心圆环绕的上皮细胞构成,小体周围的上皮细胞较幼稚,可分裂,近中央的上皮细胞核消失,细胞逐渐角质化,常崩解,染色呈嗜酸性,胸腺小体的功能可能与培育 T 淋巴细胞相关。胸腺髓质内为小而成熟的淋巴细胞并已具备免疫应答能力。

(3)胸腺的血管及血-胸腺屏障:源于甲状腺下动脉及心包胸膜支的数条小动脉,从被膜进入小叶间隔,在皮髓质交界处形成微动脉并发出许多毛细血管分布于皮质和髓质,而后汇入皮质与髓质交界处的毛细血管后微静脉,再汇合成小静脉,经小叶间隔和被膜出胸腺。皮、髓质交界处的部分毛细血管后微静脉是高内皮的。

胸腺内毛细血管及其周围结构可阻挡血液内的大分子及抗原物质进入胸腺实质,该结构称血-胸腺屏障(blood-thymus barrier),其组成包括:① 连续毛细血管内皮。② 完整的内皮基膜。③ 血管周围间隙中的巨噬细胞。④ 完整的胸腺上皮细胞基膜。⑤ 连续的胸腺上皮细胞或其突起。

2. **胸腺的功能**　① 产生胸腺激素:胸腺上皮细胞能产生多种肽类胸腺激素,如胸腺素(thymosin)、胸腺生成素(thymopoietin)等,这些胸腺激素可促进胸腺细胞分化成熟。② 培育 T 淋巴细胞:在胸腺的微环境中,幼稚的胸腺细胞不断地分裂分化为成熟的 T 淋巴细胞。在形成大量胸腺细胞的同时,绝大部分(>90%)胸腺细胞在成熟前被巨噬细胞吞噬,此现象可能与清除抗自身抗原的淋巴细胞有关,只有少数胸腺细胞能继续分化发育为成熟的胸腺细胞,向髓质迁移。成熟的胸腺细胞经皮、髓质交界处的毛细血管后微静脉壁进入血液,随血流迁入周围淋巴器官或淋巴组织的胸腺依赖区。

3. **胸腺的年龄变化**　胸腺的重量与结构的年龄变化较明显,新生儿的胸腺重量相对最大,10～15 g,以后随年龄增长逐渐增大,至青春期为最大,重达 30～40 g。青春期后胸腺开始逐渐退化,皮质变薄,皮、髓质境界不清,胸腺细胞逐渐减少而脂肪细胞增多,至老年,胸腺重量可降至15 g 或以下,多被脂肪组织替代,但仍具有一定的功能。

(二)淋巴结

此略,为详细而重点阐述淋巴结特单独成篇,请参见本节三"淋巴结"篇。

(三)脾

脾(spleen)为人体最大的免疫器官,实质主要由淋巴组织构成,因位于血循环的通路上,故富含血管和血窦,脾有滤血、储血和对侵入血内的抗原物质起免疫应答作用。胚胎时期,脾是造血器官。

1. **脾的组织结构**　脾的被膜较厚,为富含弹性纤维和平滑肌的致密结缔组织组成,外表光滑有间皮覆盖。脾的一侧凹陷为门部,有血管、淋巴管和神经进出。被膜向实质内伸出许多索条状粗细不等的分支,称小梁,小梁相互连接成网,构成脾的粗支架。网状组织填充于小梁间,构成海绵状多孔的微细支架。脾的实质可分为白髓、边缘区和红髓三部分,边缘区围绕白髓,为红、白髓间的移行部分。

(1)白髓(white pulp):在新鲜脾的切片上,白髓呈散在的灰白色小点,故称白髓。白髓主要为淋巴细胞密集聚合的淋巴组织,围绕中央微动脉分布。白髓由动脉周围淋巴鞘和脾小结两部分组成。

1)动脉周围淋巴鞘(periarterial lymphatic sheath):是围绕中央动脉周围的厚层弥散淋巴组织,由大量 T 淋巴细胞、巨噬细胞及树突细胞构成,属胸腺依赖区。与中央动脉伴行的小淋巴管内充满淋巴细胞,T 淋巴细胞可从该小淋巴管进入淋巴,故动脉周围淋巴鞘内的 T 淋巴细胞是不断更新的。当引起细胞免疫应答时,动脉周围淋巴鞘内的 T 淋巴细胞分裂增殖,鞘增厚。

2)淋巴小结(imphoidnodule):又称脾小结,位于动脉周围淋巴鞘一侧,部分嵌入动脉周围淋巴鞘内,结构与淋巴结的淋巴小结相同,主要由 B 淋巴细胞组成,当抗原侵入脾引起体液免疫应答时,淋巴小结可增多、增大,发育较大的淋巴小结也有生发中心,小结帽朝向红髓;健康人脾小结很少。脾小结生发中心的数量、体积及其内的细胞数随年龄增长而呈渐进性减少。

(2)边缘区(marginal zone):位于动脉周围淋巴鞘边缘,为宽 80～100 μm 的区域,该区域的淋巴细胞较白髓的稀疏,含 T 淋巴细胞及 B 淋巴细胞,以 B 淋巴细胞为主,混有少量红细胞,并含较多的巨噬细胞;边缘区外缘有树突细胞网。由中央微动脉主干分支而来的毛细血管,有的开口于边缘区淋巴组织,有的末端膨大成小血窦,称边缘窦,内含少量血细胞,因内皮间有间隙,血细胞可经边缘窦壁穿出进入淋巴组织,T、B 淋巴细胞也可经此分别进入动脉周围淋巴鞘和脾小结,以及脾索中。边缘区是脾捕获、识别抗原并诱导免疫应答的重要部位,也是处女型 T、B 淋巴细胞继续发育成熟的场所。

(3)红髓(red pulp):位于白髓之间,被膜下和小梁周围,在新鲜切面上呈暗红色。红髓由脾索和脾窦组成。

1)脾索(splenic cord):由富含血细胞的索条状的淋巴组织构成,互连成网状,脾索之间是血窦,两者相间分布。脾索以网状组织为基础,主要含 B 细胞和浆细胞,尚有 T 细胞、血细胞和巨噬细胞。脾索内有中央动脉的分支,称笔毛微动脉。笔毛微动脉分支末端大多数直接开口于脾索,少量直接开口于脾血窦。脾索是过滤血液和产生抗体的重要部位。

2)脾窦(splenic sinusoid):为脾内的血窦,呈长管状。窦壁由长杆状内皮细胞平行排列而成,其长轴与血窦长轴一致,内皮细胞间仅有小部分胞质相连,多数内皮间的间隙较大,内皮外基膜不完整,外有网状纤维环绕,故血窦呈多孔的栏栅状结构,有利于血细胞的穿越。在血窦的横切面上,可见杆状内皮细胞沿血窦壁呈点状排列,有核部分较大,突入窦腔内。脾窦外侧有巨噬细胞,其突起可通过内皮间隙伸向窦腔,衰老的红细胞弹性差,不易通过窄小的内皮间隙而被巨噬细胞清除。

2. *脾的血液通路* 脾动脉从脾门入脾后,进入小梁后分支成小梁动脉。小梁动脉分支离开小梁,进入白髓,称中央动脉,中央动脉周围有淋巴细胞紧密环绕成鞘状,中央动脉沿途发出细小分支的毛细血管供应白髓,其末端膨大为边缘窦。中央动脉主干穿出白髓后进入红髓脾索,形成许多直小分支,状如笔毛,称笔毛微动脉。笔毛微动脉终末血管多数开口于脾索淋巴组织,少数直通脾窦。脾血窦汇集为髓静脉,再汇集为小梁静脉,最后汇集为脾静脉,经脾门出脾。

3. *脾的功能*

(1)滤血:脾内含有大量的巨噬细胞,脾的边缘区和脾索是主要的滤血场所,能有效地清除血液中的细菌、异物、抗原及衰老的红细胞和血小板等。当脾功能亢进时,因红细胞被破坏过多可导致贫血;脾切除后,常导致血液内衰老异形的血细胞增多。

(2)免疫:脾为人体最大的免疫器官,脾内有大量的淋巴细胞,它们对入侵血流的抗原发生免疫应答。当引起体液免疫应答时,脾白髓内淋巴小结(脾小结)增多增大,B 淋巴细胞增生,脾索内浆细胞也增多;引起细胞免疫应答时,则动脉周围淋巴鞘增厚,T 淋巴细胞有丝分裂相增多。脾也是淋巴细胞再循环与提供淋巴细胞的重要场所,对全身其他周围淋巴器官和淋巴组织的免疫应答有调节作用。脾发生免疫应答时,边缘区和脾索内的巨噬细胞大量增多,吞噬力增强,可致脾肿大。脾内还有少量 K 细胞和 NK 细胞。

(3)造血:胚胎早期时,脾有造全血细胞的功能,自骨髓开始造血后,脾内的淋巴组织增多,转变为免疫器官;成体脾内仍有少量造血干细胞,当机体严重失血或某些病理情况下,脾可恢复造全血细胞的功能。

(4)储血:人脾储血量小,仅储约 400 ml,血细胞浓集于脾索及边缘区和血窦内,当机体需要血液时,脾被膜与小梁的平滑肌收缩,脾内血流加速,将血送入血循环。

(四)扁桃体

扁桃体(tonsil)位于消化道和呼吸道入口的交汇处,包括腭扁桃体、咽扁桃体和舌扁桃体,它们与咽部黏膜内多处分散的淋巴组织共同构成咽淋巴环,该处黏膜表面常与抗原接触,故淋巴组织较多,是机体诱发免疫应答和产生免疫效应的部位。

腭扁桃体最大,呈卵圆形,位于腭弓与咽之间,其黏膜的复层扁平上皮向黏膜固有层凹陷形成 10～30 个隐窝;隐窝上皮细胞间为充满淋巴细胞的细胞间通道,隐窝上皮内含有大量淋巴细胞、微褶细胞、浆细胞、巨噬细胞、交错突细胞和朗格汉斯细胞,它们位于上皮细胞之间,使该处的上皮组织成为网状。隐窝上皮与淋巴细胞共存的现象称上皮侵润,或称淋巴上皮共生体。隐窝的上皮内可见同心圆排列的由退变上皮构成的结构,称扁桃体小体,结构类似胸腺小体。小体周围的固有层内淋巴小结较多,在抗原刺激下,人扁桃体小体随之出现。隐窝上皮侵润部可见两类小血管:一为有孔毛细血管,其基膜外常见浆细胞;另一种为高内皮微静脉,常分布于深部隐窝上皮内,是淋巴细胞进出上皮的重要通道。隐窝上皮是病原微生物入侵的重要屏障。

腭扁桃体的固有层内常见弥散的淋巴组织和淋巴小结。淋巴小结主要的细胞是产生 IgG 和 IgA 的浆细胞前身和记忆性 B 细胞。弥散的淋巴组织中以 T 细胞为主,也有少量的 B 细胞、K 细胞、NK 细胞和浆细胞。腭扁桃体的淋巴组织与深部组织间有薄层结缔组织包绕称被膜。

咽扁桃体和舌扁桃体较小,结构似腭扁桃体。咽扁桃体无隐窝,舌扁桃体也仅有一个浅隐窝,故较少引起炎症。成人的咽扁桃体和舌扁桃体多萎缩退化。

三、淋巴结

淋巴结(lymph note)属于周围淋巴器官。为圆形、椭圆形或不规则形小体,大小不等,长径在 0.1～2.5 cm,新鲜时呈灰黄色,质柔软,边缘清楚。淋巴结一侧隆凸,另一侧凹陷(淋巴结门)。由凸侧进入淋巴结的数条淋巴管为输入淋巴管,由凹侧(淋巴结门)走出的 1～2 条淋巴管称为输出淋巴管。因为淋巴管在走行中常通过数个淋巴结,所以一个淋巴结的输入淋巴管可成为另一个淋巴结的输出管。淋巴结数目较多,成人淋巴结数目不恒定,一般为 500～600 个,总重量为 200～250 g。淋巴结多集结成群,全身有 50 多群,并沿血管周围分布,常见于身体的凹窝、关节屈侧和体腔的隐藏部位,如颈、腋、腹股沟、腘、肘、肠系膜及胸纵隔、肺门、腹、盆腔脏器的"门"和大血管的附近(图 2-2)。

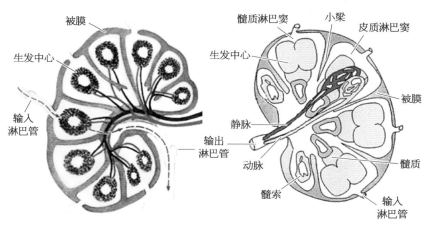

图 2-2　淋巴结剖面图

淋巴结按位置不同分为浅淋巴结和深淋巴结。浅淋巴结位于浅筋膜内,深淋巴结位于深筋膜深面。临床上一般只做身体各种表浅的淋巴结检查。健康人表浅淋巴结很小,通常长径不超过 1 cm,质地柔软,表面光滑,不易触及,无压痛并与毗邻组织无粘连(图 2-3)。

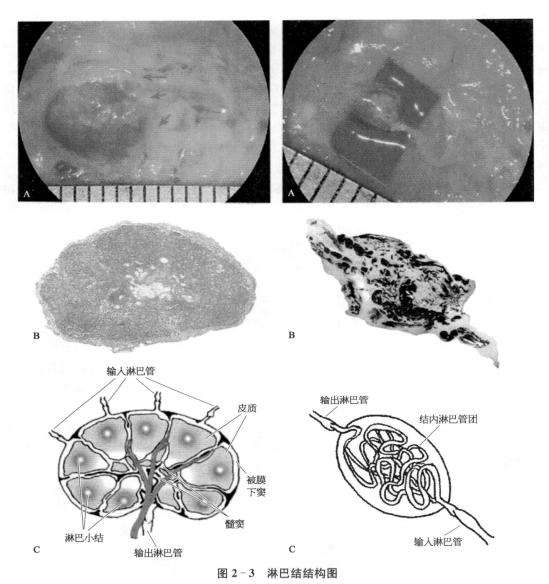

图 2-3　淋巴结结构图

A. 淋巴结外形；B. 淋巴结组织切片（HE 染色）；C. 淋巴结结构示意图

（一）淋巴结结构

　　覆盖淋巴结周围的薄层结缔组织为被膜。被膜的结缔组织伸入实质形成小梁。小梁分支相互连成网，构成淋巴结的粗支架，在粗支架间填充着网状组织，构成淋巴结的细支架。淋巴细胞、巨噬细胞、浆细胞等细胞成分填充于支架的网眼中。数条输入淋巴管从淋巴结周围穿越被膜，通入被膜下淋巴窦。淋巴结的一侧凹陷构成门部（hilus），该处的疏松结缔组织中有输出淋巴管、血管和神经进出淋巴结。根据淋巴窦的数量、分布及淋巴细胞的密集程度不同，可将淋巴结的实质分为周围深染的皮质和中央浅染的髓质两部分。

　　1. **皮质**　位于被膜下，由外向内分别由浅层皮质、深层皮质和淋巴窦组成。

　　（1）浅层皮质（superficial cortex）：又称周围皮质（peripheral cortex），为一层与被膜下淋巴窦

相贴的淋巴组织,由淋巴小结和小结间区组成,主要为 B 淋巴细胞。该处无明显生发中心的淋巴小结为初级淋巴小结,经抗原激发后转化为具有生发中心的为次级淋巴小结。

淋巴小结:淋巴小结的形成是个复杂的过程,至少有 B 淋巴细胞、滤泡树突状细胞、巨噬细胞和 Th 细胞 4 种细胞构成。发育良好的淋巴小结正中切面,可见中央淡染的生发中心,近被膜一侧的深染,称为小结帽。生发中心又可分为明区和暗区两部分:明区较大,位于浅部,着色淡,主要由中等大的 B 淋巴细胞组成;暗区较小着色深,主要由大的胞质强嗜碱性的 B 淋巴细胞组成,这些大的 B 淋巴细胞不断分裂形成中等大的 B 淋巴细胞,迁移至明区,明区的淋巴细胞进一步分裂分化迁移至小结帽。小结帽为密集的小 B 淋巴细胞,它们多为记忆细胞或浆细胞的前身,离开帽后参与淋巴细胞再循环。另一些浆细胞的前身可迁入髓索或进入其他相关淋巴器官、组织或黏膜的炎症部位,分化为浆细胞。淋巴小结中 95% 为 B 淋巴细胞,滤泡树突状细胞约为2%,其余为巨噬细胞和 Th 细胞。滤泡树突状细胞多突起,属抗原呈递细胞,可捕获抗原抗体复合物,并以免疫复合物被覆小体的形式向 B 淋巴细胞递交抗原,该细胞的丝样树状突的表面能长期保留抗原抗体复合物,从而形成抗原保留网(ag-retaining reticulum,ARR)。当体液免疫应答反应减退时,生发中心内的抗原可被长期保留达数月或数年。

小结间区为弥散的淋巴组织,主要为处女型 B 淋巴细胞,也有少量树突状细胞和 T 淋巴细胞,该处淋巴窦较宽,是淋巴结最早接触抗原的部位,B、T 淋巴细胞协同识别抗原,引起 B 淋巴细胞增殖、分化,迁入髓索或进入其他相关部位,主要为分泌 IgM 的浆细胞。

(2)深层皮质(deep cortex),又称副皮质区(paracortical zone):为浅层皮质与髓质间的大片弥散的淋巴组织,主要由 T 淋巴细胞组成,故称胸腺依赖区。该区内还有少量交错突细胞、巨噬细胞和 B 淋巴细胞,尚有高内皮微静脉,其内皮呈立方形,是淋巴细胞从血液进入淋巴组织的重要通道,故此区内的细胞流动性大。

高内皮微静脉(high endothelial venule,HEV)高内皮微静脉分布在巴小结、扁桃体、阑尾、集合淋巴小结、支气管相关淋巴组织等淋巴组织中(除脾外,脾内的淋巴细胞迁移发生在边缘区及脾索),高内皮的细胞核较一般内皮细胞的核大,呈椭圆形,核仁明显。淋巴细胞穿越的过程为先贴附到内皮表面滚动,内皮接收到信息开放细胞连接,淋巴细胞随即通过细胞连接进入内皮下间隙,连接迅速恢复,淋巴细胞在内皮下间隙内亲和成熟,继而横穿基膜经血管周小通道进入淋巴组织;贴附的淋巴细胞也有可能被内皮完整地内吞,形成一个大吞噬泡,移运至内皮的基底面,以胞吐方式释放入淋巴组织。

(3)皮质淋巴窦(cortical lymphatic sinus):包括被膜下淋巴窦、小梁周窦和散布于皮质间的小淋巴窦,被膜下淋巴窦呈宽敞的不规则扁囊,互相连通,位于被膜下方,包绕整个淋巴结,窦壁衬有薄层扁平内皮,窦内由网状细胞支撑,并有许多巨噬细胞附着于网状细胞及内皮表面。被膜侧的窦壁内皮有完整的基膜,而淋巴组织侧的窦壁内皮基膜不完整,内皮细胞间有紧密连接,巨噬细胞借其突起附着于淋巴窦壁或游走窦间,窦壁外侧有薄层网状纤维包绕,因内皮间歇较大,常见淋巴细胞、巨噬细胞穿越窦壁。淋巴在窦内受到网状细胞、巨噬细胞等细胞阻挡,流速缓慢,有利于清除淋巴内的异物和捕获抗原。小梁周窦位于小梁周围,被膜下淋巴窦与小梁周窦和散布于皮质间的小淋巴窦相通,结构和功能与前者相似。

2.髓质　位于淋巴结中央,由髓索和其间的髓窦组成。

(1)髓索(medullary cord):由索状的淋巴组织组成,彼此连成网,髓索主要含 B 淋巴细胞、浆细胞、巨噬细胞和肥大细胞等,其数量与种类可因不同的免疫功能状态而异。

（2）髓窦（medullary sinus）：髓窦又称髓质淋巴窦，位于髓索之间，或在髓索和小梁之间。髓窦结构与皮质窦相似，并由皮质窦处延续而来，腔隙比皮质窦宽阔，形状不规则，由皮质窦流入髓窦的淋巴，最终汇入输出淋巴管，从淋巴结门穿出。髓质中有成团的巨噬细胞、浆细胞，可称为巨噬-浆细胞岛，其胞突相互交搭重叠，密切接触，也与其他淋巴组织细胞相联系，这些细胞也可与红细胞相接触。不同类型的细胞质突之间的接触联系，增强了细胞的吞噬免疫功能，尤其淋巴细胞、巨噬细胞可通过淋巴内皮细胞间隙迁移，有利于淋巴结的防御、免疫作用。

3. 淋巴结内的淋巴通路　淋巴由淋巴结周围的输入淋巴管导入被膜下淋巴窦，被膜下窦的淋巴，部分经小梁周窦直接通达髓窦；部分渗入皮质淋巴组织内的小淋巴窦，由此向四周缓慢弥散，再进入髓窦，髓窦汇集淋巴进入门部的输出淋巴管，出淋巴结。淋巴结内的淋巴流速与其中所含抗原物质的多少有关，含抗原物质少时流速快，含抗原物质多时流速慢，是由巨噬细胞大量集聚所致。

4. 淋巴细胞再循环　淋巴细胞由输出淋巴管离开淋巴结，汇集为大淋巴管后进入血循环，经血循环周流全身，血液内的淋巴细胞有一部分可经淋巴结副皮质区的高内皮微静脉内皮穿出血管壁再度进入淋巴组织，参加再循环最频繁的淋巴细胞是记忆性 T 细胞和记忆性 B 细胞，T、B 淋巴细胞迁出血管后，各自向淋巴结的相应部位迁移；淋巴细胞从一个淋巴结（或组织器官）到另一个淋巴结（或组织器官），再从大淋巴管进入血循环，在高内皮微静脉处再出血循环进入淋巴组织，淋巴细胞在体内如此周而复始的现象称为淋巴细胞再循环。

（二）淋巴结分型

上述内容是典型（发育完全）的（实质性）淋巴结结构的描述。然而，随着人体的衰老，这些淋巴结会逐渐退化，结内淋巴组织逐渐减少直至消失，淋巴结窦腔消失，空间被脂肪、纤维结缔组织或淋巴小管所替代。淋巴结的结构发生改变后，其免疫和滤过作用也会减低或消失。事实上，人体从胚胎期开始生长发育到老年期，体内存在一些非典型结构的淋巴结，在老年期尤甚。所以根据淋巴结的形态结构、功能和处于生长发育（或退化）的阶段，把它们分成不同的类型：实质性淋巴结、透明淋巴结、功能性淋巴结、非功能性淋巴结、发育期淋巴结和退化期淋巴结（图 2-4，2-5）。

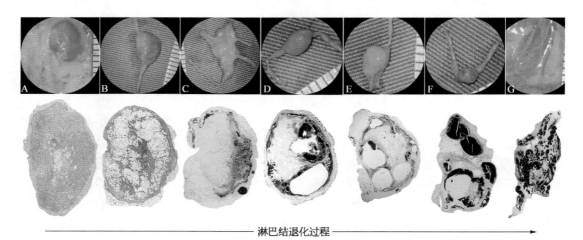

淋巴结退化过程 →

图 2-4　淋巴结退化过程

上行示淋巴结外观，下行为淋巴结组织切片 HE 染色。上行图 A 和 B 的淋巴结外观相同，为实质性淋巴结，但组织切片示 A 淋巴结具有全部淋巴结结构，而 B 淋巴结内淋巴组织仅剩一半。图 C 至 G 为透明淋巴结，结内组织逐渐减少，至淋巴结 G，结内淋巴组织完全消失，淋巴小管取而代之，说明尽管淋巴结外观相同，结内的淋巴组织也有不同

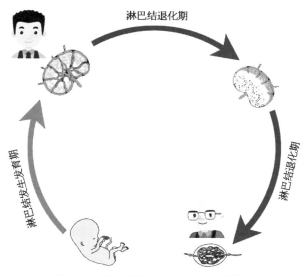

图 2-5 淋巴结发生发育和退化周期图

淋巴结在胚胎期开始发育,儿童期达到顶峰,青春期后开始逐渐退化,到老年期有些淋巴
管严重退化后,结内淋巴组织完全消失,由淋巴小管或脂肪结缔组织等所替代

另外,临床上对肿瘤患者手术治疗前,使用同位素等进行淋巴扫描检测前哨淋巴结时,按照淋巴结与原发病灶间的位置,可分为前哨淋巴结、间隔(interval)淋巴结和区域淋巴结。

1. 按大体解剖学分型 根据淋巴结的外观和透明度可分为实质性淋巴结和透明淋巴结。

(1)实质性淋巴结:见本节第一部分(图 2-6)。

(2)透明淋巴结:此型淋巴结呈透明状或半透明状,通过淋巴造影后可见。其具有三维体、大小不一的肾形、球形或不规则形。它们大部分接受一支输入淋巴管和一支输出淋巴管,但也有多支输入淋巴管和一根输出淋巴管的形式出现。氧化铅注射物可以通过此种淋巴结,镜下可见淋巴结内的细小淋巴管丛(图 2-7)。

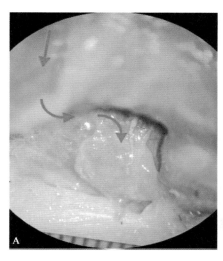

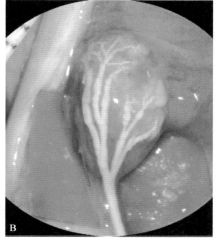

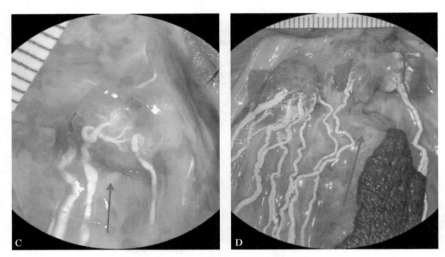

图 2－6　实质性淋巴结

　　淋巴管灌注物很难通过实质性淋巴结。A. 颌下淋巴结（淋巴管由氧化铅混合物灌注）；
B. 肘淋巴结（淋巴管由硫酸钡混合物灌注）；C. 腘窝淋巴结（淋巴管由硫酸钡混合物灌注）；
D. 腹股沟淋巴结（淋巴管由硫酸钡混合物灌注）

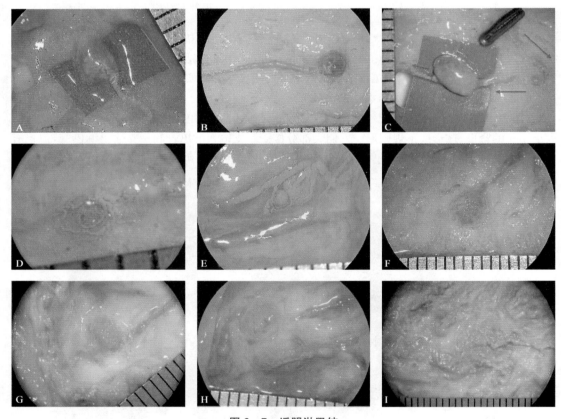

图 2－7　透明淋巴结

　　A～E图可清楚地看见淋巴结内的淋巴小管。A. 颈前浅淋巴结；B. 颏下淋巴结；C. 颈前淋巴结；D. 颧淋巴结；E. 耳下淋巴结；F. 耳前淋巴结；G. 枕深淋巴结；H. 耳后淋巴结；I. 枕浅淋巴结

2. 按组织学分型

(1) 按淋巴结内淋巴组织存在与否：可分为功能性淋巴结和非功能性淋巴结。

1) 功能性淋巴结：此型淋巴结包含全部或部分淋巴组织，因此具有全部或部分的免疫和滤过等功能(图2-8)。

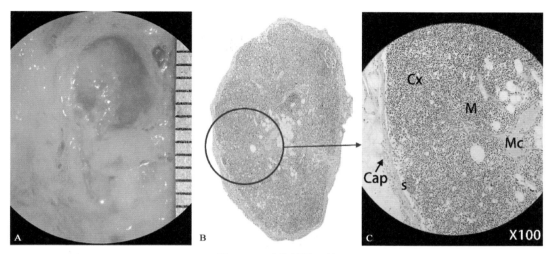

图2-8 功能性淋巴结

A. 外观呈现实质性的本质；B、C. 组织学检测示其具有典型的淋巴结结构

2) 非功能性淋巴结：此型淋巴结不包含任何淋巴组织，因而失去了免疫和滤过等功能(图2-9)。

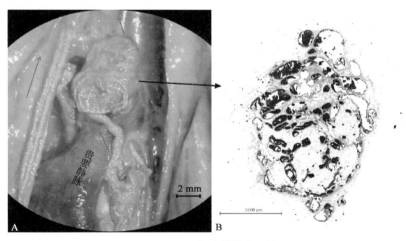

图2-9 非功能性淋巴结

A. 肘(透明)淋巴结经氧化铅混合物灌注，可见淋巴小管充满其体内，红箭头标出淋巴液的流向；B. 此淋巴结组织切片的HE染色，除淋巴小管充满其体内外，结内淋巴组织已消失

(2) **按淋巴结发育和退化周期分型**：可分为发育期淋巴结和退化期淋巴结。

1) **发育期淋巴结**：在任何发育期中的淋巴结(图2-5)。

2) **退化期淋巴结**：在任何退化期中的淋巴结(图2-5)。

（3）按淋巴管与淋巴结连接的关系

1）A 型：淋巴结与多支输入淋巴管和单支输出淋巴管相连接（图 2 - 10A）。

2）B 型：淋巴结与单支输入淋巴管和单支输出淋巴管相连接（图 2 - 10A）。

3）C 型：淋巴结与多支输入淋巴管和多支输出淋巴管相连接（图 2 - 10A）。

4）D 型：淋巴结与单支输入淋巴管和多支输出淋巴管相连接（图 2 - 10B）。

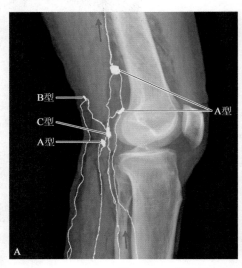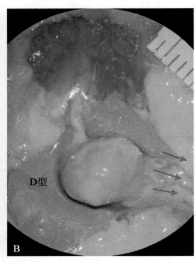

图 2 - 10　淋巴管与淋巴结连接关系分型

A. 股窝淋巴结；B. 颈浅淋巴结。红箭头标出淋巴液的流向

3. 临床分类

（1）前哨淋巴结：按照淋巴扫描的结果，病灶周围注入的同位素等物质，首先到达的淋巴结即为前哨淋巴结。

（2）区域淋巴结：位于腋窝、腘窝和腹股沟等区域的淋巴结。

（3）间隔（interval）淋巴结：位于前哨淋巴结与区域淋巴结之间。

（三）淋巴结的衰老性变化

淋巴结的结构包括组织病理结构、退行性变化、淋巴结再生等课题已被广泛地研究和报道。但是这些报道都是基于实质性淋巴结的研究（Delamère 等 1903 年，Rouvière 1938 年，Denz 1947 年，Haagensen 等 1972 年，Viamonte 等 1980 年，Van den Brekel 等 1998 年，Uren 1999 年，Young 等 2000 年，Junqueira 等 2003 年，Thompson 等 2004 年，Rubin 等 2005 年，Standring 等 2005 年，Guyton 等 2006 年，Male 等 2006 年）。本章节显示了不同部位形态各异的淋巴结，通过显微观察、X 线片、影像学和组织切片等形式，较详细地介绍了它们的形态结构。

1. 淋巴结的发育与退化　1894 年 Gulland 报道了在人类胎儿期，颈部、腋窝、腹股沟和肠系膜根部的淋巴结已发育完善。1905 年 Sabin 在她的研究报道中描述了猪胚胎淋巴结发育的详细过程，早期的淋巴结是以淋巴囊的形式存在。1909 年，Lewis 报道早期人类胚胎内（30～45 mm 大小）的淋巴结。1947 年 Denz 研究了 300 多个人类不同年龄组的淋巴结后指出，人类淋巴结的发育在儿童期达到了顶峰，然后在青春期后开始退化。他发现在老年人的淋巴结中，皮质淋巴组织逐渐地退化，而退化后残留的髓质层呈现岛屿状的分布。Moore 等（1998 年）在他们的胚胎学研究中指出,在人类胚胎期的早期,淋巴囊即可转变成淋巴结群。但是所有这些研究结果都是基于对实质性淋巴结的研究。作者通过对 362 个人类头颈部淋巴结(从 22 位老年人的尸体中获得)研究后,在 2008 年第一次报道了透明淋巴结(非功能性淋巴结),并结合之前的研究结果,提出了淋巴结发育和退化周期的概念。

2. 淋巴结的类型 Ludwig(1962 年)和 Haagesen(1972 年)等按照淋巴管(输入和输出淋巴管)与淋巴结的关系,把淋巴结分成 5 种类型。同样基于此分类法,Foldi 等(2003 年)则把它们归为两类。在临床上,利用同位素淋巴扫描术(lymphoscintigraphy),把淋巴结分为前哨淋巴结(sentinel lymph node)、区域淋巴结(regional lymph node)和间隔淋巴结(interval 或 transitlymph node)(Uren 等 1999、2000、2006 年,Thompson 等 1995、2004、2005 年,Martini 等 1994 年,Krag 1998 年,Cascinelli 等 1998 年,Gould 等 1960 年,Morton 等 1992 年)。本章节中介绍的分类方法如下:按照形态结构,淋巴结可被分为实质淋巴结和透明淋巴结;按照淋巴结内淋巴组织的有无,分为功能性和非功能性淋巴结;按照它们所处于淋巴结发育与退化周期的不同象限,可被分为发育期淋巴结和退化期淋巴结。

3. 淋巴结的结构和功能随着年龄而变化 早期的研究,认为在衰老性的退化中,主要受退化影响的是髓质层,而皮质层则不受影响。而本研究表明,淋巴结退化过程是逐渐地发生发展的,从实质性淋巴结逐渐退化到透明淋巴结。整个过程来看,退化现象可发生在淋巴结内的任何组织层,只不过髓质部分较早地受退化影响。剩留皮质的淋巴结外观有时仍可被肉眼所看见或用手扪及,此时它的外观仍呈现为实质性淋巴结(图 2-4B)。但随着退化过程进一步发生,剩留的皮质层也开始退化,此时淋巴结可逐渐地呈现出透明的本质,难以被肉眼所发现或被手扪及,只有在被灌注后才能被发现(图 2-4C~G)。图 2-4 显示了淋巴结逐渐退化的过程。上行为淋巴结外观,下行为组织切片,在上行 A、B 图中,淋巴结外观为实质性淋巴结。上行 C~G 的淋巴结,外观为透明淋巴结。下行 B~F,可见淋巴结内或多或少仍存有皮质和髓质层。组织间含有大小不等的空泡。上行 G 内,组织切片所示结内淋巴组织退化殆尽,淋巴小管丛形成,管间由纤维结缔组织所充填。淋巴结内淋巴组织减少而使淋巴细胞、巨噬细胞和血细胞减少,此时这种淋巴结已失去了它们的主要功能——免疫和过滤功能。故它们被称为非功能性淋巴结(inactive 淋巴结)。

Denz(1947 年)阐述了淋巴结内的被膜下窦和皮窦的间隙大小为 40~70 μm,髓窦为 70~100 μm。Fujita 等(1972 年)用电镜对狗肠系膜淋巴结进行研究后报道了窦内的详细的显微结构,许多星状细胞构成网状结构,能过滤淋巴液,并提供足够大表面让巨噬细胞黏着。Forkert 等(1977 年)和 Krstié(1991 年)在对人体淋巴结的研究后,提供了详细的人体淋巴结窦的微细结构,这些窦性空间由许多网状细胞所占据而形成毛细网状结构,这些结构起到过滤器的作用,同样这些报道都基于正常的实质性淋巴结的研究。而前面所述在非功能性(透明)淋巴结内,仅包含扩张了的淋巴小管丛和纤维结缔组织。这样就导致了这些淋巴结失去了滤过癌细胞和微生物的功能。

四、淋巴管和淋巴结的分布

(一) 头、面、颈部的淋巴管和淋巴结

在头、面、颈部,毛细淋巴管起始于真皮、帽状腱膜和黏膜等组织,通过前集合淋巴管在距中线 1~2 cm 的头皮及前额皮下,内、外眦旁及下眼睑、鼻旁、口角旁、下颌、颈前及颈后皮下组织内汇集成集合淋巴管。在深部,毛细淋巴管起始于鼻腔、咽腔、口腔、喉腔及上食管的黏膜层,在咽喉部的侧壁及后壁外间隙汇集成集合淋巴管。所有这些集合淋巴管呈向心性行走,汇入它们所

归属的第 1 级(前哨)淋巴结,它们蜿蜒曲折地行走于黏膜下和皮下组织。在此过程中,淋巴管有时分出分支,有时分支后再合流,有时与邻近的淋巴管吻合、连接或交叉跨越(图 2－11)。

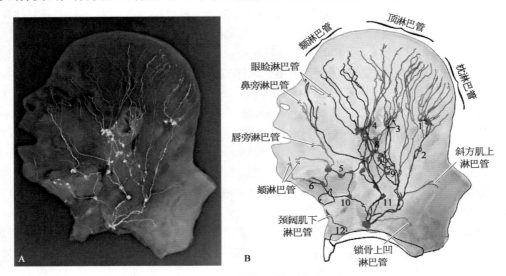

图 2－11　头颈部浅表淋巴管和淋巴结的分布

A. 头、面、颈浅部组织标本,浅淋巴管经氧化铅混合物灌注后的 X 线照片;B. 不同颜色标出不同区域的淋巴管汇入不同部位的淋巴结,颈前部的淋巴管和淋巴结位于颈阔肌与深筋膜间。1. 枕浅淋巴结;2. 枕深淋巴结;3. 耳后淋巴结;4. 耳前淋巴结;5. 颌下淋巴结;6. 颏下淋巴结;7. 腮腺淋巴结;8. 耳下淋巴结;9. 颈内静脉淋巴结;10. 颈前淋巴结;11. 锁骨上淋巴结;12. 胸骨上淋巴结

淋巴管的数目、分布、路径和汇入形式因人而异,有时在同一个体的两侧呈不对称分布。在进入淋巴结以前,一些集合淋巴管可合流成为较大的淋巴管,而有一些则在进入淋巴结之前有很多分支。

头面颈部集合淋巴管并非总是汇流入离它们最近的淋巴结,有时绕过这些淋巴结。头面颈浅部淋巴管分布可分为 3 个区域——头皮、面部和颈项区。

(1) 头皮淋巴管可分为额、顶和枕组,分别汇入相应的淋巴结。

(2) 面部淋巴管可分为眼睑、鼻旁、唇旁和颏组,分别汇入相应的淋巴结。

(3) 颈部淋巴管可分为颈前、颈外侧和颈后组,分别汇入相应的淋巴结。而颈前部的浅淋巴管则以颈阔肌为界分为浅、深两层。颈前区的淋巴管可被分为两层,浅层位于颈阔肌浅面的皮下组织内,深层位于其深面深筋膜的浅面。在以胸锁乳突肌、颈中线、颏下和胸骨柄上缘之间的区域,近内侧的淋巴管从两侧向中线横行,向上迂回或向下行走于皮下组织内。在近中线处穿过颈阔肌进入该肌的深面,向上行汇入颈前浅淋巴结和(或)颏下淋巴结。在外侧的淋巴管斜向外上行走,绕颈阔肌外侧缘至其深层汇入颌下淋巴结。在胸骨柄上缘与喉结间的淋巴管向上行至近喉结处,穿过正中线进入颈阔肌的深面,然后汇入颈前浅淋巴结和(或)锁骨上淋巴结(图 2－12)。

颈部的淋巴结分为颈前淋巴结和颈外侧淋巴结。颈前淋巴结有浅、深之分,位于舌骨下、喉、甲状腺和气管颈段的前方,收纳上述器官的淋巴管,其输出管注入颈外侧淋巴结。颈外侧淋巴结沿颈内、外静脉呈链状排列,又可分为颈外侧浅淋巴结和颈外侧深淋巴结两群。

颈外侧深淋巴结直接或通过头颈部浅淋巴结收纳头颈部、胸壁上部、乳房上部和舌、咽、腭扁

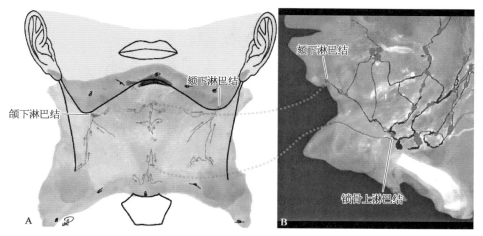

图 2‑12　颈部淋巴管和淋巴结的分布

A. 颈前浅部（颈阔肌的浅面）组织标本，颈部浅淋巴管经氧化铅混合物灌注后的 X 线正位片；B. 颈部淋巴管经氧化铅混合物灌注后的 X 线侧位片

桃体、喉、气管、甲状腺等器官的淋巴管，其输出管汇合成颈干，左颈干注入胸导管，右颈干注入右淋巴导管。

（二）上肢的淋巴管和淋巴结

上肢的浅淋巴管较多，伴浅静脉行于皮下组织中（图 2‑13）。深淋巴管与深血管伴行（图 2‑14）。

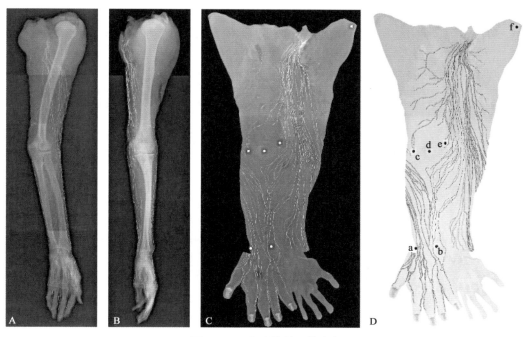

图 2‑13　上肢浅淋巴管分布

上肢浅淋巴管经氧化铅混合物灌注后：A. X 线前后位片；B. X 线侧位片；C. 上肢皮肤软组织沿桡侧切口（从肩峰经外上髁和桡骨茎突至拇指外侧）分离下后平铺的 X 线侧位片；D. 图 C 的淋巴管经着色后，不同颜色代表各组淋巴管：掌背及前臂桡侧组（绿色），掌背及前臂尺侧组（蓝色），前臂前组（黄色）。此三组在上臂汇流成上臂内（尺）侧组（绿、蓝、黄）、上臂后侧组（粉红色），上臂前侧组（咖啡色）；a. 桡骨茎突；b. 尺骨茎突；c. 肱骨内上髁；d. 尺骨鹰嘴；e. 肱骨外上髁；f. 肩峰

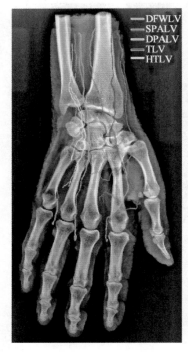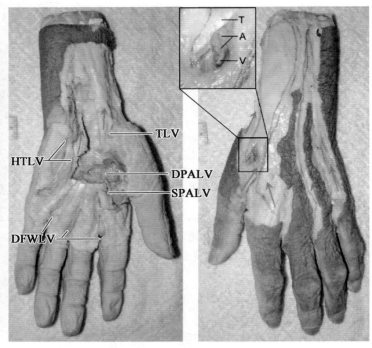

图 2–14　掌深淋巴管分布

　　各组淋巴管由不同颜色显示,绿色(DFWLV):指蹼深淋巴管;紫红色(SPALV):掌浅弓淋巴管;棕色(DPALV):掌深弓淋巴管;蓝色(TLV):大鱼际淋巴管;黄色(HTLV):小鱼际淋巴管。T:拇长伸肌腱;A:掌深弓动脉;V:掌深弓静脉。

　　掌深淋巴管包括:① 指蹼深集合淋巴管起始于示指至小指的 3 个指蹼深部指掌侧固有动脉分叉处周围,向背部行走于皮下组织。② 掌浅弓集合淋巴管始于掌浅弓弓部血管周围,向桡侧横行至拇食指蹼,翻越拇收肌缘至掌背行走于皮下组织。③ 掌浅弓集合淋巴管始于掌深弓弓部血管周围,并伴随向桡侧横行,穿过第一、二掌骨间隙,在掌背拇长伸肌腱的内侧穿出,此后出现两种情况:继续与掌深弓血管伴行,过腕关节后与桡血管伴行,此淋巴管穿出至皮下组织与头静脉属支伴行。④ 大鱼际集合淋巴管始于拇短展肌起点周围,与掌浅弓的掌浅支伴行,过腕关节后与桡血管伴行。⑤ 小鱼际集合淋巴管始于第三指掌侧总动脉附近,向心性上行后与(尺侧)掌浅弓血管伴行,过腕关节后与尺血管伴行

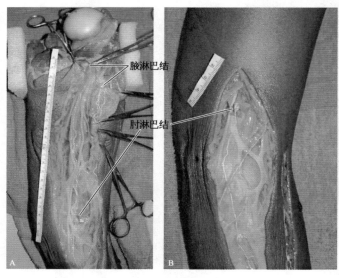

图 2–15　腋、肘淋巴结的分布

浅、深淋巴管都直接或间接注入腋淋巴结。上肢的重要淋巴结包括:① 肘淋巴结,1～2 个,位于肘窝和肱骨内上髁附近,又称滑车上淋巴结,其输出管伴肱静脉上行注入腋淋巴结。② 腋淋巴结,位于腋窝内腋血管及其分支周围,15～20 个,按其位置可分为 5 群,腋淋巴结收纳上肢、乳房、胸壁和腹壁上部等处的淋巴管,其输出管汇成锁骨下干后,左侧注入胸导管,右侧注入右淋巴导管(图 2–15)。

(三)胸部的淋巴管和淋巴结

　　胸部的淋巴管和淋巴结包括位

于胸壁和胸腔脏器的两种(图 2 - 16),胸壁主要包括胸骨旁淋巴结,胸腔脏器主要包括支气管肺门等淋巴结。胸部淋巴结的输出管分别汇合成左、右支气管纵隔干,然后分别注入胸导管和右淋巴导管。

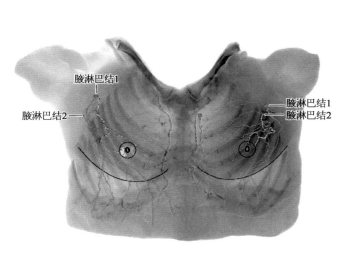

图 2 - 16　女性乳晕周围淋巴分布和引流

氧化铅混合物注射后 X 线片示女性双侧胸壁淋巴管和淋巴结的分布,3 种颜色表示胸壁的 3 组淋巴管,黄色示源于乳晕周围淋巴管分别汇入腋窝淋巴结 1 和淋巴结 2,绿色示源于胸骨旁、肋弓处真皮下的淋巴管汇入腋下淋巴结 1、2,红色示胸骨旁淋巴管与胸廓内动静脉伴行并接收来自肋间的淋巴引流,在通过一系列的胸骨旁淋巴结后,至胸廓上缘汇入锁骨下或上淋巴结

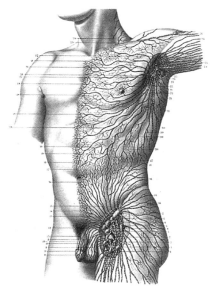

图 2 - 17　腹壁的淋巴管和淋巴结分布

(图片来源于 Sappey's book 1874,摘自 http://web2. bium. univ-paris5. fr/livanc/?cote=01562&do=chapitre)

(四) 腹部的淋巴管和淋巴结

1. 腹壁的淋巴管和淋巴结　在脐平面以上的腹前壁浅淋巴管注入腋淋巴结群,而深淋巴管注入胸骨旁淋巴结。脐平面以下的浅、深淋巴管分别注入腹股沟浅、深淋巴结,腹后壁的深淋巴管注入腰淋结,其输出管汇合成左、右腰干,注入乳糜池(图 2 - 17)。

2. 腹腔不成对脏器的淋巴管和淋巴结　腹腔不成对脏器,即肝、胆囊、胰、胃、十二指肠等器官和脾被膜的淋巴管分别注入沿腹腔干、肠系膜上、下动脉排列的淋巴结,即腹腔淋巴结群和肠系膜上、下淋巴结群。它们的输出管参与组成肠干。肠干多为一条,注入乳糜池。肠干中的淋巴含有经肠道吸收的脂肪微粒而呈乳糜状。

(五) 盆部的淋巴管和淋巴结

盆壁和盆腔脏器的淋巴管分别注入髂外淋巴结、髂内淋巴结和骶淋巴结。最后由位于左、右髂总动脉周围的髂总淋巴结收集,其输出管分别注入左、右腰淋巴结,再进入腰干。

(六) 下肢的淋巴管和淋巴结

下肢的淋巴管分为浅、深两种。大部分浅淋巴管伴浅静脉行于皮下组织中(图 2 - 18,2 - 19),而深淋巴管与深部血管束伴行(图 2 - 19,2 - 20),最后间接或直接注入腹股沟深淋巴结,再汇入髂外淋巴结、髂总淋巴结而进入腰干。下肢的重要淋巴结有位于腘窝的腘淋巴结,位于大

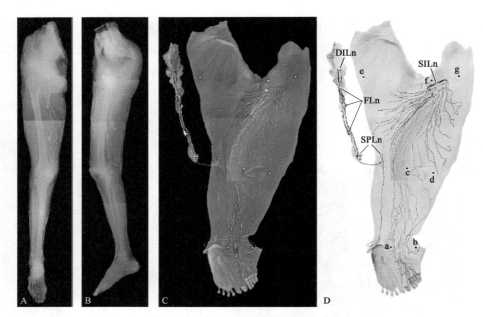

图 2－18 下肢浅淋巴管、淋巴结分布

下肢浅淋巴管经氧化铅混合物灌注后：A. X 线前后位片；B. X 线侧位片；C.下肢皮肤软组织沿外侧切口分离下后平铺的 X 线侧位片；D. 图 C 的淋巴管经着色后，不同颜色代表各组淋巴管：趾淋巴管及足背前组（水蓝色），足及小腿内侧组（黄、橙色），足及小腿外侧组（绿色），小腿后组（淡绿色）。内、外侧组在大腿汇流成内侧组（绿、橙色），大腿前侧组（粉红色），大腿后侧组（咖啡色）。a. 内踝；b. 外踝；c. 股骨内上髁；d. 股骨外上髁；e. 坐骨结节；f. 髂前上棘

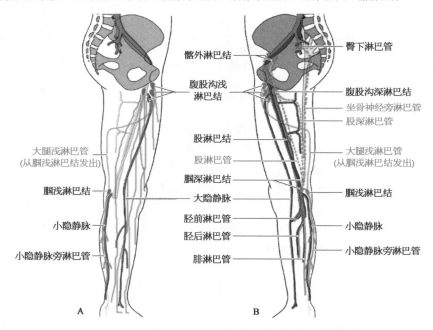

图 2－19 下肢浅、深淋巴管、淋巴结分布和通路示意图

A. 下肢浅淋巴管、结的分布；B. 小隐静脉旁淋巴管、大腿浅淋巴管（腘浅淋巴结与腹股沟浅淋巴结间）、各组淋巴结与下肢深淋巴管的关系。从腘浅淋巴结发出的输出淋巴管通过 4 个路径入腹股沟或盆腔内淋巴结：① 经大腿浅淋巴管至腹股沟浅淋巴结；② 经股淋巴管至腹股沟深淋巴结；③ 经股深淋巴管至腹股沟深淋巴结，或穿过闭孔汇入髂外淋巴结；④ 经坐骨神经旁淋巴管汇入臀下淋巴结

隐静脉末端周围的腹股沟浅淋巴结和位于股
静脉根部周围的腹股沟深淋巴结。

下肢淋巴管分布较复杂,大部分汇入腹股
沟浅淋巴结。始于外踝后区的淋巴管在小腿
后与小隐静脉伴行,汇入腘浅淋巴结,其输出
淋巴管入腘深淋巴结,再汇入与股淋巴管及淋
巴结,而后注入腹股沟深淋巴结(图2-18~2-
19B)。从腘淋巴结到腹股沟淋巴结不总是经
股淋巴管回流的。偶见小腿后组淋巴管在腘
窝注入腘浅淋巴结后,不再注入腘深淋巴结,
而在腘窝皮下组织向内行走并汇集入大腿内
侧组淋巴管(图2-19)。

在个别标本中,淋巴管出腘深淋巴结后,
分成两支,股淋巴管与股动静脉伴行,股深淋
巴管行走于股深动静脉与和坐骨神经及其分

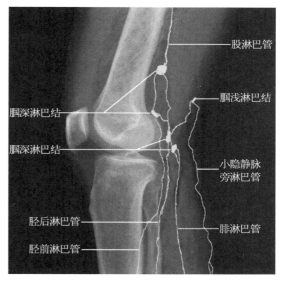

图2-20　下肢膝段深淋巴管、结分布和通路示意图

支间行走,然后汇入腹股沟深淋巴结(图2-19B)。Viamonte等(1980年)发现股深淋巴管在靠
近闭孔血管时与其伴行并穿过闭孔,汇入髂内淋巴结。同时又发现如股深淋巴管与坐骨神经伴
行,则可汇入臀下淋巴结。

因此,从腘窝浅淋巴结发出至腹股沟或盆腔淋巴结的淋巴管通路存在个体差异。至目前为
止,共发现4种(三深一浅)通路(图2-19B红字显示)。

(潘伟人　郑　英　范小涛)

第三节　淋巴管道与淋巴循环

一、淋巴管道

淋巴管道是淋巴的运输系统,根据结构和功能的不同,可分为毛细淋巴管、淋巴管、淋巴干和
淋巴导管(图2-21)。

淋巴管道内流动的无色透明液体,称淋巴(液)(lymph)。当血液流经毛细血管动脉端时,部
分液体经毛细血管壁渗出,进入组织间隙内,形成组织液。组织液与组织细胞进行物质交换后,
大部分在毛细血管静脉端和毛细血管后静脉处进入静脉,小部分(主要是水分和逸出的大分子物
质,如蛋白质等)则进入毛细淋巴管成为淋巴。淋巴沿淋巴管道向心流动,最终经胸导管、右淋巴
导管等汇入静脉。

(一) 毛细淋巴管

毛细淋巴管(lymphatic capillary)是淋巴管道的起始部,以膨大的盲端起始于组织间隙,并彼
此吻合成网,称为毛细淋巴(管)网,收集组织间隙多余的液体。毛细淋巴管分布广泛,除脑、脊
髓、脾的髓质、骨髓和无血管结构(上皮、角膜、晶状体、牙釉质、软骨)等处缺如外,遍布于全身各
处。毛细淋巴管常与毛细血管伴行,彼此关系密切,但互不相通,形态结构相似,但又有差异。毛

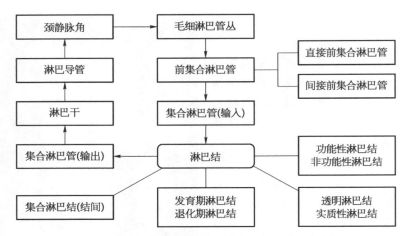

图 2 - 21　淋巴系统示意图(箭头示淋巴循环方向)

细淋巴管的特点是：管腔粗细不等，一般较毛细血管略粗，管壁仅由单层内皮细胞构成，内皮细胞之间的间隙较大，无基膜和外周细胞。因此，毛细淋巴管壁的通透性较大，一些不易透过毛细血管的大分子物质，如蛋白质、细菌、异物、癌细胞等较易进入毛细淋巴管。此外，小肠绒毛内的毛细淋巴管称为中央乳糜管，尚可吸收脂类(图 2 - 22～2 - 24)。

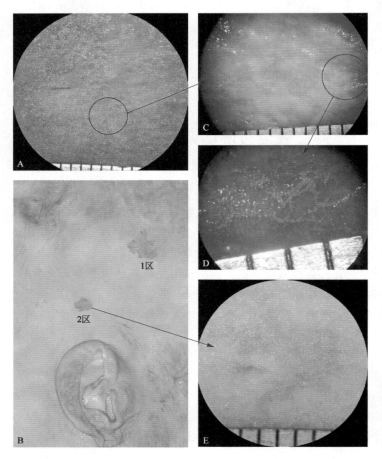

图 2 - 22　真皮内毛细淋巴管

图 A 为图 B 内 1 区真皮内毛细淋巴管(经氧化铅混合物灌注后)的放大图，图 C 为图 A 内蓝圈内毛细淋巴管的放大图，图 D 为图 C 蓝圈内毛细淋巴管的放大图，图 E 是图 B2 区真皮内毛细淋巴管的放大图

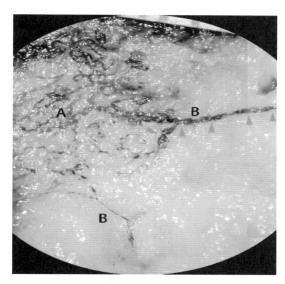

图 2‑23　帽状腱膜层内毛细淋巴管

毛细淋巴管(A)汇入不同管径的前集合淋巴管(B)(经墨汁灌注后)。箭头示淋巴管瓣膜位置

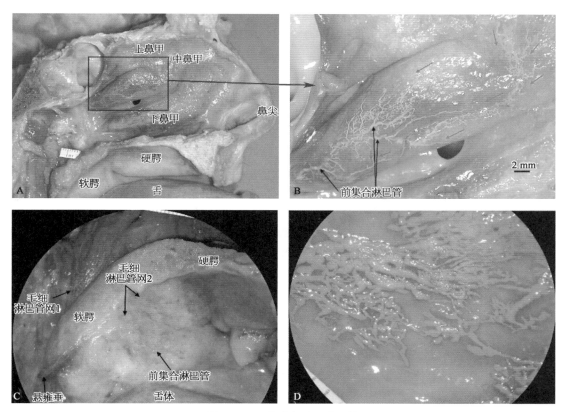

图 2‑24　黏膜内毛细淋巴管

A. 鼻腔黏膜内毛细淋巴管汇入不同管径的前集合淋巴管;B. 是图 A 蓝框区的放大图;C. 软腭黏膜内毛细淋巴管;
D. 喉腔黏膜内毛细淋巴管

（二）前集合淋巴管

前集合淋巴管（Precollecting lymph vessel）是连接毛细淋巴管网（丛）与集合淋巴管间的管道，起始于各组织内，行走于皮下组织浅层，深入至皮下组织层与其他的前集合淋巴管合流成为集合淋巴管，或汇入附近的集合淋巴管。它们以上升、下降、横向或回旋的方式行走。这些管道的管径介于0.1～0.3 mm。前集合淋巴管内存于瓣膜，但间距较长，管壁外观呈竹节状（图2-23～2-25）。

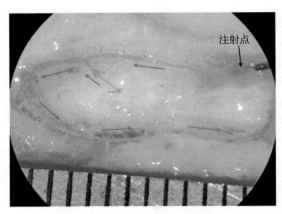

图2-25　前集合淋巴管

左侧近鼻旁真皮内迂回行走的前集合淋巴管。红箭头示淋巴液的流向，绿箭头示淋巴管瓣膜的位置

头皮组织内存在两种前集合淋巴管：① 直接前集合淋巴管，是直接连接真皮内、帽状腱膜层内或黏膜内的毛细淋巴管与皮下组织内集合淋巴管间的淋巴管道，多数前集合淋巴管为此类管道（图2-23～2-26）。② 间接前集合淋巴管，又可称桥状前集合淋巴（bridged precollectors），其起始于真皮内的毛细淋巴管，穿过皮下组织，绕过位于此层内的集合淋巴管，进入帽状腱膜层并与此层内的前集合淋巴管汇合，再汇入位于皮下组织内的集合淋巴管（图2-26）。间接前集合淋巴管沟通了皮内和帽状腱膜层间的淋巴引流。

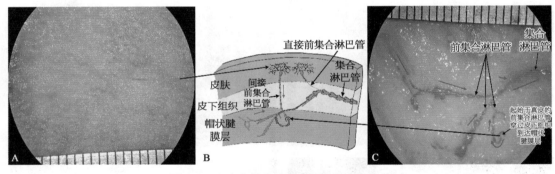

图2-26　头皮内直接和间接前集合淋巴管

A. 头枕部真皮内毛细淋巴管；B. 真皮内间接前集合淋巴管穿过皮下组织，进入帽状腱膜层并与此层内的前集合淋巴管汇合，再汇入位于皮下组织内的集合淋巴管（示意图）；C. 帽状腱膜层面观，红箭头示淋巴液的流向

（三）集合淋巴管

集合淋巴管（collecting lymph vessel）是连接前集合淋巴管与淋巴干之间的管道，内面有丰富的瓣膜，具有阻止淋巴液逆流的功能。由于相邻两对瓣膜之间的淋巴管段扩张明显，淋巴管外观呈串珠状或藕节状。集合淋巴管分浅、深淋巴管两类。浅淋巴管位于浅筋膜内，大多数与浅静脉伴行。深淋巴管位于深筋膜深面，多伴行血管神经。浅、深淋巴管之间存在丰富的交通支（图2-27）。在向心性的行程中，它们通常与一个或多个淋巴结相通连。按照淋巴管与淋巴结的关系，它们又可被分为输入集合淋巴管、结间集合淋巴管和输出集合淋巴管（图2-28A）。

集合淋巴管的管径大小不一，远端的管径较小，近端的较大。输入集合淋巴管的管径在0.1～1.0 mm，结间淋巴管的管径在0.1～1.5 mm，输出淋巴管的管径在0.2～2.0 mm。但在同一区域

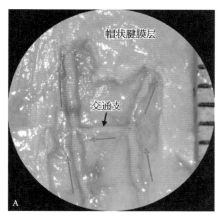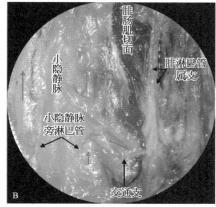

图 2-27 集合淋巴管及交通支

A. 颞区集合淋巴管(氧化铅混合物灌注)及交通支。红箭头示淋巴液的流向；B. 一支小隐静脉旁集合淋巴管汇入位于腓肠肌内的腓淋巴管属支(由硫酸钡染料混合物灌注)。红箭头示淋巴液的流向

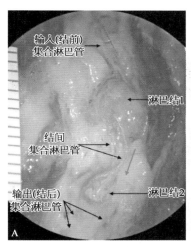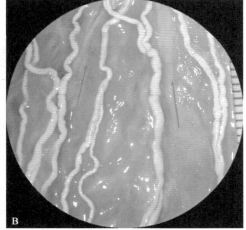

图 2-28 集合淋巴管与淋巴结的关系

A. 左耳前区淋巴管经氧化铅混合物灌注后示输入(结前)、结间和输出(结后)集合淋巴管与淋巴结的关系。事实上结间淋巴管是远侧淋巴结的输出淋巴管、近侧淋巴结的输入淋巴管。红箭头示淋巴液的流向；B. 大腿内侧管径大小不一的集合淋巴管(由硫酸钡混合物灌注)。红箭头示淋巴液的流向

内可见粗细不一的集合淋巴管同时存在(图 2-28B)，它们的管径大小可在行程中变化。一般来说输入集合淋巴管较长，而结间集合和输出淋巴管较短。从这些图中也可以看到由于瓣膜的存在，使得集合淋巴的看上去像个竹节状结构，有时像串珠状结构。这种现象的出现，主要是由于管径大小与瓣膜间的长度比例所致。

(四) 淋巴干

全身各部的浅、深淋巴管经过一系列的淋巴结群后，其最后一群淋巴结的输出管汇合成较大的淋巴干(lymphatic trunk)。全身共有 9 条淋巴干：收集头颈部淋巴的左、右颈干，收集上肢及部分胸壁淋巴的左、右锁骨下干(图 2-29)，收集胸腔脏器及部分胸、腹壁淋巴的左、右支气

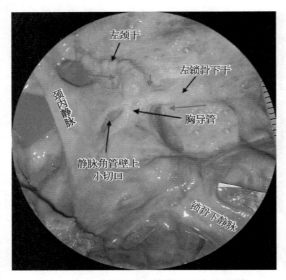

图 2 - 29 左颈干、左锁骨下干与胸导管

左颈干和锁骨下干(氧化铅混合物灌注)汇入胸导
管后入左颈部的静脉角

管纵隔干,收集腹腔不成对脏器淋巴的肠干(图 2 - 30A),收集下肢、盆部及腹腔成对脏器及部分腹壁淋巴的左、右腰干(图 2 - 30B)。

左颈干多汇入胸导管末端,有时也直接注入静脉角。右颈干汇入淋巴导管,但常直接注入右颈内静脉或右静脉角。左支气管纵隔干汇入胸导管,右支气管纵隔干汇入右淋巴导管。肠干汇入乳糜池。左右腰干合成乳糜池,或直接汇入胸导管。

(五) 淋巴导管

全身 9 条淋巴干分别汇入两条大的淋巴导管(lymphatic duct),即胸导管和右淋巴导管,分别注入左、右静脉角。

胸导管(thoracic duct)是全身最粗大的淋巴管道,长 30～40 cm,直径约 3 mm,管腔内瓣膜较少。胸导管的起始部略膨大,称乳糜池

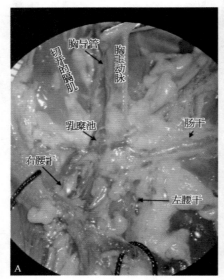
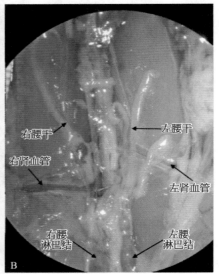

图 2 - 30 大鼠肠干、腰干、乳糜池与胸导管

A. 大鼠胸腔下部、腹腔上部后壁;B. 大鼠腹腔中部后壁。
硫酸钡染料混合物灌注后标本

(cisterna chyli),常位于第 1 腰椎体前方,由左、右腰干和肠干汇合而成。胸导管自乳糜池上行于脊柱前方,在主动脉后方穿经膈主动脉裂孔入胸腔,在食管后、脊柱前方继续上行,至第 5 胸椎附近斜行向左侧,出胸廓上口达左侧颈根部后方,再弓形弯曲向前外,多数汇入左静脉角,少数可注入左颈内静脉。在汇入左静脉角前尚收纳左支气管纵隔干、左颈干和左锁骨下干。胸导管通过上述6 条淋巴干和一些散在的淋巴管,收集下半身及左侧上半身,即全身 3/4 部位的淋巴(图 2 - 31)。

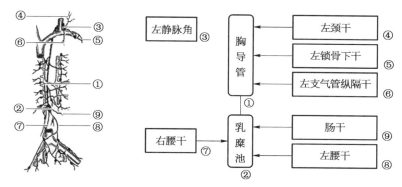

图 2-31 胸导管淋巴收集示意图

右淋巴导管(right lymphatic duct)为一短干,长
1~1.5 cm,由右颈干、右锁骨下和右支气管纵隔干汇
合而成,注入右静脉角。有时上述 3 条淋巴干并不汇
合,而分别注入颈内静脉或锁骨下静脉。右淋巴导管
主要收纳右侧上半身,即人体右上 1/4 部位的淋巴。
(图 2-32)

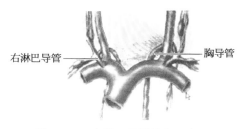

图 2-32 右淋巴导管收集示意图

二、淋巴和淋巴循环

淋巴是组织间液进入毛细淋巴管生成的。组织间液则由毛细血管中的血浆滤过血管壁生成。
组织间液的生成决定于 4 种压力,即毛细血管的流体静力压(即毛细血管血压)、组织间液的流体静
力压、血浆的胶体渗透压及组织间液的胶体渗透压。以上 4 种压力的变化,都可以影响组织间液
的形成。滤过的力量和重吸收的力量之差,即所谓的毛细血管的有效滤过压,可用下式表示:毛
细血管的有效滤过压=(毛细血管流体静力压+组织间液的胶体渗透压)-(组织间液的流体静力
压+血浆的胶体渗透压)。正常组织中毛细血管动脉端的血压一般约为 30 mmHg,其中血浆
的胶体渗透压约 25 mmHg。组织间液的静水压约 10 mmHg,其胶体渗透压约 15 mmHg。由上
式可以算出毛细血管的有效滤过压约为 10 mmHg。当有效滤过压为正值时,血浆的可滤过成分
可以从毛细血管中滤出成为组织间液。血液从毛细血管动脉端流到静脉端时,毛细血管血压将
降到 15 mmHg 左右,而其他 3 种压力一般变动不大,此时有效滤过压为-5 mmHg 左右,这意味
着组织间液静水压大于毛细血管血压,结果约 90% 的组织间液可渗回毛细血管,在此滤出和回
渗过程中也就进行了物质交换。其余 10% 的组织间液进入毛细淋巴管形成淋巴,经淋巴管流回
静脉。从淋巴生成的方式,可以理解淋巴具有与由毛细血管壁滤过的组织间液大致相同的成分,
所含的水分和多数溶质与血浆中含量的比例大致相同,只是淋巴中蛋白质含量较少,因为大分子
蛋白质是不能滤出的。淋巴各种成分与血浆成分的比较,淋巴中可滤过物质的含量,大致与血浆
的近似。蛋白质含量与淋巴采样部位有关。此外,淋巴还含有多种酶(如淀粉酶、麦芽糖酶、脂肪
酶、蛋白酶、过氧化氢酶等),可能来自血液或组织细胞。淋巴含有纤维蛋白原、钙和凝血致活酶,
所以也能凝固。各种不同区域的淋巴,蛋白质含量可有很大差异:肝区的淋巴蛋白质含量最高,
可达 5%;胸导管淋巴的蛋白质含量也较高,约 4%;心、肾、小肠淋巴的蛋白质含量递减,皮肤淋
巴的蛋白质含量最低,只有 1%~2%。这些蛋白质含量的差异与各区毛细血管对蛋白质的通透

性不同有关。小肠毛细淋巴管-乳糜管对脂肪的通透性最高(完全通透),淋巴在进食油脂食物会出现大量悬浮的脂肪小滴形成白色的乳糜,是研究淋巴流动的良好指示剂。

三、淋巴循环的生理功能

淋巴循环是循环系统的重要辅助部分,是血管系统的补充,由广布全身的淋巴管网和淋巴器官组成。毛细淋巴管的数目与毛细血管相近。小肠区的毛细淋巴管叫乳糜管。毛细淋巴管集合成淋巴管网,再汇合成淋巴管。淋巴循环的一个重要特点是单向流动而不形成真正的循环。

淋巴流入血液循环系统具有重要的生理意义:① 回收蛋白质。组织间液中的蛋白质分子不能通过毛细血管壁进入血液,但比较容易透过毛细淋巴管壁而形成淋巴的组成部分。每日有 75～200 g 蛋白质由淋巴带回血液,使组织间液中蛋白质浓度保持在较低水平。② 运输脂肪和其他营养物质。由肠道吸收的脂肪 80%～90% 是由小肠绒毛的毛细淋巴管吸收。③ 调节血浆和组织间液的液体平衡。在安静状态下,每小时约有 120 ml 淋巴流入血液,每日回流的淋巴相当于全身血浆总量。淋巴流动缓慢,流量是静脉的 1/10。远近相邻两对瓣膜之间的淋巴管段构成"淋巴管泵",通过平滑肌的收缩和瓣膜的开闭,推动淋巴向心流动。淋巴管周围的动脉搏动、肌肉收缩和胸腔负压,对于淋巴回流有促进作用。运动和按摩有助于改善淋巴回流功能。④ 淋巴流动还可以清除因受伤出血而进入组织的红细胞和侵入机体的细菌,对机体起着防御作用。

淋巴管之间有丰富的交通支,参与构成淋巴侧支循环。当炎症、寄生虫、异物或肿瘤栓子阻塞淋巴管,外伤或手术切断淋巴管时,淋巴经交通支回流,形成淋巴侧支循环。在炎症或外伤等情况下,淋巴管新生,形成新的淋巴侧支通路,从而保证了正常组织或病变组织的淋巴回流。但是,淋巴侧支通路可成为病变扩散或肿瘤转移的途径。

(潘伟人　郑　英　范小涛)

第四节　免疫系统的功能

一、免疫的作用方式及特点

根据免疫的作用方式和特点可分为固有免疫(innate immunity)和适应性免疫(adaptive immunity)两种类型。固有免疫是生物体在长期种系进化过程中逐渐形成的天然免疫体系,其组成包括 3 个方面:屏障系统、非特异性作用的免疫细胞及体液中存在的多种抑菌、杀菌成分。这些天然组分通过阻挡、吞噬或诱发炎症反应,防止病原体入侵、有效清除病原体。适应性免疫主要由 T、B 淋巴细胞完成。适应性免疫应答可以分为体液免疫和细胞免疫两大类。

(一) 体液免疫(humoral immunity, HI)

体液免疫是由 B 淋巴细胞介导的。受特异抗原刺激后,B 淋巴细胞开始活化、增殖、分化为浆细胞并产生抗体。由于抗体多在体液中发挥效应,故称体液免疫(humoral immunity,HI),或抗体介导的免疫(antibody-mediated immunity)。

(二) 细胞免疫(cellular immunity)

细胞免疫也称细胞介导的免疫(cell-mediated immunity,CMI)。T 细胞受特异抗原刺激后活化、增殖、分化为致敏的 T 淋巴细胞,通过直接杀伤带有特异抗原的靶细胞或分泌淋巴因子(lymphokines,LK)产生炎症反应发挥效应。因此,细胞免疫的效应是由致敏的 T 淋巴细胞、淋巴因子及其他炎症细胞共同完成。

二、免疫分子

免疫分子包括免疫细胞膜分子和可溶性分子两大类,免疫应答过程是由多细胞系共同协作完成的,在此过程中,涉及多种细胞与细胞间的相互作用,包括膜分子的直接接触和通过释放可溶性分子的间接作用。免疫细胞膜分子种类繁多,主要有 TCR、BCR、CD 分子、FcR、CR、黏附分子、MHC 抗原和细胞分子受体等,可溶性免疫分子主要包括免疫球蛋白分子、补体分子及各种细胞因子等。

在此仅对免疫球蛋白、补体、细胞因子及黏附分子做一简单介绍。

(一)免疫球蛋白

免疫球蛋白(immunoglobulin,Ig)是指具有抗体活性或化学结构与抗体相似的球蛋白。抗体是免疫系统在抗原刺激下,由 B 淋巴细胞或记忆 B 细胞增殖分化成的浆细胞所合成分泌的、可与相应抗原发生特异性结合的 Ig,主要分布在血清中,也分布于组织液、外分泌液及某些细胞膜表面。抗体都是免疫球蛋白,而免疫球蛋白并不一定都具有抗体活性。

1. 免疫球蛋白的分子结构 Ig 的基本结构是由两条完全相同的重链和两条完全相同的轻链通过二硫键连接的呈“Y”形的单体。根据重链抗原性的差异,Ig 可分为 5 类,即 IgG、IgM、IgA、IgD 及 IgE。在 Ig 近 N 端轻链 1/2 和重链约 1/4 区,称为可变区,其他区域称为恒定区。可变区构成了抗原结合部位,恒定区 CH2 有补体 CIq 的结合点,与补体活化有关;CH3/C14 区具有与多种细胞 FcR 结合的功能。连接链可连接两个单体 IgA 成为分泌型 IgA(secretory Iga,SIgA)或连接 5 个单体 IgM 成为五聚体,分泌片具有保护 SIgA 抵抗外分泌液中蛋白酶降解的作用。

2. 各类免疫球蛋白的主要特点与功能 IgG 的血清含量最高,是唯一能主动穿过盘的 Ig,可分为 4 个亚类,IgG 是主要的抗感染抗体,具有抗菌、抗病毒、中和毒素及免疫调理作用。此外,有些自身抗体也属于 IgG,是造成免疫损伤的重要因素。IgM 的合成最早,分子量最大,具有强大的杀菌、激活补体、免疫调理和凝集作用。IgM 也参与某些自身免疫病及超敏反应的病理过程,IgA 有血清型和分泌型,SIgA 广泛存在于初乳唾液、呼吸道黏膜、胃肠道及泌尿生殖道分泌液中,具有局部抗感染作用。IgE 含量极低,对肥大细胞及嗜碱性细胞具有高度亲和性,与 I 型超敏反应的发生密切相关。血清中 IgD 功能尚不清楚,但表达在 B 淋巴细胞表面的 IgD(mIgD)是成熟 B 淋巴细胞的重要表面标志。

3. 抗体的制备 根据抗体制备的原理和方法不同可分为多克隆抗体、单克隆抗体和基因工程抗体。刺激多个 B 淋巴细胞克隆发生免疫应答,产生多种相应的抗体,即多克隆抗体。通常免疫动物时制备的抗体,均为多克隆抗体。

由 B 淋巴细胞杂交产生,针对某一特定抗原决定簇的纯抗体称为单克隆抗体,McAb 结构均一,特异性强,现已广泛应用于传染病病原及肿瘤抗原的检测,各种细胞因子及膜分子的检测,淋巴细胞分类、鉴定、结构与功能的研究及肿瘤的示踪或导向治疗。抗 T 淋巴细胞的 McAb 对防治器官移植排斥及某些疫病有一定的应用价值。由于前 McAb 多为鼠源性的,在一定程度上限制了临床治疗应用。

基因工程抗体由基因重组技术制备,降低了 McAb 的免疫原性,其原理是由 B 淋巴细胞获得编码抗体的基因,或以聚合酶链反应(polymerase chain reaction,PCR)技术体外扩增抗体基因片段,经体外 DNA 重组后转化受体细胞,使其表达特定抗体。目前该领域成为抗体应用的前沿热点。

(二) 补体系统

补体是广泛存在于血清、组织液和细胞膜表面的一组不耐热、与免疫相关并具有酶活性的球蛋白。目前已知补体是由近 40 种可溶性蛋白和膜结合蛋白组成的多分子系统,故称补体系统。补体系统由 3 类分子组成:第一类是存在于体液中参与补体激活酶促连锁反应的补体固有成分,包括 C1～C9 及 B 因子、D 因子和 P 因子;第二类是调节和控制补体活化的蛋白分子,其中存在于体液中属于可溶性蛋白分子的有 C1 酯酶抑制因子(C1NH)、C4 结合蛋白、H 因子、I 因子等,存在于细胞表面属于膜结合蛋白分子的有膜辅因子蛋白、促衰变因子和同种限制因子等;第三类是存在于细胞表面,介导补体活性片段或调节蛋白发挥生物学效应的各种受体,如 C3b/C4b 受体(CR I)、C3d 受体(CR II)等。在生理情况下,绝大多数补体固有分子以非活化形式存在,只有被某些物质激活后,补体各固有成分才能通过经典和旁路两条途径按一定顺序呈现酶促连锁反应,并在激活过程中,产生多种具有不同生物学活性的蛋白片段,最终形成使细胞溶解破坏的膜攻击复合体(membrane attack complex,MAC)。这些补体活化片段和复合体可直接或通过 CR 介导引发多种生物学效应,如细胞毒及杀菌作用、中和及溶解病毒作用、调理作用及免疫黏附作用等,从而增强机体免疫防御功能。同时,补体激活参与 II、III 型超敏反应的发生。

在补体激活过程中,每种补体分子和每个活化阶段的反应程度都受到各种调节分子的严格控制,如 C1INH 缺陷可造成 C2 过度裂解,临床上表现为遗传性血管神经性水肿。若 C4、C2 遗传性缺陷,可使经典途径激活发生障碍,导致循环免疫复合物不能被有效清除,可引起血管性疾病及自身免疫病的发生。此外,某些超敏反应及自身由于补体成分的消耗增多导致血清中补体含量降低,这种情况可见于系统性红斑狼疮、自身免疫性溶血性贫血等。

(三) 细胞因子

细胞因子(cytokines,CKs)是由免疫细胞及组织细胞分泌的在细胞间发挥相互调控作用的一类具有高活性、多功能的小分子可溶性多肽蛋白,通过结合相应受体调节细胞生长分化和效应,调控免疫应答。在一定条件下也参与炎症等多种疾病的发生。细胞因子通常分为 5 大类:① 天然免疫相关效应因子,如 INF - α/β、TNF、IL - 1、IL - 6 等。② 淋巴细胞活化、生长、分化相关调节因子,如 IL - 2、IL - 4、TGF - β、IL - 9、IL - 10、IL - 12 等。③ 炎症反应激活因子,如 IFN - γ、淋巴毒素(LT)、巨噬细胞移动抑制因子(MIF)等。④ 未成熟免疫细胞生长、分化相关刺激因子,如 IL - 3、GM - CSF、IL - 7 等。⑤ 细胞毒性细胞因子,如穿孔素、颗粒酶、颗粒溶素等。以细胞因子为靶点的生物制剂在肿瘤、自身免疫疾病、免疫缺陷、感染等治疗方面具有临床应用价值。

(四) 黏附分子

细胞黏附分子(cell adhesion molecule,CAM)是介导细胞间或细胞与细胞外基质间相互结合的一类膜表面糖蛋白。黏附分子以受体-配体结合的形式发挥作用,使细胞与细胞间或细胞与基质间发生黏附,参与细胞的识别,细胞的活化和信号转导,细胞的增殖与分化,细胞的伸展与移动,是免疫应答、炎症发生、凝血、肿瘤转移以及创伤愈合等一系列重要生理和病理过程的分子基础。黏附分子根据其结构特点可分为免疫球蛋白超家族、整合素家族、选择素家族、钙黏蛋白家族等。

(郑　英　王　钊)

第五节　结核病的免疫机制

淋巴结结核是淋巴结受到结核分枝杆菌(mycobacterium tuberculosis,MTB)感染后出现一系列疾病的总称。

MTB属胞内需氧寄生菌,通常先由呼吸道进入人体,然后通过淋巴管或血液播散到其他部位,感染后人体细胞免疫逐步形成,淋巴细胞、大量的巨噬细胞大量流向感染病灶部位形成肉芽肿,细菌在巨噬细胞内不断生长直至巨噬细胞死亡,细菌重新释放至感染病灶。在这一过程中结核分枝杆菌与机体免疫细胞相互作用主要发生在天然免疫和获得性免疫应答两个方面,而通常会出现3种结局:固有免疫系统清除结核分枝杆菌;结核分枝杆菌在宿主体内大量增殖,导致活动性结核;或者结核分枝杆菌以静止状态长期存活于肉芽肿和巨噬细胞内,其长期被宿主免疫反应所控制,但又不被清除,从而导致潜伏性结核分枝杆菌感染(LTBI)状态。保守估计全球有1/3约20亿人口是潜伏性结核感染,这部分患者终身发展为活动性结核概率为5%~10%,患者将感染控制于潜伏状态还是发展为活动性结核状态中,获得性免疫应答起着关键作用。

机体的抗结核免疫主要依靠T淋巴细胞为主的细胞免疫,特别是以CD4$^+$Th1T淋巴细胞为主的细胞免疫。其损伤主要是以结核结节为特征的免疫病理变化。原发感染时,细菌在局部淋巴结缓慢繁殖,引起轻微炎症。CD4$^+$T淋巴细胞被激活,产生IFN-γ,活化巨噬细胞,以杀伤MTB。CD8$^+$T淋巴细胞主要发挥直接细胞溶解活性,两者共同激活巨噬细胞。巨噬细胞被激活后,与T淋巴细胞一起,促进结核性肉芽肿形成。肉芽肿由巨噬细胞及CD4$^+$、CD8$^+$T淋巴细胞构成,中心围绕MTB,抑制MTB播散。结核病免疫主要由CD4$^+$T淋巴细胞介导,由CD8$^+$T淋巴细胞辅助。当某种T淋巴细胞、重要细胞因子或巨噬细胞中任一环节发生障碍,都将导致机体对结核杆菌免疫力下降,而引起结核病发生。

在抗结核感染过程中,细胞免疫特别是T细胞免疫在抗结核免疫保护中起着重要作用。在结核抗原和其刺激分子共同作用下,初始CD4$^+$T淋巴细胞可分化为辅助型T细胞(T helper cell,Th)和调节性T细胞(regulatory T cell,Treg)。

CD4$^+$T淋巴细胞是调节保护性免疫反应最重要的淋巴细胞。CD4$^+$T淋巴细胞识别MHCII类分子提呈的13~17个氨基酸残基的外源性抗原肽进而分化为Th细胞,少数有细胞毒和免疫抑制作用。分成Th1等增强吞噬细胞介导的抗胞内感染,Th2等辅助B淋巴细胞发挥体液免疫应答,Th3分泌TGF-β抑制免疫应答,Th17分泌IL-17参与固有免疫,Tr1细胞分泌IL-10。CD4$^+$CTL最新发现主要发挥旁观者杀伤效应,细胞毒作用主要参与清除活化的APC和活化的T淋巴细胞下调免疫应答作用机制通过Fas/FasL途径诱导细胞凋亡。

Treg细胞(CD4$^+$CD25high CD127low)是一类特异性表达转录因子Foxp3,是重要的具有免疫抑制功能的T细胞,可通过分泌多种细胞因子(如IL-10、TGF-β等)等发挥免疫抑制功能的作用。

王永生等报道CD4$^+$细胞的T-bet阳性率为65.7%,T-bet在颈淋巴结结核外周血中低表达,而在淋巴组织中高表达,提示T-bet在颈淋巴结结核免疫发病中起重要作用。一些CD4$^+$T淋巴细胞中,高表达IL-2Rα链(CD25)、Foxp3$^+$,在免疫应答的负调节及自身免疫耐受中发挥作用,故又称CD4$^+$CD25$^+$调节性T淋巴细胞。

根据 T 淋巴细胞在受抗原刺激时分泌的细胞因子不同，CD4$^+$ 活化后分化成 Th1、Th2 亚群等，各亚群分泌多种细胞因子，介导结核肉芽肿形成，保护免疫应答。其中，Th1 型细胞偏向于分泌 IL-2、IFN-γ、TNF-α，促进细胞免疫，Th2 型偏向于分泌 IL-4、IL-5、IL-6、IL-10，增强体液免疫，两者相互抑制。Th1 早期抑制 MTB 生长，Th2 后期促进肉芽肿形成，Th1 是免疫防御，Th1 抑制 Th2。Th1/Th2 平衡是宿主清除结核分枝杆菌的关键免疫机制。结核患者 Th1 免疫与 Th2 免疫存在失衡现象。

对活动性结核患者血浆中几种标记物研究发现，未治疗的肺结核患者 Th1 活性下降，Th2 活性升高；而经抗结核治疗后，Th1 活性升高，Th2 活性下降。在 T 淋巴细胞克隆水平的研究也发现，未治疗的肺结核患者细胞因子模式为 Th0 型，治愈后细胞因子模式变为 Th1 型；治疗失败的患者细胞因子模式为 Th0 型或 Th2 型。

薛祖洪等研究显示，结核病患者活动期血清 IFN-γ、sIL-2R 水平比健康对照组显著下降，治疗康复后血清浓度趋于正常，表明结核病患者发病期可能存在 IFN-γ 分泌减少、IL-2 分泌缺陷及 IL-2 受体表达缺陷。结核杆菌进入机体后，自然杀伤或肥大细胞可产生 IL-4，并促进 Th0 细胞转化为 Th2 细胞，产生 IL-4 等细胞因子，诱导 B 淋巴细胞增殖分化，从而介导体液免疫反应。Th2 细胞的增高可下调 Th1 反应，抑制 IFN-γ 产生，因此不利于结核感染控制。

有学者研究肺结核患者肺切除标本中 Th1 型细胞因子增加，而 Th2 型细胞因子减少。不能产生 Th2 型反应的鼠，其 Th1 型反应确实增强，但并不能消除结核杆菌感染，说明动物不能消除结核杆菌感染原因不是 Th2 下调 Th1 的结果。

既往研究发现，活动性肺结核和正常对照相比，免疫抑制性细胞因子 IL-10 显著升高，Treg 细胞比例显著增加，提示结核病的发生与进展与 Treg 细胞发挥的免疫抑制功能相关。该研究还发现在潜伏性结核感染患者体内 IL-10 和 Treg 细胞的表达较正常对照组也有所增加，这可能与机体长期处于结核杆菌刺激状态下导致效应 T 淋巴细胞增殖活化过程受到抑制相关。

结核病起到免疫防御作用中，细胞因子涉及免疫和炎症的每一个环节，是免疫系统行驶功能的重要机制。

细胞因子通常分为 5 大类：① 天然免疫相关效应因子，如 INF-α/β、TNF、IL-1、IL-6 等。② 淋巴细胞活化、生长和分化相关调节因子，如 IL-2、IL-4、TGF-β、IL-9、IL-10、IL-12 等。③ 炎症反应激活因子，如 IFN-γ、淋巴毒素（LT）、巨噬细胞移动抑制因子（MIF）等。④ 未成熟免疫细胞生长、分化相关刺激因子，如 IL-3、GM-CSF、IL-7 等。⑤ 细胞毒性细胞因子，如穿孔素、颗粒酶、颗粒溶素等。以上细胞因子除颗粒溶素外，均不具有直接杀灭结核分枝杆菌的作用。参与抗结核分枝杆菌免疫的效应分子主要包括天然免疫相关的效应因子，如 INF-α/β、TNF、IL-1、IL-6 等，与细胞毒性作用有关的细胞因子，如穿孔素、颗粒酶、颗粒溶素等。其中只有颗粒溶素能直接杀灭结核分枝杆菌。

雷建平等认为在整个免疫反应链中，以上细胞因子都或多或少，或者直接或间接地发挥着免疫调节作用，但当前大多数学者所关注的参与结核病免疫调节的细胞因子主要为②、③、④类细胞因子。IFN-γ 只是一种炎症反应的激活因子，并不是炎症反应越强对人体的免疫保护就越强，往往是过强的炎症反应会导致人体更大的组织病理学损伤，过分地强调 IFN-γ 在抗结核保护反应中的作用是不妥当的，把 IFN-γ 作为 Th1 型细胞免疫反应的标志性分子也值得商榷。

白细胞介素已有 35 种，分别介导、调节天然免疫和适应性免疫。其中主要观测炎性因子有：

IL-2 主要由 CD4$^+$T 淋巴细胞分泌产生,又称 T 淋巴细胞生长因子,调节 T 淋巴细胞生存和功能,促进 NK 细胞的增殖和分化中均发挥重要作用;IL-4 是由激活 T 淋巴细胞分泌的可溶性因子,可诱导 B 淋巴细胞增殖及分化,它作用于 T 淋巴细胞及巨噬细胞;IL-6 主要由 T 淋巴细胞、单核细胞及成纤维细胞分泌,能够刺激 T 淋巴细胞增殖及 B 淋巴细胞分化。在对结核杆菌的初期非特异性免疫反应中,IL-6 发挥重要作用;IL-10 维持抗炎和促炎的平衡,是淋巴结内巨噬细胞的平衡因子,与结核分枝杆菌的免疫逃逸机制有关。而结核病免疫防疫中 IFN-γ 和 TNF-α 最具有代表性。

IFN-γ 是 Ⅱ 型干扰素,主要起免疫调节和抗肿瘤作用,可直接诱发多种酶的合成,充分激活巨噬细胞杀灭吞入的微生物,增加细胞和体液免疫,是 NK 细胞强有力的激活因子,是控制结核病十分关键的细胞因子。

TNF-α 是一个炎性细胞因子,具有多种炎症活性。TNF-α 还能诱导被感染的巨噬细胞合成细胞因子或趋化因子而产生协同的抗结核效应,促进细胞迁移、局限化及结核性肉芽肿的形成,诱导结核杆菌的巨噬细胞凋亡,参与铁介导的结核杆菌生长,维持结核杆菌的休眠状态。

T、B 淋巴细胞在免疫应答过程中起核心作用。T、B 淋巴细胞是不均一的细胞群体,包括许多具有不同免疫功能的亚群。它们均有特异性抗原受体,接受抗原刺激后能发生活化、增殖和分化,产生特异性免疫应答,故称免疫活性细胞(immunocompetent cells, ICC),也称抗原特异性淋巴细胞。

(赵有利　郑　英)

第六节　中医学对结核病免疫功能的认识

中医对结核病的记载最早见于《黄帝内经》《肘后备急方》《备急千金要方》《仁斋直指方》等典籍,并对结核病的病原、发病过程、症候特点都有详细记载,《十药神书》更是收载十方治疗本病。

中医对肺结核病命名不一,如"传尸""肺痿疾""骨蒸""痨嗽""痨瘵"等称谓。由于劳损在肺,清代以后统称为"肺痨"。是以咳嗽、咯血、潮热、盗汗及身体逐渐消瘦为主要特征,并具有传染性的慢性虚弱性疾病。《丹溪心法》以滋阴降火为治疗大法,《医学正传》明确"杀虫""补虚"两大治疗原则,逐渐地完善了中医对本病的治疗体系,认为主要病因是"痨虫"传染或感染;正气虚弱,难抵"痨虫"侵袭。基本病机为虚体虫侵,阴虚火旺。治疗原则治痨杀虫,补虚培元。淋巴结结核占肺外结核病比例之首。中医药对肺及肺外结核免疫功能的认识大体相同。

其实中医学对西医学中的结核病有着很深的理解,认为其不但具有传染性,而且属于免疫功能障碍性疾病,并从哲学角度加以高度概括。譬如《黄帝内经》在 2 000 多年前就提出"正气存内,邪不可干""邪之所凑,其气必虚"。明确提出了邪(致病因素)正(抗病能力)之间的关系,所谓正气即是机体的免疫功能,并据此独创地提出"扶正祛邪"之治则。晋代葛洪《肘后备急方》记载"疗狂犬咬人方,杀所咬犬,取脑傅之,后不复发",开创了运用人工自动免疫方法治疗免疫性疾病的先河。我国宋代就开始用"人痘接种法"预防天花。18 世纪中叶,种痘法流传到欧亚各国,以上案例都进一步丰富了"人工免疫"治疗结核病的临床实践,并促进了一批又一批的医学工作者对结核病有更深更正确的理解,碰撞出日臻完善的治疗结核病思路。

随着中西医结合工作在细胞和分子免疫等研究领域的不断突破,尤其对有关细胞因子在结核病免疫发病中的作用有了更广泛而深入的探析,中医对结核病及其与免疫功能密切相关性又有新的收获,一味化疗法不能有效解决诸如结核分枝杆菌的耐药性、毒副作用、机体的免疫缺陷等等难题时,国外学者又在以下两个主要方面取得了探索:一是试制研发具有增强 Th1 型 T 淋巴细胞因子反应从而抑制 Th2 型细胞因子反应的抗结核 DNA 疫苗,并取得了可喜成果,有望成为预防结核病的有效疫苗;二是借助外源性药物对细胞因子网络的干预来防治结核病,主要使用 IFN－γ 和 IFN－α,对耐多药结核病患者进行治疗,结果令人满意;另有学者使用白细胞介素来治疗结核病,也取得了令人欣慰的疗效。

有别于西医单一途径和单一作用靶点给药,中医讲求整体平衡,注重从生活、心理、饮食、运动等角度实现"正气存内,邪不可干",抵御病邪。一方面,强调人体是有机整体,重视通过调节免疫功能的平衡,增强抵抗力。另一方面,中药多成分、多靶点的特性使中医药对调节免疫力尤其有效。中医药免疫功能受到国际认可。

2012 年,国际权威专业杂志 *Immunity* 发表《聚焦中国》一文,介绍了近代华人科学家在免疫疾病研究中的重大成果,运用中医阴阳学说解读免疫系统的整体性和平衡性,国际免疫学界针对传统中医药对免疫学的完善发展做出了充分肯定。并且,我国对免疫学发展的影响力从第 15 位攀升到第 6 位,使得中医免疫学迅速发展并有无限的潜力可挖。

一、结核病是由于机体阴阳失衡

哈佛大学教授 Aikawa M 在医学杂志社论中提到阴阳时说:"古代的哲学家们早已知道了健康的本质就是平衡,但其所代表的机制是复杂的,以至数千年来,我们还一直在试图回答着同样的问题。"

病因病机方面,中医认为本病基本以阴虚为主,并常导致气阴两虚,甚则阴损及阳而见阴阳俱损。具体而言,病情轻重不同,发展阶段不同,涉及脏腑不一,病理也有转化演变。一般而言,病初期肺体受损,肺阴耗伤,肺失滋润,表现以肺阴亏损之候为主,随着病情发展,肺肾同病,兼及心肝,导致气阴两伤,后期出现肺、脾、肾三脏交亏,阴阳两虚的严重局面。

结核病是机体内阴阳和谐失衡,这一认识在防治自身免疫性疾病中有着至关重要的作用。Th1/Th2 是否失衡是免疫的关键。打破这种免疫平衡,就是阴阳失衡的具体表现。介导结核病免疫的 T 淋巴细胞依其分泌细胞因子的不同而分为 Th1/Th2 细胞。Th1 型 CK,如 IL－2、IL－12、IFN－γ、TNF－β 等,促进细胞免疫;Th2 型 CK,如 IL－4、IL－5、IL－9、IL－10 等,它们大多抑制细胞免疫。两者在体内的动态平衡,构成了调节人体免疫系统平衡的网络(图 2－33)。

近年来研究表明,多种细胞参与了结核的免疫应答过程,如巨噬细胞、中性粒细胞、NK 因子和各种炎症介质,从而使机体启动获得性免疫应答反应。由于结核分枝杆菌寄生在巨噬细胞内部,因此抗体、补体等抗菌物质不能发挥其作用,获得性免疫应答中细胞介导的较抗体介导的保护性免疫应答更重要。目前研究表明,$CD4^+$ T 淋巴细胞在结核免疫中起重要保护作用,$CD4^+$ 效应 T 淋巴细胞主要通过分泌干扰素激活巨细胞减灭细菌,同时分泌 IL－2、肿瘤坏死因子等细胞因子参与免疫保护。$CD8^+$ T 淋巴细胞、γδT 淋巴细胞通过分泌 IFN－γ、穿孔素、颗粒酶等在结核免疫保护中亦发挥重要作用。

机体感染结核杆菌后宿主免疫反应,特别是细胞免疫在抗结核感染过程中发挥了重要作用,在结核抗原和刺激分子共同作用下,初始 $CD4^+$ T 淋巴细胞可分化为辅助型 T 细胞(T helper cell,包括 Th1、Th2、Th17)和调节性 T 细胞。

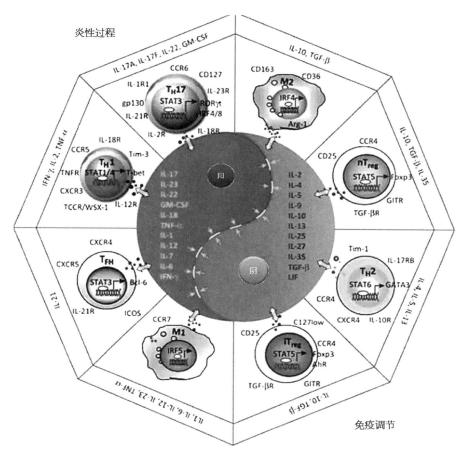

图 2-33 细胞因子网络阴阳太极图

研究发现,Th17 细胞和 Treg 细胞在抗结核感染免疫过程中既相互作用又相互拮抗,Th17 细胞主要增强机体炎症反应,有助于体内病原体的清除,但 Th17 细胞的过度活化也将引起机体的病理性免疫损伤;Treg 细胞则通过发挥免疫抑制作用,抑制机体过度的炎症反应和病理损伤,从而平衡了 Th17 细胞的促炎作用,但 Treg 细胞过度抑制免疫反应也将降低机体免疫应答能力,增加感染机会。因此,对 Th17 细胞和 Treg 细胞在抗结核感染过程中的分化、发育、相互作用等的研究将有助于判断疾病严重程度,为临床对结核患者的诊断、免疫功能和预后评估提供科学依据。

近年来,结核体液免疫诊断的研究也取得了迅猛进展,包括体液中结核杆菌抗原、抗体和免疫过程中产生的各种免疫分子,主要包括:① 抗结核抗体,如培养滤液蛋白-10(CFP-10)、早期分泌性抗原靶-6(ESAT6)、结核杆菌分泌蛋白-64(MPT64)等蛋白。② 结核特异性抗原,如结核 A60、LAM、Ag85 复合物,55 kD、20 kD 抗原。③ 肺纤维化及炎性标志物,如血清透明质酸、α-1-酸性糖蛋白等。④ 结核杆菌感染相关细胞因子,如可溶性 IL-2 受体(s IL-2R)和膜 IL-2 受体(m IL-2R)、IFN-γ、TNF-α、IL17、IL-18 和 IL-8 等。⑤ 结核感染宿主细胞后所涉及的胞内信号传导通路蛋白分子 JAK-STAT、MAPK、NF2κB 及 Ca²⁺ 依赖性信号传导通路相关分子。由此可见,通过机体免疫标志物研究结核杆菌致病机制与宿主免疫反应之间的相互作用关系,将成为控制结核感染新的突破口。尽管目前对结核病免疫机制做了大量的研究,建立了一些新的结核病免疫诊断方法,部分方法已应用于临床,如目前常用的痰涂片抗酸染色法、罗氏培养基培养法、结核抗体金标法、结核杆菌 PCR 扩增法以及 γ 干扰素释放试验(IGRAs)等,然而痰涂片检查阳性率低,痰培养需时又太长,PCR 扩增法技术要求较高。IGRAs 可一定程度上弥补上述不足,具有较高的灵敏度和特异性,但仍不能满足临床需要,尤其是结核病不同病程的诊断十分困难。研究表明,宿主感染结核杆菌后体内表达的免疫标志物谱多而复杂,表达的数量或种类随患者的个体免疫背景和病程而异,而通过液态芯片技术同时检测体液免疫和细胞免疫的多个结核免疫标志物,无疑将有效提升结核诊断阳性率,并有可能通过对结核病不同病程时免疫分子谱的表达研究,了解结核杆菌感染活动期、潜伏感染期的抗原结构、功能及表达情况,发现新的诊断分子标志物。

Treg 细胞(CD4$^+$CD25high CD127low)是一类特异性表达转录因子 Foxp3,是重要的具有免疫抑制功能的 T 细胞,可通过分泌多种细胞因子(如 IL－10、TGF－β 等)发挥免疫抑制功能的作用。Th17 细胞和 Treg 细胞在抗结核感染免疫过程中既相互作用又相互拮抗,Th17 细胞有助于机体清除体内的病原体,但过度活化可使炎症反应加重从而引起病理损伤;Treg 细胞则可抑制过度的炎症反应和病理损伤,但 Treg 细胞的过度活化也对 T 淋巴细胞的特异性免疫应答反应产生抑制,从而有碍于机体内病原体的清除。因此,对 Th17 细胞和 Treg 细胞在抗结核感染过程中的分化、发育、相互作用等的研究将有助于判断疾病严重程度,为结核病的免疫防治提供理论依据。在本研究中,我们根据临床表现、T 细胞斑点试验(T－SPOT.TB)和 TST 试验将结核感染患者分为活动期和潜伏期感染,通过流式细胞术检测不同阶段患者外周血中 Th17 细胞和 Treg 细胞的表达水平,结合血浆中细胞因子 IL－17 和 IL－10 的表达情况,从而分析这两类淋巴细胞亚群在抗结核感染过程中的相互作用及其临床意义,并探讨将其用于区别结核感染后不同病程的可能性。

耶鲁大学免疫系 Wan YY 综述了免疫调节中转化生长因子－β(TGF－β)和 Treg 之间的阴阳作用。TGF－β 是具有免疫抑制活性的细胞因子,与自身免疫疾病的发生有着密切的关系。TGF－β 对 Treg 功能的表达起着关键的作用,正成为免疫学领域研究的热点,两者对于控制自身免疫反应和维持机体免疫耐受状态有着非常重要的作用。以往研究表明在机体免疫系统中两者发挥着阴性调节作用,既能抑制不恰当的免疫反应,又能限定免疫应答的范围,可抑制炎症性细胞的增殖、免疫活性的发挥。但近年来研究也表明,两者还有阳性调节作用,在某些条件下,两者又作为促进因子直接参与免疫应答。

随着分子生物医学研究的进展,技术手段的更新,大量新的基因不断被发现。科学家在超微观的生物研究过程中深深地意识到,在研究的一定阶段必须超越狭小微观生物的范畴,从宏观的角度来认识生物生命现象的真相与全貌,避免其片面性,是非常必要的。因此,阴阳学说就成了生物医药研究者的首选工具,特别是在医学综述和述评类论文中常常援引阴阳学说。

二、结核病于阴阳学说之突破

近年来,医学界学者希望通过运用阴阳学说这一中医理论研究结核病,并研发出新的药剂来治疗结核病。预计在不久的将来,在整体抗结核治疗中,科学家们一方面会去研制更优良的抗结核药物,降低药物毒副作用,另一方面通过常规基因疗法,针对机体失衡(阴阳失衡)进行治疗,利用机体内在抗结核机制,为治疗结核病提供一种新的可能,成为手术、化疗的有效补充和新的治疗手段,即中医学中"祛邪扶正""标本兼顾"。遗憾的是,在自身免疫性疾病中,目前仍不清楚细胞因子是如何在复杂网络中相互作用以抵御炎症的具体机制。这就给我们提出了新的挑战,即了解各细胞因子如何在靶向治疗中发挥作用,并将"阴阳学说"和"现代生物信息学"结合,从各层面多角度将细胞因子间相互作用分解为可识别的界面和链接图,以推测细胞因子的网络活动。所以,利用阴阳失衡状态下的机体表现以及所运用的治疗原则有助于理解细胞因子相互作用,同时对提高自身免疫性疾病细胞靶向治疗方法的研究具有重要的意义。即如沈晓雄所认识到的,"现代医学和传统医学基于阴阳学说在越来越多方面产生了共鸣"。韩启德曾经说过:"在传统医学和现代医学以后会出现一种全新的医学"。而阴阳学说恰恰从这个角度对于临床结核病的诊疗提供了中西医结合新的契机。首先是从整体出发,深入分析分子生物系统中基因组之间以及与环境信息的阴阳相互关系,再从宏观的角度来发现和揭示生命活动的本质规律;第二,强调阴阳动态平衡的生理自适调控重要性,以及分析阴阳失衡的病理现象,对阐明疾病的发生、发展和预后有着重要的意义;第三,提倡"辨证施治"的个性化治疗方案,调动人体自身免疫的"扶正"能力,提出新的治疗策略。

(赵有利　郑　英　陶以成)

参考文献

[1] 潘伟人,王德广.人体躯干淋巴系统解剖图谱[M].北京:人民卫生出版社,2014.

[2] Pan WR, Zeng FQ, Wang DG, et al. Perforating and deep lymphatic vessels in the knee region: an anatomical study and clinical implications[J]. ANZ J Surg, 87(5), 2017 March, E-pub.

[3] Pan WR, le Roux CM, Levy SM. Alternative lymphatic drainage routes from the lateral heel to the inguinal lymph nodes: anatomic study and clinical implicationsans[J]. ANZ J Surg, 81(6): 431-5, 2010.

[4] 王云祥,王锡山.胃肠肝胰肿瘤淋巴系统解剖与临床[M].北京:人民卫生出版社,2015.

[5] 孙汶生.医学免疫学[M].北京:高等教育出版社,2010.

[6] 赵钢,李令根.周围血管病基础与临床[M].北京:人民军医出版社,2015.

[7] 金伯泉.医学免疫学[M].北京:人民卫生出版社,2013.

[8] 苏衍萍,任明姬.组织学与胚胎学[M].南京:江苏科学技术出版社,2018.

[9] 顾晓松.人体解剖学[M].北京:科学出版社,2014.

[10] 王永生,杨倩舒.颈淋巴结核患者外周血和组织中 T-bet 表达检测[J].中国热带医学,2014,14(5):513-515.

[11] 薛祖洪,刘灿均,周明先,等.T 淋巴细胞亚群及细胞因子检测在结核病诊治中的应用[J].实用临床医药杂志,2011,15(1):121-122.

[12] 雷建平.重新审视结核病免疫治疗研究[J].中华临床医师杂志(电子版),2010,4(7):908-915.

[13] 章明徐.Treg/Th17 细胞对结核的诊断价值及高通量检测结核免疫分子谱的应用[D].重庆:第三军医大学第三附属医院野战外科研究所检验科,2015.

[14] 邓国防,雷建平.结核病相关免疫细胞和细胞因子[J].中国防痨杂志,2008,10(30)5:456-458.

[15] 张国英,钮晓红,徐立平,等.淋巴结核患者外周血 CD4$^+$ CD25 high FoxP3$^+$ 调节性 T 淋巴细胞以及血浆 IFN-γ 和 IL-10 水平及其临床意义[J].检验医学,2015,30(1):31-35.

[16] 管波清.T 淋巴细胞、细胞因子、巨噬细胞与结核病[J].结核病与胸部肿瘤,2006,2:141-145.

[17] 沈晓雄.阴阳学说:一个风靡现代医学界的科学概念[J].中医药导报,2018:2.

[18] Larsson LG, Henriksson MA. The Yin and Yang functions of the Myconcoprotein in cancer development and as targets for therapy[J]. Exp Cell Res, 2010, 316(8): 1429-1437.

[19] Liu X, Fang L, Guo TB, et al. Drug targets in the cytokine universe for autoimmune diseas[J]. Trends Immunol, 2013, 34(3): 120-128.

[20] Gilca M, Stoian I, Gaman L. A New Insight into Estrogen Signaling: Yin-Yang Perspective[J]. J Altern Complement Med, 2013, 19(1): 63-68.

[21] Cooper AM. Editorial: Be careful what you ask for is the presence of IL-17indicative of immunity[J]. J Leukoc Biol, 2010, 88: 221-223.

[22] Larson RP, Shafiani S, Urdahl KB. Foxp3(+) regulatory T cells in tuberculosis[J]. Adv Exp Med Biol, 2013, 783: 165-180.

[23] Henao-Tamayo M, Irwin SM, Shang S, et al. T lymphocyte surface expression of exhaustion markers as biomarkers of the efficacy of

chemotherapy for tuberculosis[J]. Tuberculosis (Edinb)，2011，91(4)：308－313.

[24] Fan L，Xiao HP，Hu ZY，Ernst JD. Variation of Mycobacterium tuberculosisantigen-specific IFN－gamma and IL－17 responses in healthy tuberculin skin test (TST)－positive human subjects[J]. PLo S One, 2012，7：e42716.

[25] 程基焱,韩艺.人体发生发育学[M].北京：人民卫生出版社,2015.

第三章

淋巴结结核的病因与发病机制

第一节　淋巴结结核形成的病因病理

结核病(tuberculosis,TB)是严重危害人类健康的传染病,了解其临床特征、发病机制及病理特点尤为重要。

一、临床特征

体表和深部的淋巴结均可发生结核病,其中以颈部淋巴结结核最为多见,占淋巴系统结核病的 $80\%\sim90\%$,多见于儿童及青壮年,女性多见。结核分枝杆菌多由口腔内龋齿或扁桃体侵入,少数继发于肺结核或支气管结核。病变一般位于颌下及胸锁乳突肌的前、后缘或深部颈血管鞘周围,晚期多由干酪样病变液化而形成寒性脓肿,继而破溃。(图 3-1~3-4)患者经常会出现无痛性肿物,局部一般无炎症反应,除非有细菌感染并存,大多数患者无发热、体重减轻、夜间盗汗等全身症状。

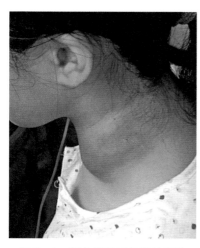

图 3-1　颈左侧淋巴结结核图片

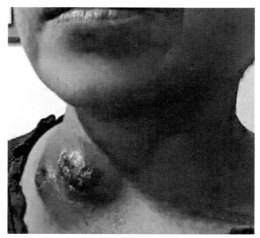

图 3-2　颈右侧淋巴结结核图片

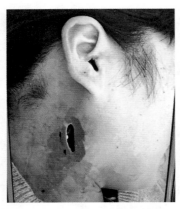 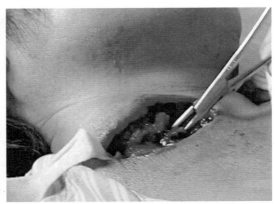

图 3-3　颈右侧窦道形成　　　　　图 3-4　颈部淋巴结结核切开

二、发病机制

结核杆菌是细胞内生长的细菌，既不产生内、外毒素，也无侵袭性酶类。结核杆菌的致病性与其逃脱被巨噬细胞杀伤的能力以及诱发机体产生迟发型变态反应有关，这主要由菌体和细胞壁内某些成分所决定。主要成分有脂质、脂阿拉伯甘露聚糖、补体、热休克蛋白、结核菌素蛋白、荚膜等。

初次感染引起的细胞免疫和超敏反应：由结核杆菌引起的细胞免疫和Ⅳ型超敏反应是导致组织破坏和机体抵抗细菌，并进行修复的基础。结核病的病变特征，如结核肉芽肿、干酪样坏死和空洞形成是超敏反应导致组织破坏的结果，也是宿主免疫反应的一部分。超敏反应和免疫反应的效应细胞都是巨噬细胞，前者发生后通过信号传递使宿主获得对致病菌有抵抗力的免疫反应。

值得注意的是，由于抗结核药物和机体免疫功能等因素的影响可致结核杆菌呈现多种变异，其中 L 型变异菌株最具有重要性。L 型菌由于缺乏细胞壁，丧失菌体某些特异性成分，因而失去激活机体免疫反应的能力，使细菌不易被吞噬细胞识别，得以在机体内潜伏。L 型菌亦难以激活巨噬细胞转化为上皮样细胞和朗汉斯巨细胞，而不能形成典型结核结节，导致病变的多样性。目前研究认为 L 型菌与结核病耐药相关。

三、病理特点

由于机体的反应性、菌量和毒力以及病变组织特性的不同，可呈现 3 种不同的病变类型。

1. 渗出为主的病变　　出现在炎症的早期或机体免疫力低下、菌量多、毒力强或变态反应较强时。病变主要表现为浆液性或浆液纤维素性炎。早期病灶内有中性粒细胞浸润，但很快被巨噬细胞所取代。在渗出液和巨噬细胞内可查见病菌。渗出物逐渐通过淋巴道吸收，病灶可缩小或完成吸收消散，也可转变为以增生为主或以坏死为主的病变。

2. 增生为主的病变　　发生在菌量较少、毒力较低或机体免疫反应较强时。形成具有诊断价值的结核结节（tubercle），又称结核性肉芽肿（tuberculous granuloma）。

结核结节是在细胞免疫的基础上形成的，由上皮样细胞（epithelioid cell）、朗汉斯巨细胞（langhans giant cell）以及外周局部集聚的淋巴细胞和少量反应性增生的成纤维细胞构成。当有较强的变态反应发生时，典型的结核结节中央可出现干酪样坏死。上皮样细胞是从吞噬细胞的巨噬细胞体积增大逐渐转变而来。上皮样细胞呈梭形或多角形，胞浆丰富，染淡伊红色，境界不清,细胞间常以胞浆突起互相连缀,核呈圆或卵圆形,染色质甚少,甚至可呈空泡状,核内可有1~2个核仁。朗汉斯巨细胞是由多数上皮样细胞互相融合或一个细胞核分裂而胞浆不分裂,形成的一种多核巨细胞,细胞大,直径可达 300 μm,胞浆丰富,染淡伊红色,胞浆突起常和上皮样细胞的胞浆突起相连接,核与上皮样细胞核相似,核数由十几个到几十个不等,有超过百个者,核排列在胞浆周围呈花环状、马蹄形或密集在胞体一端。增生性病变转向愈合时,上皮样细胞逐渐消失,并为成纤维细胞所取代,结核结节周围增生的成纤维细胞长入,使结节纤维化而愈合,并有钙盐沉着而发生钙化。

3. 坏死为主的病变　在菌量多、毒力强、机体抵抗力低或变态反应强烈时,上述以渗出为主或以增生为主的病变均可继发干酪样坏死。坏死灶由于含脂质较多,病变呈淡黄色,均匀细腻,质地较实,状似奶酪,故称干酪样坏死(caseous necrosis)。镜下为红染无结构的颗粒状物。干酪样坏死对结核病的病理诊断具有一定的意义。坏死物中大都含有一定量的病菌,但其中心为低氧、低 pH 和高脂肪酸环境,因此在大片干酪样坏死灶的中心很难检见病菌。坏死灶内含有多量抑制酶活性的物质,故坏死物可长期保存而不发生自溶、排出,也不易吸收。有时可因中性粒细胞及巨噬细胞释放大量溶解酶,使干酪样坏死物发生软化和液化,形成半流体物质。干酪样坏死物溶解液化后,可在体表形成窦道排出,坏死物中含有大量结核杆菌。此外,病菌还可经血道播散至全身,引起血源性结核病。

以上 3 种病变往往同时存在而以某一种改变为主,而且还可以互相转化。

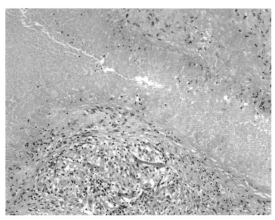 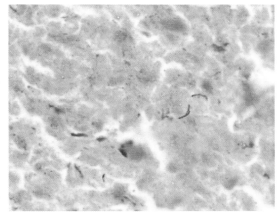

图 3 - 5　淋巴结结核组织学表现为坏死性　　　图 3 - 6　淋巴结结核抗酸染色查找到
　　　　肉芽肿性炎(HE×20)　　　　　　　　　　　抗酸杆菌(油镜×1 000)

（车南颖　穆　晶）

第二节　中医学对瘰疬病因病机的认识

纵观历代文献,总结瘰疬致病因素多因郁、毒、痰、瘀、虚,病位在颈项,病源在脏腑。

瘰疬形成内因正气亏虚,外因风、火、毒邪侵袭,或因肝气郁结,痰湿内生,或因阴虚火旺,灼津为痰,痰火相搏结于颈项、鼠蹊部而成。病位虽在局部,而病源在脏腑,病毒素通过气血津液运行,湿、热、火、痰、瘀、毒邪侵袭经络,客于局部,病久引发变证。

"邪之所凑,其气必虚",病位虽现于体表,但发病之急缓、肿块之大小、多少、坚软及并发症均因人、因地、因时、因证而异。致病原因多见于六淫所伤、七情之变、饮食不节、起居无常、劳逸失度等。结合徐学春《瘰疬证治》从脏腑、经络、气血、津液、痰瘀、痨虫、毒邪等方面分述病因病机。

一、六淫、七情及其他因素

风、寒、暑、湿、燥、火六淫诸邪致病。诸邪气乘虚从皮毛或口鼻侵入机体,沿经络扩散与宿邪搏结瘰核,阻塞津管,窜注颈、腋、腹股沟等部位遂成顽核;郁滞不散,久则肉腐内溃成痨。《千金要方》谓:"夫九漏之为病,皆寒热之毒气。"《外台秘要》则以"此由风邪毒气,于肌肉随虚处而停结"而论。故有"风毒瘰""热毒瘰""痰湿瘰"之别。从临证看,凡六淫引发之瘰疬,属风热的,大抵起发迅急,局部焮肿;属痰湿的,一般不红微肿。

喜、怒、忧、思、悲、恐、惊七情变化失常致病。因恚怒忧思,每导致脏腑失衡;或因气血津液阻塞,凝结俞穴,着筋则成病。故《医宗金鉴》说瘰疬"未有不兼恚怒忿郁,幽滞谋虑不遂而成者"。《外科正宗》更以"失利亡名,怀抱郁结,积想在心,所欲不得,乖隔阴阳,虚熬岁月而得"的病变机制过程,概括瘰疬与七情变化失常的关系。所以临证每见患者肿核常随情绪波动而消长。

其他因素是指六淫、七情以外诸因素。如恣食膏粱厚味、炙煿辛辣,可湿热火毒内生,壅遏腠理,发为瘰疬,《诸病源候论》说"或由饮食乖节"而发;又如因起居、劳逸的无常、失度,每致脾失健运或肾气亏耗而滋生瘰疬,更屡见不鲜。

二、脏腑失衡

瘰疬病源在脏腑。瘰疬、鼠瘘之本皆在于脏,通常瘰疬初期多为肝郁脾虚,气滞痰凝,脾失健运,痰热内生,结块于颈项而成,常因肝气郁结、肺气失宣、脾失健运。瘰疬发展到中、后期出现阴虚火旺、肺肾阴虚证,常因肝阴不足、肾阴亏耗等终致肺肾阴虚、肝肾阴虚等证。后期采用滋阴降火、补益肝肾法屡屡治验。

(一)肝气郁结

肝为刚脏,以气为用,以血为本,血随气行,忧则郁结,怒则气逆。伤肝则气机不舒,血液运行不畅,久而气滞血瘀,涩凝经络,是以《外科准绳》谓"其症皆忿怒气逆,忧思过甚""盖怒伤肝,肝主筋,故令筋缩结蓄肿也"。此正是对《圣经总录》"瘰疬者,其本多因恚怒气逆、忧思恐惧"说的注释。徐学春考《名医类案·瘰疬》录十一验案,其中证因肝血不足,肝经气血亏损,肝火、血燥筋挛,肝火血虚例有四,可为佐证。

(二)肺气失宣

肺主宣肃,宣则温煦肌腠皮毛,肃则敷布水湿津液。若肺气不足,治节无权,水湿津液失于宣化,则聚而成饮化痰,窜注皮里膜外;倘夙疾痨瘵,肺阴久耗,可内生虚火,灼津炼液,凡此皆可结聚为病,所以《医学入门》以"瘰疬痨症之标也"作解释,而解释最具体的当推《疡科全书》,谓:"痨之成症,原与痨瘵相表里也,同一阴火也、痰也。其痰其火,行之肺脏,初期咳嗽吐血,随成痨瘵,行之经络,则为瘰疬。"显然,这不仅阐明了肺失治节致痨的病变机制,而且更从病因和病理的角度指出了瘰疬与痨瘵的异同。察之临证,肺结核并发瘰疬患者临床常见。

(三)脾虚失运

脾司运化水谷精微,濡润周身,久病虚损,或体弱劳倦、抑郁懑闷,每影响脾胃运化功能,而脾虚失运,水谷精微不行,即停聚为痰饮。如因火灼,或因寒凝,瘰疬、痰核因之形成。《外科医案汇编》谓"脾虚失运,肝胆气滞,浊痰注于肌肉,成核成疬",正是对病变机制的阐述。故若瘰疬破溃,脓水淋漓,肉芽不鲜的患者,常伴纳差面黄等证。

(四)肝肾阴虚

肝肾相生相滋养,若肝阴虚,则肝阳亢,灼及肾阴;若肾水亏耗,虚火内生,上灼肝阴,势必水亏火旺,炼液为痰成疬,所以自《外台秘要》提出"肝肾虚热则生疬"的见解后,历代医家多承其说,如《外科证治全书》就以"肝肾虚损,气结痰凝而成"作为机制的解释,故此症患者,肿核溃后难敛。

三、经络病变

经络乃人体赖以运行气血的通道,内而脏腑,外而皮肉筋骨,无处不在网络之中。故无论内因、外因,均可引起局部经络瘀滞,气血涩止的病变。瘰疬多发于足厥阴肝经、足少阳胆经、手少阳三焦经、足少阴肾经循行部位,诸经若有客邪之隙,便有引发、传变瘰疬之机。故《儒门事亲》说瘰疬、结核,马刀侠瘿"为少阳经多气少血"病也。《薛氏医案》更明确指出"瘰疬之病,属于三焦、肝经、胆经、肾经"病,并解释:"怒火、风热、血燥或肝、肾二经精血亏损,虚火内动;或患气逆,忧思过甚,风寒邪气内搏于肝。"故临证可见患者肿核多沿上述经络循行部位分布。

四、气血津液病变

人体气血津液,功能濡养五脏六腑,温煦四肢百骸,若六淫、若七情、若其他因素影响脏腑功能失司,则气郁、血瘀、津凝、液聚,诸病变踵至。其窜注经络之邪,久郁内溃,瘰疬形成,所以《秘传证治要诀》说:"瘰疬之病,皆气血壅结。"《余听鸿外科医案》关于痰块、痰包、痰核、痰疬诸症机制的阐述更有助于理解:人之津液,灌注肌肉、经络、筋骨之间,遇隙即入,遇壑即归,一有壅至,阻而不行,经脉涩而不通,卫气归之,不得反复;肌肉、骨骼、骨空等处,一有空隙,津液便乘虚渗入,蓄则凝成痰,气渐阻,血渐瘀,流痰成矣。"痰阻于皮里膜外、气多肉少之处,无血肉化脓,有形可凭,诸症即起。"这解释可谓剖析机制,言简义明。是以临证每见患者若气血充足,则瘰疬起发、溃破、愈合也快;若症因气滞血瘀,其肿核常坚硬难消;倘证属气血两虚,则每每难溃难敛,而津液不足患者,其疮口常呈空壳。

五、痰瘀致病说

痰源于津,痰是津液不化的产物。元代治痰大家朱丹溪曰:"结核或在项、在颈、在臂、在身,皮里膜外,不红不肿,不硬不痛,多是痰注作核不散。"瘀本乎血,瘀是血运不畅或离经之血着而不去停于局部的表现。清代王清任《医林改错》谓:"元气既虚,血不能达于血管,血管无气,必停留而瘀。"

淋巴属津,津血同源。淋巴管属津管,与血管共同组成脉管。瘰疬即腺病,任何影响局部血液循环、淋巴循环障碍都会产生瘀。《章太炎医论》云:"肌腠内有毛细血管,血中津液溢满,与其余泽当去者,皆自毛细血管深入淋巴腺。"直言瘰疬(腺病)与血、淋巴循环、微循环障碍相关。

痰瘀是人体邪正斗争、阴阳失调、升降失常的病理反应。痰瘀形成一源于气血津液精代谢失常。气血津液精相互生化,津血既同源又同病,气行血行,气虚、气滞、血寒、血热均可成瘀。二源于外邪六淫、内伤七情、年老体弱、脏腑功能失调等。朱丹溪提出"自气成积,自积成痰,痰挟瘀血,遂成窠囊",指明痰瘀致病之理。

痰瘀理论在学界中有广泛认识。岳美中认为:"因年高代谢失调,胸阳不振,津液不能蒸化,血行缓慢迁滞,导致痰浊血瘀。"关幼波指出:"痰与血同属阴,易于交结凝固,气血流畅则津液并行,无痰以生,气滞则血瘀痰凝。"邓铁涛认为痰是瘀的早期阶段,瘀血是痰的进一步发展。于俊生认为无论是内生痰瘀,还是外生痰瘀,一旦痰浊形成,注于血脉,就会壅塞脉道,影响血流。梁钦认为凡不循常道血溢于脉外,血液停滞不行,血液质量发生变化,出现稠、浊、黏、凝、聚等病理变化。董汉良认为阴精中津熬为痰,血滞为瘀;阳气中气血行阻滞为瘀,津液化生为痰,故痰瘀同源。周仲瑛认为气病为先,津凝为痰,血滞成瘀,痰瘀互结。

此外,近年来部分学者在中风、高脂血症、糖尿病、肿瘤、甲状腺病等多种疾病谱广泛应用痰瘀理论。朱曾柏《中医痰病学》云:"顽痰死血,化毒凝结成恶性淋巴瘤"及"痰毒瘀结成癌",从理论到实践做了精辟论述。有资料认为:血液黏度的增加,归结于脂质的代谢紊乱,与三酰甘油、总胆固醇和血浆纤维蛋白原量增高有重要关系。高脂血症一则可直接增加血浆黏度,使脂质沉于血管壁上而生成痰浊;尤其是胆固醇能使红细胞的硬度增加,变形能力低下,而不能顺利通过微循环,直接形成微小血栓,导致血瘀证。

痰作为病机可概括为:诸饮稠厚,麻木呆眩,皆属于痰;诸核漫肿,积渣败絮,皆属于痰;诸体肥湿,癫狂扰神,皆属于痰。瘀血病机可概括为:诸血凝结,青紫刺痛,皆属于瘀;诸面黧黑,肌肤甲错,皆属于瘀;诸块坚实,固定不移,皆属于瘀。

本病以脏腑功能失调为本,以痰浊凝滞为标。综合分析,痰与瘀均是脏腑功能失调、气血津液代谢失常的病理产物。既是病因,又能作用于淋巴结,形成痰瘀,导致新的病理变化,产生继发溃疡,甚至形成窦道。临床上痰与瘀相兼致病,互为因果。瘰疬痰瘀致病特点:易聚性,起病缓慢,结核肿块,质地如馒,或坚硬难消。易行性,多处侵犯,病位不固定。此愈彼溃,此消彼涨,累及颈项、颐颌、胸腋、鼠蹊部等。变化性,痰性流动,变化无端。痰有寒、热、燥、湿、火、气、食、酒,从化则生寒痰、热痰、湿痰、燥痰、痰火、气痰、食痰、酒痰等。遇瘀必加重痰瘀互结。痰生百病,百病兼痰。易发性,痰性黏滞重浊,易阻碍气机,使气血凝滞,故致病广泛,病势缠绵,溃后脓水淋漓不尽,病程较长,迁延难愈,易复发。

六、瘰疬毒邪致病说

瘰疬传染致病。素体患肺痨、肠痨、骨痨等痨瘵相互染易而成。清代梁希曾《疠科全书》:"疬之成症,原与痨瘵相表里。"所谓"为痨得之","瘰疬乃痨证之标也"。内因禀赋素虚,外因瘵虫所染,花柳风痰并挟,邪毒入侵。"正气存内,邪不可干",西医学也同样认为当人体抗病能力低下时,结核分枝杆菌可通过上呼吸道及扁桃体、龋齿等原发病灶,沿淋巴管传播至颈部浅、深层淋巴结使之周围浸润、液化、坏死;可穿破淋巴结包囊感染深部组织,穿破皮肤形成瘘管,流脓经久不愈;或与邻近淋巴结粘连成肿块;还因血行扩散过程的继发感染,使颈两侧、腋窝及锁骨上窝的淋巴结群发生同样病变。

(赵有利　主嘉佳　张晓磊　张　硕)

参考文献

[1] 赵有利.以痰瘀论治瘰疬理论探讨[J].世界中西医结合杂志,2016,7:1017.
[2] 徐学春.瘰疬证治[M].南京:江苏科学技术出版社,1987:32.
[3] 梁钦.疑难病痰瘀同治经验[M].北京:人民军医出版社,2010:2.
[4] 李七一.李七一从痰瘀论治心系病集验录[M].北京:人民卫生出版社,2014:17.

第四章

淋巴结结核的临床诊断方法

淋巴结结核的诊断通过询问病史、系统体格检查、实验室特殊检查等综合方法才能做出正确诊断。

第一节 询 问 病 史

病史对疾病诊断及鉴别诊断十分重要。表浅淋巴结结核初期以淋巴结肿大为主要特征,发病缓慢,无痛感,肿大淋巴结呈串珠状,大小不等,数目不定,也可逐渐融合成块,结核中毒症状相对较轻,浸润增殖期呈现炎性变化。而急、慢性淋巴结炎也伴有淋巴结肿大,如在急性期,淋巴结多有活动,患者往往有咽喉红肿、疼痛、全身发热、疲劳、食欲不振。儿童或青年人发病居多,需与之鉴别。深部淋巴结结核表现不一,所以容易漏诊、误诊。

淋巴结结核儿童和青年较为常见。好发于 40 岁以下的女性,尤其妊娠期女性促性腺激素含量增高导致结核病发病高危。春、秋季是其高发季节。随着流动人口增多,发病具有地域性、流动性与不确定性,要询问是否到过结核病流行地区,既往有无肺部、口腔或咽喉部结核病史。伴有咳嗽、咳痰、胸痛等症状与肺结核、纵隔淋巴结结核相关,腹痛、腹泻与肠系膜淋巴结结核、肠结核等相关。

询问病史包括现病史、既往史、社会及职业史、家族史、生活方式和行为史,是否有输血史、献血史、注射吸毒史、冶游史、过敏史等,并了解其生活圈内是否有类似病情者,均有助于此病的诊断及鉴别诊断。

第二节 临 床 症 状

淋巴结结核临床常见症状有淋巴结肿大、发热、盗汗、咳嗽、胸痛、咯血、局部肿块疼痛、身体消瘦等临床症状。

1. 淋巴结肿大　临床上淋巴结肿大有一定的病理意义。局限性淋巴结肿大的原因大体上有以下几个。

(1) 非特异性淋巴结炎:由局部组织的急、慢性感染引起的相应引流区域的淋巴结肿大,称非特异性淋巴结炎。一般急性炎症时肿大的淋巴结有疼痛及压痛,表面光滑,呈严格的局限性。

有时可见淋巴管炎所致的"红线"自原发病灶走向,肿大的淋巴结局部皮肤可有红肿热痛的炎症表现,往往伴有发热及白细胞增高,经治疗后淋巴结常可缩小。慢性非特异性淋巴结炎常为相应区域的慢性炎症的肿大的淋巴结,硬度中等,常无局部红肿热痛的急性炎症表现。如面部、五官或头颅的急性感染常引起颈部、颌下、耳后、枕后等处的淋巴结肿大;躯干上部、乳腺胸壁的急性感染引起腋窝淋巴结肿大;下肢及会阴部感染引起腹股沟淋巴结肿大;慢性非特异性淋巴结炎,最常见的部位是颌下淋巴结,多见于过去有鼻、咽、喉或口腔感染者,其次是腹股沟淋巴结由下肢及生殖器官的慢性炎症所致。

(2)特异性感染性淋巴结结核:分为原发性和继发性两种。无其他原发结核病灶可寻者为原发性淋巴结结核。在胸、肺、腹或生殖器等病灶之后出现者为继发性淋巴结结核。淋巴结结核最好发部位是颈淋巴结群,结核杆菌大多经扁桃体、龋齿侵入,形成原发性淋巴结结核。少数继发于肺或支气管结核,颈部一侧或双侧,多个淋巴结肿大,大小不等,初期肿硬无痛,进一步发展淋巴结与皮肤及淋巴结之间相互粘连融合成团,形成不易移动的团块,晚期干酪样坏死液化,形成寒性脓肿,进而破溃,慢性溃疡、瘘管形成,愈合后留有瘢痕,较严重病例可有全身结核毒性症状,如低热、盗汗、消瘦等。

(3)恶性肿瘤的淋巴结转移:身体各部位器官的恶性肿瘤均可向所属淋巴结转移,如胃癌转移至左锁骨上淋巴结,鼻咽癌向耳下淋巴结转移,胸部癌肿可转移至右锁骨上或腋下淋巴结群。转移的淋巴结质地坚硬,无压痛,易粘连而固定。

(4)全身淋巴结肿大:肿大的淋巴结可遍及全身表浅的淋巴结,大小不等,无粘连,常见于淋巴细胞性白血病、淋巴瘤、传染性单核细胞增多症及某些病毒性感染,如风疹、麻疹、恙虫病、弓形虫病、布氏杆菌病、钩端螺旋体病、猩红热、结节病等。

2. 发热　结核患者发热多数呈现弛张热或不规则热。发生低热往往是在静息状态下,体温下降的速度也比正常人慢得多,休息半小时后亦不能恢复,仍然有发热。结核病发热时体温常不稳定,早、晚相差1℃以上。中医称之"日晡潮热",即从午后3~4时起开始发热,次日晨以前退热,伴面颊、耳轮潮红,多为肝肾阴虚所致。

结核发热常见有低热:体温在37.5~38℃,多见于轻型结核患者;高热:体温达39℃以上,多见于急性、重型结核患者;长期发热:发热时间较长,呈不规则热,体温常在38~39℃,一般见于慢性排菌者。

发热常伴随盗汗。所谓盗汗,即指睡时汗出,醒后汗止。

3. 咳嗽　纵隔淋巴结结核的咳嗽初期与肺结核相似,多为干咳无痰或少痰,没有痰并不能确定有无传染性。痰检抗酸杆菌阴性,并不能说就没有传染性,因痰检受很多因素的影响,如细菌的数量、痰标本的质量、操作技术等。所以,痰检阴性不能确定就不具有传染性。但经过有效的治疗1~3个月后,就无传染性,即或还有少量的细菌排出体外,也没有致病能力,对他人也不能构成威胁。

4. 局部肿块疼痛　体表淋巴结局限性肿大触痛,初期疼痛性质为钝痛,化脓期表现出灼痛。

第三节　局部主要体征

局部主要体征从淋巴结大小、活动度、皮色、皮温、疮疡面积、溃疡深度、窦道深浅、脓液性质、肉芽性状等方面检查。

1. **皮色**　初起皮色如常,若脓已成,皮色渐转暗红,《痰疬法门》云:初起"色白不痛",起发迟者,"色白微红"。

2. **性状**　初起如豆粒,渐入梅李,触诊圆滑。《医学纲目》谓:"初生如豆久似核,年月浸久,其大如梅或如鸡卵,排列成行。"

3. **活动度**　初期推之如珠游移,中期活动受限或有粘连。《疬科全书》描述:"以指揉之,环转如珠。"

4. **质地**　质地中等,偏硬,所以《医宗金鉴》说:"初期遇怒即肿,名为气疬;坚硬筋缩者,名为筋疬。"

5. **数目**　初起一至数枚,逐渐增多如贯珠,《外台秘要》述其为:"如梅李大小,两三相连在皮间。"

6. **部位**　以两颈为多,颌下、锁骨上、腋下、腹股沟次之。《证治准绳》亦谓:"或在耳后耳前,或在耳侧连颐颌,或在项下连缺盆。"

7. **疼痛**　痛不显或有酸痛,故《外科正宗》说:"初不觉疼,久方知痛。"而《疡科心得集》说得更具体:其初"按之即动而微痛,不甚痛;久之则日以益盛,或颈项强痛"。

8. **脓液**　溃破后脓液清稀,淋漓不尽,或夹豆渣样物、败絮状物,或成瘘管。《外科正宗》云:瘰疬"不消不溃或溃后脓水不绝,经久不瘥,渐成瘘证"。

9. **肉芽组织**　疮口腐肉呈灰白色;疮口久溃不愈,局部皮色紫暗;疮口经久不愈,脓稀量少。

第四节　体格检查

一、望闻问切

简要介绍望、闻、问、切四诊在瘰疬专科上的特点和运用。

1. 望诊

望颜色:主要为望皮色。初期结节型,大多皮色正常;形成肿疡后,皮色渐转暗红;破溃后,则脓水清稀,每多夹有败絮状物或干酪样物,肉芽呈苍白色。

望精神:患者精神振作,形态自如,多为正气未衰,预后较好;若精神萎靡,形容憔悴,多为正气已衰,疗程较长。

望形态:初期大多局部不肿,体质如常;急性发作者,可见局部肿胀;久病不愈者,一般体质较弱,溃疡疮口多呈空壳。

望舌苔:瘰疬初期舌苔大多正常;中期形成脓肿之时,苔转薄黄,质较红;后期气血两虚者,舌质淡,苔薄白;若舌质红而少津,或有裂纹,无苔或少苔者,为气阴两虚,此为舌上之望诊。又舌下望诊对诊断瘰疬有一定价值。如瘰疬初期,中期兼有气血瘀滞者,每与肝郁气滞,脾气不足有关,因为肝主疏泄,肝木条达则脾运有权;而脾之脉络挟咽连舌本,散于舌下,故气滞血瘀者多可从舌下脉络之粗细、青紫见其端倪。

2. 闻诊

听声音:在肿核酿脓或溃烂时患者常呻吟,急性发作者每每疼痛呻吟加剧;若懑闷太息,多与肝郁气滞有关,此常见于初期。

嗅气味:脓液多无明显气味。倘急性感染,则脓稠色黄,气味稍腥或腥臭。

3. 问诊

问寒热:初期多无寒热,急性酿脓,可有寒热;中后期见有午后潮热,颧红唇干,五心烦热者,是为阴虚内热。

问汗:瘰疬见盗汗,多为阴虚;见自汗,多为阳虚或气血不足。

问饮食:饮食如常,纳食有味者,为脾胃运化有权,易于痊愈;饮食锐减,纳谷不馨者,是为脾胃功能已衰,病程大多迁延。

问二便:大便秘结、小便短涩,多为津亏阴虚;大便溏薄,属脾胃虚弱。

问病因:情绪急躁或抑郁,多与肝气郁结有关;颈核急性发作,多因风热气毒所侵;属继发感染者,多与肺痨或瘰疬病史有关,病程亦较长;若兼有咳嗽、头痛、耳鸣、鼻衄等见症,应排除其他致病之因。

4. 切诊　瘰疬脉象以弦、数、虚、滑为主。

弦脉:主肝病,主气郁,主痛。瘰疬出现弦脉,常见于肝气郁结及肿痛较甚者。

数脉:主热证,包括实热证与虚热证。肿核酿脓,热毒内盛见数脉,病程迁延,耗津伤阴,可见细数脉象。

虚脉:主虚证,微弱细缓等无力之脉属之。多见于后期气血两虚或气阴两虚者。

滑脉:主热证、痰证、湿证。肿核经久不消脉滑者,多见于痰气凝结证。

除上述 4 种脉象外,余如浮、沉、迟、涩、濡间亦出现,此不一一列举。

二、淋巴结检查方法及顺序

淋巴结检查的方法是视诊和触诊。视诊时不仅要注意局部征象,包括皮肤是否隆起,颜色有无变化,有无皮疹、瘢痕、瘘管等,也要注意全身状态。

触诊是检查淋巴结的主要方法。检查者将示、中、环三指并拢,其指腹平放于被检查部位的皮肤上进行滑动触诊,这里所说的滑动是指腹按压的皮肤与皮下组织之间的滑动;滑动的方式应取相互垂直的多个方向或转动式滑动,这有助于淋巴结与肌肉和血管结节的区别。

为了避免遗漏应注意淋巴结的检查顺序。淋巴结的检查顺序是由上向下,左右对称进行,顺序为:耳前→耳后→乳突→枕骨下→颌下→颏下→颈后三角→颈前三角→锁骨上窝→腋窝→滑车上→腹股沟→腘窝。

上肢淋巴结的检查顺序是:腋窝淋巴结、滑车上淋巴结。腋窝淋巴结应按尖群、中央群、胸肌群、肩胛下群和外侧群的顺序进行。

下肢淋巴结的检查顺序是:腹股沟淋巴结(先查上群、后查下群)、腘窝淋巴结。

颈部的检查应在平静、自然的状态下进行,被检查者最好取舒适坐位,解开内衣,暴露肩部。如患者卧位,也应尽量充分暴露。检查时手法应轻柔,当怀疑颈椎有疾患时更应注意。

1. 颈部外形与分区　正常人颈部直立,两侧对称,矮胖者较粗短,瘦长者较细长,男性甲状软骨比较突出,女性则平坦不显著,转头时可见胸锁乳突肌突起。头稍后仰,更易观察颈部有无包块、瘢痕和两侧是否对称。正常人在静坐时颈部血管不显露。

为描述和标记颈部病变的部位,根据解剖结构,颈部每侧又可分为两个大三角区域,即颈前三角和颈后三角。颈前三角为胸锁乳突肌内缘、下颌骨下缘与前正中线之间的区域。颈后三角为胸锁乳突肌的后缘、锁骨上缘与斜方肌前缘之间的区域。

2. 颈部皮肤与包块

(1) 颈部皮肤检查时注意有无蜘蛛痣、感染(疖、痈、结核)及其他局限性或广泛性病变,如瘢痕、瘘管、神经性皮炎、银屑病等。

(2) 颈部包块检查时应注意其部位、数目、大小、质地、活动度、与邻近器官的关系和有无压痛等特点。如为淋巴结肿大,质地不硬,有轻度压痛时,可能为非特异性淋巴结炎;如质地较硬伴有纵隔、胸腔或腹腔病变的症状或体征,则应考虑到恶性肿瘤的淋巴结转移;如为全身性无痛性淋巴结肿大,则多见于血液系统疾病;如包块圆形、表面光滑、有囊样感、压迫能使之缩则可能为囊状瘤。若颈部包块弹性大又无全身症状,则应考虑囊肿可能。如果是甲状腺来源的包块在做吞咽动作时可随吞咽向上移动,以此可与颈前其他包块相鉴别。

3. 颈部血管　正常人立位或坐位时颈外静脉常不显露,平卧时可稍见充盈,充盈的水平仅限于骨上缘下颌角距离的下 2/3 以内。在坐位或半坐位(身体呈 45°)时,如颈静脉明显充盈、怒张或搏动,为异常征象,提示颈静脉压升高,见于右心衰竭、缩窄性心包炎、心包积液、上腔静脉阻塞综合征,以及胸腔、腹腔压力增加等情况。

三、全身表浅淋巴结检查

淋巴结分布于全身,一般体格检查仅能检查身体各部表浅的淋巴结。正常情况下,淋巴结大小,直径多在 0.2～0.5 cm,质地柔软,表面光滑,与毗邻组织无粘连,不易触及,亦无压痛。

1. 颈上部淋巴结检查　颈上深层淋巴结,亦称扁桃体淋巴结,位置在颈上部,下颌角深处,胸锁乳突肌内侧缘,颈总动脉外侧。检查者一手扶患者头部,一手以拇指尖向上,使患者头微下倾即可扪及。

2. 颈中、下淋巴结检查　颈中、下部淋巴结位于胸锁乳突肌后缘,少数位于胸锁乳突肌前缘。检查者一手扶患者头部,使患者头偏向健侧,肩下垂,另一手以中、示指沿患侧耳下至锁骨上轻触扪揉,当触及的淋巴结肿大时,需检查基底部,可以拇指与示指捏挤,如需检查有无波动感,则用两示指上下轻压,可获悉淋巴结肿大的轮廓、移动性、数目、有无液化。

3. 颌下淋巴结检查　颌下淋巴结位于下颌骨与二腹肌之间。检查者一手扶患者头部,另一手以中、示指在该区(下颌区)轻触扪揉,使患者头微下倾,即可扪及(图 4-1)。

4. 锁骨上和颈后三角淋巴结检查　锁骨上淋巴结位于胸锁乳突肌外侧缘,颈外静脉内侧缘,锁骨上方,肩胛舌骨肌的下方。被检查者取坐位或仰卧位,头部稍向前屈。检查者左手触患者右侧,右手触患者左侧,由浅部逐渐摸至锁骨后深部。

颈后三角又分为锁骨上三角和枕三角。锁骨上三角位于锁骨上缘,胸锁乳突肌后缘,肩胛舌骨

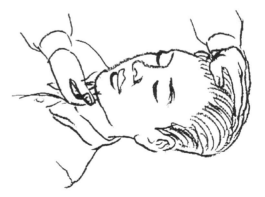

图 4-1　颌下部淋巴结检查法

肌下腹下缘之间,枕三角位于胸锁乳突肌后缘,肩胛舌骨肌下腹上缘和斜方肌前缘之间。检查时使患者头偏向健侧,用拇指和示指在锁骨上和颈后三角处轻触揉扪或捏挤。

5. 腋窝淋巴结检查　腋窝淋巴结位于腋窝内,分前、中、后三缘部。检查时使患者肩和臂下

垂,曲肘,自然地搭在检查者前臂上,检查时以指尖伸入患者腋窝,紧贴肋骨扪触,轻轻揉动;另一手握患者手腕,牵引活动患者上肢以便扪诊,如女性腋下淋巴结肿大,应检查同侧的乳房有无包块。顺序:顶部→后壁→内壁→前臂→外侧壁,由浅及深。

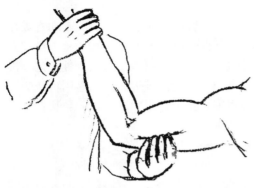

图 4 - 2　滑车上淋巴结检查法

6. 滑车上淋巴结检查　左臂滑车上淋巴结:检查者左手握住被检查者左腕,用右手四指从其上臂外侧伸至肱二头肌内侧,于肱骨内上髁上 3～4 cm 上下滑动触摸滑车上淋巴结。

右臂滑车上淋巴结:检查者右手握住被检查者右腕,用左手四指从其上臂外侧伸至肱二头肌内侧,于肱骨内上髁上 3～4 cm 上下滑动触摸滑车上淋巴结(图 4 - 2)。

7. 腹股沟淋巴结检查　腹股沟淋巴结位于腹股沟韧带下方和卵圆窝内。检查时使患者站立或平卧,下肢伸直,检查者站在被检查者右侧,右手四指并拢,以指腹扪触腹股沟上下方及卵圆窝处,由浅及深滑动触诊,先触摸腹股沟韧带下方水平组淋巴结,再触摸腹股沟大隐静脉处和垂直淋巴结,左右腹股沟对比检查,如扪及包块应嘱患者咳嗽,注意有无膨胀冲击感以检查腹股沟斜疝和股疝。

第五节　临床诊断

淋巴结结核临床诊断参照中华人民共和国卫生部《中药新药临床研究指导原则》及中华医学会编著《临床诊疗指南外科学分册·结核病分册》制定。

(1) 有结核病密切接触史及既往结核病史。

(2) 淋巴结慢性肿大,淋巴结质硬、粘连成团,或可触及波动感,或液化破溃形成慢性窦道。

(3) X 线胸片显示肺部或纵隔有结核病灶者。

(4) 血沉增快。

(5) 结核菌素试验为阳性或强阳性。

(6) 淋巴结穿刺脓液中找到抗酸杆菌。

(7) 淋巴结穿刺或活检见典型结核病变。

(8) 淋巴结组织或脓汁做聚合酶链反应(PCR) 找结核杆菌 DNA,若为阳性,可供诊断参考。

(9) 其中以局部症状及病理检查符合结核为主要依据。

(赵有利　主嘉佳　苏战豹　胡卫华)

参考文献

[1] 陈文彬,潘祥林.诊断学[M].6 版.北京:人民卫生出版社,2006.

[2] 徐学春.瘰疬证治[M].南京:江苏科学技术出版社,1987.

第五章

淋巴结结核实验室检查及诊断

第一节　淋巴结结核细菌学诊断

细菌学检查是确诊淋巴结结核的金标准,也是判定细菌是否耐药的重要依据。常用的结核病实验室检查方法有涂片镜检法、细菌培养法、菌种的鉴定和药物的敏感性检测。

一、涂片染色显微镜检查

结核分枝杆菌长 $1.5～4.0\ \mu m$,宽 $0.2～0.5\ \mu m$,一般病理切片厚度为 $3～5\ \mu m$(图 5-1)。结核分枝杆菌在细胞内繁殖,通常情况下找到细菌就可以诊断为结核。实验室可从痰、血液、脑脊液、胸腹腔积液、尿液、粪便等标本中做涂片和培养检查。

痰涂片检查是发现传染源的最主要途径和手段,是确定结核病诊断和化疗方案的重要依据,是了解病情进展、考核疗效的可靠标准,是流行病学监控的重要手段。为此世界卫生组织把利用显微镜进行痰涂片检查作为 DOTS 策略的五项基本要素之一,对咳嗽咳痰大于 2 周、咯血及 X 线检查发现肺部有异常者必须进行痰菌检查。

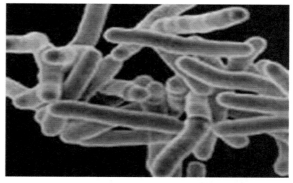

图 5-1　结核分枝杆菌

苯酚复红抗酸染色及金胺 O-罗丹明等荧光染料涂片镜检仍是在临床标本中检测结核分枝杆菌的主要方法。

1. 萋-尼氏抗酸染色(Ziehl-Neelsen acid-fast staining,ZN)　主要用于抗酸性细菌的检测。该方法检测抗酸性细菌中的分枝菌酸,如存在 MTB 细胞壁中的大量脂类物质。虽然这种技术操作简便,价格低廉,且为检测 MTB 使用最广泛的快速诊断方法,但与培养方法相比其敏感度和特异度均比较低,有一定的局限性。

2. 金胺 O-罗丹明染色(Auramine O-Rhodaminefluorescent staining,AO 或 AR)　是使用荧光显微镜观察抗酸杆菌(包括分枝杆菌)的组织学技术。这种技术被认为是优于萋-尼氏抗酸染色的方法。分枝杆菌细胞壁的肽聚糖外含有大量脂质,导致其不易着色。传统染色方法通过加

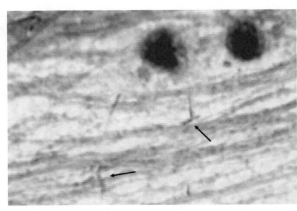
图 5-2　痰样本抗酸染色镜检结果

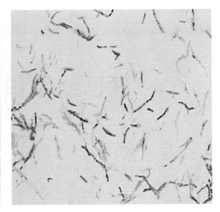
图 5-3　纯培养分离株抗酸染色镜检结果

热和延长染色时间促使其着色。金胺 O-罗丹明荧光法属于荧光染色液,无须加热,较 ZN 热染液安全,且比 ZN 更经济且更敏感。

二、细菌培养检测方法

对于活动性肺结核患者,必须检测到引起 TB 的病原体,此目的可以通过微生物菌群培养完成。MTB 培养是 TB 最准确的诊断方法,是活动性结核的临床和研究诊断的金标准技术。经过培养所获得的菌株可进一步进行菌种鉴定和药敏实验。

1. 罗氏培养法　是最传统的 MTB 检测方法。该方法操作便捷,成本较低,但是其检测周期耗时较长,需 4～6 周。固体培养基的优势在于可直接从平皿或者斜面上观察菌落的形态,并进行相应的细菌学鉴定,同时可应用于抗结核药物敏感性试验。

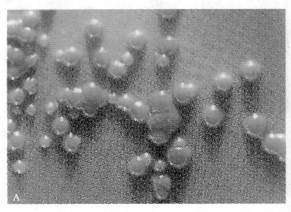
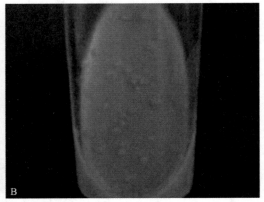
图 5-4　A～B 分枝杆菌罗氏培养基培养

2. 分枝杆菌生长指示管(mycobacteria growth indicator tube,MGIT)　是一种基于荧光的手动或自动化系统,可用于快速检测分枝杆菌。其中管底含荧光复合物,可被氧气淬灭。当分枝杆菌生长时,管内氧气逐渐被消耗即可探测到管底的荧光复合物。

3. TK 选择性(TK selective,TK SLC)培养法　是用一种改良液体培养方法对 MTB 快速培养的系统,可通过观察培养液体的颜色是否由红色变为黄色来检测 MTB 早期扩增。其在结核病诊断中的应用还在进一步评估和验证中。

4. 快速培养技术和菌种鉴定　BACTEC－TB460/MGIT960、BACT/ALERT 3D、MB－BACT 等全自动分枝杆菌培养、鉴定、药敏检测系统操作简便、阳性率高(比传统培养方法提高10.77％),检测时间也大大缩短,平均 2～4 日,但价格昂贵。

三、菌种的鉴定

经培养所得的菌株,无法确定是结核杆菌还是非结核杆菌,因两种细菌在致病性和药物敏感性方面均有显著差异,故我们有必要将其鉴定到种。早期的鉴别方法主要是通过细菌表型,如生长速度、色素及特殊的生化反应等,这种方法虽然简单、价廉但所需时间较长,精确度也较低。近年来常用的方法有 HPLC 法、Accuprobe 探针法等。

1. HPLC 法　主要用于分析分枝菌酸,此法重复性好、准确度高、速度快(数小时)、菌种范围广(>50 种)、自动化且成本低,缺点是所需的 HPLC 仪价格昂贵,前期仪器的投资成本较大。

2. Accuprobe 探针法　现已有鉴别结核分枝杆菌复合体、鸟分枝杆菌、鸟分枝杆菌复合体、胞内分枝杆菌、堪萨斯分枝杆菌等试剂盒。此试剂盒能使培养阳性的菌株在 2 小时左右出现结果,并具有良好的敏感性和特异性。

这些方法性较传统的方法具有很高的优越性,如缩短了鉴定的时间,提高了结果的可靠性。但这些方法往往需要相应的设备和专业的技术人员,普及性受到了一定的限制。

四、药物的敏感性和耐药性检测

临床上常用的结核分枝杆菌药物敏感性测定方法有绝对浓度法、比例法、E－test 法和仪器法。之后又发展了比色法、硝酸还原法等,见下表 5－1。

表 5－1　常见的药敏方法比较表

方　　法	准确度(%)	费　用	技术/仪器	药敏种类
比例法	>95	低	不需要	所有药物
E－test	>90	中等	不需要	R/H/S/E
BACTEC－460	>95	高	需要	大部分药物
BD MFIT960	>90	高	需要	R/H/S/E
比色法	>95	低	不需要	大部分药物
硝酸盐还原试验	>95	低	不需要	大部分药物

注:R-利福平,H-异烟肼,S-链霉素,E-乙胺丁醇。

五、分枝杆菌检测样本采集要求

1. 分枝杆菌细菌检测　以清晨第一口痰为宜。先用清水漱口,嘱患者用力咳出深部痰,置于无菌样本保存管,密封送检。待测样本在 2～8℃保存不应超过 24 小时。

2. 非结核分杆菌菌种鉴定　检测样本为痰液或培养分离菌株,肺泡灌洗液、骨脓、胸腔积液等样本也可进行检测。

3. 结核杆菌耐药检测　检测样本为痰液或培养分离菌株,肺泡灌洗液、骨脓、胸腔积液等样本也可进行检测。

报告周期：非结核分杆菌菌种鉴定和结核杆菌耐药检测5个工作日。

六、分枝杆菌检测的临床意义

1. **分枝杆菌细菌检测** 用于可疑结核病患者经处理的痰液标本结核分枝杆菌的定性检测，可用于结核病的辅助诊断。

2. **分枝杆菌菌种鉴定** 我国分枝杆菌感染者中11.1%是非结核分枝杆菌（nontuberculous mycobacterium，NTM）感染，由于结核分枝杆菌感染和非结核分枝杆菌感染有相似临床表现，但治疗方法和对药物敏感性不同，易于发生误诊和无效治疗。非结核分枝杆菌是除结核分枝杆菌复合群、麻风分枝杆菌（M. leprae）外的一类分枝杆菌。NTM种类繁多，自1885年最早从临床标本中分离出耻垢分枝杆菌以来，迄今已发现超过150个种，广泛存在于自然界，主要见于水、土壤和气溶胶，大部分是腐物寄生菌，根据对人和动物的致病性以及生物学特征的相似性将其分成5个复合物包括：① 鸟-胞内分枝杆菌复合物（M.avium - M.intracellulare complex，MAC），有鸟分枝杆菌、胞内分枝杆菌、瘰疬分枝杆菌和副结核分枝杆菌等是最常见的条件性致病菌。② 戈登分枝杆菌复合物（M.gordonae complex），有戈登分枝杆菌、亚洲分枝杆菌、苏尔加分枝杆菌，多属暗产色菌。③ 堪萨斯分枝杆菌复合物（M.kanasii complex），目前有堪萨斯分枝杆菌和胃分枝杆菌。④ 土分枝杆菌复合物（M.terrae complex），有土分枝杆菌、不产色分枝杆菌和次要分枝杆菌属。⑤ 偶发分枝杆菌复合物（M.fortuitum complex）。

表5-2　菌种初步鉴别结果报告

分 枝 杆 菌	对硝基苯甲酸(PNB)	噻吩-2-羧酸肼(TCH)	罗氏培养基(L-J)
结核分枝杆菌	－	＋	＋
牛分枝杆菌	－	－	＋
非结核分枝杆菌	＋	＋	＋

注：＋为生长，－为不生长。

传统的生化鉴定方法耗时、费力，且结果往往难以判定，不能适应临床需求。建立准确快速的分枝杆菌鉴定方法为临床诊断治疗所必需。随着分子生物学技术的发展，PCR-RFLP被广泛应用于菌株鉴定。常用的靶基因有hsp65和rpoB基因等，其中以hsp65基因为靶基因的PCR-RFLP标准指纹图谱现已经非常完整，通过互联网可以查询相应指纹图谱。

分枝杆菌菌种鉴定基因芯片检测可能在6小时内检测17种分枝杆菌：结核、胞内、鸟、戈登、堪萨斯、偶然、瘰疬、浅黄、土、龟-脓肿、草、不产色、海-溃疡、金色、苏尔加、蟾蜍、耻垢。灵敏度为10^3菌/反应，比痰涂片和培养菌法高10倍左右，并有严谨的对照和判读软件，保证分枝杆菌检出率和准确度。

在临床上应用分枝杆菌菌种鉴定基因芯片对疑似结核患者进行检测，不仅可以有效准确快速地从分子层面诊断患者是否为结核分枝杆菌感染，并且可以对实为非结核分枝杆菌感染却表现为结核分枝杆菌感染临床症状的患者进行正确诊断。此项目的开展对于提高结核患者检出率，减少误诊，尽早选择最佳治疗方案具有重大意义。

3. **结核杆菌耐药检测** 结核分枝杆菌耐药基因芯片检测项目对利福平和异烟肼耐药相关基

因 $rpoB$ 的 6 个位点野生型和 13 个突变型、$katG$ 的 1 个位点野生型和 2 个突变型、$inhA$ 基因启动子区野生型和突变型进行特异检测,检测灵敏度为 10^3 菌/反应。

在临床上对结核患者进行结核分枝杆菌耐药基因检测可快速准确判断患者是否耐药,并根据此项目检测结果使用不同治疗结核药物,不仅可帮助医生选择最佳治疗方案,有针对性进行患者个体化医疗,也可减少患者治疗时间和治疗费用,减轻患者负担。

第二节　淋巴结结核免疫学诊断

一、酶联免疫斑点试验

酶联免疫斑点试验(enzyme linked immunospot assay,ELISPOT),是从单细胞水平检测分泌抗体细胞或分泌细胞因子细胞的一项细胞免疫学检测技术。T-SPOT.TB 试验正是利用 ELISPOT 技术检测 T 淋巴细胞释放的 γ 干扰素,该方法相较于其他结核病诊断方法,在活动性结核病、潜伏性结核感染和免疫力低下的人群中具有较高的诊断灵敏度和特异性,且 ELISPOT 的灵敏度与 BCG 接种及结核病接触无较大关联,检测结果较传统的 TST 更加可靠。但是,对于结核病诊断该技术也存在缺陷,如不能完全排除假阴性结果;不能很好区分活动性结核病患者和潜伏性结核感染者;由于 T-SPOT.TB 试剂盒价格昂贵,在经济相对落后的地区较难推广。

主要原理如下:利用特定细胞因子的单克隆抗体包被 96 孔板,封闭剩余的空白位点,加入细胞悬液,用特异性抗原刺激、活化细胞,产生细胞因子,细胞因子会往附近扩散与之前包被的抗体进行特异结合。洗掉细胞,加入酶标二抗特异与细胞因子进行结合,通过底物的显色反应,一个细胞所在位置就会显出斑点,最后利用显微镜或者特定的读板机(reader)就可以计算出样品中被激活细胞的数目。

判定标准:阴性对照孔没有斑点或很少,阳性对照孔大于 20 个;阳性结果:实验组的斑点数-阴性对照孔≥6 个;阴性结果:实验组的斑点数-阴性对照孔≤5 个;不确定结果:当阴性对照孔斑点数为 0~5 个,同时实验组的斑点数-空白对照孔斑点数为 5~7 个时,此结果被认为是不明确结果。

T-SPOT.TB 是 γ 干扰素释放试验(interferon gamma release assay or TB-IGRA)的一种,是利用结核特异抗原(ESAT-6,CFP-10),通过酶联免疫斑点技术检测受试者体内是否存在结核效应 T 淋巴细胞,从而判断受试者是否感染结核分枝杆菌(现症感染)的新方法。因此,T 代表效应 T 细胞,SPOT 即斑点,TB 代表结核。

T-SPOT.TB 并不能区分活动性结核病和 LTBI,也不能准确预测 LTBI 发展为活动性结核病的风险。从 T-SPOT.TB 检测原理来看,T-SPOT.TB 检测的是人体对结核分枝杆菌特异性抗原的免疫反应(而非结核分枝杆菌本身),阳性结果提示患者体内存在被结核分枝杆菌(以及少数非结核分枝杆菌)致敏的 T 淋巴细胞。因此,T-SPOT.TB 阳性的患者可能是活动性结核病患者或者是潜伏性感染的状态,是潜伏性还是活动性需要结合临床症状、影像学结果、诊断性抗结核疗效等。

T-SPOT.TB 阳性结果:

(1) 提示患者体内存在结核分枝杆菌特异性效应 T 淋巴细胞,患者存在结核感染。T-

SPOT.TB 不能作为诊断活动性结核的金标准,必须结合患者的临床症状和其他的相关检查结果共同作出临床判断。

(2)可能是其他分枝杆菌的感染引起,如 M.kansasii(堪萨斯)、M.szulgai(苏氏)、M.marinum(海)、M.gordonae(戈登)分枝杆菌(这些分枝杆菌可致 HIV 患者机会感染)。

(3)皮下注射 PPD 也许会造成 T-SPOT.TB 假阳性结果,因此需同时检测 T-SPOT.TB 和 TST 时,T-SPOT.TB 的血样最好在 TST 实验前或者实验后 3 日内采取。

T-SPOT.TB 阴性结果:提示患者体内未检测到结核分枝杆菌特异性效应 T 淋巴细胞。但若出现以下情况,阴性结果不能排除结核分枝杆菌感染可能。

(1)因感染阶段不同引起的假阴性结果,如标本是在细胞免疫发生前获取的。

(2)免疫系统功能不全情况,如 HIV 感染者、肿瘤患者、儿童等。

(3)其他免疫学实验非正常操作的差异。

二、结核感染 T 细胞检测

结核感染 T 细胞检测是 γ-干扰素释放试验(interferon gamma release assay or TB-IGRA)的另一种检测方法,主要是通过检测受结核分枝杆菌特异性抗原刺激而活化的效应 T 细胞来诊断结核感染,用于结核分枝杆菌潜伏感染或活动感染的辅助诊断,其结果不能代替痰涂片、培养或影像学等其他较为经典的结核分枝杆菌感染的诊断方法,亦不作为临床诊断的唯一证据。

主要原理:结核感染 T 细胞试剂盒采用体外释放酶联免疫法原理衡量特异性抗原介导的细胞免疫反应强度。通过结核分枝杆菌特异性重组抗原刺激结核分枝杆菌感染者特异性 T 淋巴细胞并使其增殖、释放 IFN-γ。微孔条上预包被的 IFN-γ 抗体可与样品中的 IFN-γ 结合,再加入酶标试剂进行二次温育。当样品中存在 IFN-γ 时,将形成"包被抗体-IFN-γ-酶标抗体"复合物。复合物上连接的 HRP 催化显色剂反应,生成蓝色产物,终止反应后变为黄色。

若样品中无 IFN-γ 时,不显色。通过酶标仪检测吸光度(A 值),用校准品浓度值与 A 值拟合乘幂曲线,计算样品中 IFN-γ 含量,从而判断是否感染结核分枝杆菌。

结果判读:

(1)以校准品(12.5 pg/ml~400 pg/ml)的抗原含量及其对应的吸光度均值做乘幂拟合曲线即标准曲线,求出线性回归方程,将 N、T、P 3 种培养管培养后血浆标本的吸光度值分别代入回归方程,求得 3 种管中血浆标本相应的 IFN-γ 含量。

(2)结果判定:测试培养管(T)含量值=T、本底对照培养管(N)含量值=N、阳性对照培养管(P)含量值=P(单位:pg/ml)。

表 5-3　结核感染 T 细胞结果判定

N	$P-N$	$T-N$	结果判定	结 果 解 释
≤400	任何值	≥14 并且≥$\dfrac{N}{4}$	阳性	感染结核分枝杆菌(感染期、潜伏期)
	≥20	<14	阴性	未感染结核分枝杆菌
	≥20	≥14 但<$\dfrac{N}{4}$	阴性	未感染结核分枝杆菌
	<20	<14	不确定	不能确定是否感染结核分枝杆菌

（续表）

N	P-N	T-N	结果判定	结 果 解 释
<20	≥14 但< $\dfrac{N}{4}$	≥14 但< $\dfrac{N}{4}$	不能确定是否感染结核分枝杆菌	
>400	任何值	任何值	不确定	不能确定是否感染结核分枝杆菌

检测方法的局限性：

（1）要确诊患者是否感染结核及结核发病，还需要同其他诊断方法相结合，如影像学诊断、菌涂、菌培等。

（2）TB-IGRA反应假阴性的可能原因有：标本的不正确处理，如剧烈操作导致细胞受损；受试者本身免疫系统缺陷，如接受免疫抑制治疗或AIDS；或其他可能原因。

（3）理论上，每位受试者都能对非特异刺激抗原PHA产生反应。

（4）TB-IGRA反应阳性也可能因罕见分枝杆菌（*M. kansasii*，*M. szulgai*，*M. marinum*）引起。

（5）对所采集的标本要求较高，需要采集新鲜全血。

（6）随着PPD强度增加，本试剂阳性率由低到高，均呈明显升高趋势，PPD强度与本试剂阳性率呈正相关。

三、细胞因子检测

细胞因子的检测结核免疫以细胞免疫为主，巨噬细胞在控制、杀灭MTB中起到重要作用，其抗菌活性受到多种细胞因子（CK）的调节。Th1型细胞因子能激活单核巨噬细胞，增强巨噬细胞的抗菌能力，对MTB感染起到保护性免疫应答作用，有利于疾病的控制。Th2型细胞因子抑制细胞免疫，降低了巨噬细胞的抗菌能力，使结核病的免疫应答减弱，促进了疾病的发展。目前认为IFN-γ、IL-12是促进Th1分化的主要因子，IL-4、IL-10是促进Th2细胞分化的主要因子。

巨噬细胞吞噬结核分枝杆菌后，产生一系列的细胞因子谱系：IL-1、IL-6、IL-10、TNF-α、TGF-β和IL-12、IFN-γ、IL-2、IL-4。结核肉芽肿形成是一个复杂的细胞因子效应过程，参与的细胞因子有IL-1、IL-8、IL-12、单核细胞趋化蛋白-1（MCP-I）、促黑激素释放抑制因子（MIF）、TGF-β、TNF-α、IL-2、IFN-γ、IL-4、IL-5、IL-6、IL-10、生长因子集落刺激因子（GF-CSF）等。特异性T淋巴细胞被激活，增殖分泌的IFN-γ在细胞免疫中起着重要的作用，可以将巨噬细胞激活为吞噬细胞并破坏细菌。IL-21能够增强CD8T细胞，促进肺部T淋巴细胞聚集，增强T淋巴细胞的细胞因子的产生。因此，通过检测细胞因子水平可对结核分枝杆菌感染及结核病的诊断提供参考。

四、结核菌素试验

结核菌素皮试试验（TB skin test，TST），也称为Mantoux试验。此方法应用纯蛋白衍生物（PPD）注射到体内，观察其是否会导致人体迟发型超敏反应，来判定人体对MTB有无免疫力，从而判断受试者是否曾经感染过MTB。优点是简便、快速、成本低，但假阳性率高，极不易标准化，且难以鉴别卡介苗接种引起的免疫反应，尤其在合并人类免疫缺陷病毒感染时，更不易鉴别诊断。结核菌素试验对婴幼儿童结核病的辅助诊断意义更大些。

判定标准为：硬结平均直径在 5 mm 以下或无反应者为阴性，硬结平均直径≥5 mm 者为阳性，硬结平均直径 5～9 mm 为一般阳性，硬结平均直径 10～19 mm 为中度阳性，硬结平均直径≥20 mm（儿童≥15 mm）或局部出现水泡、坏死及淋巴管炎者为强阳性。

不论旧结核菌素（OT）还是纯蛋白衍生物（PPD）均不是纯化抗原，含有其他分枝杆菌共有的多种抗原成分，因此在鉴别结核分枝杆菌自然感染及卡介苗接种后的阳转方面均有局限性。我国一直将其作为免疫规划中儿童必须接种的疫苗卡介苗，国外许多国家（如美国）已取消近 20 年。

五、结核抗体检测

结核抗体检测的原理是利用 MTB 的特异性抗原检测体内相应的抗体，根据检测抗体的滴度来判断人体是否感染 MTB。采用酶联免疫吸附测定（enzyme-linked immunosorbent assay，ELISA）即可检测抗体水平。然而，在潜伏性 MTB 感染期，由于不存在抗体的应答，则易漏诊。血液中抗体为多克隆抗体，用结核抗原去检测时会出现交叉反应；在刚刚治愈的结核病患者体内含有较高浓度的结核抗体等会造成假阳性。重症肺结核、血播散型结核、老年患者或 HIV 感染者等免疫力低下，体内的 MTB 抗原无法刺激机体产生足量的结核抗体，导致敏感性较低，甚至出现假阴性结果。

但 2011 年 WHO 指出：没有证据证明现有的商品化试剂盒能够改善患者的疾病结局，高比例的假阳性和假阴性反而会影响患者的安全，血清学检测用于结核病的诊断，带来的风险远远超过潜在的收益。因此，除 HIV 感染外，不推荐将血清学检测作为可疑肺结核或肺外结核的诊断依据。

六、其他生物标志检测

1. 结核抗原的检测　原理是抗原抗体反应的特异性，利用单克隆抗体来检测体内的 MTB 抗原，从而判断机体是否感染 MTB。

2. γ-干扰素释放试验（interferon gamma release assay，IGRA）　先前感染过 MTB 的患者体内的白细胞再次遇到相应抗原时，将会释放一种 γ-干扰素。通过检测全血或分离自全血的单核细胞中的 γ-干扰素，判断受试者是否感染 MTB。目前最常见为基于全血培养的 ELISA 法。然而，该方法无法区分活动性 TB 与 LTBI，且在不同地区、不同人群中的特异度和敏感度均存在较大差异。但由于不受卡介苗和大多数非致病分枝杆菌的影响，在质量严格控制下可获得有意义的效果。

第三节　淋巴结结核分子生物学诊断

一、分子诊断

结核分枝杆菌分子诊断技术近几年出现了突破。

1. XpertMTB/RIF　是以半套式实时定量聚合酶链反应（PCR）扩增技术为基础，能自动抽提 DNA 并扩增 *rpoB* 基因。可直接从患者新鲜痰液或冻存痰液中检测结核分枝杆菌及其对利福平的耐药性，整个过程在一密闭环境中进行，手动操作时间不超过 5 分钟，对操作者和周围环境安全,全程约 2 小时即获得结果。2010 年 WHO 将其推荐为 TB 检测方法,从而获得大幅度的推广应用。

该方法采用全自动实时荧光定量 PCR 原理,将样品处理、核酸扩增、目标序列的实时检测整合于一体,通过对 MTB 特有的序列 $rpoB$ 基因上于利福平耐药相关 81bp 的核心区域(RRDR)进行检查(图 5 - 5)。

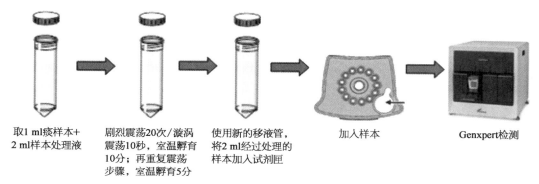

取1 ml痰样本+　　　剧烈震荡20次/漩涡　　使用新的移液管,　　加入样本　　Genxpert检测
2 ml样本处理液　　　震荡10秒,室温孵育　　将2 ml经过处理的
　　　　　　　　　10分;再重复震荡　　样本加入试剂匣
　　　　　　　　　步骤,室温孵育5分

图 5 - 5　Xpert MTB/RIF 操作流程示意图

2. MTB 环介导等温扩增技术(TB - LAMP)　是另一种用于扩增 DNA 检测的新方法。TB - LAMP 采用结核分枝杆菌特异性引物,荧光标记产生足够量核酸的视觉检测。该技术在恒温条件下对目标基因进行扩增,在全封闭系统中进行,无须 DNA 纯化过程,对实验室基础设施、设备要求较少,特异性高、速度快,全过程仅需 2 小时,可作为传统分子检测方法如 PCR -直接测序法的替代。该方法灵敏度高,一旦开盖容易形成气溶胶污染,加上目前国内大多数实验室不能严格分区,假阳性问题比较严重。

3. 分子线性探针测定法　分子线性探针测定法诊断 Mtb 耐药基因检测已得到了 WHO 的认可与推荐。目前该方法主要分为 3 种:Genotype MDRTBsl 检测法、Genotype MDRTBplus 检测法和 REBA MTB - Rifa 线性探针测定法。该法具有良好的灵敏度和特异性,但易污染。

(1) Genotype MDRTBsl 检测法:目前 Genotype MDRTBsl 试验已应用于 XDR - TB 的诊断,主要用于检测氟喹诺酮类药物(FQs)、乙胺丁醇(EMB)和其他二线药物的耐药基因突变。Genotype MDRTBsl 检测法和 DNA 测序法对 234 例耐多药菌株检测耐药基因,并与传统的药物敏感度试验(DST)相比,Genotype MDRTBsl 检测法测定耐药基因的敏感度(FQs 为 85.1%、阿米卡星为 84.2%、Cm 为 71.4%、Km 为 43.2%)差别较大,而两种方法检测上述耐药基因的特异度均很高(95.8%~100.0%)。

(2) Genotype MDRTBplus 检测法:Genotype MDRTBplus 检测法可用于结核病和耐利福平、异烟肼结核的诊断,灵敏度高。

(3) REBA MTB - Rifa 线性探针测定法:REBA MTB - Rifa 线性探针测定法可用于检测 RIF 耐药基因 $rpoB$。

4. 蛋白芯片技术　1998 年,美国开发成功世界上第一块蛋白质芯片。2001 年,我国上海数康生物科技有限公司成功开发了多肿瘤标志物蛋白芯片检测系统。2003 年,我国南京大渊生物技术工程责任公司开发了大渊蛋白芯片检测系统。在医学实验室诊断领域,蛋白芯片有助于对疾病的发病机制的研究,以寻找疾病诊断和治疗的靶分子。蛋白芯片技术是一种高通量、高灵敏度、高特异性且微型化的蛋白质分析技术,是近年来蛋白组学研究中兴起的一种新方法。结核蛋白芯片的特点是可对多种结核分枝杆菌抗原/抗体进行同时筛查,简便、快速、准确而又有较高的特异性与敏感性以及检测成本低,在临床上已得到广泛应用,对于痰涂片检查阴性、无痰、肺外结核病患者的检出更显示其优越性。

结核蛋白芯片系统的基本原理是以微孔滤膜为载体,利用微阵列技术将纯化的结核杆菌脂阿拉伯甘露糖(LAM)、蛋白相对分子质量 $16×10^3$(rTPA16)和 $38×10^3$(Rtpa38)等 3 种抗原固相于同一膜片上,并利用微孔滤膜的渗滤、浓缩凝集作用,使抗原-抗体反应在固相膜上快速进行,再以免疫金作为标记物而直接在膜上显色。显色后的芯片放入芯片阅读仪,在专门软件的支持下对不同抗原点阵的灰度值进行分析,整个过程不超过 30 分钟。诸多临床评价和实验表明该技术为临床诊断结核病起到了积极的作用。

5. 多重 PCR 检测技术 采用多个特异性引物对多个不同基因靶点进行扩增,不仅具有 PCR 技术简便、快速的特点外,还可以减少假阴性结果。多重 PCR 可在不降低特异度的同时,提高灵敏度。该方法对培养阳性患者、涂阳患者、涂阴患者和培养阴性患者的检测准确率分别为 97.2%、100.0%、55.5%、93.6%。

6. 恒温扩增检测技术 恒温扩增检测技术主要包括环介导恒温扩增法和 RNA 恒温扩增实时检测等 2 种方法。

(1) 环介导恒温扩增法:环介导恒温扩增法(loop mediated isothermal amplification,LAMP)可在等温条件下直接扩增临床标本中的 Mtb DNA,用肉眼就可以观察结果,是 2013 年 WHO 重点推荐的一种商业化的应用于 Mtb DNA 扩增的诊断新方法。

(2) RNA 恒温扩增实时检测:RNA 恒温扩增实时检测(simultaneous amplification and testing,SAT)法既有操作简便,反应速度快,污染率低的特点,同时还具有灵敏度和特异度高的优点,是一项很有市场前景的 Mtb 诊断新技术。

7. 高分辨率溶解曲线 分析高分辨率熔解曲线分析法检测耐药基因突变,目前已在 INH、RFP、Sm、FQ 药物和 PZA 中得到验证。此外,高分辨率熔解曲线分析法分析还可用于分枝杆菌的分类研究。

8. 其他分子诊断技术

(1) 实时定量 PCR 技术是可用于诊断结核。实时定量 PCR 技术、直接痰检和培养 3 种方法对呼吸道标本进行检测,与两者的诊断结果相比较,实时定量 PCR 总的敏感度为 90.2%、特异度为 97.8%、阳性预测值为 97.1% 和阴性预测值为 92.3%。

(2) 寡核苷酸微矩阵法可检测出氟喹诺酮的耐药突变基因 *gyrA* 和 *gyrB*,以及与阿米卡星和卷曲霉素耐药相关的 *rrs* 基因和启动子的 *eis* 基因。

(3) 纳米金探针目前已被广泛地用于病原体的核酸检测和区分,包括 Mtb,检测用时 1 小时。

(4) 速度-寡结核分枝杆菌直接测定法可直接检测标本中 MtbC,并可鉴别 MtbC 和 NTM。

(5) 基因探针扩增直接试验是一种直接在标本中检测 Mtb 的技术,具有灵敏度高等优点。

另外,目前还有诸如变性高效液相色谱分析、PCR 限制性酶切分析等分子诊断技术被大量研究开发和证实。

二、基因检测

1. 基因芯片技术 具有简便、快速、灵敏度高、特异度高等优点。基因芯片法针对 Mtb 的

rpoB、*katG*、*inhA* 3 个基因的多个位点进行检测,以绝对浓度法的药敏结果为金标准,基因芯片按其性能和用途分为多种类型,主要应用于分枝杆菌的菌种鉴定和耐药性检测等方面。与传统检测方法相比,基因芯片在感染性疾病、遗传性疾病和肿瘤等疾病的临床诊断方面具有独特的优势,它可以用 1 张芯片同时对多个患者进行多种疾病的检测;无须机体免疫应答反应,能及早诊断;待测样品用量小;能检测病原微生物的耐药性、病原微生物的亚型;该技术具有检测效率高、自动化程度高、检测靶分子种类多、结果可靠性高等优势,利于大规模推广应用。但仍然存在着许多难以解决的问题,如技术复杂、成本昂贵、检测灵敏度较低、重复性差、分析范围较狭窄等问题,有待于进一步改进和完善。

　　2. 焦磷酸测序法　焦磷酸测序技术实际上是一种适用于对已知短序列的实时 DNA 测序分析技术,其重复性、精确性高,具有操作简单、检测速度快等优点。

(陈　祥　窦　慧　张评浒)

参考文献

[1]　陈晓. 结核病实验室检测技术的新进展. 浙江省医学会医学检验学分会 2007 年浙江省医学检验学学术年会论文汇编[C]. 浙江省医学会医学检验学分会,2007:4.

[2]　黄重敏. 结核杆菌培养和应用的研究进展[J]. 医学综述,2001,7(11):690 - 691.

[3]　翟玉峰,朱喜增,张怀宏. 非结核分枝杆菌感染分子诊断技术的研究进展[J]. 中华传染病杂志,2014,32(10):635 - 637.

[4]　张俊仙,吴雪琼. 基因芯片技术及其在结核分枝杆菌菌种鉴定及耐药性检测方面的研究进展[J]. 实用医学杂志,2009,25(21):3718 - 3720.

[5]　李永兴,陶学芳,尉理梁. 结核杆菌特异性 Elispot 检测 IFN - γ 对肺结核病诊断及其治疗的指导意义[J]. 中国现代医生,2015,53(33):21 - 24.

[6]　Handa U, Mundi I, Mohan S. Nodal tuberculosis revisited:a review[J]. J Infect Dev Ctries, 2012, 6(1):6 - 12.

[7]　Deveci HS, Kule M, Kule ZA, Habesoglu TE. Diagnostic challenges in cervical tuberculous lymphadenitis:a review[J]. North Clin Istanb, 2016, 3(2):150 - 155.

[8]　Popescu MR, Câlin G, Strâmbu I, et al. Lymph node tuberculosis an attempt of clinicomorphological study and review of the literature[J]. Rom J Morphol Embryol, 2014, 55(2S):553 - 567.

[9]　梅珍珍. 结核病分子诊断研究进展[J]. 湖北科技学院学报(医学版),2017,31(1):88 - 92.

[10]　李静,詹学. 儿童淋巴结结核的诊断与治疗[J]. 中华临床医师杂志,2013,7(15):7153 - 7157.

第六章

淋巴结结核影像与介入学诊断

第一节 普通 X 线检查

X 线检查在胸部主要用于健康普查、疾病诊断及随访 3 个方面。计算机 X 线摄影（computed radiography，CR）和数字 X 线摄影（digital radiography，DR）的临床应用，显著提高了 X 线胸片的清晰度，有利于对病变做出初步或明确诊断，并可动态观察了解其变化、判断疗效等情况。

对于怀疑淋巴结结核感染患者，通常应进行胸部 X 线检查。胸部淋巴结结核 X 线多表现为肺门增大、纵隔增宽。多限于右上纵隔和肺门淋巴结，其他部位的淋巴结除非有明显肿大，否则难以检出。纵隔肺门淋巴结肿大明显时可压迫气管、支气管而引起管腔狭窄，进而发生肺不张，有时可并发胸膜炎或心包炎等。

最近，在 X 线胸片的基础上建立了计算机辅助图像分析系统 CAD4TB，这种软件的应用使 X 线胸片检查不再需专业技术人员或影像学专家读片，更适用于人员和技术匮乏的地区。有研究表明，首先通过 X 线胸片和 CAD4TB 筛选出疑似结核分枝杆菌感染者，然后通过分子检测如荧光定量核酸扩增检测（GeneXpert MTB/RIF）筛选明确并进行耐药测定，与直接应用分子检测相比，成本降低一半以上，且准确率无显著差异。

第二节 CT 检 查

近年来计算机体层成像（computed tomography，CT）技术飞速发展，多层螺旋 CT 已广泛应用于结核病诊断。由于 CT 图像重叠减少，易发现隐蔽的病变而减少微小病变的漏诊，并清晰显示各型肺结核病变特点和性质，与支气管关系，有无空洞，及进展恶化和吸收好转的变化，较平片更准确显示纵隔、肺门淋巴结肿大及坏死情况，也可用于引导穿刺、引流和介入性治疗。CT 增强检查有助于提供结节强化方式、淋巴结内有无坏死等鉴别信息。支气管管腔狭窄通过三维重建、多平面重建（MPR）、最小密度投影（MIP）显示更佳。

胸部淋巴结结核 CT 检查表现为一组或多组淋巴结受累，常为多组受累，单侧多于双侧，右侧多于左侧。以 2R、4R、10R 及 7 组区最多见，前纵隔淋巴结极少受累。病变淋巴结直径一般<2 cm，受累淋巴结可为孤立性、部分融合或完全融合成一软组织肿块。淋巴结周围脂肪间隙可存在，也可部分或完全消失。平扫时密度均匀或不均匀，部分较大病灶常见中央低

密度干酪坏死区,有时病灶内可见斑点、斑片状钙化或完全钙化。根据肿大淋巴结处于不同病理阶段,增强后可有多种强化形式,如环形强化、不均匀强化、均匀强化、无明显强化及分隔样强化等,其中以环形强化及分隔样强化最具特征性。同一患者可同时存在多种强化方式。

淋巴结颈部淋巴结结核(CTL)的典型 CT 表现为颈外侧部多发结节状软组织密度影,边缘密度高,有时伴小点状钙化,增强边缘可呈环形强化,可融合聚集,最大病灶直径多<2 cm。少见征象:多个病灶融合成巨大坏死腔;增殖型结核,均匀强化;穿破包膜累及周围,皮下脂肪网络状水肿。Lee 等总结了 CTL 的 CT 表现,归纳为 4 型:Ⅰ 型,与周围正常软组织等密度;Ⅱ型,淋巴结中央低密度,周围呈环状强化,不伴有周围脂肪层消失;Ⅲ 型,多腔性低密度,伴周围脂肪层消失,此型最多见;Ⅳ 型,多结节性低密度融合,原来结节的正常形态消失;与恶性肿瘤淋巴结转移的 CT 征象相比,结核性病变的强化环较厚而且不规则。CTL 的 CT 表现主要与其病理阶段相关,CTL 处于增殖期或肉芽肿期时,病灶密度均匀,增强扫描呈明显强化;处于干酪样坏死期时,则表现为环形强化,淋巴结相互粘连、融合,周围脂肪间隙模糊;而转移性淋巴结主要表现为淋巴结圆形或类圆形肿大,CT 表现为中心坏死性低密度区并环形强化。

李雯等研究 23 例纵隔淋巴结结核,其中 2R 区发现肿大淋巴结 17 例,4R 区 15 例,7 区 14 例,累及 2 个以上分区 20 例。淋巴结边缘清晰 14 例;淋巴结边缘不清 9 例,有 7 例淋巴结融合;病变淋巴结密度均匀 7 例,淋巴结中心略低密度 8 例,病变中心或边缘有钙化 10 例,病变内既有脂肪密度又有钙化 4 例,其增强扫描呈薄壁环型强化 11 例,厚壁环型强化 10 例。分析本组纵隔淋巴结结核之 CT 表现,本病好发于中青年,以气管周围,特别是右侧和气管隆突下组及右侧肺门区多见,肿大淋巴结边缘清或不清,可有融合,其密度可不均匀,中心可有略低密度干酪样坏死灶,有钙化及脂肪密度者高度提示结核性淋巴肿的可能。淋巴结突破包膜或破溃时可引起纵隔炎。结核性淋巴结有其较特征性环型强化,可与其他病变鉴别。

【典型病例】

病例 患者,男,17 岁。

发现左颈部包块 1 个月。术后病理示慢性肉芽肿性炎伴坏死,考虑结核(图 6-1)。

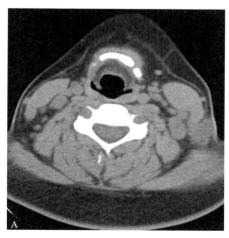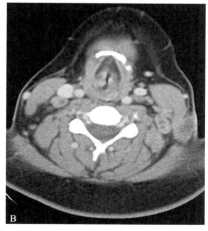

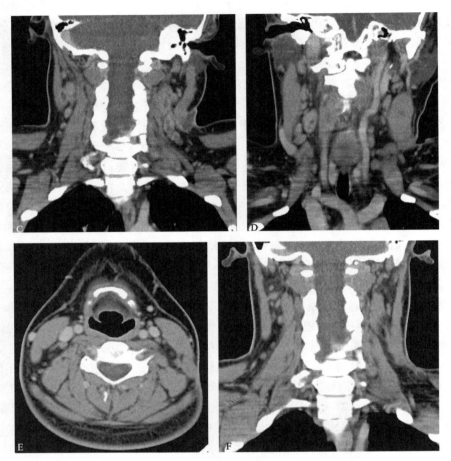

图 6 - 1 病例 CT 检查

A. CT 平扫,双侧颈内静脉淋巴结上、中、下及左侧颈后三角淋巴结组见多发淋巴结影,以软组织密度为主,内部密度欠均匀,部分结节影中心密度稍低,多数边界较清楚,左侧胸锁乳突肌后方结节影前缘与胸锁乳突肌分界不清;B～D. 增强后呈均匀的结节状强化及边缘环形强化,较小的淋巴结以肉芽肿为主,呈均匀强化。平扫中心稍低密度淋巴结,其中心为干酪坏死组织,在增强后无强化;E～F. 术后 3 个月复查颈部 CT 见双侧颈部肿大的淋巴结明显吸收、缩小,以 I 型表现为主。增强后以均匀结节状均匀强化

第三节 MRI 检 查

随着磁共振技术的发展,MRI 技术应用于胸部良、恶性疾病鉴别诊断的报道愈来愈多,对淋巴结结核也有一定的鉴别诊断作用。与其他影像技术相比,MIR 有其独特的优点,如不需应用造影剂便可使脉管显像,软组织分辨率高,可以在矢状、冠状、横断面等多个方位成像。因此,在结核病诊断方面,MIR 能对 CT 提供有益的补充信息。

淋巴结结核的磁共振成像表现:一平扫呈相对均匀信号,T_1WI 及 T_2WI 信号均高于肌肉,

增强后均匀强化。临床症状轻微或无无全身症状。病理上为结核肉芽肿，无或仅有轻微坏死。二平扫信号不均匀，增强后周边部呈不均匀显著强化。强化区 T_1WI 呈中等信号，T_2WI 呈中低信号，病理上为结节周边部的肉芽组织。中心未强化区 T_1WI 呈相对低信号，T_2WI 呈明显高信号，病理上为结节内的干酪坏死或液化坏死区。此型最为常见，有明显的临床症状。三平扫 T_1WI 及 T_2WI 呈相对均匀低信号，无明显高信号，增强后无或仅有轻微强化。无临床症状，病理上为纤维钙化结节。

磁共振弥散加权成像（DWI）技术：DWI 技术通过检测组织中水分子扩散运动受限制的方向和程度的信号，间接反映组织微观结构的变化。利用平面回波成像加自旋回波所产生的一种特殊他图像，既具有 T_2WI 信号的敏感性，又反映组织的扩散异常，因此能够敏感地显示淋巴结。部分信号均匀，部分信号不均匀，实性部分 T_2WI、T_1WI 为稍高信号，弥散为高信号，表观扩散系数（ADC）图为稍低等信号，T_2WI，压脂序列周围脂肪信号增高，增强后强化明显，部分呈环状强化；囊性部分为长 T_1 长 T_2 信号，ADC 图为高信号。在 DWI 上淋巴结实性部分均为高信号，但在 ADC 图上 CTL 实性部分为等或稍低信号，淋巴结转移瘤淋巴结实性部分为低信号，因此观察 ADC 图更为准确，可将两者进行鉴别。

第四节　PET/CT 检查

PET/CT 显像是通过探测器接受并记录引入人体内靶组织或器官的正电子药物发射的核射线，然后以影像的方式显示出来，不仅可以显示脏器或病变的位置、形态、大小等解剖学结构，而且可以同时提供有关脏腑和病变的血流、功能、代谢和实质密度，甚至是分子水平的化学信息，故有助于早期诊断。

[18]F-脱氧葡萄糖（FDG）是临床上应用的最广的肿瘤代谢显影剂。[18]F-FDG 正电子发射计算机断层成像-CT（PET/CT）利用 PET/CT 诊断结核病的依据为炎症组织摄取[18]F-FDG 增高，除了由于活化的巨噬细胞、中性粒细胞、淋巴细胞等导致葡萄糖转运体的表达增高，多种细胞因子、生长因子，如酪氨酸激酶、蛋白激酶 C 等作用下也可显著增高葡萄糖转运体对 FDG 的亲和性。CTL 的 PET/CT 表现：淋巴结增大，密度不均，大小淋巴结共存，直径为 0.5～4.6 cm，可见多数淋巴结斑片状或点状钙化及部分淋巴结融合成团；淋巴结均有 FDG 浓集，最大标准摄取值（SUV_{max}）为 3.0～12.2，平均为 7.6±4.6，部分淋巴结表现为 FDG 环形浓集。CTL 的 PET/CT 图像上 FDG 环形摄取可能是一种特异性表现。结核性病灶中 FDG 呈不同程度浓集，SUV_{max} 范围为 1.7～17.4，与恶性肿瘤的 FDG 摄取有一定重叠。尽管双时相显像可用于鉴别诊断良、恶性病变，但结核病的延迟显像 SUV 也可增加，且增加幅度类似恶性病变。而且活动性的淋巴结核常呈[18]F-FDG 高摄取，中心坏死区呈[18]F-FDG 分布缺损，初次显像及延迟显像都近似恶性肿瘤，[18]F-FDG 不是肿瘤特异性示踪剂，因而对于 CTL 与恶性肿瘤的鉴别不易，40% 左右的淋巴结结核会误诊为淋巴瘤，两者均可见到淋巴结融合，单纯的[18]F-FDG PET/CT 显像难以区别时，可行[11]C-胆碱 PET/CT 显像，并结合病史及淋巴结的形态、病变分布予以鉴别。因此，出现[18]F-FDG 的明显浓聚，部分患者肿瘤指标明显升高，这些特点为结核与肿瘤的鉴别诊断带来了困难。

第五节　彩色多普勒超声检查

目前,超声检查已成为一种重要的影像学检查手段,超声成像具有安全无创、实时动态、可重复性强、操作简便等优势。随着超声成像技术的广泛普及、超声造影剂的广泛应用以及介入性超声技术的逐步应用开展,超声技术已从诊断步入治疗领域,应用范围更加广阔,作用也愈加重要。

一、超声检查技术

(一)多普勒技术

应用多普勒效应,接收血流形成的超声多普勒频移来检测血流。多普勒超声技术分为两大类,即频谱多普勒与彩色多普勒血流成像。

1. 频谱多普勒　多普勒频谱图形的横轴表示时间,即血流显示的时相。纵轴代表频移,相当于血流的速度。在零位基线上方的频谱代表血流朝向探头,在下方的频谱代表血流背离探头,通过仪器调节可以把频谱上、下方向翻转。频谱在纵轴上的振幅,代表频移的大小,即血流速度的大小。频谱的灰阶表示取样容积内速度方向相同的红细胞数量。灰阶高的数量多。

频谱宽度(频带宽度)表示某一瞬间取样中的红细胞运动速度分布范围的大小。频带窄反应速度分布范围小(速度梯度小),频带宽反应速度分布范围大(速度梯度大)。通常层流频谱窄,湍流频谱宽。频谱宽度与取样容积的大小有关,取样容积小,易获得窄频谱,取样容积大,则易获得宽频谱。

2. 彩色多普勒血流成像(color doppler flow image,CDFI)　以脉冲波多普勒技术为基础,用运动目标显示、自相关技术、彩色数字扫描转换、彩色编码得到的彩色血流与二维灰阶图叠加而形成彩色血流图。

以彩色信号的不同颜色表示血流方向,通常用红色表示血流方向朝向探头,蓝色表示血流方向背离探头。以辉度(颜色的深浅)表示血流速度的高低,色调越明亮,表示流速越高,色调越暗淡,表示流速越低。以彩色信号显示方式表示血管的属性,例如,动脉血流的彩色信号呈有规律的闪动,静脉血流的彩色信号为持续的显示。以彩色信号颜色纯度代表血流性质:层流为纯色,湍流显示为五彩镶嵌。

能量多普勒是在检测慢速血流信号的基础上,除去了频移信号,仅利用由红细胞散射能量形成的幅度信号,可以较敏感地显示细小血管分布,主要原理为提取和显示返回多普勒信号的能量强度,因此,无血流方向和入射角度的依赖性,提高了血流检测的敏感性,可以显示极低流速的血流信号。其不受 Nyquist 极限的限制,因此,无彩色混叠现象的发生。近年来,又发展了方向能量多普勒,既有能量多普勒的优点,同时又增加了血流方向的信息。彩色多普勒速度能量图是综合了彩色多普勒速度图和彩色多普勒能量图优势的多普勒显像方式,可在提供能量图血流显像敏感性的同时,提供彩色多普勒具有的血流速度和方向的信息。

(二)超声造影

随着二维超声、彩色多普勒超声应用的普及,这两种技术在临床诊断和治疗中所发挥的作用和价值日渐显现,已成为临床影像诊断中不可缺少的重要手段。然而,任何技术都不可能尽善尽美,在实际临床应用中时常出现这两种技术无法解决的问题,如低速血流的显示及细小血管的检出,还有彩色多普勒检测易受活动脏器或呼吸等的干扰等,这就需要有更新的技术来克服这些缺陷。超声造影（contrast-enhanced ultrasound，CEUS）作为特异性血流成像技术即是在这种临床迫切需求的情况下应运而生，且不断发展成熟而逐渐成为临床重要的影像检测手段。超声造影是指利用与人体软组织回声特性明显不同或声特性阻抗显著差别的外界物质注入体腔内、管道内或血管内，以增强对脏器或病变的显示。

以颈部淋巴结结核的超声造影为例：其表现常分为均匀增强型、不均匀增强型及无增强型。

1. 均匀增强型（Ⅰ型）　为淋巴结内均一性的弥漫增强，增强的强度基本一致（图6-2）。颈部淋巴结结核超声造影表现为均匀性增强的较少见，病理提示淋巴结内有肉芽肿形成，或伴有点灶的干酪样坏死，因坏死灶太小而使二维超声无法显示，在超声造影时也可因造影剂微泡的部分容积效应使微小坏死区域不能被显示。此类型可能代表了淋巴结结核病变早期，结核分枝杆菌刚侵入淋巴结不久，尚未形成大量坏死灶的阶段。

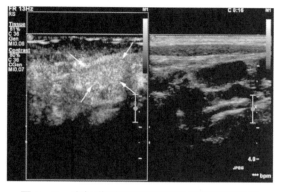

图6-2　均匀增强型颈部淋巴结结核超声造影
淋巴结内部均匀增强（箭头）

2. 不均匀增强型（Ⅱ型）　病灶内各增强区分布不均，强度不一。其中Ⅱ型又分为Ⅱa、Ⅱb、Ⅱc、Ⅱd型。Ⅱa型：蜂窝增强；Ⅱb型：边缘及周边呈环形增强，内部见结节样增强区；Ⅱc型：边缘及周边呈环形增强，内部出现条带分隔样增强；Ⅱd型：边缘及周边呈环形增强，内部呈无增强（图6-3～16-9）。

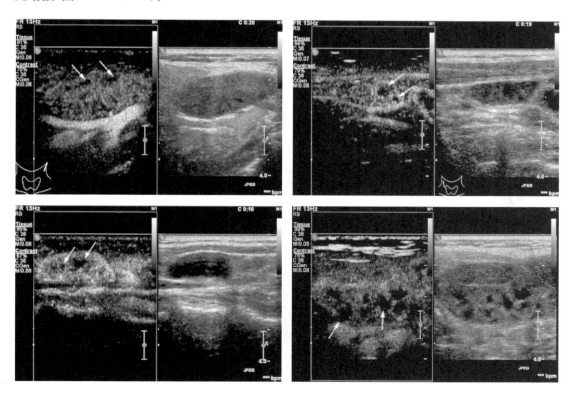

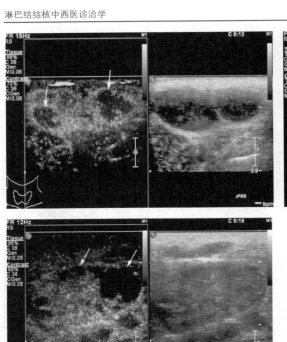

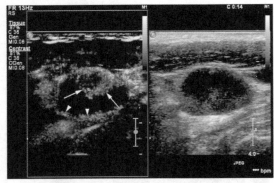

图 6 - 3 不均匀增强型颈部淋巴结结核超声造影

淋巴结内部见多个无增强区(箭头),呈蜂窝状增强

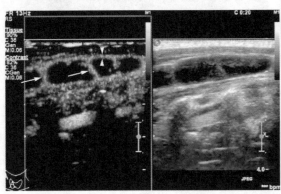

图 6 - 4 不均匀增强型颈部淋巴结结核超声造影

超声造影见淋巴结环形增强(三角形箭头),局部呈结节样增强(箭头)

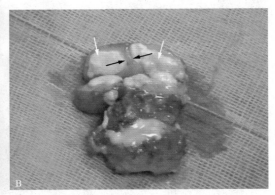

图 6 - 5 不均匀增强型颈部淋巴结结核超声造影及大体标本

A. 超声造影见淋巴结环形增强(三角形箭头),中央呈分隔样增强(箭头);B. 淋巴结大体标本,无增强区为干酪样坏死物(白箭头),分隔样增强区为肉芽肿(黑箭头)

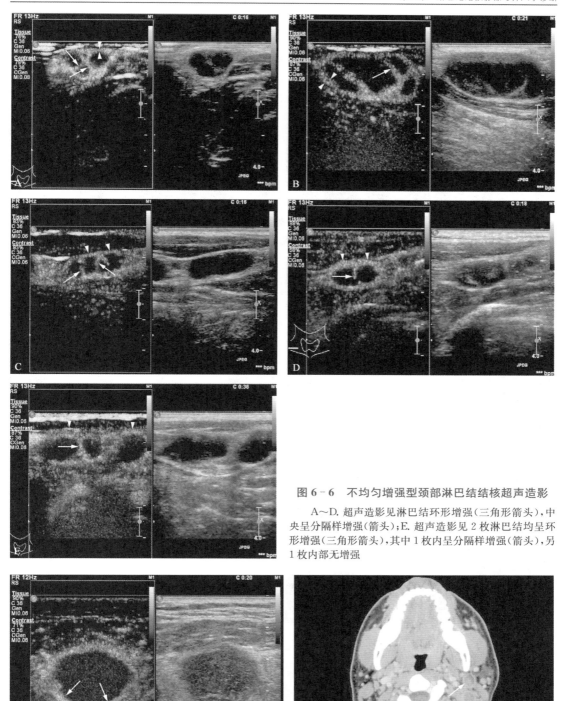

图 6‑6　不均匀增强型颈部淋巴结结核超声造影

　　A～D. 超声造影见淋巴结环形增强(三角形箭头),中央呈分隔样增强(箭头);E. 超声造影见 2 枚淋巴结均呈环形增强(三角形箭头),其中 1 枚内呈分隔样增强(箭头),另 1 枚内部无增强

图 6‑7　不均匀增强型颈部淋巴结结核超声造影与增强 CT

　　A. 超声造影见淋巴结环形增强(箭头),中央呈无增强;B. 增强 CT 见增大淋巴结呈环形强化(箭头),其内可见无强化的囊变区

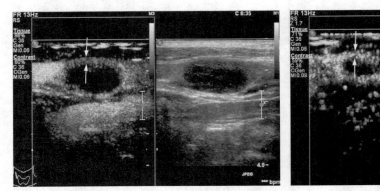

图 6-8　不均匀增强型颈部淋巴结结核超声造影

超声造影见淋巴结环形增强（箭头），中央呈无增强

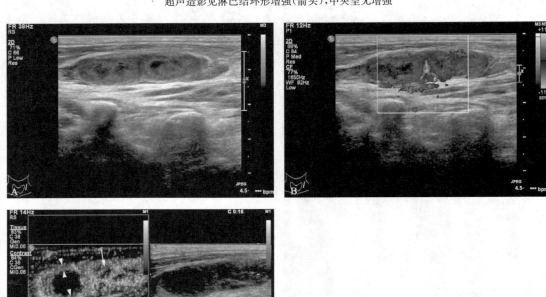

图 6-9　不均匀增强型颈部淋巴结结核超声造影

A. 左侧颈部见 2 枚淋巴结融合，边界不清晰，中央均见无回声；B. 淋巴结边缘及融合处见条状彩色血流信号；C. 超声造影见淋巴结呈不均匀增强，1 枚呈环形增强（三角形箭头），另 1 枚呈蜂窝样增强（箭头）

　　淋巴结结核超声造影以环形增强多见，环形增强位于淋巴结的周边及边缘，厚薄不均，厚度多在 1～3 mm。环形增强与淋巴结边缘及周边富血供状态有关，形成的原因可能有：① 结核分枝杆菌首先聚集在淋巴结门部的淋巴结组织内，发生干酪样病变或液化坏死时破坏了此处的正常血管结构，导致淋巴结中央为乏血供区。② 未被完全破坏的淋巴结边缘有大量肉芽组织，内含有丰富的新生毛细血管。③ 淋巴结边缘区肉芽肿的形成可使周边软组织产生免疫应答，炎性细胞浸润所致的炎性反应使毛细血管扩张。

　　3. 无增强型（Ⅲ型）　为淋巴结无造影剂灌注，整体呈无增强（图 6-10）。

　　颈部淋巴结结核窦道的超声造影视其病程而表现多样，常为不均匀增强，内见散在分布的无增强区。形态各异,呈片状、类圆形或不规则形(图 6-11,6-12)。

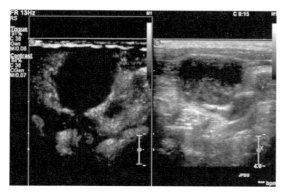

图 6-10　无增强型颈部淋巴结结核超声造影

超声造影见淋巴结整体无造影剂灌注,呈无增强

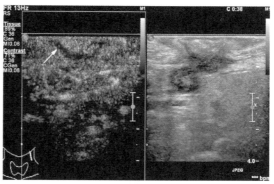

图 6-11　颈部淋巴结结核窦道超声造影

超声造影见窦道呈不均匀增强,内见条状无增强区(箭头)

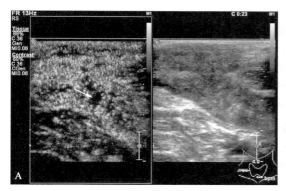

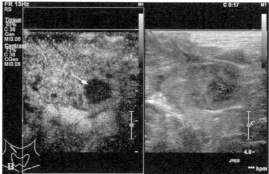

图 6-12　颈部淋巴结结核窦道超声造影

A. 超声造影见颈部皮下窦道呈不均匀增强,内见不规则无增强区(箭头);B. 超声造影见窦道呈不均匀增强,内见类圆形无增强区(箭头)

(三) 超声弹性成像

超声弹性成像(ultrasonic elastography,UE)是利用肿瘤或其他病变区域与周围正常组织间弹性系数不同,在加外力或交变振动后,产生应变大小的不同,以彩色编码显示,来判别病变组织的弹性大小,从而鉴别实质性肿瘤的良、恶性,对于恶性病变的诊断具有较高的特异性和敏感性。目前,主要应用于乳腺、甲状腺、前列腺等器官,尤其在乳腺疾病方面研究更为深入,技术更为成熟。

弹性图分析可分为定性分析与定量分析两类,其中定性分析是根据弹性图的颜色分级标准进行综合评估,而定量分析是使用多种参数,如应变指数、距离比、面积比、变化率等对弹性图进行综合评估。目前,广泛应用于临床的是定性分析,定量分析研究尚刚刚开展,有待进一步研究完善。

超声弹性成像是一种对组织力学特征成像的新技术,扩展了超声诊断理论的内涵,拓宽了超声诊断范围,弥补了二维及彩色多普勒超声的不足。从原理上来说,超声弹性成像可以应用于任何可用超声探查的、可以接受静态或动态压力的组织系统。随着弹性成像设备的不断完善,临床应用技术的不断成熟,超声弹性成像将在临床工作中发挥更大的作用。

（四）萤火虫成像技术

近年来出现的 MicroPure 辅助诊断技术称为萤火虫成像技术，是一种通过提取孤立高回声微结构、弱化斑点、平滑组织连接以增加微钙化可视度的影像方式。运用相应软件可使相同的信号产生不同的视觉效果，微钙化在图像上显示为微小亮点。此技术对病灶内微小钙化的检出较二维超声敏感，在淋巴结结核、甲状腺肿瘤及乳腺肿瘤的良、恶性鉴别方面有一定的辅助诊断价值。

（五）三维超声成像

维在数学上是几何学及空间理论的基本概念。构成空间的每一个因素（如长、宽、高）称为一维，如直线是一维的，平面是二维的，空间是三维的。维在超声诊断学上是表示回声强度的显示方法。三维超声成像是通过二维和（或）CDFI 成像从人体某一部位（脏器）的几个不同位置获取若干数量的图像，然后将这些图像信息和它们之间的位置和角度信息一起输入计算机，由计算机进行快速组合和处理，最后在屏幕上显示该部位（脏器）的立体图像，描绘出脏器的三维自然分界面和血管树。既可以显示组织的结构层次和血管分布，又可以人为地做任意剖面，了解内部结构的细节。

三维超声在保留二维超声成像所有信息的同时，可以提供形象直观的三维立体图像，显示感兴趣区的立体形态、内部结构、表面特征、空间位置关系，单独提取和（或）显示感兴趣区结构，精确测量容积或体积，有助于疾病的定位、定性、定量诊断和鉴别诊断。此外，多种三维超声成像新技术的相互结合，以及三维超声成像技术和其他超声成像技术的结合可能开辟许多新的研究领域。例如，将多普勒能量图、多普勒血流图、表面成像技术和透明成像技术有机结合，可以对较大的实质性脏器进行一次性整体扫查成像，显示其内部组织结构和血管树的立体形态，及其内部病灶的空间位置关系。利用血流信息的数字化显示，可以研究血流动力学，如血流速度空间分布。血流的三维超声成像将有助于研究血管疾病的发生机制及其发展过程，以及观察各种治疗的效果。三维超声和腔内超声结合，包括经阴道三维超声、经直肠三维超声和血管内三维超声技术，已经成为现实。总之，随着三维超声成像技术的改进以及临床应用研究的不断深入，三维超声必将成为超声诊断学中的一个重要组成部分，并在临床鉴别诊断上发挥更大作用。

（六）介入性超声

应用超声导向穿刺技术进行的各种诊断和治疗，称为介入性超声。包括活组织检查、细针抽吸细胞学检查、造影、插管、注药治疗等。当超声波作为一种能量形式，一定剂量的超声波辐照人体病变部位，并达到某种治疗目的时，称为治疗超声，如高强度聚焦超声。

二、介入诊断超声

介入诊断超声在体表淋巴结、甲状腺肿物、乳腺肿物及其他浅表部位肿物的良、恶性病理诊断和鉴别发挥重要作用。

（一）淋巴结穿刺活检术

超声引导下淋巴结穿刺活检应用（图 6-13～6-15）。

（1）血小板、凝血常规等检验指标正常者，方可行淋巴结穿刺活检，正在服用抗凝剂者需停药1周。

（2）一般选择粗针穿刺组织学检查，每个淋巴结推荐穿刺3针以上，多点、多方向为首选，必要时可选择多个淋巴结穿刺。

（3）活检时应根据病灶大小及与周围器官的关系选择不同的射程。

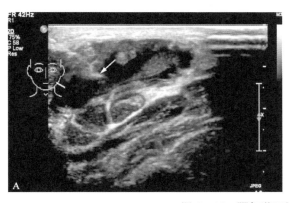
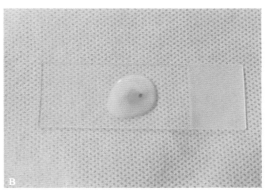

图 6 - 13　颈部淋巴结穿刺细胞学检查

A. 颈部淋巴结细针穿刺(箭头示穿刺针针尖);B. 抽出脓液,病理结果为淋巴结结核

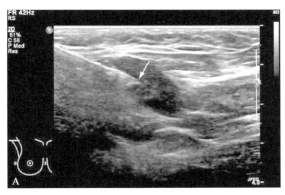
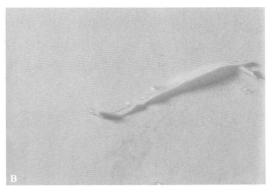

图 6 - 14　腋窝淋巴结粗针穿刺组织学检查

A. 右侧腋窝淋巴结粗针穿刺活检(箭头示活检针针尖);B. 取出白色条状组织,病理结果为淋巴瘤

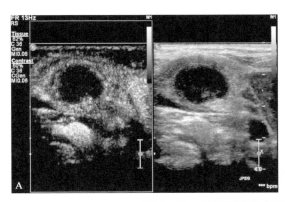
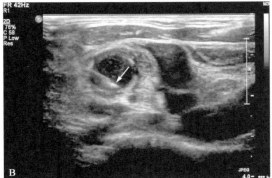

图 6 - 15　超声造影引导下颈部淋巴结穿刺组织学检查

A. 超声造影颈部淋巴结周边呈环形增强,内部无增强;B. 对超声造影淋巴结深侧边缘增强区进行穿刺活检(箭头示活检针击发后针尖位置),病理结果为肺癌转移性淋巴结

（4）靠近大血管的淋巴结，应尽量避开大血管；如果淋巴结紧贴大血管，可将活检针先从大血管边缘穿过，用非持针手指推开大血管后，再对目标淋巴结进行活检。

（5）怀疑淋巴结结核时应避开淋巴结中央坏死区，尽量在边缘部位或淋巴结血供丰富区取材；如二维及彩色多普勒超声无法判断淋巴结有无坏死，可在超声造影评估后行穿刺活检。

（6）要持续负压，并调整角度，或更换更粗的针抽吸。

（7）从不同的方向多点取材，可提高阳性率。

（8）尽量使用负压活检针，在退针前解除负压并迅速出针，并借助空气压力将针芯或针管内的标本喷至载玻片上。

（9）淋巴结穿刺如抽出脓性物，除送病理科外，送细菌室进行细菌培养也是必要的，如抽出干酪样物则高度怀疑结核。

（10）对超声判断为富血供的淋巴结，当进行细针抽吸细胞学检查时，尽量不接入负压装置，以免淋巴结内弥漫性出血，导致标本涂片上红细胞过多。

（二）经皮激光微创治疗技术及应用

超声实时引导下经皮激光消融术（percutaneous laser ablation，PLA）是近年发展起来的一种热消融的微创治疗技术，通过激光束发出的能量将组织加热，使组织凝固坏死以达到杀灭肿瘤的目的，消融过程中组织受热所产生的强回声气化区是术中判断消融范围的简便方法，可初步判定消融范围。此外，PLA所释放的热能是非常精确、可预测的，热消融的范围较小，可减少周围组织受损的风险（图6-16）。

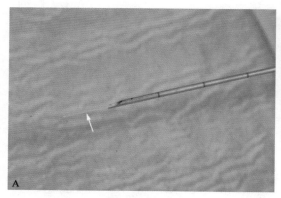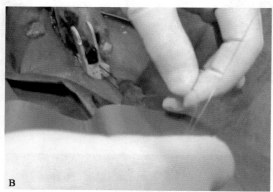

图6-16　激光消融

A. 激光消融套管针与光纤（箭头示光纤）；B. 光纤放置过程

第六节　介入学诊断

结核病的介入治疗是近20年来逐渐开展的新的治疗方法，并且发展迅速。介入治疗目前主要用于肺结核的治疗，对病变部位局部给药以达到控制病变的效果。例如，经支气管镜下对空洞型肺结核或支气管结核直接进行抗结核药物的注入，从而达到治疗肺结核和支气管结核的目的。另外，介入治疗同样是治疗肺结核咯血的重要方法。然而，介入治疗在淋巴结结核，特别是表浅淋巴结结核中应用较少。对淋巴结结核注射药物进行局部封闭或冲洗,可以直接杀灭或抑制病变处的结核分枝杆菌。由于药物的侵蚀作用,可以使病变软化,促进坏死物的吸收或排出。胸腔镜和腹腔镜虽然可以摘取病变淋巴结,但主要应用于明确诊断,极少以治疗为目的。介入治疗是一种局部治疗,必须配合全身抗结核治疗,才能获得更好的治疗效果。

一、常规支气管镜

支气管镜的临床应用为结核病的诊断开辟了新途径,它在结核病诊断方面有着广泛的应用。经支气管镜活检病理、刷检涂片找抗酸杆菌、支气管冲洗液涂片、培养以及术后痰培养可显著提高肺结核的诊断阳性率。经支气管镜活检(TBLB)、经支气管针吸活检(TBNA)、支气管肺泡灌洗(BAL)等也有助于肺结核和淋巴结结核的诊断。经支气管针吸活检(TBNA)是一种比较安全、可靠的检查手段,有助于肺结核和淋巴结结核的诊断,特别是对于纵隔及肺门淋巴结结核。在超声引导下进行活检,病灶取材准确率高,确诊率也比较满意。

二、经皮细针穿刺

随着影像学技术的发展、穿刺针和穿刺技术的改进以及病理诊断水平的提高,肺穿刺活检的成功率和诊断准确率明显提高、并发症显著减少。经皮细针穿刺活检技术是结核病诊断的重要手段,尤其是对于浅表淋巴结结核具有重要的诊断价值。术前准确定位、选择最佳穿刺部位和进针路径是穿刺成功的关键。

三、胸腔镜活检

电视胸腔镜手术具有创伤小、恢复快的优点。它的临床应用改变了胸部一些疾病的诊疗理念,近20年来在全世界得以迅速地发展和普及。由于我国结核病发病率高,大量的肺内结核和纵隔淋巴结结核患者存在诊断和鉴别诊断问题。电视胸腔镜可以直视下观察肺门和纵隔病变淋巴结,进行活检,取得病理,因此,它在结核病的诊治方面有广泛的应用前景。

四、肠镜与腹腔镜

肠镜与腹腔镜主要用于腹腔内淋巴结结核的诊断,尤其是肠系膜淋巴结结核。肠镜可以对全部结肠及回肠末端、盲肠进行直接检查,对肠结核的诊断和鉴别诊断具有重要价值。对于腹腔无广泛粘连并且诊断困难的可行腹腔镜检查。腹腔镜虽然不能观察肠内情况,但是可直接观察肠的表面和肠系膜淋巴结,方便对病变或可疑病变进行活检,活检阳性率高。

(陈　祥　段　亮　杨高怡　张评浒　杨李军　胡学飞)

参考文献

［1］　王文平,丁红,黄备建.实用肝脏疾病超声造影图谱[M].北京:人民卫生出版社,2012.
［2］　郭万学.超声医学[M].6版.北京:人民军医出版社,2013.
［3］　焦彤.肛管直肠疾病超声诊断[M].北京:人民卫生出版社,2012.
［4］　杨高怡,张莹,赵丹,等.颈部淋巴结结核超声造影分析[J].中华临床感染病杂志,2010,3(5):277-279.
［5］　孟君,杨高怡,张文智,等.超声造影引导颈部淋巴结结核穿刺活检与组织病理学的对比分析[J].中国超声医学杂志,2015,31(2):107-109.
［6］　张文智,杨高怡,孟君,等.超声造影在颈部淋巴结结核粗针穿刺活检中的应用价值[J].中国超声医学杂志,2015,31(3):211-213.

[7] 张文智,杨高怡,裴宇,等.超声造影在颈部淋巴结结核穿刺活检术中的应用价值[J].中华耳鼻咽喉头颈外科杂志,2014,49(3):240-242.

[8] 张艳玲,张新玲,郑荣琴,等.经阴道子宫输卵管三维超声造影评价输卵管通畅性[J].中华超声影像学杂志,2011,20(4):318-320.

[9] 王莎莎,程琦,朱贤胜,等.经阴道实时三维子宫输卵管超声造影的临床应用[J].中华超声影像学杂志,2013,22(5):414-417.

[10] 姜玉新,王志刚.医学超声影像学[M].北京:人民卫生出版社,2010.

[11] 赵辉,王俊,李剑锋,等.支气管内超声引导针吸活检术在胸部疾病中的临床应用价值[J].中国胸心血管外科临床杂志,2010,17(5):353-356.

[12] 陈娉娉,陈正贤,何碧芳,等.正常气管壁超声图像及其对应的组织学分层的定量测量分析[J].中华结核和呼吸杂志,2012,35(6):409-414.

[13] 谭旭艳,李明,黄建安.超声支气管镜诊断纵隔淋巴结的临床应用[J].中华超声影像学杂志,2013,22(11):954-956.

[14] Yerli H, Yilmaz T, Kaskati T, et al.Qualitative and Semiquantitative evaluations of solid breast lesions by sonoelastography[J]. J Ultrasound Med, 2011, 30(2): 179-186.

[15] Døssing H, Bennedbæk FN, Hegedüs L. Long-term outcome following interstitial laser photocoagulation of benign cold thyroid nodules[J]. Eur J Endocrinol, 2011, 165(1): 123-128.

[16] Valcavi R, Riganti F, BertaniA, et al.Percutaneous laser ablation of cold benign thyroid nodules: a 3-year follow-up study in 122 patients[J]. Thyroid, 2010, 20(11): 1253-1261.

[17] Baek JH, Lee JH, Valcavi R, et al.Thermal ablation for benign thyroid nodules: radiofrequency and laser[J]. Korean J Radiol, 2011, 12(5): 525-540.

[18] Wong KP, Lang BH.Use of radiofrequency ablation in benign thyroid nodules: a literature review and updates[J]. Int J Endocrinol, 2013, 2013: 428363.

[19] Papini E, Guglielmi R, Gharib H, et al.Ultrasound-guided laser ablation of incidental papillary thyroid microcarcinoma: a potential therapeutic approach in patients at surgical risk[J]. Thyroid, 2011, 21(8): 917-920.

[20] Mauri G, Cova L, Tondolo T, et al.Percutaneous laser ablation of metastatic lymph nodes in the neck from papillary thyroid carcinoma: preliminary results[J]. J Clin Endocrinol Metab, 2013, 98(7): 1203-1207.

[21] Jalil BA, Yasufuku K, Khan AM. Uses, limitations and complications of endobronchial ultrasound[J]. Proc (Bayl Univ Med Cent), 2015, 28(3): 325-330.

[22] 杨高怡.临床结核病超声诊断[M].北京:人民卫生出版社,2016.

[23] 肖和平.结核病防治新进展[M].上海:复旦大学出版社,2004.

[24] 荣福,郭苏,左六二,等.经支气管针吸活检在纵隔肺门淋巴结结核诊断中的作用[J].中华结核和呼吸杂志,2002,25(6):330-332.

[25] 唐神结,高文.临床结核病学[M].北京:人民卫生出版社,2011:214-216.

第七章

淋巴结结核病理学诊断

第一节　常规病理学诊断

常规病理学诊断方法主要包括肉眼的大体观察和光镜水平的形态学观察。

1. 大体观察　主要运用肉眼或辅以放大镜、量尺和磅秤等工具，对大体标本及其病变性质（形状、大小、重量、色泽、质地、表面及切面形态、与周围组织和器官的关系等）进行细致的解剖、观察、测量、取材和记录。临床送检的标本不管大小均应详细检查，如果一例标本有多件，则每一件均要取材作切片观察。大体检查中结核结节一般呈圆球形干酪样坏死灶，切面黄白色或灰白色。

2. 组织学观察　病变组织取材后，经 10% 甲醛溶液固定和石蜡包埋后制成切片。组织切片最常用的染色方法是苏木素-伊红（hematoxylin and eosin，HE）染色，因此常规组织染色切片又称为 HE 染色切片。该方法是目前病理学诊断最基本和最常用的方法。光镜下结核病病变为坏死性肉芽肿性炎，伴有不同数量的非坏死性肉芽肿。典型的病变是肉芽肿伴干酪样坏死，外周有纤维结缔组织和慢性炎细胞浸润，病变周边可见朗汉斯巨细胞（Langhans giant cell）。

3. 细胞学检查　采集病变处的细胞、涂片染色后进行诊断。细胞的来源多种多样，如脱落细胞、分泌物、体液及排泄物等。常见的取材方法有内镜采集或刷取细胞，或用细针直接穿刺病变部位（即细针穿刺，fine needle aspiration，FNA）吸取细胞。获取的细胞经涂片固定后，再以 HE 染色进行细胞学诊断。FNA 技术设备简单、操作简便、对患者损伤小，在浅表淋巴结结核等疾病的诊断中应用较多。在光镜下涂片中可见类上皮细胞、多核巨细胞、淋巴细胞及坏死物等。

第二节　特　殊　染　色

1. 抗酸染色　想要证明是结核性病变，需要在病变区找到病原菌。最常用的抗酸染色方法是姜-尼氏（Ziehl - Neelsen）染色法。油镜下观察可见红染的两端钝圆稍弯曲的杆状菌（图 7 - 1），常位于坏死区的中心或坏死区与上皮样肉芽肿交界处。需注意的是除了结核分枝杆菌，麻风杆菌和非结核分枝杆菌也是抗酸阳性菌，肉眼很难分辨，需要进一步进行分子病理检测加以鉴别。

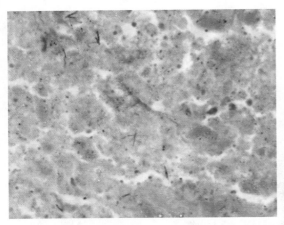

图 7-1 萋-尼氏(Ziehl-Neelsen)抗酸染色见抗酸杆菌

2. 网状纤维染色 该染色显示组织结构是否完整,坏死的范围和程度。由于干酪样坏死对于结核具有一定的诊断价值,而仅仅通过 HE 染色对于坏死性质的判定可能出现一定的偏差,所以网状纤维染色对结核病的诊断和鉴别诊断有一定的帮助。

3. 六胺银、PAS 染色 真菌病是除结核病外最为常见的感染性肉芽肿性疾病。真菌病和结核病有时很难通过 HE 染色鉴别开来。诊断真菌病需要在病变区找到真菌病原体。六胺银(Grocott's Gomori methenamine silver, GMS) 染色和过碘酸盐希夫(periodic acid-Schiff, PAS)染色是最常用的识别真菌的染色方法。这两种特殊染色虽然对于直接诊断结核没有太大的价值,但是却可以起到与真菌病进行鉴别诊断的作用,有效防止误诊。

4. 金胺罗丹明染色 金胺罗丹明染色后抗酸杆菌会发出黄绿色荧光,在荧光显微镜下可观察到金黄色荧光菌。该染色结果可在 40×物镜下观察而不需用 100×油镜,且与抗酸染色相比具有更高的敏感性。但需要注意荧光染色片无法长期保存以及有时会出现假阳性。

第三节　免疫组织化学染色

免疫组织化学法(immunohistochemistry, IHC)是利用抗原-抗体的特异性结合反应原理,以抗原或抗体来检测和定位组织中的目标蛋白质的一种技术方法。结核病 IHC 染色主要使用两种类型的抗体。第一种类型是针对不同细胞类型的抗体,如抗 CD68 抗体可以帮助区分类上皮细胞与上皮来源细胞,有助于确认肉芽肿结构,但对于结核病的诊断没有很大帮助。第二种类型是针对结核分枝杆菌特异抗原的抗体,这类抗体可以在组织切片中显示结核分枝杆菌蛋白的表达(图 7-2),对提高结核病诊断阳性率很有帮助。目前报道的抗体主要识别 BCG 成分、MPT64、PstS1、Ag85B 等抗原。免疫组织化学检查操作简便,阳性信号易于观察,不需要使用油镜,可以有效提高敏感性和工作效率。但该方法现阶段缺少第二种类型的高质量商业化 IHC 抗体及其判读标准,因此,还需要加快研究成果向临床应用的转化进程。

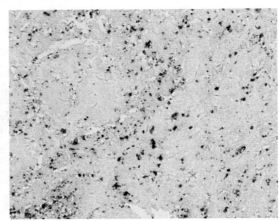

图 7-2 免疫组织化学法检测坏死区结核分枝杆菌

免疫组织化学法检测坏死区结核分枝杆菌分泌蛋白 Ag85B 的表达可见呈多点散布、形状不规则的棕黄色深染颗粒物

第四节 分子病理学检测

1. 结核病与非结核分枝杆菌病的鉴别诊断方法 常规病理学诊断方法及特殊染色方法均很难鉴别诊断结核病与非结核分枝杆菌病。因此,结核病的病理学确诊需要分子病理学检查作为重要的辅助手段。通过检测结核分枝杆菌特异基因如 *IS6110*、*16s rDNA*、*Mpt64* 等可以鉴别诊断结核病与非结核分枝杆菌病。常用的技术有以下两种。

(1) 实时荧光定量 PCR 技术:是目前临床应用最为广泛的分子病理检测技术,其主要优势在于操作简便,成本低廉,快速灵敏等。与传统的抗酸染色相比,该技术不仅可以有效提高结核病的阳性检出率,还可以鉴别诊断结核病与非结核分枝杆菌病。

(2) 探针杂交技术:探针杂交技术相比 PCR 技术具有更高的检测通量,一次实验可以检测多个基因。由于非结核分枝杆菌种类繁多,而不同非结核分枝杆菌病治疗方案不尽相同,因此,该技术在分枝杆菌菌种鉴定中具有独特优势。但与 PCR 相比操作要求相对复杂,敏感性相对较差。

2. 耐药结核病的诊断方法 结核分枝杆菌的耐药基因突变是产生耐药结核病的最主要的原因。利用分子病理技术检测组织标本中的结核分枝杆菌是否发生耐药基因突变是病理学诊断耐药结核病的重要手段。如通过检测 *rpoB* 基因突变可以检测利福平耐药结核杆菌,通过检测 *katG*、*inhA*、*ahpC* 等基因突变可以检测异烟肼耐药结核杆菌。常用的技术有以下两种。

(1) 实时荧光定量 PCR 技术:其中最具代表性的技术是 GeneXpert 检测系统。GeneXpert 通过检测 *rpoB* 基因的有无以及耐药决定区是否发生突变来诊断结核病与耐药结核病。此外,实时荧光定量 PCR 方法与溶解曲线分析方法相结合也可以应用于耐药基因的检测。基因突变会导致扩增产物 TM 值的改变。溶解曲线分析方法可以做到单核苷酸突变的检测。

(2) 探针杂交技术:该技术的优点在于具有较高通量性,目前应用比较多的方法有膜反向杂交法和基因芯片法等。这些技术都可以实现一次实验中检测多种抗结核药物的耐药相关基因突变。

由于分子病理基因检测技术灵敏度高,临床检测需在符合国家标准的临床基因扩增实验室中,由持有 PCR 检测上岗证的专业人员按照规范化操作规程进行,以保证检测结果的准确性。当检测结果出现阴性时,不排除由于病原菌数量低于检测限而引起的假阴性结果。

(车南颖 穆 晶)

第八章

淋巴结结核鉴别诊断

第一节 淋巴结结核与其他分枝杆菌病的诊断

一、淋巴结麻风病

麻风(leprosy)是由麻风杆菌感染引起的一种慢性传染病。

【临床特征】 主要病变在皮肤和周围神经,临床上表现为麻木性皮肤损害、神经粗大,严重者可致肢端残疾,丧失劳动能力,鼻黏膜、淋巴结、肝、脾及睾丸等器官可受累及。麻风病以淋巴结病为初发症状的比较罕见,大多为全身病变累及淋巴结。本病在世界上流行广泛,以热带地区为多,我国则主要流行于广东、广西、四川、云南、贵州以及青海等省(自治区)。我国自20世纪80年代开始使用联合化疗方案,麻风病的发病率有显著的下降。

【发病机制】 麻风分枝杆菌(mycobacterium leprae)是一种抗酸性分枝杆菌,形态与结核分枝杆菌相似,但较粗短。传染源为瘤型和界限类麻风患者,患者的鼻口分泌物、痰、汗液、泪液、乳汁、精液及阴道分泌物均可含菌。与患者长期接触是主要的传播方式,通过带菌的皮肤、黏膜或其他分泌物与健康人破损皮肤或黏膜直接接触而感染,间接接触被病菌污染的衣物、用具等也可感染。发病率男性多于女性,儿童较多见。

麻风杆菌侵入机体后,先潜伏于周围神经的鞘膜细胞或组织内的巨噬细胞内,是否发病以及发展为何种病理类型,取决于机体的免疫力。对病菌的免疫反应以细胞免疫为主。人对麻风杆菌有一定的自然免疫力,因此潜伏期较长,可达2~4年,但也有在感染数月后发病者。

【病理特点】 由于患者对麻风杆菌感染的免疫力不同,病变组织仍有不同的反应。据此麻风病分为两型和两类。

1. 结核样型麻风(tuberculoid leprosy) 最常见,约占麻风患者的70%,本型特点是患者免疫力较强,病变局限化,形成结核样结节,病灶内含菌极少,病变发展缓慢,传染性低。主要侵犯皮肤及神经,绝少侵及内脏。淋巴结表现为淋巴结结构破坏,内可见结核样结节形成,极少有干酪样坏死。抗酸染色一般不见抗酸杆菌。病变消退时,局部纤维化。

2. 瘤型麻风(lepromatous leprosy) 约占麻风患者的20%,因皮肤病变常凸起于皮肤表面似瘤样结节,故称瘤型。本型特点是患者免疫力缺陷,病灶内大量病菌,传染性强,病变进展快。除侵犯皮肤和神经外,还常侵犯其他器官。淋巴结麻风病理主要表现为瘤型麻风。病变特征为由多量泡沫细胞组成麻风肉芽肿(lepra granuloma)。泡沫细胞,即麻风细胞(lepra cell),巨噬细胞

— 104 —

吞噬麻风杆菌后，细菌的脂质聚集于胞浆内呈泡沫状。抗酸染色可见泡沫细胞内含有多量的病菌，甚至聚集成堆，形成所谓"麻风球"（globus leorosus）。

鼻黏膜、肝、脾及睾丸等器官可受累及，病变以麻风肉芽肿形成为特征。

二、淋巴结非结核分枝杆菌病

非结核分枝杆菌（nontuberculous mycobacteria，NTM）是指除结核分枝杆菌、牛分枝杆菌、非洲分枝杆菌和田鼠分枝杆菌等结核分枝杆菌复合群及麻风分枝杆菌以外的分枝杆菌总称。目前已经鉴定 NTM 菌种超过 170 余种，其中约 1/3 具有致病性。NTM 是环境病原菌，广泛存在于水、土壤和灰尘等自然环境中，可以生存在饮水系统中及供热、供水管道中。现在普遍认为，人可从环境中感染 NTM 而致病，水和土壤是重要的传播途径。随着艾滋病导致的免疫抑制人群增多，对 NTM 病的诊断和报道也逐渐增多。NTM 病的传播途径以呼吸道接触细菌引起肺部症状为主，NTM 淋巴结病（nontuberculous mycobacteria lymphadenitis，NTM lymphadenitis）是常见的肺外 NTM 病，主要发生于儿童。

【临床特征】　NTM 淋巴结病累及部位最多的是上颈部和下颌下淋巴结，耳部、腹股沟和腋下淋巴结也可受累，单侧多见，双侧少见。是儿童中最常见的 NTM 病，儿童 NTM 淋巴结病以 1～5 岁最多见，10 岁以上儿童少见。大多数患者无全身症状和体征，仅有局部淋巴结受累的表现，无或有轻度压痛，累及的淋巴结粘连成串、肿大、质韧，可形成纤维化、钙化，也可迅速干酪样坏死及软化、破溃形成慢性窦道。颈部增强 CT 显示，非对称性肿大的淋巴结，中央密度减低，边缘强化，其周围组织炎症反应较轻。引起 NTM 淋巴结病的主要菌种为鸟-胞内分枝杆菌复合群、嗜血分枝杆菌，次要菌种为瘰疬分枝杆菌、猿猴分枝杆菌、戈登分枝杆菌、龟分枝杆菌、偶然分枝杆菌、堪萨斯分枝杆菌和玛尔摩分枝杆菌。

【发病机制】　NTM 为胞内菌，其发病机制与结核分枝杆菌相似。NTM 被巨噬细胞吞噬，产生 IL-12，然后上调 IFN-γ，IFN-γ 激活中性粒细胞和巨噬细胞，杀灭胞内病原体。IFN-γ 和 IL-12 很大程度上依赖上调 TNF-α 来抑制分枝杆菌的生长，后者主要由单核-巨噬细胞系统产生。机体免疫功能缺陷，例如 IFN-γ/IL-12 合成和效应途径的受体和因子突变（包括 IFN-γ 受体 1、IFN-γ 受体 2/IL-12 受体 B1 亚基、IL-12 受体亚基 P40、转录信号转导蛋白 1 等），IFN-γ/IL-12 免疫调控障碍，以及单核细胞和巨噬细胞分泌 TNF-α 受到抑制，均可导致非结核分枝杆菌病，甚至播散性疾病的发生。

【病理特点】　NTM 淋巴结病与淋巴结结核的病理改变并不完全相同，NTM 淋巴结病主要病理改变为：NTM 感染后所致的 NTM 淋巴结炎，其病理改变与我们所熟知的淋巴结结核的病理改变不完全相同，光镜下的主要区别是 NTM 淋巴结炎的淋巴结内有结节状肉芽肿形成，中央坏死区域内可见大量中性粒细胞及其核碎屑，而 MTB 引起的干酪样坏死其中央坏死区域中是以淋巴细胞、单核细胞的浸润为主；NTM 淋巴结炎肉芽肿内外均可见朗汉斯巨细胞，而结核性肉芽肿的朗汉斯巨细胞通常位于结核结节内；NTM 病的淋巴结内可见匐形性坏死。匐形性坏死呈长条状，中央坏死区域中可见大量中性粒细胞及其核碎屑，周围可见类上皮细胞、淋巴细胞、单核细胞，并可见纤维组织包绕；NTM 病的淋巴结内可见星状和星芒状坏死。有些病例仅出现非特异性炎症，其原因可能是不同的菌种对不同脏器的亲和力不同，不同的菌种对同一脏器的致病力也有差别，对局部淋巴结的致病力强的 NTM 易于形成较典型的肉芽肿病变。在 NTM 感染中，可观察到类上皮细胞的细胞核出现极性排列的现象。本实验研究还发现，NTM 淋巴结炎时，肉芽肿内外均可见朗汉斯巨细胞,而在结核性肉芽肿时,朗汉斯巨细胞通常位于结节内。这一现象是否具有普遍性和特征性,有待于进一步研究。

三、淋巴结卡介苗病

卡介苗(bacillus calmette guerin,BCG)是一种减毒牛结核分枝杆菌制成的疫苗。卡介苗接种是用人工方法,使未受结核杆菌感染的儿童产生一次轻微的没有临床发病危险的原发感染,从而产生一定的特异性免疫力,是结核病预防和我国免疫规划工作内容之一。但在极少数情况下,尤其是免疫缺陷儿童接种卡介苗后,由于身体缺乏免疫力,可能会引起卡介苗病(bacillus calmette guerin disease,BCG disease)。

【临床特征】 患儿在接种卡介苗后大多出现接种同侧腋下淋巴结肿大,发生在锁骨上及颈部较少见。淋巴结缓慢增大,超过 1 cm,1 个或几个,大小不等,无不适,多为偶然发现。肿块皮色正常、青紫或红肿,触之无痛感,边缘清,中等硬度,形状为不规则或分叶状,早期活动性好,渐与皮肤和皮下组织粘连,已形成脓肿者有波动,严重者可发生液化和破溃。可发生液化和破溃。可能原因为注射超量、过深,菌苗未摇匀或菌苗毒力过大。同侧腋窝淋巴结肿大、化脓、破溃,称为卡介苗病,当发生全身性播散,称为播散性卡介苗病(disseminated BCG disease)。

【发病机制】 人体感染结核病菌后,巨噬细胞吞噬和摄取结核杆菌,其抗原偶联成为复合物,具有强的免疫原性,通过抗原递呈细胞将抗原呈给 T 淋巴细胞,形成对相应抗原具有记忆和反应能力的 T 淋巴细胞。当同一抗原继续或再次刺激时,T 淋巴细胞经抗原识别、活化、增殖,合并成分泌一系列细胞因子。巨噬细胞受到活化的 T 淋巴细胞产生的巨噬细胞活化因子、IFN - γ 等刺激而加强了吞噬杀菌能力,释放大量细胞蛋白溶酶体酶、反应性氧中间产物等,对被吞噬的病原体具有强的杀伤、消化和清除能力,从而对结核杆菌产生特异性抵抗和抑制感染的结核杆菌生长繁殖,使多数结核杆菌被杀伤,少数残留结核杆菌可长期潜伏。但少许抵抗力低下者,特别是年幼儿童,免疫功能不完善,在感染较严重时可发展为临床结核病。主要表现为原发病灶恶化,严重的发生全身结核杆菌播散和结核性脑膜炎,大多发生在 5 岁以下,尤其是 2 岁以下的幼儿。

【病理特点】 淋巴结正常结构均被破坏,代以大量不典型结核结节及结核性肉芽组织,结节中央多量干酪样坏死,也可见钙盐沉着、中性多核白细胞浸润、微脓肿形成,但病变不典型。大部分患儿淋巴结病变表现为以干酪样坏死为主型,大片无结构的干酪坏死组织,其周残留少量上皮样细胞和炎细胞浸润;其次为以增殖为主型,即结核结节,其中央为无结构坏死组织,周围有类上皮细胞、朗汉斯巨细胞及淋巴细胞浸润,形成境界清楚的结节病灶;不典型病变则表现为以渗出为主型伴有炎细胞浸润。个别病例免疫反应较弱,不能形成肉芽肿病变,仅表现为残存淋巴结浅皮质区淋巴小结发育不良,无滤泡结构,抗酸染色可以查找到抗酸杆菌。

第二节　淋巴结恶性肿瘤的诊断

一、霍奇金淋巴瘤

(一) 结节性淋巴细胞为主型霍奇金淋巴瘤

结节性淋巴细胞为主型霍奇金淋巴瘤(nodular lymphocyte predominant Hodgkin lymphoma,

NLPHL)是一类单克隆 B 细胞肿瘤,其特征是结节性和弥漫性混合形态的增生性病变,病灶中散在肿瘤性大细胞称为"爆米花(popcorn)细胞"或"L&H 细胞"(淋巴细胞和组织细胞性 R-S 细胞变异型)。肿瘤性大细胞存在于 FDC 网中。

【临床特征】　多发于中年男性,发病年龄呈 30～50 岁的单峰。多累及颈、腋下或腹股沟等表浅淋巴结。

【病理特点】　呈结节或结节-弥漫生长,肿瘤细胞分布于扩大的滤泡或进行性转化的生发中心中,背景含丰富 B 淋巴细胞,以及 CD4 阳性 T 淋巴细胞和滤泡树突细胞。肿瘤细胞呈分叶状核,小核仁,爆米花样(popcorn)。免疫组化表达:肿瘤细胞 CD20、CD79a、BCL-6、CD45 阳性,共表达 B 淋巴细胞转录因子 OCT2 和 BOB1,可弱表达 CD30 及 EMA。CD21 染色背景滤泡树突细胞网络,增生 T 淋巴细胞免疫表型 CD4、PD1、BCL-6 阳性。

(二) 经典型霍奇金淋巴瘤

经典型霍奇金淋巴瘤(classic Hodgkin lymphoma, CHL)单克隆性淋巴细胞肿瘤,病变由单核的霍奇金细胞和多核的 Reed-Sternberg(HRS)细胞组成,背景中有数量不等的非肿瘤性小淋巴细胞、嗜酸性粒细胞、中性粒细胞、组织细胞、浆细胞、纤维母细胞和胶原纤维。

【临床特征】　发病呈 15～35 岁和老年组双峰分布。颈部淋巴结多见,但结节硬化型多为纵隔发病,混合细胞型多累及脾和腹腔。EBV 在 CHL 的发病过程中起了重要作用,采用现代放化疗手段多数可治愈,组织学亚型对预后评估作用不明显。

【病理特点】　淋巴结结构破坏,不等量 RS 细胞增生,背景炎症细胞浸润。经典 RS 细胞呈大细胞型,丰富的弱嗜碱性细胞质,双核,嗜酸性大核仁,核周空晕。单核变型和霍奇金细胞,具有丰淡染细胞质的陷窝 RS 变型多见于结节硬化型。背景反应性细胞成分依不同亚型而不同。根据背景的成分和 HRS 细胞的形态,分为以下亚型。

1. 结节硬化型　占 CHL 的 75% 左右。硬化胶原带形成并围绕成至少一个结节,RS 细胞为陷窝 RS 变型,可形成细胞结节,中心坏死。背景细胞为嗜酸性粒细胞、组织细胞或中性粒细胞。

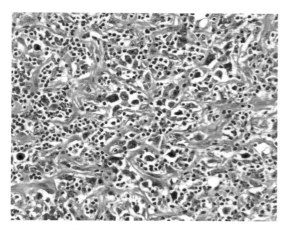

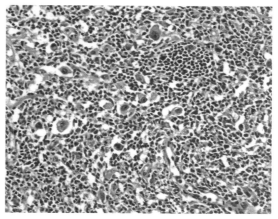

图 8-1　结节硬化型霍奇金淋巴瘤(HE 10×40)　　　图 8-2　混合细胞型霍奇金淋巴瘤(HE 10×40)
　　　　　可见多量的胶原纤维分隔

2. 混合细胞型　在弥漫或模糊结节背景中散在经典型 RS 细胞,缺乏硬化胶原带。背景反应细胞常见嗜酸性粒细胞、组织细胞、中性粒细胞和浆细胞。近年来有研究表明,肿瘤细胞越丰富,预后越差。

3. 富于淋巴细胞型　小淋巴细胞结节或弥漫增生的背景散在霍奇金细胞或 RS 细胞,少见背景反应的炎症细胞。

4. 淋巴细胞消减型　富于肿瘤性 H/RS 细胞,反应淋巴细胞消减。

免疫组化表达:RS 细胞阳性表达 CD30、CD15,在细胞膜和核旁细胞质高尔基体区;部分肿瘤细胞 CD20 阳性、CD79a 阴性,大部分病例表达 PAX5 染色常较周围小 B 淋巴细胞弱,MUM-1 阳性;部分 RS 细胞表达 EBV、LMP1 和 EBNA1 蛋白,但不表达 EBNA2,为 EBV Ⅱ型潜伏方式。多数病例不表达 B 淋巴细胞转录因子 OCT2 以及其共同活化子 BOB1,很少共表达两者。

二、B 淋巴细胞淋巴瘤

(一)B 淋巴母细胞白血病/淋巴瘤

B 淋巴母细胞白血病/淋巴瘤(B-lymphoblastic leukemia/lymphoma,B-ALL/LBL)是一类表达 B 淋巴细胞标记的淋巴母细胞类淋巴瘤,占所有前体类淋巴瘤的 10%~15%。肿瘤累及骨髓及外周血时称为急性 B 淋巴母细胞性白血病(B-ALL),肿瘤原发于淋巴结或结外部位时,称为 B 淋巴母细胞性淋巴瘤(B-LBL)。

【临床特征】　儿童多见,多发生在 6 岁以下,男性多见。B-ALL 的均有骨髓受累,也常有外周血受累,髓外受累常见。B-LBL 最易受累的部位是皮肤、软组织、骨和淋巴结,纵隔肿块少见。临床上,B-ALL 多表现为骨髓衰竭,淋巴结、肝脾肿大常见。B-LBL 不伴有白血病时,通常无症状,骨髓和外周血可受累,但骨髓中淋巴母细胞所占比例小于 25%。在儿童,B-ALL 预后较好,完全缓解率可达 95%,成人预后较差,完全缓解率仅为 60%~85%。B-LBL 的预后相对较好。

【病理特点】　肿瘤由小至中等大小的母细胞组成,当累及淋巴结时,细胞弥漫分布可以仅累及副皮质区,当肿瘤累及其他软组织,细胞可呈单行排列(印第安样)。细胞大小一致,核呈凹陷或扭曲,胞浆少,染色质稀疏分散,核分裂象通常较多,局灶可见星空现象。B 和 T 淋巴母细胞增生在形态上无法区分,免疫组化肿瘤细胞表达 B 淋巴细胞特异标记 CD19/CD79a/CD22/CD5/CD10/CD24/PAX5/TdT。

(二)慢性淋巴细胞白血病/小淋巴细胞淋巴瘤

慢性淋巴细胞白血病/小淋巴细胞淋巴瘤(chronic lymphocytic leukaemia/small lymphocytic lymphoma,CLL/SLL)是一种发生于外周血、骨髓、脾脏及淋巴结的成熟 B 淋巴细胞肿瘤。肿瘤细胞形态单一、小、圆形且不规则,在浸润组织内混有由前淋巴细胞和副免疫母细胞形成的增殖中心。肿瘤细胞同时表达 CD5 和 CD23。CLL 的诊断标准:CLL 表型细胞≥$5×10^9$/L,至少细胞增高大于 3 个月。当淋巴细胞<$5×10^9$/L 时,定义为单克隆 B 淋巴细胞增多症(MBL)。该病异质性强,有的终生无须治疗,有的须立即治疗(CD38,ZAP-70),有的缓慢进展而最终需要治疗。5 年生存率 51%,中位生存期 7 年。

【临床特征】　CLL 占白血病发病总数的 20%~30%,中位年龄 65~70 岁,目前 70%~80% 患者在早期获得诊断。男性略多见,临床表现为疲乏,肝脾肿大,淋巴结肿大,外周血白细胞计数升高。

【病理特点】　淋巴结肿大,结构破坏,可见成熟的小淋巴细胞弥漫浸润,散在的前淋巴细胞和副免疫母细胞的结节样结构(假滤泡结节)。肿瘤细胞比正常淋巴细胞稍大,染色质呈块状,核圆形,偶尔见小核仁,核分裂活性常很低。几乎全部病例累及骨髓、脾脏和肝脏。小淋巴样细胞可表现出中等程度的核不规则,应与套细胞淋巴瘤鉴别,部分病例存在浆细胞分化。免疫组化肿瘤细胞表达 B 淋巴细胞标记:CD20/CD22/CD5/CD19/CD79a/CD23,增殖中心的细胞 CyclinD1 阳性,CLL/SLL 可发生高级别淋巴瘤转化。

(三)边缘区淋巴瘤

边缘区淋巴瘤(marginal zone lymphoma, MZL)是一类原发于淋巴结的 B 细胞淋巴瘤,形态学上与脾脏边缘区淋巴瘤与结外黏膜相关性 B 细胞淋巴瘤相似,但不存在脾脏及淋巴结外相关疾病。

【临床特征】　占淋巴系统肿瘤 1.5%~1.8%。成人多见,男女比例相当。一般肿瘤多累及周围淋巴结,偶尔累及骨髓和外周血。60%~80% 患者生存期超过 5 年。可发生高级别淋巴瘤转化,诊断时需要出现成片的大细胞。

【病理特点】　肿瘤细胞围绕反应性滤泡并扩张至滤泡间区,可见滤泡植入。肿瘤细胞由数量不等的边缘区 B 细胞(中心细胞样或单核细胞样)、浆细胞和散在转化的 B 细胞组成。免疫组化肿瘤细胞标记表达广泛的 B 细胞抗原:BCL2 阳性,半数病例同时表达 CD43,CD5/CD23/CD10/BCL6 和 CyclinD1 阴性表达。

(四)滤泡性淋巴瘤

滤泡性淋巴瘤(follicular lymphoma, FL)是滤泡中心(生发中心)B 细胞(典型的形态包括中心细胞及中心母细胞)发生的肿瘤,可出现局部或弥漫的滤泡样结构。

【临床特征】　占淋巴系统肿瘤 20%。成人多见,中位年龄 60 岁,男女比例为 1∶1.7。FL 累及淋巴结,也可见于脾、骨髓、外周血和韦氏环。大多数患者在诊断时肿瘤已有广泛播散,包括淋巴结肿大和脾肿大。

【病理特点】　大多数 FL 有明显的滤泡样结构,淋巴结结构破坏,代之以紧密排列的滤沟样结构,肿瘤性滤泡常境界不清,套区常变薄或缺乏。中心细胞与中心母细胞极性消失,随机分布。滤泡可表现为类似于弥漫,常伴有硬化。根据中心母细胞数量的多少,组织学分级可预测临床预后。免疫组化 BCL2/CD10/CD19/CD20/CD22/CD79a,CD5 和 CD43 阴性表达,滤泡中存在CD21(+)和 CD23(+)的 FDC 网,BCL2 在鉴别肿瘤性和反应性滤泡中有重要作用,肿瘤细胞起源于生发中心 B 细胞。组织学分级 1~2 级为惰性淋巴瘤(临床过程缓慢),不易治愈,3 级有较强的侵袭性,类似 DLBCL。60%~80% 患者生存期超过 5 年。可发生高级别淋巴瘤转化,诊断时需要出现成片的大细胞。

(五)套细胞淋巴瘤

套细胞淋巴瘤(Mantle cell lymphoma, MCL)是一种 B 细胞肿瘤,由形态较单一的小至中等大小的淋巴样细胞构成,核不规则,类似于中心细胞。

【临床特征】　占非霍奇金淋巴瘤的 3%~10%,发生在中、老年人,中位年龄大约 60 岁,男多于女,至 2∶1。淋巴结是最常累及的部位,脾、骨髓(伴或不伴有血液受累及)、胃肠道和韦氏环。MCL 的患者中位生存期为 3~5 年,对化疗反应差,大多数患者不能治愈。

【病理特点】　淋巴结结构破坏,出现形态单一的淋巴细胞增生,呈现模糊的结节、弥漫或套区增宽的改变,罕见滤泡结构。肿瘤细胞由小到中等大小的淋巴细胞构成,核形不规则,染色质中度稀疏,但核仁不明显。存在散在的单一的上皮样组织细胞,偶见"星空"现象。套细胞淋巴瘤不发生典型大细胞淋巴瘤转化,但会出现母细胞 MCL 的转化,套区生长方式可消失,核变大、多形核、染色质稀疏，核分裂象增多，更具有侵袭性。免疫组化表达 CD5/BCL2/CyclinD1 阳性表达，CD10/BCL6/CD23 阴性表达。临床上也出现 CD5 阴性表达的病例，生物学行为更为惰性。

(六) 弥漫性大 B 细胞淋巴瘤

弥漫性大 B 细胞淋巴瘤(diffuse large B-cell lymphoma，DLBCL)是以大 B 细胞弥漫增生为主的恶性肿瘤。瘤细胞核大小相当于正常吞噬细胞核或正常淋巴细胞的 2 倍。DLBCL 可以原发，也可以由低级别淋巴瘤(CLL/SLL、FL、MALT、NLPHL)转化而来。有研究发现中国人 DLBCL 存在高频 *PRDM1/Blimp-1* 基因突变，且与预后密切相关。

【临床特征】 占非霍奇金淋巴瘤的 30%～40%，多发生于老年人，中位年龄 60～70 岁，男多于女，淋巴结是最常累及的部位，结外最常见的部位是胃肠道。典型的表现是出现结内或结外迅速长大的肿块，可伴有症状，随着病情的发展常常扩散。DLBCL 属于侵袭性淋巴瘤，一般临床上采用联合化疗效果较好。

【病理特点】 肿瘤细胞取代正常淋巴结结构，淋巴结周围组织内常有浸润，可见硬化性纤维条带。根据细胞形态不同，可以分为 4 种变异类型。

1. 中心母细胞型 DLBCL 中到大的淋巴样细胞组成。细胞圆形、椭圆形，泡状核，染色质较细，2～4 个核仁，靠近核膜，胞质较少，嗜双色性或嗜碱性。

2. 免疫母细胞型 DLBCL 绝大多数细胞是免疫母细胞，单个中位核仁，细胞大，胞质较丰富，嗜碱性。

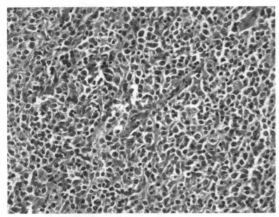

图 8-3 弥漫性大 B 细胞淋巴瘤(HE 10×40)

3. 富于 T 细胞/组织细胞的淋巴瘤 病变中绝大多数细胞是非肿瘤性的 T 细胞，伴有或不伴有组织细胞，仅有＜10% 的肿瘤性大 B 细胞。大细胞类似于霍奇金淋巴瘤中爆米花样细胞、中心母细胞、免疫母细胞、RS 细胞，小 B 细胞并不常见。

4. 间变性弥漫性大 B 细胞淋巴瘤 细胞大，圆形、椭圆形或多边形，异型多核，细胞呈铺路石样排列，似癌，也可沿淋巴窦生长。

免疫组化表达：B 细胞抗原(CD19/CD20/CD22/CD79a)，部分病例表达 CD30/CD15/CD5，也会检测 BCL2、BCL6、CD10、MUM-1、

GCET-1、FOXP1 指标，通过 HANS 或 CHOI 模型进行分型，以指导预后及治疗。

(七) Burkitt 淋巴瘤

Burkitt 淋巴瘤(Burkitt lymphoma，BL)是一种 B 细胞高侵袭性淋巴瘤，常发生于结外，散发性 BL 可发生在淋巴结。多见于成人。肿瘤由细胞单一、中等大小的 B 细胞组成，胞质嗜碱性、核分裂象多见。常有 *MYC* 基因的异位，与 EBV 感染高度相关。

【临床特征】 主要发生在儿童和青年，占儿童淋巴瘤的 30%～50%，成人患者平均年龄 30 岁，EBV 病毒感染常常与社会经济条件较差、初次感染 EBV 时年龄较小等因素有关。临床表现为急性白血病，伴有外周血和骨髓受累。高度侵袭性肿瘤，由于肿瘤生长快，应尽早治疗。

【病理特点】 肿瘤细胞大小形态一致，有多个嗜碱性小核仁，常伴有脂质空泡，可见"星空"现象，肿瘤细胞增殖率高，核分裂象多见，并且易见凋亡。免疫组化表达：B 细胞相关抗原 CD19/

CD20/CD22/CD10/BCL6 阳性，CD5/CD23/TdT 阴性。Ki67 增殖指数高，几乎可达 100％。

三、T 细胞淋巴瘤

（一）T 淋巴母细胞白血病/淋巴瘤

T 淋巴母细胞白血病/淋巴瘤（T-lymphoblastic leukemia/lymphoma，T-ALL/LBL）是一类表达 T 细胞标记的淋巴母细胞类淋巴瘤，占所有前体类淋巴瘤的 85％～90％。肿瘤累及骨髓及外周血时，称为急性 T 淋巴母细胞性白血病（T-ALL）；肿瘤局限于纵隔、肝脾淋巴结或结外部位时，称为急性 T 淋巴母细胞性淋巴瘤（T-LBL）。

【临床特征】　青少年多见，儿童及成人也可发生，男性多见。肿瘤累及结外部位，可累及皮肤、扁桃体、肝、脾、中枢神经系统及男性的睾丸，但通常都伴有淋巴结或纵隔的累及。临床上 T-ALL 典型表现为白细胞计数升高、大的纵隔肿块或其他部位的肿块，骨髓造血受累比 B-ALL 轻。T-LBL 常表现为纵隔区域迅速生长的肿块，胸痛，胸水等。在儿童，T-ALL 比 B-ALL 高危，因这部分患者通常存在高危因素，如年龄较大、白细胞计数升高；在成人，T-ALL 比 B-ALL 的预后好。T-LBL 的预后与患者的年龄、临床分期等存在相关。

【病理特点】　淋巴结结构被完全破坏，肿瘤呈浸润性生长，伴有被膜累及，肿瘤由小至中等大小的母细胞组成，细胞大小一致，核圆形或扭曲，胞浆少，染色质密度中等至稀疏，核仁结构不清，核分裂象通常较多。免疫组化肿瘤细胞表达 T 细胞特异标记 CD2/CD3/CD4/CD5/CD6/CD7/CD8，以及前体 T 细胞标记 TdT/CD99/CD34/CD1a，可表达髓系标记 CD13/CD33。

（二）结外 NK/T 细胞淋巴瘤，鼻型

结外 NK/T 细胞淋巴瘤，鼻型（extranodal NK/T-cell lymphoma，nasal type）鼻型主要发生在结外，以形态多样为特征。肿瘤常有亲血管性，多伴有血管破坏和大片坏死。肿瘤最常见于鼻腔，也可以发生在胃肠道等鼻外部位。淋巴结原发少见，多以受累为主。

【临床特征】　患者多发生鼻出血，肿块可造成的中面部结构破坏所致（所谓的致死性中线肉芽肿），淋巴结是疾病受累的一部分。该病与 EBV 关系密切。发生在鼻型对治疗反应好，发生在鼻外的淋巴瘤预后较差。

【病理特点】　细胞多种形态，可以是小、中、大或间变细胞。多数病例为中等细胞或大小混合细胞。可见大量的反应性炎性细胞（小淋巴细胞、浆细胞、组织细胞、嗜酸性粒细胞）。免疫组化表达：CD2/CD56 阳性表达，表面膜蛋白 CD3 阴性表达，胞质蛋白 CD3ε 阳性表达。细胞毒性颗粒相关蛋白（TIA/粒酶 B/穿孔素）阳性。其他 T 和 NK 细胞相关抗原阴性表达。

（三）血管免疫母细胞性 T 细胞淋巴瘤

血管免疫母细胞性 T 细胞淋巴瘤（angioimuunoblastic T-cell lymphoma，AITL）是一种外周 T 细胞淋巴瘤，属系统性疾病，多形性浸润累及淋巴结，伴有明显的高内皮血管和滤泡树突细胞的增生。

【临床特征】　多发生在中年和老年，男女发病比例相等。患者通常表现为全身淋巴结肿大和肝、脾肿大以及皮疹，骨髓活检通常呈现受累及。患者可表现为免疫异常，均是继肿瘤病程后出现的。大多数病例可见 EBV 病毒感染，但 EBV 阳性的细胞一般为 B 细胞。高度侵袭性肿瘤，中位生存期不足 3 年。

【病理特点】　淋巴结结构破坏，常可见残存的滤泡，副皮质区肿瘤细胞弥漫浸润，细胞小至中等大小不等，胞质淡染，胞膜清楚。边缘窦尚存，可见明显血管增生。免疫组化表达：表达成

熟 T 细胞标记 CD2/CD3/CD4/CD5/CD7/CD8。

(四) 外周 T 细胞淋巴瘤,非特殊型

外周 T 细胞淋巴瘤,非特殊型(peripheral T - cell lymphoma, unspecified, U - PTL)是一类以结内为主的 T 细胞淋巴瘤,形态上与临床吻合性差。成人易发生,男女发病相当。除淋巴结,常常累及全身,并可累及外周血,表现白血病。

【临床特征】 最常见淋巴结肿大,多数有症状,全身状态差。最具侵袭性非霍奇金淋巴瘤,对治疗反应差,复发常见,5 年生存率和无病生存率在 20%～30%。

【病理特点】 肿瘤细胞弥漫性浸润,淋巴结结构破坏,细胞种类多样,变化大,但多数细胞中至大细胞,核呈多形性、不规则,染色质多或泡状,核仁明显,核分裂象多。常有透明细胞和 RS 样细胞。少数病例以小淋巴细胞为主,核形不规则。内皮细胞肥大的小血管增多、分支血管可见。伴有丰富的炎性细胞背景。免疫组化表达:表达 T 细胞相关抗原,也常见异常 T 细胞表型(CD4 阳性、CD8 阴性)。大细胞常表达 CD30。

(五) 间变性大细胞性淋巴瘤

间变性大细胞性淋巴瘤(anaplastic large cell lymphoma,ALCL)属于 T 细胞淋巴瘤,主要由淋巴样细胞组成,细胞较大,胞质丰富,多形性(马蹄铁样核),细胞常表达 CD30,大多数病例表达 ALK。ALCL 约占成人非霍奇金淋巴瘤的 3%,儿童淋巴瘤的 10%～30%。

【临床特征】 大部分的病例表现为进展期伴有外周或腹腔淋巴结累及,经常与结外浸润和骨髓累及有关。ALK 阳性提示预后好,以复发为主。

【病理特点】 肿瘤细胞破坏淋巴结结构,细胞呈窦内生长,核呈马蹄形、肾形或胚胎形,胞浆嗜酸。免疫组化表达:CD30/EMA/ALK 阳性,细胞毒性蛋白(TIA/穿孔素/粒酶 B)阳性。

第三节　淋巴结其他炎性疾病的诊断

一、病毒性淋巴结炎

(一) 传染性单核细胞增多症淋巴结病

传染性单核细胞增多症淋巴结病(lymphadenopathy of infectious mononucleosis,LIM)是由于 EB 病毒(Epstein - Barr virus)感染引起的一种急性或亚急性的自限性疾病。

【临床特征】 多见于青少年。全身淋巴结均可出现肿大,其中以颈部淋巴结多见,又称腺热病。肿大的淋巴结多小于 2 cm,第 1 周就出现,第 3 周渐缩小。淋巴结一般分散无粘连,无压痛,无化脓,肠系膜淋巴结肿大时可引起相应症状如腹痛等。血常规显示单核细胞增高,外周血出现异型淋巴细胞,血清学 EBV 抗体阳性。

【病理特点】 肉眼观察淋巴结表面光滑,切面呈鱼肉样。低倍镜下,淋巴结结构破坏,副皮质区增宽,残存部分滤泡,小淋巴细胞弥漫增生,其间散在分布大淋巴细胞,呈深浅不一的斑驳状。高内皮毛细血管增生,可见个别细胞凋亡或局灶坏死。高倍镜下可见免疫母细胞增生,细胞大,具有丰富嗜碱性胞浆和显著核仁,并见中心母细胞增生,可见核分裂。T 区可见较多核分裂象,2～8 个/HPF。免疫组化显示大细胞 CD30$^+$、CD15$^-$。Ki - 67 增殖指数可达 50%～80%。EBER 原位杂交阳性,阳性定位于细胞核,主要分布在扩大的 T 区,表现为大、中、小淋巴细胞混合。

【鉴别诊断】

1. 间变性大 B 细胞淋巴瘤　间变性大 B 细胞淋巴瘤的细胞核常见肾形、马鞍形,核旁粉染(Hallmark cell),CD30 阳性,部分细胞 EMA、ALK 阳性,EBV 阴性。

2. 弥漫性大 B 细胞淋巴瘤　其 B 细胞为克隆性增生,具有轻链限制性,血清 EBV 阴性。

3. 霍奇金淋巴瘤　两者大细胞形态不同,LIM 的大细胞形态规则,缺少包涵体样紫色核仁。此外,两者背景不同,LIM 以小淋巴细胞为主,而霍金奇淋巴瘤背景常常是多种反应性细胞混杂,除小淋巴细胞以外,还有组织细胞、浆细胞、嗜酸性粒细胞等。免疫组化 LIM 大细胞表达 CD45、CD30,不表达 CD15。而霍奇金淋巴瘤细胞表达 CD30、CD15,不表达 CD45。

4. 外周 T 细胞淋巴瘤,非特指型　外周 T 细胞淋巴瘤的瘤细胞往往成分相对单一,大小常不一致,形态多不规则,往往有一定量淡染的胞质,间质中多伴有分支状高内皮静脉。虽然 LIM 的大细胞可成片出现,但细胞缺少真正的异型性。在免疫表型上,外周 T 细胞淋巴瘤表达 T 细胞相关指标,EBV 阴性。LIM 是 B、T 混合表达,EBV 阳性。

(二) 艾滋病相关淋巴结病

艾滋病(acquired immunodeficiency syndrome,AIDS,获得性免疫缺陷综合征)相关淋巴结病(AIDS - related lymphadenopathy)是指 HIV 病毒(human immunodeficiency virus)感染后淋巴结的病变。在疾病的各个阶段,淋巴结病变也呈现不同的特点。

【临床特征】　艾滋病的发病以青壮年较多,发病年龄在 18~45 岁。潜伏期可以没有任何症状,一旦发展为艾滋病,患者就可以出现各种临床表现,如全身疲劳无力、食欲减退、发热、体重下降,皮肤、黏膜白念珠菌、单纯疱疹、带状疱疹感染,颈部、腋窝、腹股沟淋巴结肿大,还可出现呼吸系统、消化系统、神经系统症状,并继发肿瘤等。

【病理特点】　艾滋病相关淋巴结病在淋巴结方面的病变特点如下。

1. 滤泡增生期(1 期)　在感染初期和慢性持续期,淋巴结病变以反应性增生为主。滤泡显著增生,套区变薄或消失,形状不规则如地图状。生发中心扩张,滤泡中心树突状细胞被 HIV 破坏,出现滤泡溶解现象。

2. 滤泡退变期(2 期)　滤泡中心细胞逐渐减少,间质细胞增生,形成具有一定特征的同心圆层状结构,如洋葱皮样。

3. 滤泡消失期(3 期)　淋巴结结构紊乱,滤泡数目明显减少,组织细胞增生,其间散在淋巴细胞、浆细胞和免疫母细胞,常有毛细血管后静脉增生。

4. 淋巴细胞衰竭期(4 期)　淋巴结结构完全破坏,淋巴细胞明显减少,代之以组织细胞弥漫性或结节状增生,伴或不伴有纤维化。

【鉴别诊断】　艾滋病患者由于机体免疫低下,常继发细菌及病毒感染,需查找病原菌除外。此外,艾滋病患者可继发淋巴瘤,以弥漫性大 B 细胞淋巴瘤为主,诊断时需要谨慎。

(三) 巨细胞病毒淋巴结炎

巨细胞相关淋巴结炎(cytomegalovirus lymphadenitis)是指 CMV 病毒(cytomegalovirus,巨细胞病毒)感染后淋巴结的病变。

【临床特征】　巨细胞病毒是最大的侵及人类的病毒,感染 T 细胞、单核细胞以及所有器官的血管内皮细胞。临床上感染人群表现不同,在正常人群,感染后呈类似传染性单核细胞增多症的症状,而在免疫缺陷人群出现累及各器官的广泛播散性感染。

【病理特点】　巨细胞感染淋巴结受累见于全身感染时,表现为淋巴结结构破坏,副皮质区增宽,残存部分滤泡,呈斑驳状。小淋巴细胞弥漫增生,散在分布大淋巴细胞,核内可见猫眼样包涵体,可达 15 μm,强嗜酸性,周围有空腔,是巨细胞病毒淋巴结炎的特征性改变。免疫组化、原位杂交可以检测到病毒。

(四) 单纯疱疹性淋巴结炎

单纯疱疹性淋巴结炎(herpes simplex virus lymphadenitis)是指 HSV 病毒(herpes simplex virus,单纯疱疹病毒)感染后淋巴结的病变。

【临床特征】 人类 HSV 是 DNA 类病毒经过口腔、呼吸道、生殖器以及皮肤破损处侵入体内,潜居于人体正常黏膜、血液、唾液、神经组织及多数器官内。某些诱发因素如发热、受凉、日晒、情绪激动、胃肠功能紊乱、药物过敏、过度疲劳、机械性刺激以及月经、妊娠等均促成本病发生,可经血行或神经通路播散。

【病理特点】 组织学表现为副皮质明显增生,可弥漫性或呈局灶性,大小淋巴细胞、嗜酸性粒细胞、浆细胞、免疫母细胞呈片状增生,可见坏死。滤泡可增生或萎缩,淋巴窦组织细胞可增生。在坏死的边缘区可见到核内病毒包涵体,免疫组化和原位杂交可检测到病毒。

二、细菌性淋巴结病

(一) 细菌性淋巴结炎

细菌性淋巴结炎(bacterial lymphadenitis)是由葡萄球菌、链球菌等一般细菌感染引起的急性或化脓性淋巴结炎。

【临床特征】 细菌性淋巴结炎临床可分急性(化脓性)、慢性淋巴结炎。前者多见有发热,起病急,局部红肿疼痛、淋巴结易化脓、触之有波动感等症状。通常在淋巴结肿大前往往有引流部位的炎症反应,如牙周炎、咽炎、扁桃体炎等疾病发生。慢性淋巴结炎多由口腔、鼻咽部慢性炎症引起,有或无急性淋巴结炎症状,一般无全身症状,受累淋巴可活动,边界清,质地较软,有或无触痛等症状。

【病理特点】 病变淋巴结肿大变软。淋巴窦扩张,充盈蛋白液中可见中性粒细胞和巨噬细胞,中性粒细胞可浸润淋巴结实质,形成微脓肿。病变可累及淋巴结周围组织产生淋巴结周围炎。在病变后期急性炎细胞可被淋巴细胞、浆细胞等慢性炎细胞替代。

(二) 猫抓病

猫抓病(cat scratch disease,CSD)是由汉赛巴尔通体(bartonella henselae),经猫抓、咬后引起的急性自限性传染病,典型表现为猫抓伤近端淋巴结肿大。汉赛巴尔通体是一种革兰氏阴性、氧化酶阴性、营养条件要求苛刻的兼性细胞内寄生的需氧杆菌。

【临床特征】 猫抓病为原发性皮肤损害,以局部及引流区淋巴结肿大为主要特征,一般为良性自限性疾病。通常于原发损害 1～2 周后出现,为局限性或单侧,以头颈、腋窝、腹股沟等处常见。

【病理特点】 淋巴结一般较完整,质地软,有被膜。切面灰白或灰红色,皮髓质内可见大小不等的灰黄色区域。镜下淋巴结结构破坏,淋巴结皮质、副皮质区扩大,网状细胞弥漫性增生。内见肉芽肿性病变,中心小脓肿形成,微脓肿为特征性的星形,中央为中性粒细胞聚集,甚至形成凝固性坏死,周围有大的转化淋巴细胞、浆细胞和小淋巴细胞;也有栅栏状的上皮样细胞围绕形成肉芽肿,还有多核巨细胞。部分慢性病变,中心坏死可发生纤维化。W－S 银染色为阳性。

【鉴别诊断】

1. 淋巴结结核　结核中坏死多为干酪样坏死。上皮样细胞呈结节状增生,边缘可见典型的朗汉斯巨细胞,一般无脓肿形成,经抗酸杆菌染色能进一步确诊。

2. 腹股沟淋巴肉芽肿　由腹股沟肉芽肿衣原体引起,组织切片中可见到陈旧性微脓肿,上皮样细胞呈栅栏状排列,脓肿可扩大融合呈星形或 Y 状,脓肿周围淋巴组织内见广泛浆细胞浸润。

3. 组织细胞坏死性淋巴结炎　切片上虽有坏死灶出现,但坏死灶周围有大量组织细胞,缺乏栅栏状排列的上皮样细胞。本病诊断需结合病史及淋巴结活检病理检查,对怀疑患者还可做猫抓病抗原皮肤试验。

三、真菌性淋巴结炎

淋巴结真菌感染可表现为慢性化脓性病变、肉芽肿性病变或两者混合。组织胞浆菌病淋巴结炎可引起上述改变外,还可致广泛淋巴结坏死和显著窦组织细胞增生。其他淋巴结真菌感染有芽生菌病、类球孢子菌病、球孢子菌病以及孢子丝菌病等引起。此外,机会性感染,如隐球菌病、曲菌病、毛霉菌病以及念珠菌病可引起淋巴结病变。

（一）组织胞浆菌病

组织胞浆菌病(histoplasmsis)是由双相真菌荚膜组织胞浆菌引起的深部真菌感染。

【临床特征】　在北美和拉丁美洲的一些特定区域流行,在我国较为少见。组织胞浆菌可由呼吸道、皮肤、黏膜及胃肠道传播,侵犯全身各器官。大多首先引起肺部感染,可自愈,只有少数因免疫力低下而发病。如果吸入大量真菌孢子可引起全身播散,致死率高。易感人群主要为生活、工作环境差的人群及曾去过流行地区的旅游者等。该病任何年龄均可受累,多见于 40 岁以上成人,男性多于女性,儿童感染易发展成急性爆发性系统性感染,预后凶险。有基础疾病,或者使用免疫抑制剂的患者易形成播散。

【病理特点】　肉眼观察淋巴结包膜完整,镜下淋巴结结构破坏,仅局部残留淋巴滤泡,呈结节状,可见肉芽肿样及干酪样坏死灶。坏死灶周围主要为大量胞浆丰富、深染的组织细胞。细胞内外有散在和成小堆的椭圆形小体,PAS 和 GMS 染色阳性。油镜下呈椭圆形或瓜子样,一端或两端较锐。

（二）隐球菌病

隐球菌病（cryptoeoecosis)是由新型隐球菌感染所引起的亚急性或慢性深部真菌病。

【临床特征】　隐球菌可以感染人体的任何组织和器官,最常见的部位是中枢神经系统,其次是肺和皮肤,淋巴结、肝脏、脾脏及骨髓少见。单纯的淋巴结隐球菌感染少见。

【病理特点】　淋巴结包膜较完整,切面灰白、质脆。镜下可见淋巴结结构破坏,肉芽肿形成,结节界限不清,周边散在少量淋巴细胞、中性粒细胞、浆细胞及嗜酸性粒细胞,部分区域可形成纤维性样坏死,坏死灶内无或有少量核碎片,坏死灶周边有密集的上皮样细胞和多

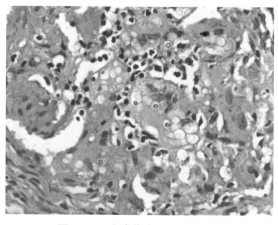

图 8-4　隐球菌病(HE 40×10)

核巨细胞。隐球菌呈圆形或椭圆形,大小不等,淡红染或透明空泡状,数量较多,主要出现于巨噬细胞胞质及坏死灶边缘区。PAS 染色呈红色,六胺银染色呈黑色。

四、其他病原体引起的淋巴结病

(一)性病性淋巴肉芽肿

性病性淋巴肉芽肿(venereallymphogranuloma)是由 L 型沙眼衣原体引起的一种经典的性传播疾病。

【临床特征】 临床上以生殖器溃疡、腹股沟淋巴结病或生殖器肛门直肠综合征为主要特征,病程较慢。中国仅有散发病例报道,常合并 HIV 感染、其他性传播疾病和血源性疾病。

【病理特点】 早期病变多发生在外阴,形成小水疱、丘疱疹、糜烂、溃疡,常为单个,无明显症状,愈后不留瘢痕。中期病变出现 1~4 周后,男性腹股沟淋巴结肿大(第四性病性横痃),粘连融合,可见槽沟征(腹股沟韧带将肿大的淋巴结上下分开,皮肤呈出槽沟状)。数周后淋巴结软化,破溃,排出黄色浆液或血性脓液,形成多发性瘘管,似喷水壶状。女性病变多发生于阴道下部,引起盆腔淋巴结炎、直肠炎和直肠周围炎,形成肛周肿胀、瘘管、直肠狭窄及大小阴唇象皮肿等。淋巴结病变常在病程中期出现,新鲜病变为伴有星状脓肿的肉芽肿,中央为坏死组织,有多形核白细胞及巨噬细胞浸润,周围绕以上皮样细胞,可见浆细胞,脓肿三角形或四角形,于诊断有参考意义,后期为广泛纤维化及大面积凝固性坏死。晚期症状出现在数年或数十年后,长期反复性的腹股沟淋巴管(结)炎可致阴部象皮肿、直肠狭窄等。

【鉴别诊断】

1. 猫抓病 猫抓病也具有中心脓肿及星形坏死区,但 W-S 银染色为阳性。

2. 淋巴结结核 结核中坏死多为干酪样坏死,上皮样细胞呈结节状增生,边缘可见典型的朗汉斯巨细胞,一般无脓肿形成,经抗酸杆菌染色能进一步确诊。

3. 组织细胞坏死性淋巴结炎 切片上虽有坏死灶出现,但坏死灶周围有大量组织细胞,缺乏栅栏状排列的上皮样细胞。

(二)梅毒性淋巴结炎

梅毒性淋巴结炎(syphilis lymphadenitis)是一种由梅毒螺旋体引起的淋巴结炎症。

【临床特征】 梅毒性淋巴结炎主要发生在腹股沟部,少部分可以发生在颈部,表现为淋巴结无痛性肿大。梅毒性淋巴结炎常发生在早期梅毒患者,由于缺乏特异性临床表现,容易被忽视,造成漏诊。

【病理特点】 大体为椭圆形或圆形结节,切面呈灰白色,质地中等,包膜完整,明显增厚,被膜外组织纤维组织增生,被膜及被膜外组织淋巴细胞、浆细胞等慢性炎细胞浸润。镜下淋巴结结构存在,皮髓质界限清楚。淋巴滤泡增生,巨滤泡形成,生发中心扩大,副皮质区、滤泡间区及包膜外较多小血管增生,小血管主要明显增厚,部分区域见较多嗜酸性粒细胞增生。血管管壁增厚,管腔狭窄,血管周围较多浆细胞浸润。银染见梅毒螺旋体。

【鉴别诊断】

1. 滤泡性淋巴瘤 滤泡大小相对一致,滤泡背靠背,滤泡内细胞成分相对单一,缺少中心母细胞和极性。免疫组化滤泡性淋巴瘤滤泡内细胞 bcl-2、CD10 呈阳性。

2. 巨大淋巴结增生症(Castleman 病) 血管透明型 Castleman 病淋巴滤泡的套细胞增生明显,形成特征性的洋葱样同心圆改变,淋巴结内小血管增生明显,可穿入淋巴滤泡中,生发中心内小血管壁玻璃样变；浆细胞型 Castleman 病滤泡间区及副皮质区可见较多浆细胞浸润。但是 Castleman 病没有血管内皮增生肿胀和血管闭塞，缺乏血管壁浆细胞浸润现象。

3. 肉芽肿性病变，包括淋巴结结核、性病淋巴肉芽肿、结节病等 淋巴结结核可见典型的干酪样坏死，多核巨细胞不仅数量多，细胞内的细胞核也较多；梅毒性淋巴结病肉芽肿的多核巨细胞数量少，细胞核亦较少，一般不见干酪样坏死。性病淋巴肉芽肿总能找到特征性的星形脓肿，中央为凝固性坏死和大量中性粒细胞浸润，上皮样组织细胞环绕坏死灶呈栅栏状排列。结节病中的肉芽肿性结节密集，相互之间紧密相邻，一般无干酪样坏死，多核巨细胞少见，可出现特征性 Schaumann 小体和星状小体，血管紧张素转换酶检查阳性有助于确诊。

（三）弓形体淋巴结炎（toxoplasma lymphadenitis）

弓形体病（toxoplasmosis）是由原虫类寄生虫，弓形体的中间宿主为人，通过消化道感染，在巨噬细胞内繁殖并携带进入内脏器官所引起的感染性疾病。最常累及颈后区淋巴结，称为弓形体淋巴结炎（toxoplasma lymphadenitis）。

【临床特征】 为人畜共患疾病，牧区多发。此外，化疗等免疫低下患者可继发此病。年轻人多发，发病率女性高于男性。

【病理特点】 淋巴结表现为经典的三联征：① 滤泡增生。② 副皮质区及淋巴窦内上皮样组织细胞增生。③ 窦内或血管周单核样 B 细胞成片增生。上皮样组织细胞较松散，很少形成紧密的结节病型肉芽肿或发生坏死。病原体呈新月形并聚集呈簇状，吉姆萨染色易识别，位于巨噬细胞内，形态学常很难发现，采用分子方法也常难以检测到弓形体基因组。病理学疑为弓形体淋巴结炎时，应通过血清学证实。

五、其他原因不明的淋巴结肿大

（一）结节病

结节病（sarcoidosis）是一种世界范围内广泛发生、原因不明的多系统肉芽肿性疾病，以肺门淋巴结为最常见累及部位，可累及多个肺外系统和器官，镜下以非干酪性类上皮细胞肉芽肿为其病理组织学特点。

【临床特征】 结节病是一种病因不明的全身性肉芽肿性疾病，多见于中年人，中国人男女之比为 1：1.7。可累及多种器官，依据其累及器官的不同，临床表现复杂多样、无特异性。国外文献统计，结节病最常累及的器官有肺（90%）、淋巴结（75%～90%）、肝（60%～90%）。

【病理特点】 组织学改变特征为淋巴结结构完全消失和非干酪样肉芽肿形成，由上皮样细胞、散在朗汉斯多核巨细胞、淋巴浆细胞和成纤维细胞共同组成的小型肉芽肿，缺乏坏

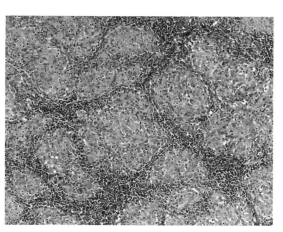

图 8 - 5 结节病（HE 10×10）

死或仅局限于中央的少量纤维素坏死。有时在巨细胞胞质中可见到圆形、呈同心圆分层状的 Schaumann 小体、星芒状小体和草酸钙结晶。肉芽肿被致密的玻璃样变性的结缔组织包绕。病理学对结节病的诊断是排除性的，应该排除结核病、非结核分枝杆菌病、真菌病、麻风病、梅毒病

等,以及霍奇金淋巴瘤和癌引流区淋巴结。

(二) Castleman 病

Castleman 病(Castleman's disease,CD)又称巨大淋巴结增生症或血管淋巴性滤泡组织增生,是一种以不明原因淋巴结肿大为特征的慢性淋巴组织增生性疾病,由 Benjamin Castleman 在 1954 年首先做出描述而得名。

【临床特征】 以纵隔、颈部、腋、腹部为好发部位。Castleman 病的分型:CD 分为透明血管型(hyline vascular CD),占 80%~90%;浆细胞型(plasmacytic CD),较少见,又分为单中心性(unicentric CD,UCD)和多中心性(muhicentric CD,MCD),前者往往仅累及单个淋巴结区域,无临床症状或相关症状较轻,切除可治愈;后者则累及多个淋巴结区域,有较为明显的系统性症状,预后较单中心型病例差。因此,大多数病例为良性经过,但有少数可发展为其他类型的肿瘤,如恶性淋巴瘤、浆细胞瘤、树突状网织细胞肉瘤等。

【病理特点】

1. **透明血管型 Castleman 病** 形态主要为病变区域淋巴窦减少或消失,滤泡内外小血管增生,透明血管滤泡结构明显,散在分布,有小血管穿入滤泡,血管内皮肿胀,管壁增厚,多呈玻璃样变性。滤泡生发中心常常萎缩,生发中心 B 细胞较少而滤泡树突细胞相对丰富,偶尔可以见到散在怪异的大细胞。套区为多层环心排列的淋巴细胞,形成洋葱皮样结构。血管滤泡结构在透明血管型 Castleman 病的诊断中并不完全特异。

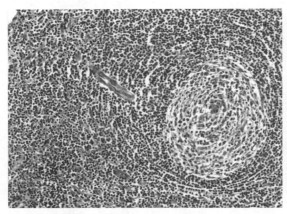 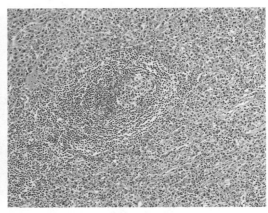

图 8-6 透明血管型 Castleman 病(HE 20×10)   图 8-7 浆细胞型 Castleman 病(HE 10×10)

2. **浆细胞型 Castleman 病** 形态主要为淋巴结结构存在,淋巴结内密集的成熟浆细胞浸润,弥漫成片,从髓质一直延伸至淋巴结的皮质,淋巴滤泡通常表现反应性增生,但也可伴有透明血管滤泡。免疫组化增生浆细胞 CD138、CD38、CD79a 均为阳性。浆细胞型的诊断不能仅依靠病理形态,因为类风湿关节炎淋巴结肿大、自身免疫性疾病、梅毒性淋巴结炎、IgG4 相关淋巴结病及其他反应性淋巴结增生也可以显示出类似的组织学特征,所以必须结合临床特征才能确诊。

(三) 淋巴结 Rosai - Dorfman 病

窦组织细胞增生伴巨大淋巴结病(sinus histiocytosis with massive lymphadenopathy)又称 Rosai - Dorfman 病,是少见的良性组织细胞疾病,病因不明,尚无病原学证据。

【临床特征】 发病年龄、人群、性别、部位均呈广谱性。全身各部位可受累,但最常见为头颈部区域,包括鼻窦、眼眶和耳。多数局部淋巴结肿大为唯一表现。Rosai - Dorfman 病的病程多具有自限性,可自行消退,而多发性 Rosai - Dorfman 病因病变部位较多,多数无法自行消退,部分具有侵袭性生长方式,少数巨大者及手术难以切除或累及重要器官者可导致严重的并发症而预后不良。

【病理特点】 淋巴结包膜纤维化和淋巴窦明显扩张,窦内充盈淋巴细胞、浆细胞以及具有明显吞噬特性的组织细胞(CD68$^+$、S100$^+$、CD1a$^-$),呈空泡状大型核和丰富透明或空泡化胞质。组织细胞可有轻至中度异型,核多形性,核仁显著。组织细胞胞浆内包含吞噬的淋巴细胞、浆细胞和红细胞,被吞噬的细胞部分不被酶所破坏,健活完整,呈所谓伸入现象(emperipolesis),是特征性病变,具有诊断意义。

(四) 皮病性淋巴结病

皮病性淋巴结病(dermatopathic lymphadenopathy)又称皮病性淋巴结炎,是广泛性脱屑性皮肤炎症伴发的淋巴结组织细胞等增生性及噬脂黑色素为特征的病变。

【临床特征】 中、老年人多发,多有脱屑性皮炎或皮肤瘙痒及多发性肿瘤皮疹。为病变引流区的淋巴结肿大,一般直径<2 cm,最多见于腋或腹股沟淋巴结。

【病理特点】 肿大淋巴结切面可见灰黑色斑点。副皮质区组织细胞、朗格汉斯细胞、指状突树突细胞增生。巨噬细胞吞噬黑色素,于淋巴窦与副皮质区。增生的淡染细胞包绕增生淋巴滤泡,分界清楚。免疫组化组织细胞 CD68、CD163 阳性,朗格汉斯细胞 S100、CD1a 阳性,HMB45、Melan A 阴性。本病需与淋巴结转移性恶性黑色素瘤鉴别(HMB45、Melan A 阳性)。本病与淋巴结 Rosai - Dorfman 病鉴别,后者伴嗜酸性粒细胞浸润,增生朗格汉斯细胞从淋巴窦成片增生后侵入副皮质区。

(五) 组织细胞性坏死性淋巴结炎

组织细胞性坏死性淋巴结炎(histiocytic necrotizing lymphadenitis, Kikuchi - Fujimoto 病)。最先被描述为一种发生于年轻亚洲女性的疾病,但目前在男性和世界各地的发生率逐渐增高。本病病因不明,人类疱疹病毒 6 和 8、微小病毒 B19 以及 EBV 和 B 型肝炎病毒等被认为与Kikuchi - Fujimoto 病有关,但这些相关性尚未得到证实。

【临床特征】 最常累及颈部淋巴结、腋下或腹腔淋巴结。患者初期症状常为发热和颈部淋巴结无痛性肿大,白细胞降低,抗生素治疗无效。本病为自限性疾病,多数 2～4 周痊愈,少数达半年。有的患者与自身免疫性疾病相关,如类风湿、红斑狼疮等。

【病理特点】 淋巴结结构常部分破坏,常见大片散在坏死灶,伴大量核碎屑,周围包绕以转化的淋巴细胞、组织细胞和浆样单核细胞。在淋巴结反应性增生的背景下,单个或多个局灶性坏死,典型者在皮质区呈三角形。坏死灶病变可分为增生期、坏死期及黄色瘤样期。增生期由组织细胞为主,浆细胞样树突细胞、抑制性 T 细胞等组成,加上少量核碎片或凋亡小体;坏死期,组成细胞坏死,大量吞噬细胞吞噬核碎片;黄色瘤样期,坏死灶周边出现黄色瘤样泡沫细胞。同一淋巴结可有不同期病灶存在,坏死灶无中性粒细胞浸润,坏死灶周淋巴组织免疫母细胞与活化淋巴细胞增生活跃。免疫组化坏死灶组织细胞 CD68、CD163 阳性,坏死灶周边活化淋巴细胞 CD30阳性。坏死区中性粒细胞缺如和缺乏滤泡性淋巴组织增生可区别于猫抓病和其他细菌感染引起的淋巴结炎。以下特征有助于与淋巴瘤鉴别:淋巴结局灶性受累,伴淋巴结结构不完全性破坏;病灶周围存在浆样单核细胞;受累区细胞混杂,呈良性细胞学特征。

(六) IgG4 相关硬化性疾病的淋巴结病变

IgG4 相关硬化性疾病(IgG4 - related sclerosing disease)是一类以同时伴有致密纤维硬化和

淋巴细胞、浆细胞浸润的淋巴结和结外组织肿大为特征的病变。是一类新近认识的临床病理综合征。病变组织内 IgG4 阳性浆细胞占 IgG 阳性细胞百分比＞40％，IgG4 阳性细胞数＞50/HPF。

【临床特征】 中老年多发，男性发病率高于女性。常累及外分泌组织，如胰腺、唾液腺，也可累及许多淋巴结和结外部位，包括皮肤、肺等。患者血清 IgG 与 IgG4 抗体升高。激素治疗效果好。

【病理特点】 IgG4 相关硬化性疾病的淋巴结病变已知有几种结构特征：CD 样（Ⅰ型）、滤泡性淋巴组织增生（Ⅱ型）、滤泡间区扩张（Ⅲ型）、进行性转化生发中心样（Ⅳ型）、炎性假瘤样（Ⅴ型）。CD 样生长方式淋巴结结构存在，伴透明血管插入生发中心，大量小型套区淋巴细胞围绕生发中心生长，形成洋葱皮样外观。滤泡性淋巴组织增生型以出现典型的滤泡性淋巴组织增生改变为特征。淋巴滤泡极性正常，滤泡间区大片浆细胞浸润，不造成淋巴结结构的明显变形。滤泡间区扩张型表现为由于滤泡间区显著浆细胞和小淋巴细胞增生而导致的扩张，从而使淋巴结结构变形。进行性转化生发中心样型表现为淋巴滤泡生发中心增生，周围有清晰套区包绕。炎性假瘤样型形成非局限性结节，其内胶原纤维呈席纹状排列，伴浆细胞等多形性炎细胞浸润。免疫组化在 IgG4 相关硬化性疾病的淋巴结病变的诊断中起关键作用，病变组织内 IgG4 阳性浆细胞占 IgG 阳性细胞百分比＞40％，IgG4 阳性细胞数＞100/HPF。

（车南颖　穆　晶）

参考文献

［1］ 陈杰，李甘地.病理学［M］.2 版.北京：人民卫生出版社，2011.
［2］ 唐神结，高文.临床结核病学［M］.北京：人民卫生出版社，2011.
［3］ 刘彤华.诊断病理学［M］.3 版.北京：人民卫生出版社，2013.
［4］ 车南颖，曲杨，张晨，等.结核分枝杆菌 Ag85B 蛋白表达特点及其病理学诊断价值［J］.中华病理学杂志，2014，43(9)：600 - 603.
［5］ 张海青，车南颖.我国结核病病理学诊断和研究的现状与展望［J］.中国防痨杂志，2014，36(9)：793 - 797.
［6］ 中华医学会结核病学分会结核病病理学专家共识编写组.中国结核病病理学诊断专家共识［J］.中华结核和呼吸杂志，2017，40(6)：419 - 425.
［7］ World Health Organization.Global tuberculosis report 2015［J］. Geneva：World Health Organization，2015：1 - 30.
［8］ 陈杰，李甘地.病理学［M］.1 版.北京：人民卫生出版社，2005.
［9］ Slavchev G，Michailova L，Markova N. L-form transformation phenomenon in Mycobacterium tuberculosis associated with drug tolerance to ethambutol［J］. Int JMycobacteriol，2016，5(4)：454 - 459.
［10］ Perdikogianni C，Galanakis E. Non-tuberculous mycobacterial cervical lymphadenitis in the immunocompetent child：diagnostic and treatment approach［J］. Expert Rev Anti Infect Ther，2014，12(8)：959 - 965.
［11］ Elains S. Jaffe，Nancy Lee Harris，Harald Stein. Pathology ＆ genetics tumours of haematopoietic and lymphoid tissues［M］.1 版.北京：人民卫生出版社，2006：133 - 275.
［12］ 侯卫华，韦萍，谢建兰，等.肿瘤细胞丰富的混合细胞型经典霍奇金淋巴瘤临床病理特征和预后分析［J］.中华病理学杂志，2017，46(10)：708 - 713.
［13］ 张兴艳，马志萍，崔文丽，等.弥漫性大 B 细胞淋巴瘤中 *PRDM 1* 基因甲基化状态与预后的相关性［J］.中华病理学杂志，2016，45(12)：831 - 837.
［14］ 朱梅刚，詹姆斯黄.淋巴组织增生性病变良恶性鉴别诊断［M］.广州：广东科学技术出版社，2012.
［15］ 刘勇，陈国璋.Castleman 病的诊断标准建议［J］.中华病理学杂志，2013，42(9)：644 - 647.
［16］ Yuan Yufen，Zhang Xinlian，Xu Nan，et al. Clinical and pathologic diagnosis and different diagnosis of syphilis cervical lymphadenitis［J］. Int J Clin Exp Pathol，2015，8(10)：13635 - 13638.

第 九 章

抗淋巴结结核治疗西药

近年来,耐药结核病逐渐成为全球最严峻的挑战之一。鉴于结核病的特殊性,特从基础抗结核用药、抗结核新药、抗耐药结核病药物及其研究进展等方面论述。

第一节　抗结核药品分类及分组

从1944年链霉素首次被用于抗结核治疗开始,有20余种抗结核品被陆续发现并用于结核病的治疗。这些药品的特性、药效等不同,为了方便治疗方案的选择,目前的抗结核药品有分类法和分组法2种分类形式。

一、抗结核药品分类

按照抗结核药品的特性,将抗结核品分为2类。

1. 一线抗结核药品　包括异烟肼、利福平、吡嗪酰胺、乙胺丁醇、链霉素和固定剂量复合制剂(FDCs),是目前治疗结核病的首选药物。共同特点是治疗效果好,能够同时杀灭快速增殖期和慢速繁殖期的分枝杆菌,抗菌活性较强,副作用相对较少,半衰期相对较长。

2. 二线抗结核药品　是指除一线药品外的其他抗结核药品,有喹诺酮类(氧氟沙星、左氧氟沙星、莫西沙星和加替沙星等)、大环内酯类(阿奇霉素、克拉霉素、罗红霉素)、氨基糖苷类(阿米卡星、卡那霉素)、异烟酸衍生物类(乙硫异烟胺、丙硫异烟胺)、吩噻嗪类(氯法齐明)、环多肽类(卷曲霉素)等。耐多药结核病的出现使一线抗结核药物达不到有效治疗结核病的目的,必须使用二线抗结核药物治疗耐多药结核病,二线抗结核药物治疗周期相对较长,大概在2~4年。一般认为二线抗结核药品的药效要低于一线药品,且不良反应发生率高。其特点是疗效稍差,毒性较大,主要用于对第一线抗结核药物产生耐药性时的替换治疗。

二、抗结核药品分组

WHO将抗结核药品按照疗效、特性等分为5组。这种分组法在耐药结核病的治疗中比分类法(即一线药品和二线药品)更为方便和实用。

1. 一线口服抗结核药品　该组药品药效最强,耐受性最佳。如果患者对该组药品敏感,应尽量使用。有研究发现,部分对低浓度的异烟肼耐药患者,高浓度异烟肼的治疗可能有效(这种情况下异烟肼将被作为第5组药品)。新一代的利福霉素,如利福布汀,与利福平有很高的交叉耐

表9-1 抗结核药物分组表

分 组	药 品 (缩 写)
1组(一线口服抗结核药品)	异烟肼(H)、利福平(R)、乙胺丁醇(E)、吡嗪酰胺(Z)、利福布汀(Rfb)
2组(注射用抗结核药品)	卡那霉素(Km)、阿米卡星(Am)、卷曲霉素(Cm)、链霉素(S)
3组(氟喹诺酮类药品)	莫西沙星(Mfx)、左氧氟沙星(Ux)、氧氟沙星(Ofx)
4组(口服二线抑菌药品)	乙硫异烟胺(Eto)、丙硫异烟胺(Pto)、环丝氨酸(Cs)、特立齐酮(Trd)、对氨基水杨酸(PAS)
5组(疗效不确切药品)	氯法齐明(Cfz)、利奈唑胺(Lzd)、阿莫西林、克拉维酸(Amx/Clv)、氨硫脲(Thz)、亚胺培南/西司他丁(lpm/Cln)、高剂量异烟肼(high-dose H)、克拉霉素(Clr)

药。如果利福平耐药,尽量不要使用利福布汀。利福布汀不在WHO的基本药品列表中,这里把它列出主要是它常常被用于接受蛋白酶抑制剂治疗的HIV患者。

2. 注射用抗结核药品　阿米卡星和卡那霉素作用非常相似,有很高的交叉耐药。与链霉素相比,卡那霉素和阿米卡星这两种药品不仅便宜,而且毒性小。如果结核分枝杆菌对链霉素和卡那霉素耐药,可考虑使用卷曲霉素。一些专家认为卡那霉素或阿米卡星与卷曲霉素间存在单向交叉耐药,故一般首先使用卡那霉素或阿米卡星,再使用卷曲霉素,而不是反之。该组药品是耐多药结核病治疗方案的核心药品。

3. 氟喹诺酮类药品　氟喹诺酮类药品对结核分枝杆菌作用强度递减的顺序依次是:莫西沙星=加替沙星>左氧氟沙星>氧氟沙星。新一代的氟喹诺酮类药品可能对耐氧氟沙星的菌株有效。加替沙星尽管与莫西沙星有相似的抗结核疗效,但是它可能导致血糖异常波动,使用要密切监测血糖。该组药品也是耐多药结核病治疗方案的核心药品。

4. 口服二线抑菌药品　根据敏感性、用药史、疗效、不良反应以及费用确定第4组药品的使用。由于价格低,目前使用最广泛的是丙硫异烟胺(或乙硫异烟胺)。如果不考虑费用,首选对氨基水杨酸,其肠溶剂耐受性良好,与其他药品没有交叉耐药。如果需要两种药品,通常会将环丝氨酸与丙硫异烟胺(或对氨基水杨酸)合用,丙硫异烟胺(或乙硫异烟胺)与对氨基水杨酸合用时胃肠道不良反应发生频率高。

5. 疗效不确切药品　由于第5组药品疗效不确切,因此WHO不推荐将其常规用于耐药结核病的治疗,但是当第1～4组内的药品无法产生合理方案时可考虑使用。若使用该组药品,一般建议至少2种。氨硫脲可导致严重Stevens-Johnson反应以及死亡,因此在HIV阳性患者不建议使用。在低剂量异烟肼耐药的情况下,有研究发现高剂量异烟肼[16～20 mg/(kg·d)]可能有效。

第二节　一线抗结核药物

一、一线5种基本抗结核药物

(一)异烟肼

1. 一般信息　异烟肼是异烟酸的酰肼化物,具有强抗菌作用,可阻止结核杆菌复制。异烟肼能迅速被所有体液及组织吸收、扩散。其血浆半衰期因患者遗传差异而不同,在快乙酰化者可<1小时,在慢乙酰化者可>3小时。异烟肼主要经尿在24小时内排出,其中大部分为非活性代谢物。

2. 临床信息

(1)用法用量:异烟肼通常采用口服方式给药,对重症患者也可采取肌肉注射或静脉注射。成人每日给药:5 mg/kg(4~6 mg/kg),每日最大剂量为300 mg;每周3次给药:每次按10 mg/kg(8~12 mg/kg),每次最大剂量为900 mg。

(2)禁忌证:对异烟肼过敏者,活动性、不稳定肝病,伴有黄疸。

(3)注意事项:对肝病患者,应在治疗过程中进行临床监测,如可能,还应包括肝功能检测。对营养不良、慢性酒精依赖、HIV感染、妊娠、母乳喂养、肾衰及糖尿病患者,还应同时服用维生素 B_6,每日10 mg,以防止发生周围神经疾病。在卫生服务水平较低的社区应常规提供维生素 B_6。对已确诊的周围神经疾病患者,应给予大剂量维生素 B_6 治疗(50~75 mg/d)。异烟肼与治疗癫痫的抗惊厥药有交互作用,故服用异烟肼时,需降低抗惊厥药的用量。如可能,应检测患者单独服用异烟肼、异烟肼与利福平联合使用时苯妥英和酰胺咪嗪的血清浓度。

(4)孕妇用药:未见孕妇服用异烟肼有害的报道。孕妇或乳母服用异烟肼时,建议加大维生素 B_6 的服用量。

(5)不良反应:人群对推荐剂量的异烟肼有良好耐受性。治疗的前几周可能偶尔全身或皮肤过敏。可能有嗜睡现象,嗜睡可通过安慰剂或调整用药时间来缓解。增加维生素 B_6 的每日摄入量可避免发生周围神经疾病。易感者可能发生其他神经系统紊乱疾病,如视神经炎、中毒性精神病,以及全身性惊厥等,特别是在治疗后期,有时还需停用异烟肼。症状性肝炎是一种不太常见但较严重的不良反应,及时停药可缓解。治疗初期更常出现无症状的血清肝转移酶浓度增高,往往无临床意义,可继续治疗而自然缓解。其他较少见的不良反应包括狼疮样综合征、糙皮病、贫血症、关节痛。有报道称进食及引用高单胺饮料后可发生单胺中毒,但十分罕见。

(6)药物相互作用:异烟肼拮抗某些药物的代谢,可使其血药浓度增加以致产生毒性。利福平对大部分药物的作用与异烟肼相反。例如,已有数据显示同时服用利福平与异烟肼可导致苯妥英和地西泮(安定)的血浆水平降低。异烟肼可能增加酰胺咪嗪、氧化的苯二氮卓类(如三唑苯二氮)、对乙酰氨基酚、丙戊酸盐、5-羟色胺类抗抑郁药、双硫仑、华法林以及茶碱的毒性。

(7)药物过量:药物过量30分钟至3小时内可致恶心、呕吐、眩晕、视力模糊、言语含糊不清。大剂量中毒可因呼吸抑制及神志不清而导致昏迷,也可导致严重的顽固性癫痫发作。过量服用的几小时内,采用催吐、洗胃、活性炭、抗癫痫剂及静脉注射碳酸氢钠等办法可起效,而后可采用血液透析。须用大剂量的维生素 B_6 以防止癫痫发作。

(8)贮藏:片剂需在密闭避光处保存,注射液以安瓿避光保存。

(二)利福平

1. 一般信息　利福平是利福霉素的半合成衍生物,复合大环类抗生素,可阻止多种微生物病原体的核糖核酸合成。利福平对结核杆菌在细胞水平及细胞外部位均有杀菌及较强的灭菌作用。利福平为脂溶性化学物,口服后迅速被细胞组织及体液吸收及扩散。利福平能进入脑膜炎患者的脑脊液,给予600 mg剂量利福平,在2~4小时内可出现血药峰值浓度,约为10 μg/ml,之后血消除半衰期为2~3小时。利福平主要进入肝肠循环,在肝脏经去乙酰作用,其去乙酰活性代谢物最终经粪便排出。由于单用利福平可迅速导致耐药性,利福平必须与其他有效的抗分枝杆菌药物联合使用。

2. 临床信息

（1）用法用量：由于进餐服用会降低其吸收，利福平最好在餐前 30 分钟服用，但这可能无临床意义，且进食可降低患者对药物的不耐受性。利福平应与其他有效的抗分枝杆菌药物联合服用。对重症患者可采用静脉给药。成人每日给药：10 mg/kg（8～12 mg/kg）；每周给药 3 次：10 mg/kg（8～12 mg/kg），最大剂量为 600 mg。

（2）禁忌证：利福霉素类过敏者，活动性、不稳定肝病，伴有黄疸。

（3）注意事项：有报道在长期治疗后重新服用利福平后可发生严重免疫反应，导致肾功能不全、溶血或血小板减少症。如遇这些罕见反应，应立即停用及禁用利福平。对已有肝病患者，因其容易发生肝损害，应在治疗过程中进行临床检测。提醒患者使用利福平可导致身体的各种分泌物（尿液、泪液、唾液、汗液、精液、痰液）着红色，还可能使隐形眼镜及衣物永久着色污染。

（4）孕妇用药：孕妇使用利福平所生的婴儿在出生时应服用维生素 K，以防产后出血。

（5）不良反应：人群对推荐剂量的利福平有良好耐受性，但可能导致胃肠反应，腹痛、恶心、呕吐，以及皮疹性或无皮疹性瘙痒。其他不良反应，发热、类感冒症状、血小板减少，多见于间断给药。剥脱性皮炎较常见于 HIV 阳性结核病患者。有报道称每周服用 3 次利福平者可发生一过性尿少、呼吸异常、溶血性贫血，改为每日用药后，这些不良反应通常可减轻。用药初期常见血清胆红素及转氨酶浓度升高，且常为短暂性，无临床显著性。但有可能发生与剂量有关的肝炎，有潜在致命性，因此之后的每日总剂量不应超过最大推荐量（600 mg）。

（6）药物相互作用：利福平可刺激肝酶的产生，可能增加以下经肝代谢药物的剂量，包括抗感染药（一些抗逆转录病毒药物、甲氟喹、唑类抗真菌剂、克拉霉素、红霉素、强力霉素、阿托伐醌、氯霉素）；激素疗法，包括炔雌醇、炔诺酮、他莫西芬、左旋甲状腺素美沙酮、华法林、环孢霉素、皮质激素、抗惊厥药（苯妥英）；心血管药物，包括地高辛（对肾功能不全患者）、洋地黄毒甙、维拉帕米（异搏定）、硝苯地平（硝苯吡啶）、硫氮䓬酮、普萘洛尔（心得安）、美托洛尔（美多心安）、恩纳普利、氯沙坦、奎尼丁、脉律定、妥卡尼（氨酰甲苯胺）、普罗帕酮（心律平）。利福平可降低口服避孕药的药效，因此建议妇女在以下临床医生推荐的 2 种避孕措施中选择 1 种：① 服用雌激素含量较高（50 μg）的口服避孕药，或者② 服用利福平及停药后至少 1 个月期间采用非激素的避孕措施。目前的抗逆转录病毒药物（非核苷类逆转录酶抑制剂和蛋白酶抑制剂）与利福平有交互作用，这可能导致抗逆转录病毒药物的药效降低，结核病治疗效果降低，以及药物毒性增加。利福平可使放射对比造影剂的胆汁分泌物和磺溴酞钠减少，还可能干扰血清叶酸浓度和血清维生素 B_{12} 浓度的测定结果。

（7）药物过量：过量服用几小时内可采取洗胃处理。使用超大剂量利福平可能导致中枢神经系统功能低下，对此无特异性拮抗剂，可采用支持疗法。

（8）贮藏：在密闭容器内避光保存胶囊剂及片剂。

（三）吡嗪酰胺

1. 一般信息　吡嗪酰胺是一种尼克酰胺合成物，对结核分枝杆菌仅有较弱的杀菌作用，但有较强灭菌作用，尤其是在巨噬细胞内的酸性环境以及急性炎症环境下。服药最初 2 个月内，吡嗪酰胺对持续存在的急性炎症非常有效。应用该药物可缩短治疗周期，减少复发。吡嗪酰胺通过胃肠道吸收，并在所有组织和体液中迅速扩散。2 小时内达到血药峰值浓度，血消除半衰期约为10 小时。吡嗪酰胺主要通过肝脏代谢，经尿排出。

2. 临床信息

（1）用法用量：吡嗪酰胺采用口服方式给药。成人（通常用于最初 2～3 个月的结核病治疗）

每日给药：25 mg/kg(20～30 mg/kg)；每周给药 3 次：每次 35 mg/kg(30～40 mg/kg)。

（2）禁忌证：对吡嗪酰胺过敏；活动性、不稳定肝病，伴有黄疸，卟啉症。

（3）注意事项：由于血糖高峰不稳定，糖尿病患者需密切监测。服用吡嗪酰胺可能加剧痛风症状。对已有肝病患者，应在治疗过程中进行临床监测，如可能，还应包括肝功能检测。对肾衰患者应采用每周 3 次给药，而非每日 1 次的方式服用吡嗪酰胺。

（4）孕妇用药：孕妇应尽量采用异烟肼、利福平、吡嗪酰胺联合给药 6 个月的治疗方案。虽无致畸方面的详细资料，但孕妇使用吡嗪酰胺大致是安全的。

（5）不良反应：吡嗪酰胺可能导致肠胃不耐受。过敏反应罕见。但某些患者可能出现轻微皮肤发红。用药早期常见血清转氨酶中度升高。吡嗪酰胺可致较强的肝损害，但较罕见。吡嗪酰胺对肾小管分泌有抑制作用，可导致高尿酸尿，但常无症状。部分痛风患者需使用别嘌呤醇（痛风宁）治疗，可发生关节痛，多发于肩关节，用镇痛药，特别是阿司匹林，可缓解。使用间歇性的吡嗪酰胺治疗方案后可减少高尿酸尿和关节痛的发生。其他罕见的不良反应包括铁粒幼红细胞性贫血、光感性皮炎。

（6）药物过量：有关过量服用吡嗪酰胺的处理记录很少，急性肝损害及高尿酸血症曾有报道。对症治疗很重要，过量服用几小时内可采用催吐和洗胃。对此无特异性拮抗剂，可采用支持疗法。

（7）贮藏：片剂须在密封容器内避光保存。

（四）链霉素

1. 一般信息　链霉素是一种氨基糖苷类抗生素，衍生于灰色链霉菌，用于结核病和敏感革兰氏阴性菌感染的治疗。链霉素不能通过胃肠道吸收，但肌内给药后能迅速渗入绝大多数组织的细胞外液，尤其是结核性脓肿，达到杀菌浓度。链霉素到达脑脊液的量很少，但可穿透脑膜炎患者的脑脊液。血消除半衰期通常为 2～3 小时，但对新生儿、老年患者以及严重肾功能不全者，其血消除半衰期有大幅延长。链霉素在体内不代谢，经尿排出。

2. 临床信息

（1）用法用量：链霉素须采用深层肌内注射给药。针筒及注射针必须严格灭菌，以避免病毒交叉感染，也可使用静脉注射给药。成人每日给药或每周给药 2～3 次；15 mg/kg(12～18 mg/kg)，每日最大剂量 1 000 mg；60 岁以上患者的最大耐受量可能仅有每日 500～750 mg。因此一些指南中推荐将该年龄段患者链霉素的用药剂量减为 10 mg/(kg·d)。体重低于 50 kg 的患者的最大耐受量可能仅有每日 500～750 mg。

（2）禁忌证：过敏症，听觉神经损害，重症肌无力症，妊娠期妇女。

（3）注意事项：对链霉素过敏者罕见。若发生过敏（通常在治疗的前几周内），应立即停用链霉素。发热及皮疹缓解后，可试用脱敏疗法。老年患者及肾功能不全患者易遭受有剂量反应关系的毒性作用。由于存在肾毒性和耳毒性的风险，对肾功能不全者应慎用链霉素。剂量应控制在 12～15 mg/kg，且采用较低的给药频率，每周 2～3 次。如有可能，应定期监测血药浓度，以适时调整用药剂量，使血药浓度在下次给药前控制在 4 μg/ml 以内。医务人员进行链霉素注射时应戴上保护性手套，以防止过敏性皮炎。

（4）孕妇用药：链霉素可穿过胎盘导致胎儿听神经损害及肾毒性，因此，孕妇禁用链霉素。

（5）不良反应：注射链霉素时有疼痛感，注射处可出现皮疹、硬结、脓肿。注射后，注射处可立即有发麻、麻刺感。可见皮肤过敏反应。按目前推荐剂量用药，前庭功能障碍较少见，听力丧失较眩晕少见。对第 8 对颅神经(听神经)的损害症状包括耳鸣、共济失调、眩晕、耳聋。听神经损害常发生于用药的前 2 个月,此时若降低用药剂量或停药,则听神经损害是可逆的。链霉素的肾毒性较其他氨基糖甙类抗生素小。尿排出量降低后,若尿中可检出蛋白尿或管状物,应停用链霉素,并检查肾功能。其他罕见不良反应包括溶血性贫血、再生障碍性贫血、粒细胞缺乏症、血小板减少症、狼疮样综合征。

(6)药物相互作用:使用链霉素时,应停用其他耳毒性及肾毒性药物,包括其他氨基糖甙类抗生素、两性霉素 B、先锋霉素、利尿酸、环孢霉素、顺铂、利尿磺胺、万古霉素。链霉素与神经肌肉阻断药合用,可加重神经肌肉阻滞作用。

(7)药物过量:药物过量时,血液透析有一定效用。对此无特异拮抗剂,可采用支持疗法。

(8)贮藏:链霉素溶液在室温下保存,48 小时内可保持药效,若为冷藏,药效可维持 14 日。用于注射的链霉素粉剂应保存在密封容器内,避光保存。

(五)乙胺丁醇

1. 一般信息 乙胺丁醇是 1,2-乙二胺的合成同源物,对结核分枝杆菌、牛分枝杆菌以及某些非特异性分枝杆菌均有拮抗作用。通常与其他抗结核药物联用,以阻止或延缓耐药菌株的产生。该药可迅速通过消化道吸收,2~4 小时内可达到血药峰值浓度,之后血消除半衰期为 3~4 小时。乙胺丁醇以不代谢形式及经肝代谢的非活性代谢物形式经尿液排出,约 20% 的乙胺丁醇不代谢,经粪便排出。

2. 临床信息

(1)用法用量:乙胺丁醇采用口服方式给药。成人每日给药:15 mg/kg(15~20 mg/kg);每周给药 3 次,30 mg/kg(25~35 mg/kg),应严格按照患者体重计算给药剂量,以避免发生毒性作用。对肾功能不全者(肌酐清除率 < 70 ml/min)应调整剂量及剂量间隔。肌酐清除率低于 30 ml/min 者应以每周 3 次方式给药。

(2)禁忌证:过敏症,各种视神经炎。

(3)注意事项:若患者视力或色觉降低,建议立即停药,并报告临床医生。推荐在给药前及给药期间进行目视检查。给药前如有可能,应检查肾功能。对肌酐清除率 < 30 ml/min 者,应监测乙胺丁醇血药浓度。

(4)孕妇用药:未见乙胺丁醇对孕妇有害的报道。

(5)不良反应:剂量依赖性的视神经炎可导致视力及单眼或双眼色觉的下降。早期变化通常是可逆的,如果未及时停止用药,可致盲。使用推荐剂量的乙胺丁醇 2~3 个月后,可发生眼中毒,但较罕见。偶发腿部周围神经炎症状,其他罕见不良反应包括皮肤反应、关节痛以及肝炎(极为罕见)。

(6)药物过量:过量服用几小时内,可采用催吐、洗胃。几小时后,可采用透析。对此无特异拮抗剂,可采用支持疗法。

(7)贮藏:片剂应在密封容器内贮藏。

二、固定剂量复合制剂

在治疗结核病的过程中往往需要联合用药以达到缩短治疗时间,减少耐药性的产生,提高治疗效果的目的。相应的出现了固定剂量复合制剂,又称复方抗结核制剂。复方抗结核制剂是指若干种不同抗结核药物按照一定的剂量制成的一种复合制剂。WHO 和世界抗结核病和肺病联合会(IUATLD)共同主张使用固定剂量复合制剂作为结核病治疗的基本方法。复方抗结核制剂包括二联制剂(利福平/异烟肼)、三联制剂(利福平/异烟肼/吡嗪酰胺)和四联制剂(利福平/异烟肼/吡嗪酰胺/乙胺丁醇)。

使用FDCs的突出优点：① 使用FDCs可以减少服药数量,在不同程度上改善了患者的依从性。② 患者服用FDCs时,根据不同体质量服用不同片数,能够显著降低不良反应的发生程度。③ 复方抗结核制剂都是由一线抗结核药物组成,联合使用能增强抗菌活性,降低耐药结核杆菌的发生率。因此,复方抗结核制剂逐渐被患者广泛使用。

（一）异烟肼＋利福平

1. 作用机制　参考异烟肼、利福平。

2. 适应证　适用于各种敏感结核病。

3. 禁忌证　参考2种组分的禁忌证。

4. 不良反应　参考2种组分的不良反应。

5. 剂量剂型

（1）异福片：450 mg(含异烟肼150 mg、利福平300 mg)。

（2）异福胶囊：225 mg(含异烟肼75 mg、利福平150 mg),250 mg(含异烟肼100 mg、利福平150 mg)。

6. 用法用量　饭前30分钟或饭后2小时服用。体重＞50 kg者,每日1次,每次口服相当于异烟肼300 mg的药量。

7. 注意事项　本品为异烟肼、利福平的固定剂量复合剂,请分别参考2种组分的注意事项。由于任何一组分都可致肝损害,所以用药期间应严密注意检查肝功能。

（二）异烟肼＋利福平＋吡嗪酰胺

1. 作用机制　参考异烟肼、利福平、吡嗪酰胺。

2. 适应证　主要用于结核病短程化疗的强化期。

3. 禁忌证　参考3种组分各自的禁忌证。

4. 不良反应　参考3种组分的不良反应。

5. 剂量剂型

（1）异福酰胺：450 mg(含异烟肼80 mg、利福平120 mg、吡嗪酰胺250 mg)。

（2）异福酰胺胶囊：225 mg(含异烟肼40 mg、利福平60 mg、吡嗪酰胺125 mg),450 mg(含异烟肼80 mg、利福平120 mg、吡嗪酰胺250 mg)。

6. 用法用量　饭前1～2小时顿服,每日1次。体重30～39 kg,每日口服相当于异烟肼240 mg的药量;体重40～49 kg,每日口服相当于异烟肼320 mg的药量;体重50 kg以上,每日口服相当于异烟肼400 mg的药量。

7. 注意事项　本品为异烟肼、利福平、吡嗪酰胺的固定剂量复合剂,请分别参考3种组分的注意事项。由于任何一组分都可致肝损害,所以用药期间应严密注意检查肝功能。

（三）异烟肼＋利福平＋乙胺丁醇＋吡嗪酰胺

1. 作用机制　参考异烟肼、利福平、乙胺丁醇、吡嗪酰胺。

2. 适应证　适用于各种敏感结核病。

3. 禁忌证　参考4种组分的禁忌证。

4. 不良反应　参考4种组分的不良反应。

5. 剂量剂型　乙胺吡嗪利福异烟片 900 mg(每片含异烟肼 75 mg、利福平 150 mg、盐酸乙胺丁醇 275 mg、吡嗪酰胺 400 mg)。

三、抗结核板式组合药

将每次顿服的多种抗结核药的片剂或胶囊,按规定方案和一定剂量压在同一片泡眼上,患者每次服药将组合板上的各种药片全部服下即为组合药,药理作用及不良反应与组成成分单独包装时完全相同。

(1)异烟肼+利福平+乙胺丁醇+吡嗪酰胺:异烟肼 0.6 g、利福平 0.6 g、吡嗪酰胺 2.0 g、乙胺丁醇 1.25 g,置同一塑封板上,用药方便,避免漏服,保证疗效,通常用于结核病强化期治疗。其作用机制、代谢、注意事项、不良反应与各组分相同。

(2)异烟肼+利福平+盐酸乙胺丁醇:异烟肼 0.12 g、利福平 0.12 g、盐酸乙胺丁醇 0.25 g,置同一塑封板上,用药方便,避免漏服。通常用于结核病急性期治疗后的巩固治疗。其作用机制、代谢、注意事项、不良反应与各组分相同。

(3)异烟肼+利福平:异烟肼 0.6 g、利福平 0.6 g,置同一塑封板上,用药方便,避免漏服。通常用于结核病急性期治疗后的巩固治疗。其作用机制、代谢、注意事项、不良反应与各组分相同。

注意事项:① 因胃肠反应不能耐受者,可酌情减量分次服用或从小量开始,逐步递增用量。② 同时采用抗酸药、解痉药等可减轻胃肠反应。

第三节　二线抗结核药物

一、对氨基水杨酸

对氨基水杨酸(sodiumpara-aminosalicylate,PAS;分子式:$C_7H_6NNaO_3$)。

1. 作用机制　本药为对氨基苯甲酸(PABA)的同类药物,只对结核分枝杆菌有抑菌作用,对非结核分枝杆菌无效。对结核分枝杆菌有选择性的抑制作用,对不典型分枝杆菌无效,仅作用于细胞外的结核分枝杆菌。通过对叶酸合成的竞争性抑制作用而抑制结核分枝杆菌的生长繁殖。单独应用时结核杆菌对本品能迅速产生耐药性,因此必须与其他抗结核药合用。常配合异烟肼、链霉素等应用,以加强后两者的抗结核作用并延缓结核杆菌对后两者耐药性的产生。同异烟肼联用时,由于竞争乙酰化而有助于异烟肼血药浓度增加,故有协同的抗结核分枝杆菌作用,并延缓耐药性的产生。另外,本药还有较强的降血脂作用。

2. 代谢　本药自胃肠道吸收良好,较其他水杨酸类药物吸收更迅速。口服 1~2 小时后血药浓度达峰值,为 30~100 $\mu g/ml$。吸收后迅速分布至各种体液中,同时迅速弥散入肾、肝和肺组织,在胸腔积液和干酪样组织中可达高浓度,但在脑脊液中浓度很低。蛋白结合率为 60%~70%,分布容积为 0.23 L/kg,在肝脏代谢,50%乙酰化为无活性代谢产物。本药半衰期为 45~60 分钟,但肾功能不全时可达 23 小时。给药后 85%在 7~10 小时内经肾排出,其中 14%~33%为原形,50%为代谢产物。本药亦可经乳汁排出,血液透析可清除。

3. 适应证

(1)适用于肺及肺外结核。静脉滴注可用于治疗结核性脑膜炎及急性血行播散型结核病,亦可胸腔注入治疗结核性脓胸。

（2）也可用于甲状腺功能亢进症，对于甲状腺功能亢进合并结核病的患者，在用碘剂无效而可能影响手术时，可短期服用本药为手术创造条件。

4. 不良反应

（1）中枢神经系统：头痛。

（2）代谢内分泌系统：颈前部肿胀（甲状腺肿、黏液性水肿）、体重增加。

（3）泌尿生殖系统：尿痛和排尿烧灼感（结晶尿）、血尿、月经失调、男性性欲降低。

（4）肝脏：常见血清丙氨酸氨基转移酶和天门冬氨酸氨基转移酶增高、黄疸。

（5）胃肠道：常见食欲缺乏、恶心、呕吐、腹痛、腹泻、胃溃疡及出血症状。

（6）血液：溶血性贫血，偶见白细胞减少。

（7）皮肤：常见瘙痒、皮疹，皮肤干燥，偶见剥脱性皮炎。

（8）其他：常见瘙痒、皮疹、药物热、哮喘、嗜酸性粒细胞增多，发冷。

5. 剂量剂型

（1）对氨基水杨酸钠片：0.5 g/片。

（2）对氨基水杨酸钠肠溶片：0.5 g/片。

（3）注射用对氨基水杨酸钠：2 g/支、4 g/支、6 g/支。

（4）对氨基水杨酸缓释颗粒剂（PASER®）：4 g/粒。

6. 用法用量

（1）成人

口服给药：① 片剂：WHO 推荐 150～200 mg/(kg·d)。国内多每日 8～12 g，分 3～4 次服用。② 颗粒剂：每日 8～12 g，分 2～3 次服用。服用前需将本品悬于酸性饮料或 pH 低于 5 的食物中，例如果酱、酸奶酪、番茄汁或橘子汁。

静脉滴注：用于结核性脑膜炎及急性血行播散型结核病。每日 4～12 g，临用前加适量灭菌注射用水使药品溶解，再用 5% 葡萄糖注射液 500 ml 稀释，2～3 小时滴完。

胸腔注射：治疗结核性脓胸。用 10%～20% 溶液 10～20 ml，注入胸腔内，用生理盐水溶解。

（2）儿童

口服给药：WHO 推荐 0.2～0.3 g/(kg·d)，分 3～4 次服用。日最大剂量不超过 10 g。

静脉滴注：0.2～0.3 g/(kg·d)，临用前加适量灭菌注射用水使药品溶解，再用 5% 葡萄糖注射液 500 ml 稀释。

7. 注意事项

（1）交叉过敏：对其他水杨酸类，包括水杨酸甲酯，或其他含对氨基苯基团，如某些磺胺药和染料，过敏的患者对本药也可能过敏。

（2）禁忌证：对本药及其他水杨酸类药品过敏者（国外资料）。

（3）慎用：① 充血性心力衰竭患者。② 消化性溃疡患者。③ 葡萄糖-6-磷酸脱氢酶缺乏者。④ 肝肾功能损害者。

（4）药品对妊娠的影响：尚未证实本药对孕妇有害，但孕妇必须权衡利弊后才可选用。FDA对本药的妊娠安全性分级为 C 级。

（5）药品对哺乳的影响：本药可经乳汁分泌，哺乳期妇女使用必须权衡利弊。

（6）药品对检验值或诊断的影响：① 硫酸铜法测定尿糖出现假阳性。② 尿液中尿胆原测定呈假阳性反应(氨基水杨酸类与 Fhrlich 试剂发生反应,产生橘红色混浊或黄色混浊,某些根据上述原理制成的市售试纸的结果也可受影响)。

(7) 在患者粪便中发现药物颗粒是正常现象(赋形剂)。

8. 贮藏

(1) 对氨基水杨酸钠片:遮光,密闭保存。

(2) 注射用对氨基水杨酸钠:遮光,密闭保存。

(3) 对氨基水杨酸缓释颗粒剂:15℃冰柜或冰箱内保存。

二、对氨基水杨酸异烟肼

对氨基水杨酸异烟肼(isoniazid aminosalicylate tablets,PAS - INH;分子式:$C_{13}H_{14}O_4N_4$)。

1. 作用机制 对氨基水杨酸异烟肼(Pa)为水杨酸类。对氨基水杨酸异烟肼是一种复合制剂,为异烟肼(INH)与对氨基水杨酸(PAS)的化学合成物,化学名为 4 -吡啶甲酰肼- 4 -氨基水杨酸盐,是由异烟肼和对氨水杨酸组成的分子化合物,对部分耐异烟肼或对氨基水杨酸菌株仍敏感。本药在体内的抗结核效应是基于异烟肼可抑制分枝菌酸的合成,使细胞壁破裂死亡。对氨基水杨酸为对氨基苯甲酸的同系物,通过对叶酸合成的竞争性抑制作用而抑制结核分枝杆菌的生长繁殖。与异烟肼结合后,可延缓异烟肼乙酰化,提高异烟肼有效血药浓度和组织浓度,并降低毒性,延缓耐药性的发生,从而增强疗效。对氨基水杨酸异烟肼复合制剂多用于耐药结核病化疗的中、后期。

2. 代谢 本药口服后在十二指肠吸收,经肝脏缓慢分解出异烟肼和对氨基水杨酸发挥作用。本药在体内分布广泛,血药浓度及组织中的有效浓度高且作用时间较长。药品易透过血脑屏障进入脑脊液,并能透过细胞膜转移至细胞内,还能渗透到干酪样病灶中。

3. 适应证

(1) 与其他抗结核药合用治疗结核病。

(2) 对麻风病也有一定的疗效。

4. 不良反应 本药不良反应轻微且发生率较低。个别患者用药后可能会出现恶心、呕吐、腹泻、便秘、头晕、头痛、多发性神经炎、皮肤反应、黄疸、红斑狼疮样综合征等。此外,可能出现异烟肼、对氨基水杨酸服用后的不良反应。

5. 剂型剂量

(1) 对氨基水杨酸异烟肼片:100 mg、140 mg。

(2) 对氨基水杨酸异烟肼胶囊:100 mg。

6. 用法用量

(1) 成人:10~20 mg/(kg・d),分 3~5 次餐后服用。外科手术期间的预防用药 10~15 mg/(kg・d),分 3~5 次餐后服用。

(2) 儿童:20~40 mg/(kg・d),分 3~5 次餐后服用。

7. 注意事项

(1) 交叉过敏:① 对异烟肼、乙硫异烟胺、吡嗪酰胺、烟酸或其他化学结构相关的药品过敏者,可能对本药过敏。② 对对氨基水杨酸及其他水杨酸类药过敏者,也可能对本药过敏。

(2) 禁忌证:① 对本药过敏者。② 对异烟肼、乙硫异烟胺、吡嗪酰胺、烟酸或其他化学结构相关的药品过敏者。③ 对对氨基水杨酸钠及其他水杨酸类药过敏者。

(3) 慎用:① 精神病及癫痫患者。② 慢性肝病及肾功能不全者。③ 12 岁以下的儿童。

④ 充血性心力衰竭患者。⑤ 消化性溃疡患者。⑥ 葡萄糖-6-磷酸脱氢酶缺乏者。

（4）药品对妊娠的影响：尚无孕妇使用本药的相关资料，如必须使用应权衡利弊。

（5）药品对哺乳的影响：本药是否分泌至乳汁尚不明确，哺乳期妇女用药时应暂停哺乳。

（6）用药前后及用药时应当检查或检测：定期检查肝功能。

（7）至少应连续服用 3 个月。如无不良反应，中途不宜停药，经临床诊断痊愈后方可停药。

（8）如疗程中出现视神经炎症状，须立即进行眼部检查，并定期复查。

（9）抗酸药，尤其是氢氧化铝可抑制本品吸收，不宜同服。

（10）本品可加强香豆素类抗凝药、某些抗癫痫药、降压药、抗胆碱药、三环类抗抑郁药的作用，合用时需注意。

三、异烟酸衍生物类

乙硫异烟胺（ethionamide）和丙硫异烟胺（protionamid）是异烟酸的衍生物，但是其抗菌作用仅为异烟肼的 10%～20%。两者药效相似，具有完全性交叉耐药性，可视为同一个药物，但不良反应以乙硫异烟胺略多。它们与氨硫脲部分交叉耐药。由于该类药会引起胃肠道副作用，因此用药剂量应从低剂量开始，每隔 3～5 日增加 1 次，进而逐渐达到全量。常与其他抗结核病药联用以增强药效，还可以避免结核杆菌产生耐药性。

丙硫异烟胺（protionamide，Pto；分子式：$C_9H_{12}N_2S$）。

1. 作用机制　其机制尚不完全清楚，可能是阻碍细胞壁主要成分之一分枝菌酸的合成，从而影响结核分枝杆菌细胞壁的坚韧性和致密性，导致通透性增加，引起细胞破裂、死亡。此外，本药在菌体内可转化成替代性异烟酸，干扰烟酰胺腺嘌呤核苷酸脱氢酶的活性，从而影响脱氧核糖核酸的合成。为异烟肼的衍生物，对结核分枝杆菌和某些非结核分枝杆菌的作用取决于感染部位的药物浓度，低浓度时仅具有抑菌作用，高浓度具有杀菌作用，与 SM、INH、PAS、PZA 无交叉耐药，联合上述药物有延缓耐药菌株产生的作用。与乙硫异烟胺有部分交叉耐药现象。

2. 代谢　本药口服迅速吸收，服药后 1～3 小时血药浓度可达峰值，有效血药浓度可持续 6 小时。本药广泛分布于全身组织体液中，并可透过血脑屏障和胎盘屏障，在各种组织中和脑脊液内浓度与同期血药浓度接近，亦可进入胸腔和干酪病灶中以及巨噬细胞中。能抑制异烟肼在肝内的乙酰化，增加异烟肼的抗结核作用。蛋白结合率约 10%。本药主要在肝脏内代谢，半衰期约为 3 小时，经肾排泄，其中 1% 为原形，5% 为有活性代谢产物，其余均为无活性代谢产物。

3. 适应证　与其他抗结核药物联合用于治疗结核病，用于治疗各类型的结核病，多用于复治病例或用于不能耐受其他药物的治疗，亦用于非结核分枝杆菌病的治疗。

4. 不良反应

（1）中枢神经系统：常见精神抑郁（中枢神经系统毒性），少见步态不稳或麻木、针刺感、灼烧感、手足疼痛（周围神经炎），失眠、精神错乱或其他精神改变（中枢神经系统毒性）。

（2）代谢内分泌系统：偶见月经失调、性欲减退（男子）、颈前部肿、体重异常增加（甲状腺肿、甲状腺功能减退）。

（3）肌肉骨骼系统：偶见关节疼痛、僵直、肿胀。

（4）肝脏：可使丙氨酸氨基转移酶、天门冬氨酸氨基转移酶测定值增高。

（5）胃肠道：常见食欲缺乏、恶心、呕吐、反酸、上腹不适、腹泻等。

（6）皮肤：少见皮肤黄染（黄疸、肝炎），偶见皮肤干而粗糙、色素沉着、脱发、皮疹、紫癜。

（7）眼：少见眼部黄染（黄疸、肝炎），偶见视力模糊或视力减退，伴或不伴眼痛（视神经炎）。

5. 剂量剂型 丙硫异烟胺肠溶片剂 0.1 g/片，0.25 g/片。

6. 用法用量

（1）成人：口服给药，WHO 推荐 10～15 mg/(kg·d)，每日 2～3 次；国内一般每次 250 mg，每日 3 次。

（2）儿童：口服给药，10～20 mg/(kg·d)，日最大剂量 500 mg。

7. 注意事项

（1）交叉过敏：对异烟肼、吡嗪酰胺、乙硫异烟胺、烟酸或其他与本药化学结构相近的药品过敏者，也可能对本药过敏。

（2）禁忌证：① 对本药及异烟肼、吡嗪酰胺、烟酸或其他与本药化学结构相近的药品过敏者。② 12 岁以下儿童。③ 孕妇。

（3）慎用：① 糖尿病患者。② 营养不良者。③ 酗酒者。④ 卟啉病患者。⑤ 严重肝功能减退者。

（4）药品对儿童的影响：12 岁以下儿童不宜服用。

（5）药品对妊娠的影响：本药可致畸胎，孕妇禁用。

（6）药品对哺乳的影响：尚不明确。

（7）用药前后或用药中监测：用药前和疗程中每 2～4 周应测定丙氨酸氨基转移酶、天门冬氨酸氨基转移酶；用药期间如出现视力减退或其他视神经症状时应立即停用并进行眼部检查，还应定期复查。与乙胺丁醇联用更应注意视力、视野的检查，长期服用者须定期检查肝功能。

8. 贮藏 遮光，密封保存。

四、氨基糖苷类

卡那霉素（kanamycin）和阿米卡星（amika-cin）属于氨基糖苷类药物，抗结核的作用机制是通过干扰蛋白质的合成来阻止结核杆菌的生长。两者应用较多的是阿米卡星，不仅因为阿米卡星的抗结核杆菌活性高于卡那霉素，而且阿米卡星的价格便宜，不良反应相对较小，因此，广泛用于耐多药结核病的治疗。

（一）卡那霉素

卡那霉素（kanamycin，Km；分子式：$C_{18}H_{36}N_{4}O_{11}$）。

1. 作用机制 通过作用于细菌体内的核糖体抑制细菌蛋白质的合成，并破坏细菌细胞膜的完整性。本药可首先经过被动扩散通过细胞外膜孔蛋白，然后经此转运系统通过细胞膜进入细胞内，并不可逆的结合到分离的核糖体 30S 亚基上，导致 A 位的破坏，进而：① 阻止氨酰 tRNA 在 A 位的正确定位，干扰功能性核糖体的组装，抑制 70S 始动复合物的形成。② 诱导 tRNA 与 mRNA 密码三联体错误匹配，引起完整核糖体的 30S 亚基错读遗传密码，导致异常的、无功能的蛋白合成。③ 阻碍终止因子与 A 位结合，使已合成的肽链不能释放，并阻止 70S 完整核糖体解离。④ 阻碍多核糖体的解聚和组装过程，造成细菌体内的核糖体耗竭。

2. 代谢 口服不易吸收，肌内注射后吸收迅速。肌内注射 500 mg，于 1～2 小时达血药浓度峰值，约为 20 μg/ml，胆汁中浓度在肌注后约 6 小时达峰值。本品血浆蛋白结合率低，表观分布容积约为 0.26 L/kg，药品吸收后主要分布在细胞外液，其中 5%～15% 可再分布到组织中。药品在肾皮质中积蓄，尿液中药品浓度较高，支气管分泌物、脑脊液、蛛网膜下腔、眼组织及房水中浓度较低。可以透过胎盘屏障，在脐带血中药品浓度与母体血药浓度接近。正常婴儿脑脊液中浓度可达同期血药浓度的 10%～20%,当脑膜有炎症时,可达同期血药浓度的 50%。药品在体内不代谢,主要经肾小球滤过随尿液排泄,另有少量药品经胆汁、乳汁排出,给药 4 小时后随尿液排出约 50%,24 小时内排出 80%～90%,尿中浓度可达血药浓度的 10～20 倍。健康成人半衰期为 2～4 小时,肾功能损害者为 27～80 小时,足月新生儿为 6～8.6 小时,早产儿为 18 小时。药品可经血液透析或腹膜透析清除。

3. 适应证 主要用于耐药结核病的治疗。

4. 禁忌证 对本药过敏或对其他氨基糖苷类药品过敏者禁用。

5. 不良反应

(1) 耳毒性是卡那霉素引起的最重要的毒性反应,主要影响耳蜗神经。

(2) 肾脏毒性大于链霉素,尿中可出现红细胞、白细胞及管型尿等,偶有蛋白尿。

(3) 可引起神经肌肉阻断作用,产生呼吸抑制。

(4) 可引起味觉丧失、口周及其他部位感觉异常,头痛、不安、心动过速、视觉异常等。

(5) 偶有白细胞降低、凝血酶原时间延长、纤维蛋白原减少及高血压等,嗜酸性粒细胞增多症发生率可达 10%,药物热、皮疹发生率达 1%～3%。

6. 剂量剂型

(1) 硫酸卡那霉素注射液:500 mg(2 ml)/支。

(2) 注射用硫酸卡那霉素:0.5 g/支,1 g/支。

7. 用法用量

(1) 成人:肌内注射,每次 0.75 g,每日 1 次;50 岁以上患者剂量应适当减少。

(2) 儿童:WHO 推荐 15～30 mg/kg,每日 1 次,日最大剂量 1 g。

8. 注意事项

(1) 交叉过敏:对一种氨基糖苷类药品过敏者,可能对其他氨基糖苷类药品也过敏。

(2) 慎用:① 脱水患者。② 第Ⅷ对脑神经损害患者。③ 重症肌无力或帕金森病患者。④ 肾功能损害患者。⑤ 接受肌肉松弛药治疗者。⑥ 胃溃疡患者。

(3) 使用本药前应对患者的前庭功能和听力进行测试。

(4) 原有肾功能减退者应慎用或减少剂量。

(5) 婴儿、儿童使用本药可出现木僵、全身软弱、呼吸抑制等中枢神经系统抑制症状,因此必须慎重,使用时必须进行血药浓度监测。

(6) 不宜与呋塞米、依他尼酸、甘露醇等利尿剂合用。血药浓度监测,尤其对新生儿、老人及肾功能不全患者,应将其有效治疗浓度控制在 15～30 mg/L,避免峰值浓度持续超过 30～35 mg/L 以上和谷浓度超过 5 mg/L,不能测定血药浓度时,应根据测得的肌酐清除率调整剂量。

(7) 药品对妊娠的影响:药品可透过胎盘屏障进入胎儿组织,可能损害胎儿听力。

(二) 阿米卡星(丁胺卡那霉素、阿米卡霉素)

阿米卡星(丁胺卡那霉素、阿米卡霉素)(amikacin, Am;分子式:$C_{22}H_{43}N_{5}O_{13}$)。

1. 作用机制 参看链霉素。为氨基糖贰类广谱抗生素,具有较强的抗结核分枝杆菌作用,对非结核分枝杆菌亦有良好的抗菌作用。抗结核治疗主要用于对链霉素耐药者。

2. 代谢 口服不易吸收,肌内注射后吸收迅速。肌内注射 250 mg、375 mg 和 500 mg,于 0.75～1.5 小时达血药浓度峰值,分别为 12 $\mu g/ml$、16 $\mu g/ml$ 和 21 $\mu g/ml$,6 小时后尿中药品浓度分别为 560 $\mu g/ml$、700 $\mu g/ml$ 和 830 $\mu g/ml$。本品血浆蛋白结合率低,表观分布容积约为 0.21 L/kg,药

品吸收后主要分布在细胞外液,其中 5%～15% 可再分布到组织中。药品在肾皮质和内耳液中积蓄,正常婴儿脑脊液中浓度可达同期血药浓度的 10%～20%,当脑膜有炎症时,可达同期血药浓度的 50%。本药可透过胎盘屏障,在滑膜液中可达治疗浓度。药品在体内不代谢,主要经肾小球滤过随尿液排泄,给药 9 小时后随尿液排出约 84%～92%,24 小时内排出约 94%～98%,10～20 日可完全排泄,健康成人半衰期为 2～2.5 小时,无尿患者可达 30 小时,胎儿为 3.7 小时,足月新生儿为 4～8 小时,药品可经血液透析或腹膜透析清除。

3. 适应证　可代替链霉素用于结核病的治疗,对卡那霉素、庆大霉素、妥布霉素耐药的部分患者仍有效。

4. 禁忌证　对本品或其他氨基糖苷类过敏者禁用。

5. 不良反应

(1) 可发生听力减退、耳鸣或耳部饱满感,少数亦可发生眩晕、步履不稳等症状。听力减退一般于停药后症状不再加重,但个别在停药后可能继续发展至耳聋。

(2) 有一定肾毒性,可出现血尿、排尿次数减少或尿量减少,血尿素氮、血肌酐值增高等。大多系可逆性,停药后即见减轻,但亦有个别报道出现肾衰竭。

(3) 软弱无力、嗜睡、呼吸困难等神经肌肉组织作用少见。

(4) 其他不良反应:有头痛、麻木、针刺感、震颤、抽搐、关节痛、药物热、嗜酸性粒细胞增多、肝功能异常、视物模糊等。

6. 剂量剂型

(1) 硫酸阿米卡星注射液:1 ml:0.1 g(10 万 U);2 ml:0.2 g(20 万 U)。

(2) 注射用阿米卡星:0.2 g。

7. 用法用量　肌内注射或静脉滴注。

(1) 成人:WHO 推荐为 15 mg/(kg・d),日最大剂量 1 g。国内常用每次 0.4～0.6 g,每日 1 次。老年人酌减。

(2) 儿童:WHO 推荐为 15～30 mg/(kg・d),日最大剂量 1 g。

(3) 肾功能减退患者:① 肌酐清除率 >50～90 ml/min 者,每 12 小时给予正常剂量(7.5 mg/kg)的 60%～90%。② 肌酐清除率 10～50 ml/min 者,每 24～48 小时给予正常剂量(7.5 mg/kg)的 20%～30%。

8. 注意事项　参看链霉素。与 β-内酰胺类(头孢菌素类和青霉素类)混合应用时可致相互失活,宜分瓶滴注。

9. 贮藏　严封,在干燥处保存。

五、卷曲霉素

卷曲霉素(capreomycin,CPM;分子式:$C_{25}H_{46}N_{14}O_{11}S$)。

1. 作用机制　本品属于多肽类抗菌药品,对结核分枝杆菌和部分非结核分枝杆菌,如堪萨斯分枝杆菌具有抑菌作用,但作用不及链霉素,而略强于卡那霉素。机制尚不明确,可能与抑制结核分枝杆菌蛋白合成有关。单独使用容易产生耐药,与卡那霉素存在不完全交叉耐药。与其他抗结核药物同用疗效较好,常在链霉素、丁胺卡那霉素耐药的情况下使用,与 3 种以上药物,如异烟肼、对氨基水杨酸钠及乙胺丁醇等联合治疗,疗效不错。

2. 代谢　口服几乎不吸收,肌注后迅速分布全身。肌内注射 20 mg/kg,1～2 小时血药峰浓度可达 30 $\mu g/ml$。少部分代谢，70%～80%自尿以原形排泄。

3. 适应证　卷曲霉素适用于结核分枝杆菌所致的肺部结核病，经一线抗结核药，如链霉素、异烟肼、利福平和乙胺丁醇治疗失败；或由于毒性作用或细菌耐药性产生，因而不适用上述药物，可作为联合用药之一。

4. 不良反应

（1）具有显著肾毒性，表现为肌酐、尿素氮升高，肌酐清除率减低，蛋白尿、管型尿等，用药期间需监测肾功能和尿常规。

（2）对第Ⅷ对脑神经有损害，一般在用药至 2～4 个月时出现前庭功能损害，而听觉损害较少。

（3）有一定的神经肌肉阻滞作用。

（4）皮疹、瘙痒、皮肤红肿等过敏反应。较多发生的反应有低钾血症、肾毒性，较少发生的为过敏反应、耳毒性、耳一前庭毒性、神经肌肉阻断作用、低钙血症。

5. 剂量剂型　注射用硫酸卷曲霉素：0.5 g(50 万 U)，0.75 g(75 万 U)。

6. 用法用量　深部肌内注射，使用时加 0.9%氯化钠注射液使其溶解后使用。

（1）成人：WHO 推荐 15 mg/(kg·d)，日最大剂量 1 g。国内多用每次 0.75 g，每日 1 次，疗程 2 个月。

（2）儿童：WHO 推荐 15～30 mg/(kg·d)，日最大剂量 1 g。

7. 注意事项

（1）听力减退、重症肌无力、帕金森病、肾功能不全者慎用。

（2）用药期间应注意检查：① 听力测定：一周 1～2 次；如做电测听检查，每月 1 次。② 定期做前庭功能及肾功能测定，尤其是肾功能减退或第Ⅷ对脑神经病变患者，每周 1～2 次。如尿素氮在 30 mg/100 ml 以上须减量或停药。③ 肝功能测定，尤其与其他肝毒性抗结核药品合用时。④ 血钾浓度测定：用药前、治疗中每月测定 1 次。

（3）对诊断的干扰：酚磺酞及磺溴酞钠排泄试验的结果降低，血尿素氮及非蛋白氮的测定值可能升高。

（4）脱水患者由于血药浓度增高，可能增加毒性反应。

（5）卷曲霉素单用时可迅速产生耐药，故只能与其他药品联合用于结核病的治疗。卷曲霉素与卡那霉素或阿米卡星有部分交叉耐药。

（6）肾功能减退者按肌酐清除率调整剂量。

（7）用药 2～3 周后如病情好转仍需继续完成整个疗程。

（8）注射时需深部肌内注射，注射过浅可加重疼痛并发生无菌性脓肿。

（9）不推荐在儿童中应用。

（10）老年人肾功能呈生理性减退，需根据肾功能调整剂量。

（11）禁忌证：对卷曲霉素过敏者、孕妇及哺乳期妇女禁用。

8. 贮藏　密闭，在阴凉干燥处保存。

六、氟喹诺酮类药物

某些氟喹诺酮(FQs)，如环丙沙星(CPFX)、左氧氟沙星、司帕沙星、氧氟沙星(OLFX)、加替沙星(GTFX)和莫西沙星(MXFX)作为二线抗 TB 药物在治疗 MDR－TB 中发挥着重要作用。FQs 与一线抗 TB 药或其他二线药物联合使用时的疗效比其单独使用时更为显著。特别值得一提的是,氟喹诺酮与其他抗 TB 药之间罕见相互作用。基于此,药物化学家有针对性地合成了数以万计的新喹啉类化合物,以期获得活性更强的抗 TB 候选药物。通过药物化学家的孜孜努力,目前已筛选到若干具有希望的化合物。

这类药物的靶标是细菌 DNA 促旋酶和(或)拓扑异构酶Ⅳ,目前已成为治疗 MDR – TB 的常见二线药物。氟喹诺酮在小鼠 TB 模型中表现出缩短疗程的潜力,故有可能成为一线抗 TB 药物。但令人担心的是,这类药物因广泛用于治疗多种细菌感染性疾病,可能导致 TB 患者已对其产生耐药性。寻找其他新型的 DNA 促旋酶抑制剂(治疗 TB 的有效靶酶)则不失为上策。

左氧氟沙星是第一个用于结核病治疗的喹诺酮类抗生素,效果良好。加替沙星和莫西沙星于 1999 年用于呼吸道感染的治疗,之后发现加替沙星和莫西沙星具有很强的抗结核活性。莫西沙星对利福平耐药的结核杆菌和 MDR – TB 均有效,莫西沙星对敏感和耐药结核分枝杆菌均有杀菌活性,对静止期和快速增殖期结核分枝杆菌同样有效。加替沙星具有较长的半衰期,对 MDR – TB 有效,但是由于其会引起严重的血糖异常现象,于 2006 年在美国被撤市。

(一)氧氟沙星

氧氟沙星(ofloxacin, Ofx;分子式:$C_{18}H_{20}FN_3O_4$)。

1. 作用机制　本品为第三代氟喹诺酮类抗菌药。作用机制主要是通过作用于细菌 DNA 旋转酶 A 亚单位,抑制细菌 DNA 合成及复制而致细菌死亡。

2. 代谢　口服吸收迅速而完全,口服 200 mg、300 mg、400 mg 后,1 小时左右达血药浓度峰值,分别为 2.47 mg/L、4.37 mg/L、5.60 mg/L,多次给药后约 3 日达稳态血药浓度。生物利用度为 95%～100%,进食可轻微影响其吸收。本药吸收后体内分布广泛,胆汁中药品浓度可达血药浓度的 4～8 倍,肺、肾组织中可达 3 倍以上,骨、前列腺、皮肤组织或体液中均可达到血药浓度以上,脑脊液中浓度较高,脑膜无炎症时,可达血药浓度的 30%～50%,炎症时可达 70%～90%,可以渗透进入巨噬细胞,胞内浓度可达血药浓度的 50%。蛋白结合率为 20%～25%,少量经肝代谢,口服 24 小时内从尿液中排出给药量的 75%～90%,可有少量经粪便排出。本药可通过胎盘屏障,也可分泌至乳汁,消除半衰期为 4.7～7 小时。

3. 适应证　可作为治疗复发或耐药结核病用药。

4. 不良反应

(1)胃肠道反应:常见,可有口干、食欲减退、腹部不适、恶心、呕吐、腹痛、腹泻等,偶有血清氨基转移酶升高。

(2)中枢神经系统:可有头痛、头晕、失眠、嗜睡,偶尔可引起幻觉、精神异常。

(5)过敏反应、皮疹,很少引起光毒性反应,偶有血管神经性水肿、中毒性表皮坏死松解。

(4)泌尿系统:可有血尿素氮、肌酐升高,也有间质性肾炎的报道。

(5)肌肉骨骼系统:偶见关节疼痛、肌肉痛、跟腱炎、跟腱断裂等。

5. 剂量剂型

(1)氧氟沙星片:0.1 g、0.2 g。

(2)氧氟沙星胶囊:0.1 g。

(3)氧氟沙星氯化钠注射液:0.2 g(100 ml)。

6. 用法用量　本品口服和静脉滴注。成人常用量每次 300～400 mg,每日 2 次。

7. 注意事项

(1)交叉过敏:本品与其他氟喹诺酮类药品之间可能存在交叉过敏。

（2）禁忌证：① 对氟喹诺酮类药物过敏者。② 孕妇。

（3）慎用：① 中枢神经系统疾病,如癫痫、脑动脉硬化者。② 严重肾功能不全者。③ 严重肝功能减退者。

（4）药品对儿童的影响：本药用于幼龄动物时可致关节病变。18 岁以下患者用药的安全性尚未确立,不宜使用。如细菌仅对氟喹诺酮类药品敏感,应在权衡利弊后慎用。

（5）药品对老人的影响：老年患者多有肾功能减退,应减量给药。

（6）药品对妊娠的影响：本品可通过胎盘屏障。动物试验未证实喹诺酮类药品有致畸作用,但孕妇用药的安全性尚未确定。鉴于本品可引起幼龄动物关节病变,孕妇禁用。FDA 对本品的妊娠安全性分级为 C 级。

（7）药品对哺乳的影响：本品可分泌至乳汁,哺乳期妇女全身用药时,应暂停哺乳。

8. 药品间相互作用　① 与尿碱化剂合用可产生结晶尿。② 与茶碱合用,可能出现茶碱中毒症状。③ 与环孢素合用,可使后者血药浓度升高,须调整剂量。④ 与华法林合用,可使后者抗凝作用降低。⑤ 与丙磺舒合用,可使本药血药浓度升高,产生毒副作用。⑥ 与咖啡因合用,可使后者清除半衰期延长,并可能产生中枢神经系统毒性。⑦ 与含铝、镁等制酸剂、铁剂、奶产品合用,可使本药口服吸收减少,故服用本药 2 小时内勿服用以上制剂。⑧ 与布洛芬合用时,偶尔可发生抽搐。⑨ 与口服降糖药合用时,可干扰血糖稳定。

9. 贮藏

（1）氧氟沙星片及胶囊：遮光,密封保存。

（2）氧氟沙星氯化钠注射液：遮光,密闭保存。

（二）左氧氟沙星

左氧氟沙星（levofloxacin，Lfx；分子式：$C_{18}H_{20}FN_3O_4$）。

1. 作用机制　具有广谱抗菌作用,抗菌作用强,对细胞内、细胞外的结核分枝杆菌和非结核分枝杆菌有不同程度的杀、抑菌作用。左氧氟沙星为氧氟沙星的左旋体,其体外抗菌活性约为氧氟沙星的 2 倍。作用机制是通过抑制细菌 DNA 旋转酶的活性,阻止细菌 DNA 的合成和复制而导致细菌死亡。

2. 代谢　参看氧氟沙星。患者口服大剂量（750 mg）本品,其药动学常数无明显变化。

3. 适应证　适用于各类型的初治,尤其是复治肺结核病的治疗。为治疗耐多药结核病的主要药品之一。

4. 不良反应

（1）胃肠道反应常见。

（2）中枢神经系统反应：可有头痛、头晕、失眠、嗜睡。

（3）过敏反应、皮疹、皮肤瘙痒,偶可发生渗出性多发性红斑及血管神经性水肿,光敏反应少见。

（4）偶可发生癫痫发作、精神异常、意识混乱、幻觉、血尿、发热、皮疹等间质性肾炎表现。

（5）静脉炎、结晶尿、关节疼痛。

（6）左氧氟沙星和双黄连注射剂存在严重不良反应。

5. 剂量剂型

（1）乳酸左氧氟沙星片：0.1 g/片。

（2）甲磺酸左氧氟沙星片：0.1 g/片。

（3）乳酸左氧氟沙星注射液：0.1 g/支。

（4）甲磺酸左氧氟沙星注射液：0.2 g/支。

（5）左氧氟沙星注射液：0.5 g/支。

6. 用法用量

（1）口服：成人每日 1 次，每次 400 mg；或者每日 2 次，每次 200 mg。

（2）静脉滴注：成人每日 2 次，每次 200 mg。

（3）耐多药肺结核：有采用口服 500 mg/d、750 mg/d 或 1 g/d 的报道。

7. 注意事项

（1）交叉过敏：本品与其他氟喹诺酮类药品之间可能存在交叉过敏。

（2）禁忌证：① 对喹诺酮类药物过敏者。② 孕妇。

（3）慎用：① 中枢神经系统疾病，如癫痫、脑动脉硬化者。② 严重肾功能不全者。③ 严重肝功能减退者。

（4）药品对儿童的影响：本药用于数种幼龄动物时可致关节病变。18 岁以下患者用药的安全性尚未确立，不宜使用。如细菌仅对氟喹诺酮类药品敏感，应在权衡利弊后慎用。

（5）药品对老人的影响：老年患者多有肾功能减退，应减量给药。

（6）药品对妊娠的影响：本品可通过胎盘屏障。动物试验未证实喹诺酮类药物有致畸作用，但孕妇用药的安全性尚未确定。鉴于本品可引起幼龄动物关节病变，孕妇禁用。FDA 对本品的妊娠安全性分级为 C 级。

（7）药品对哺乳的影响：本品可分泌入乳汁，哺乳期妇女全身用药时，应暂停哺乳。

8. 药品间相互作用　参看氧氟沙星。

9. 贮藏　遮光，密封保存。

（三）莫西沙星

莫西沙星（moxifloxacin，Mfx；分子式：$C_{21}H_{24}FN_3O_4$）。

1. 作用机制　本品为 8-甲氧基喹诺酮类抗菌药，通过抑制细菌的 DNA 复制、转录、修复及重组所需的细菌 DNA 拓扑异构酶发挥抗菌作用。C-7 位的氮双环结构加强了抗革兰阳性菌的作用。另外，分子中的甲氧基则加强了抗厌氧菌的作用。对于缓慢生长的结核分枝杆菌以及持留菌的作用是氟喹诺酮类药品中最强的。

2. 代谢　本药口服吸收迅速，口服 0.2～0.4 g 后，1～3 小时达血药浓度 1.2～5 μg/ml。本药吸收后迅速分布于体液及组织中，在血浆、支气管黏膜、肺泡巨噬细胞中均有足够浓度，也可以部分通过血脑屏障，脑膜无炎症时可达血药浓度的 30％～50％。在肝脏代谢，其代谢过程不依赖细胞色素 C。有 22％的原药及约 50％的葡萄糖醛酸结合物随尿液排泄，约 25％随粪便排出，半衰期为 11～15 小时。

3. 适应证　临床上主要用于耐多药结核病的治疗。

4. 不良反应

（1）血液：白细胞减少、凝血因子 Ⅱ 减少、嗜酸性粒细胞增多、血小板增多，贫血、血小板减少、凝血活酶减少等。

（2）心血管系统：合并低血钾的患者在临床试验中应用本药发生 QT 间期延长，一般患者发生心悸、高血压、心动过速、QT 间期延长、注射部位静脉炎等。有报道极少数患者出现包括尖端扭转型室性心动过速、室性快速性心律失常及心脏停搏。

（3）精神神经系统：本药可诱发癫痫、头痛、眩晕、失眠、神经质、嗜睡、焦虑、颤抖、感觉异常、幻觉、紧张、运动失调、健忘、失语症、睡眠失调、语言障碍、思维异常、精神错乱、抑郁等。

（4）代谢内分泌系统：临床试验中发现本药可引起淀粉酶增加，还可见高血糖、高血脂、高尿酸血症、乳酸脱氢酶升高。

（5）泌尿生殖系统：临床试验中发现本药可导致阴道念珠菌病、阴道炎，也可引起肾功能异常。

（6）消化系统：临床试验中发生的不良反应有味觉异常、恶心、呕吐、消化不良、腹痛、腹泻、肝功能异常；口干、舌炎、口腔念珠菌病、食欲减退、胃肠功能失调、γ-谷氨酰胺转肽酶增高、便秘等；有肝炎的报道，发生率小于 0.01%。

（7）呼吸系统：临床试验中可出现呼吸困难和哮喘。

（8）皮肤：在临床试验中发生斑丘疹、紫癜、脓疱、皮疹、瘙痒及多汗。

（9）肌肉骨骼系统：有导致跟腱断裂的报道，关节痛、肌肉痛，另外还有下肢痛、背痛、骨盆痛。

（10）过敏反应：有导致过敏性休克和血管性水肿的报道。

（11）其他：味觉倒错、胸痛、耳鸣、视觉异常、味觉丧失、嗅觉倒错、弱视、面部水肿。有全身注射部位反应，如水肿、炎症等报道。

5. 剂量剂型

（1）盐酸莫西沙星片：0.4 g/片。

（2）莫西沙星氯化钠注射液：0.4 g(250 ml)/支。

6. 用法用量　口服，成人 400 mg，每日 1 次；静脉滴注，400 mg，每日 1 次。

7. 注意事项

（1）禁忌证：① 已知对莫西沙星的任何成分或其他氟喹诺酮类，或任何辅料过敏者。② 孕妇。③ 哺乳期妇女。④ 儿童。⑤ 避免用于 QT 间期延长的患者，患有低钾血症及接受 Ⅰa 类或 Ⅲ 类抗心律失常药品治疗的患者。

（2）慎用：① 在致心律失常的条件存在时应慎用。② 有或怀疑有可导致癫痫发作或降低癫痫发作阈值的中枢神经系统疾病的患者应慎用。③ 严重肝功能不全患者应慎用。

（3）药品对妊娠的影响：孕妇禁用，FDA 对本品的妊娠安全性分级为 C 级。

（4）药品对哺乳的影响：临床前试验证实，本药可少量分泌至人乳汁中，故哺乳期妇女禁用。

8. 药品间相互作用

（1）与抗酸药、矿物质、多种维生素同时服用时会降低本药的吸收，与活性炭同时口服能阻止 80% 的莫西沙星吸收，与利福平同时服用能使莫西沙星的血药浓度降低 30% 左右。

（2）体外试验表明，当与大剂量利福平和乙胺丁醇合用时，这些药品与莫西沙星之间存在拮抗作用，但是在体内的治疗效果是否能反映出来尚不明确。

9. 贮藏　同氧氟沙星。

七、紫霉素

紫霉素是一种氨基糖苷类抗生素。能抑制结核杆菌蛋白质的合成，其抗结核作用近似卷曲霉素，且有交叉耐药性。适用于链霉素、卡那霉素及异烟肼耐药的结核病。

八、D-丙氨酸类似物

D-丙氨酸类似物包括环丝氨酸和特立齐酮。早在利福平问世以前，环丝氨酸就已经是复治化疗方案中的主要成分之一。其特点是除本身不易产生耐药性，还可以防止细菌对丙硫异烟胺

(或乙硫异烟胺)耐药,受到国际上同行们的青睐,不失为现行耐药结核病化疗中值得选择的主要药物之一,尤其是当方案中含有丙硫异烟胺(或乙硫异烟胺)时。但环丝氨酸与特立齐酮耐药后的稳定性强,再次使用无效,停药后亦不易恢复敏感性。

(一) 环丝氨酸

环丝氨酸(cycloserine,Cs;分子式:$C_3H_6N_2O_2$)。

1. 作用机制　抑制细菌细胞壁黏肽的合成,从而使细胞壁缺损。细菌细胞壁主要结构成分是胞壁黏肽,由N-乙酰葡萄糖胺(GNAc)和与五肽相连的N-乙酰胞壁酸(MNAc)重复交替连接而成。胞浆内黏肽前体的形成可被环丝氨酸阻碍,环丝氨酸通过抑制D-丙氨酸的消旋酶和合成酶,从而阻碍N-乙酰胞壁酸五肽的形成。环丝氨酸能抑制结核杆菌生长,但作用相对一线药较弱,对结核病的疗效也较低,单用可产生耐药性,但耐药性比其他抗结核药发生缓慢,与其他抗结核药之间无交叉耐药性。

2. 代谢　口服吸收较快,3～4小时广泛分布到身体组织和体液之中,脑髓液中的药品浓度与血液中近似。大部分以原形从尿液中排出,约35%被代谢。

3. 适应证　本品是二线抗结核药品,能抑制结核分枝杆菌生长,但作用相对一线药品较弱,对结核病的疗效也较低。单用可产生耐药性,但耐药性比其他抗结核药发生缓慢,与其他抗结核药之间无交叉耐药性。单独服用环丝氨酸容易产生耐药性。

4. 不良反应

(1) 药物中毒:服药量超过1g时成人会出现急性中毒症状。慢性中毒症状与给药剂量相关,如果1日给药剂量超过500mg则可能会发生慢性中毒。

药物中毒的处理:建议进行对症治疗和支持治疗。与催吐和洗胃相比,活性炭能够更有效地减少药物吸收。

(2) 中枢神经毒性:头痛、眩晕、意识混乱、困倦、嗜睡、失眠、定向力障碍并伴随记忆丧失、抑郁、行为改变、攻击行为、头晕、震颤、易怒、感觉异常、言语不清和重性精神病,还可能出现自杀倾向。服用大剂量药物后患者通常会出现局部肢体麻痹和昏迷。酒精可能会增加癫痫发作的风险。一些病例每日服用1～1.5g环丝氨酸后会突发充血性心力衰竭。

(3) 其他:包括皮疹和变应性皮炎。某些患者可能会出现血清转氨酶增高,特别是已罹患肝脏疾病的患者。

5. 剂量剂型　片剂:0.25g/片。

6. 用法用量

(1) 成人:10～15mg/(kg·d)。使用本品时最初2周每12小时口服250mg;然后根据必要性及耐受性小心加量,最大加至每6～8小时口服250mg,最终以每日量不超过1g为度。应用时需注意神经精神方面不良反应的观察。

(2) 儿童:WHO推荐10～20mg/(kg·d),分2次服,首剂半量,日最大剂量为1g。

7. 注意事项

(1) 禁忌证:环丝氨酸过敏者以及癫痫、抑郁症、重症焦虑或精神病、酒精中毒和卟啉病患者禁用。

(2) 慎用:肾衰竭者慎用。

(3) 最好空腹服用。

(4) 服药期间必须同时服用维生素 B_6(每服用250mg环丝氨酸加用维生素 B_6 50mg)。

8. 贮藏　25℃以下干燥环境中。

（二）特立齐酮(Trd)

特立齐酮含有 2 个分子的环丝氨酸,可替代环丝氨酸。特立齐酮与环丝氨酸药效相似,具完全性交叉耐药性,与其他结核药物无交叉耐药。

九、氨硫脲

氨硫脲(Thz)耐药稳定性好,发生耐药后少见有复敏现象,不能再次使用。氨硫脲原是一线抗结核药物,可引起严重的药物性皮炎,尤其在 HIV 阳性患者中常见,甚至可引起 Stevens－Johnson 综合征及死亡,因而其使用受到限制。氨硫脲的抗结核活性相对较弱,而且与硫胺类(乙硫异烟胺/丙硫异烟胺)有交叉耐药性。由于本品对消化道的刺激较大,使用时最初宜为每日 $25\sim50$ mg,以后渐增至每日 $100\sim150$ mg。

十、大环内酯类

阿奇霉素(azithromycin)、克拉霉素(clarithro-mycin)和罗红霉素(roxithromycin)属于大环内酯类抗结核药物。作用机制：大环内酯类药物与细胞核糖体的 50S 亚基进行可逆性的结合,起到抑制结核杆菌蛋白质合成的作用,从而杀死结核杆菌。大环内酯类药物的组织穿透性极强,组织中的药物浓度通常是血药浓度的数倍甚至十几倍。与异烟肼或利福平联合应用时有协同作用。临床上以克拉霉素应用较为多见,有克拉霉素缓释片、分散片、胶囊剂、注射剂和干混悬剂等多种剂型。

克拉霉素

克拉霉素(clarithromycin，Clr；分子式：$C_{38}H_{69}NO_{13}$）。

1. 作用机制　本品为大环内酯类广谱抗生素,主要是与细菌 50S 核糖体亚基结合,通过阻断转肽作用和 mRNA 移位而抑制细菌蛋白质的合成,从而起到抗菌作用。

2. 代谢　药品对胃酸稳定,口服吸收,主要经肝脏代谢,以原形和代谢产物(主要是 14－羟基克拉霉素)形式经粪、尿两种途径排出。低剂量给药(每 12 小时 250 mg)时,经粪、尿两种途径排出量相当;当剂量增大时(每 12 小时 500 mg),尿中排出量可增多。单剂口服 400 mg,2.7 小时后达血药峰浓度,约为 2.2 mg/L。每 12 小时口服 250 mg 后的稳态血药浓度为 1 mg/L。口服生物利用度为 55％,蛋白结合率为 65％～75％。鼻黏膜、扁桃体及肺组织中的药品浓度比血药浓度高,不能通过血脑屏障,也不能渗透进入巨噬细胞。

3. 适应证　目前临床上主要用于鸟分枝杆菌或胞内分枝杆菌引起的局部或播散性感染;也有用于耐多药结核病治疗的报道,但疗效不确切。

4. 不良反应　主要为胃肠道反应,如恶心、消化不良、腹痛、呕吐和腹泻、味觉改变等。少数患者用药后可出现血清丙氨酸氨基转移酶、胆红素等水平升高。

（1）中枢神经系统：个别患者可出现头痛、耳鸣等神经系统症状,个别患者出现抑郁症。

（2）血液：白细胞减少,凝血酶原时间延长,偶可引起血小板减少。

（3）过敏反应：皮疹、皮肤瘙痒,重者可出现过敏性休克及史-约综合征或毒性表皮坏死松解。

（4）肾脏：血尿素氮(4％)、血肌酸酐升高。

5. 剂量剂型

（1）克拉霉素片：0.05 g/片、0.125 g/片、0.25 g/片。

（2）克拉霉素胶囊：0.125 g/胶囊、0.25 g/胶囊。

（3）克拉霉素颗粒：0.05 g/粒、0.1 g/粒、0.125 g/粒、0.25 g/粒。

（4）克拉霉素缓释片：0.5 g/片。

6. 用法用量　治疗耐多药结核病成人剂量为 250～500 mg，每日 2 次；儿童剂量为 7.5 mg/kg，每日 2 次。用于鸟分枝杆菌感染成人须增至 1～2 g，分 2 次服用。

7. 注意事项

（1）交叉过敏：对一种大环内酯类药品过敏时，对其他大环内酯类药品也可能过敏。

（2）禁忌证：① 对大环内酯类过敏者。② 孕妇、哺乳期妇女。③ 严重肝功能损害、水电解质紊乱、服用特非那定治疗者。④ 某些心脏病，包括心律失常、心动过缓、QT 间期延长、缺血性心脏病、心力衰竭患者。

（3）慎用：① 肝功能不全者。② 中重度肾功能不全者。

（4）药品对儿童的影响：本药在 6～12 个月小儿中耐受性良好，但在小于 6 个月的小儿中的疗效和安全性尚未确定。

（5）药品对妊娠的影响：动物试验中本药对胚胎及胎仔有毒性作用，国内资料建议孕妇禁用。FDA 对本品的妊娠安全性分级为 C 级。

（6）药品对哺乳的影响：本药可分泌至乳汁，哺乳期妇女应暂停哺乳。

8. 药品间相互作用　与利福平或利福布汀合用时，本药血药浓度明显下降。与特非那定合用时，引起后者血药浓度过高，产生心脏毒性。对氨茶碱、卡马西平的代谢影响小，但后两者较大剂量使用时仍需进行血药浓度监测。

9. 贮藏　遮光，密封，在阴凉干燥处保存。

第四节　抗结核新药

一、喹诺酮类药物

喹诺酮类药物属化学合成抗菌药，新型抗结核药的研究主要着重于两个方面：一方面是对现有喹诺酮类药物进行结构修饰进而得到新型喹诺酮类修饰物，另一方面是合成新型 2-吡啶酮类化合物。

（一）莫西沙星与加替沙星

莫西沙星是一种氟喹诺酮类药物，用于治疗某些感染，如肺炎、气管炎以及细菌引起的窦道、皮肤、腹部感染。近年来发现莫西沙星在大鼠具有潜在的抑制和杀灭结核分枝杆菌的作用。莫西沙星可能给初治和复治患者带来潜在毒性及耐药性，这是限制莫西沙星进入常规抗结核治疗方案的一大因素。

加替沙星与莫西沙星的作用机制、疗效近似。不过现在发现加替沙星可以导致血糖的波动，对糖尿病患者威胁更大。因此，WHO 已经建议使用加替沙星一定要谨慎，必须使用时要加强对血糖的监测。

（二）新喹诺酮类修饰物

新喹诺酮类修饰物主要有：TBK-613、TBK-544 和 DC-159a。

TBK-613 和 TBK-544 是由 TB Alliance 和韩国化学技术研究所共同筛选出来的具有抗结

核杆菌活性的两个化合物,两者在体内外试验中对结核分枝杆菌均具有较强的抗菌活性。当前,TBK-613已完成临床前研究,准备进入临床试验阶段。Daiichi Sankyo 的新喹诺酮类候选物 DC-159a 不仅在肺部的药物浓度比血浆药物浓度高,而且其抗菌活性比利福平更高,对耐多药结核分枝杆菌和喹诺酮药物耐药的结核杆菌的抗菌效果也都很明显,现仍处于临床前研究阶段。新型 2-吡啶酮类新型抗结核药物主要包括 KRQ-10018 和 ABT-719。KRQ-10018 由韩国技术研究所(KRICT)研制,体内疗效与异烟肼相当,处于临床研究阶段。ABT-719 也由 KRICT 研制,现处于 Ⅱ 期临床阶段。

DC-159a 是一种新型 8-甲氧基氟喹诺酮化合物,其抗结核分枝杆菌活性比莫西沙星、左氧氟沙星高;抗结核分枝杆菌的 MIC 为 0.06 $\mu g/ml$,分别为莫西沙星、左氧氟沙星低 1/4、1/8;且对喹诺酮类多重耐药或广泛耐药菌株也有效,其抗多重耐药菌的 MIC 为 0.5 $\mu g/ml$,而莫西沙星、左氧氟沙星则分别为 4 $\mu g/ml$、16 $\mu g/ml$。在应用于分枝杆菌及其他常见细菌感染中,DC-159a 比其他喹诺酮类药筛选出耐药菌的概率更小。莫西沙星与 DC-159a 均表现出剂量依赖性杀菌活性。在 AhmadZ 等的鼠模型实验中显示,在起始的 2 个月内,100 mg/kg DC-159a 同异烟肼作用相当,优于莫西沙星所有剂量($P<0.001$)。DC-159a 可达到同莫西沙星一样的抗菌活性,但仅用莫西沙星的一半剂量。

二、吩噻嗪类

(一)氯法齐明

氯法齐明(clofazimine,Cfz;分子式:$C_{27}H_{22}C_{12}N_4$)。

1. 作用机制　氯法齐明是吩噻嗪类化合物,通常用于麻风病的治疗。通过干扰分枝杆菌的核酸代谢,抑制依赖 DNA 的 RNA 聚合酶,阻止 RNA 的合成,从而抑制细菌蛋白的合成,发挥抗菌作用。本药的抗炎作用可能与稳定细胞溶酶体膜有关。进一步对氯法齐明研究表明,其对结核分枝杆菌标准株的最低抑菌浓度(minimal inhibitory concentration,MIC)是 0.12～0.24 mg/L,对耐药结核杆菌的 MIC 是 0.12～1.92 mg/L。由此可见,氯法齐明对耐药结核杆菌也有较强的抗菌作用,因此自发现其抗结核作用以来多用于耐多药结核病的治疗。

2. 代谢　本药口服吸收不完全,吸收程度与药品粒度、剂型以及剂量密切相关。口服吸收率为 45%～62%。由于具有高亲脂性,与高蛋白食物同时服用可增加药品的吸收。药品吸收后,主要沉积于脂肪组织和单核-吞噬细胞系统内,分布于肠系膜淋巴结、肾上腺、皮下脂肪、肝、胆、小肠、肌肉、骨、乳汁、皮肤等组织。组织中药品浓度高于血药浓度,脑脊液中药品浓度较低。本药从组织中释放及排泄缓慢,但此药给药后消除半衰期约为 10 日,反复给药后消除半衰期至少为 70 日。单剂量给药 3 日后,11%～66% 的药品经粪便、胆汁排泄,0.01%～0.41% 的药品以原形及代谢产物在 24 小时内经尿液排泄。此外,还有少量药品可经痰液、皮脂、汗液、乳汁排泄。

3. 适应证

(1)与氨苯砜合用治疗瘤型麻风。

(2)与利福平等合用治疗耐砜类药品麻风患者。

(3)亦可与其他抗结核药品合用治疗艾滋病患者并发非结核分枝杆菌感染。

(4)与其他抗结核药品联用治疗耐多药结核病,但疗效不确切。

4. 不良反应

(1)消化系统:可出现食欲减退、恶心、呕吐、腹痛、腹泻等胃肠道症状,还可见氨基转移酶、胆红素、清蛋白升高;偶尔有用药期间出现脾梗死、肠梗阻、消化道出血、肝炎、黄疸的报道。

（2）血液：可见血糖升高、血钾降低。

（3）皮肤：皮肤黏膜着色，呈粉红色、棕色、甚至黑色，着色程度与剂量、疗程成正比。停药数月或数年后可消退。70%~80%的患者可出现鱼鳞样改变，尤以四肢为主，冬季常见。停药2~3个月后好转。

（4）其他：本药可使尿液、汗液、乳汁、精液和唾液呈淡红色，血沉加快;偶有用药后出现汗液及泪液减少、眩晕、嗜睡、视力减退、光敏反应、阿-斯综合征的报道。

5. 剂量剂型

（1）氯法齐明胶囊：0.05 g/胶囊、0.1 g/胶囊。

（2）氯法齐明胶丸：50 mg。

6. 用法用量　成人每次 100~200 mg，每日 1 次，日最大剂量不超过 300 mg。

7. 注意事项

（1）禁忌证：对本药过敏者。

（2）慎用：① 对本药不能耐受者。② 肝肾功能障碍者。③ 有胃肠疾病史者。

（3）药品对妊娠的影响：动物实验证实本药大剂量应用时可引起动物子代和胚胎植入率减少。未证实本药对人体具有致畸性，但药品通过胎盘，妊娠妇女应权衡利弊后用药。FDA 对本药的妊娠安全性分级为 C 级。

（4）药品对哺乳的影响：本药可经乳汁分泌，可能使哺乳儿皮肤染色，故不推荐哺乳期妇女使用本药。

8. 贮藏　遮光，密封，在阴凉干燥处保存。

三、恶唑烷酮类

恶唑烷酮类药是以 DuP - 721 与 DuP - 105 为先导物经结构修饰的一系列新型抗菌药物，具有抗分枝杆菌作用。这类药物具有全新的作用机制（通过与细菌 50S 核糖体亚基中 23SrRNA 的结合而抑制蛋白质的合成）。

（一）利奈唑胺

利奈唑胺（linezolid，Lzd;分子式：$C_{16}H_{20}FN_{304}$）。

1. 作用机制　利奈唑胺是 2000 年被美国 FDA 批准上市的第 1 个恶唑烷酮类药，为合成的恶唑酮类抗菌药品。通过结合 50S 核糖体亚基的 23SrRNA 抑制细菌早期核蛋白体的合成。对耐药结核菌株抗菌作用良好（其 MIC<1 μg/ml），对快速增殖期、静止期菌群均有效，能有效治疗多重耐药肺结核患者。对于氟喹诺酮或氨基糖苷类耐药的多重耐药肺结核患者，在治疗方案中添加利奈唑胺可快速降低结核杆菌的承载量。

2. 代谢　口服吸收迅速完全，口服 400 mg 于 1.52 小时达峰值，峰浓度为 8~10 μg/ml，高脂饮食可降低本品血药浓度，但 AUC 仍相近。血浆蛋白结合率约 31%。体内代谢为无效代谢产物，此反应与细胞色素无关。代谢产物 30% 由尿液排泄，10% 由粪便排泄。血浆半衰期约为 4.4~5.2 小时。在 100 mg/kg 给药剂量时，在支气管黏膜、肺泡巨噬细胞、上皮细胞表面浓度分别为 10.7 μg/ml、8.1 μg/ml、25.1 μg/ml。

3. 适应证　可用于耐多药结核病，但疗效不确切。

4. 不良反应　神经病变、骨髓抑制、视神经炎、消化道症状、失眠、头晕、药物热、皮疹等。检验可见血小板减少,尚有白细胞、中性粒细胞减少,AST、ALT、LDH、ALP、酯酶、淀粉酶、总胆红素、尿素氮和肌酐等变化。但主要是贫血和神经系统不良反应较为常见。

5. 剂量剂型

(1) 片剂:200 mg/片。

(2) 注射剂:600 mg(300 ml)/支。

6. 用法用量　口服成人每次 600 mg,每日 1 次。

7. 注意事项

(1) 空腹或饭后服用,须避开高脂性饮食。

(2) 有高血压病史者使用本品应注意观察。

(3) 本品有单胺氧化酶抑制作用,禁忌联用拟肾上腺素药品和 5 - HT 再摄取抑制剂,禁用含酪胺食物,如干酪、风干肉、泡菜、啤酒、酱油、红酒等和某些含醇饮料以免引起体位性血压异常升高。

(4) 服用利奈唑胺期间应同时服用维生素 B_6。

(二) Sutezolid

Sutezolid 为 LZD 的类似物,对小鼠 TB 模型显示更强的杀菌作用。相关研究发现,Sutezolid 与 TMC207 或 SQ109 之间呈加性效应,而与 PA - 824 等其他药物之间呈亚加性效应或拮抗效应。提示含有 Sutezolid 的新型联合方案值得尝试。

(三) PNU 化合物

PNU - 100480(U100480)为恶唑烷酮类硫代吗琳衍生物,通过抑制细菌核糖体蛋白质的合成起到抗菌作用。其代谢产物 PNU - 101603 和 PNU - 101244 也具有抗菌活性。在患有结核病的鼠感染模型中的研究表明,PNU - 100480 的抗菌效果与异烟肼相当,无交叉耐药性。Ⅰ 期临床研究显示 PNU - 100480 的药效随给药剂量的增加而增强,抗菌效果优于利奈唑胺,且有良好的耐受性,已经进入 Ⅱ 期临床研究。由日本 DaiichiSankyo 公司研制的 RBx7644 也属于恶唑烷酮类的新型抗结核药,目前已完成 Ⅰ 期临床研究,研究表明 RBx7644 不仅具有广谱抗分枝杆菌作用,而且对 MDR - TB 显示出良好的体内活性,已经进入 Ⅱ 期临床。

(四) AZD5847

AZD5847 是一种新型恶唑烷酮类药。第 2 代恶唑烷酮 AZD5847 具有杀菌作用,其对 MTB 的耐药源于 23SrRNA 和 *rp1C* 基因突变,即作用机制与 LZD 相似。AZD5847 的最大特点是与其他抗 TB 药物不产生拮抗作用。在 Balasubramanian V 等进行的鼠模型实验中,当 AZD5847 以 16 μg/ml 连续给药 10 日时,可降低细胞内 1.5 个 log 单位的分枝杆菌数量,而利奈唑胺仅降低不到 0.5 个 log 单位的分枝杆菌数量,提示 AZD5847 的抗菌活性高于利奈唑胺。且 AZD5847 同其他传统抗结核药联用的分级抑菌浓度($\sum$FIC)指数在 0.8～1.2,说明它们间不存在拮抗作用,而具有很好的药物作用效果累计相加效应。

四、4β-内酰胺类

(一) 阿莫西林/克拉维酸(amoxicillin/clavulanate,Amx/Clv)

1. 作用机制　阿莫西林通过与细菌主要青霉素结合蛋白(PBPS)结合,干扰细菌细胞壁的合成而起抗菌作用。克拉维酸的作用机制为与 β-内酰胺酶结合,发挥竞争性抑制作用。通过克拉维酸分子结构中的 β-内酰胺羧基部位,使 β-内酰胺酶乙酰化,并且 β-内酰胺酶与克拉维酸形成的乙酰化酶水解非常缓慢,不能很快释放出活性酶,从而保护酶的作用底物 β-内酰胺类抗生素不被酶水解灭活。本药的抗结核作用机制尚不明确。

2. 代谢　本药对胃酸稳定,口服吸收良好。阿莫西林和克拉维酸的血浆蛋白结合率都比较低,约有 70% 存在于血清中。阿莫西林和克拉维酸均以很高的浓度从尿中排出。8 小时尿中排泄率阿莫西林约为 60%,克拉维酸约为 50%。

3. 适应证　主要作为二线抗结核药品用于耐多药结核病的治疗,但疗效不确切。

4. 不良反应

(1) 少数患者可见恶心、呕吐、腹泻等胃肠道反应,对症治疗后可继续给药。

(2) 偶见荨麻疹和皮疹,尤易发生于传染性单核细胞增多症患者,若发生应停止使用本品,并对症治疗。

(3) 可见过敏性休克、药物热和哮喘等。

(4) 偶见血清氨基转移酶升高、嗜酸性粒细胞增多、白细胞降低及念珠菌或耐药菌引起的二重感染。

(5) 文献报道个别患者注射部位出现静脉炎。

5. 剂量剂型

(1) 阿莫西林/克拉维酸片:228.5 mg(阿莫西林 200 mg、克拉维酸 28.5 mg),375 mg(阿莫西林 250 mg、克拉维酸 125 mg),457 mg(阿莫西林 400 mg、克拉维酸 57 mg),625 mg(阿莫西林 500 mg、克拉维酸 125 mg),1 g(阿莫西林 875 mg、克拉维酸 125 mg)。

(2) 阿莫西林/克拉维酸分散片:156.25 mg(阿莫西林 125 mg、克拉维酸 31.25 mg),228.5 mg(阿莫西林 200 mg、克拉维酸 28.5 mg)。

(3) 阿莫西林/克拉维酸咀嚼片:228.5 mg(阿莫西林 200 mg、克拉维酸 28.5 mg)。

(4) 阿莫西林/克拉维酸颗粒:56.25 mg(阿莫西林 125 mg、克拉维酸 31.25 mg),187.5 mg(阿莫西林 125 mg、克拉维酸 62.5 mg),228.5 mg(阿莫西林 200 mg、克拉维酸 28.5 mg)。

(5) 注射用阿莫西林/克拉维酸:0.6 g(阿莫西林 0.5 g、克拉维酸 0.1 g),1.2 g(阿莫西林 1 g、克拉维酸 0.2 g)。

6. 用法用量

(1) 成人及大于 12 岁儿童:每次 1 g,每日 2～3 次。

(2) 肾功能受损患者:轻度(肌酐清除率＞30 ml/min)一般不要求减少剂量,严重肾功能受损(肌酐清除率＜30 ml/min)者应适当减少剂量,延长给药间隔。血液透析患者在透析结束后应加服 1 次。

(3) 静脉滴注:每次 1.2 g,每日 2～3 次。严重感染可增加到每日 4 次。

7. 注意事项

(1) 交叉过敏:本药与青霉素类、头孢菌素类有交叉过敏反应。

(2) 禁忌证:① 对本药和其他青霉素类药过敏者。② 传染性单核细胞增多症患者。③ 使用本药或其他青霉素类药曾出现胆汁淤积性黄疸或肝功能损害者。

(3) 慎用:① 对头孢菌素类药过敏者。② 严重肝功能障碍者。③ 中重度肾衰竭者。④ 有哮喘、湿疹、荨麻疹等过敏性疾病史者。⑤ 假膜性肠炎患者。

(4) 药品对儿童的影响:由于儿童肾功能不全,阿莫西林的代谢会被延迟,故对 3 个月以下的婴儿应酌情减量。

（5）药品对妊娠的影响：本药可通过胎盘，脐带血中的药品浓度为母体血药浓度的 $1/4\sim$ $1/3$，且孕妇用药后体内的雌三醇、雌三醇-葡萄苷酸和雌二醇出现暂时性的减少，故孕妇仅在确有必要时才能使用本药。FDA 对本药的妊娠安全性分级为 B 级。

（6）药品对哺乳的影响：本药可分泌入乳汁中，故哺乳期妇女应慎用或用药期间暂停哺乳。

（7）监测：① 长期大剂量用药者，应当监测血清钾、血清钠浓度，并定期检查肝肾功能和造血系统功能。② 对怀疑伴有梅毒损害的淋病患者，在使用本药前应进行暗视野检查，以后每月检查 $1\sim4$ 次。

8. 贮藏　遮光，密封保存。

（二）美罗培南/克拉维酸

MTB 产生的 β-内酰胺酶 B1aC 可使 β-内酰胺类（如美罗培南）水解，故 MTB 对这类抗生素具有天然的耐药性。克拉维酸通过抑制 B1aC 可使 MTB 对美罗培南（靶酶：DD-羧肽酶）敏感，两者与其他药物联用在治疗 MDR-TB 和 XDR-TB 中已取得初步成功。遗憾的是，美罗培南的药动学性质（如半衰期短）限制了它在治疗 TB 方面的广泛应用，但由此识别出的靶酶则值得进一步研究。

（三）亚胺培南/西司他丁钠

亚胺培南/西司他丁钠（imipenem/cilastatin sodium hydrate，lpm/Cln；分子式：$C_{12}H_{17}N_3O_4S'$ $C_{16}H_{25}N_2NaO_5S'H_{20}$）。

1. 作用机制　亚胺培南为新型 β-内酰胺抗生素，既有极强的广谱抗菌活性，又有 β-内酰胺酶抑制作用。本品可以与结核分枝杆菌中 PBPs 中的 94、82、52、35 kDa 结合，造成细胞壁缺失。

2. 代谢　静注本品 250 mg、500 mg 或 1 000 mg（均按亚胺培南计量）后 20 分钟，血药峰浓度分别为 20 $\mu g/ml$、35 $\mu g/ml$ 或 66 $\mu g/ml$，蛋白结合率约为 20%。本品体内分布广泛，以细胞间液、肾脏、上颌窦、子宫颈、卵巢、盆腔、肺等部位浓度最高，在胆汁、前列腺、扁桃体、痰中浓度也较高，能通过胎盘而难以通过血脑屏障。半衰期约为 1 小时，主要经肾排泄。肾功能减退时排泄量减少，血药浓度上升，半衰期延长。亚胺培南单独应用，受肾肽酶的影响而分解，在尿液中只能回收少量的原形药品。西司他丁钠是肾肽酶抑制剂，保护亚胺培南在肾脏中不受破坏，因此在尿液中回收的原形药品可达 700%。西司他丁钠能抑制亚胺培南进入肾小管上皮组织，因而减少亚胺培南的排泄并减轻药品的肾毒性。

3. 适应证

（1）抗敏感菌所致感染。

（2）有报道用于耐多药结核病的治疗，但疗效不确切。

4. 禁忌证

（1）对本品过敏者禁用。

（2）过敏体质者慎用。

5. 不良反应

（1）本品静脉使用时速度太快可引起血栓静脉炎；肌内注射时可引起局部疼痛、红斑、硬结等，宜注意改换注射部位。

（2）肝脏：氨基转移酶、血胆红素或碱性磷酸酶升高。

（3）肾脏：血肌酐和血尿素氮升高。儿童用本药时常可发现红色尿，这是由于药品引起尿液变色并非血尿。

（4）神经系统：肌痉挛、精神障碍等。

（5）胃肠道：恶心、呕吐、腹泻，偶可引起假膜性肠炎。

（6）可有嗜酸性粒细胞增多、白细胞减少、中性粒细胞减少、血小板减少或增多、血红蛋白减少等，可致抗人球蛋白（Coombs）试验阳性。

（7）本品也可导致过敏反应，如皮肤瘙痒、皮疹、荨麻疹、药物热等。

6. 剂量剂型　0.5 g、1.0 g。

7. 用法用量　静脉滴注成人每次 1 g，每日 2 次。

8. 药品相互作用

（1）丙磺舒与亚胺培南/西司他丁钠合用可使亚胺培南血浆半衰期延长，可相应增加其血浆浓度-时间曲线下面积（AUC）。有研究发现两者合用时亚胺培南的半衰期可延长约 6%，AUC 可增加约 13%，血浆清除率下降约 13%。

（2）亚胺培南/西司他丁钠与氨基糖苷类抗生素合用时对某些分离的假单胞菌有协同抗菌作用。

（3）亚胺培南/西司他丁钠与环孢素同用，可增加神经毒性作用。

（4）亚胺培南/西司他丁钠与茶碱同用，可发生茶碱中毒（恶心、呕吐、心悸、癫痫发作等）。其可能的机制为合用时可能增加了中枢神经毒性作用。

（5）有报道亚胺培南与更昔洛韦合用可引起癫痫发作。

（6）亚胺培南/西司他丁钠可使伤寒活疫苗的免疫反应减弱，其可能的机制是本品对伤寒沙门菌有抗菌活性。

五、二芳基喹啉类

贝达喹啉（bedaquilin，Bdq）美国食品药品监督管理局（FDA）于 2012 年 12 月批准该药上市，商品名斯耐瑞，曾称 TMC207 和 R207910，规格 100 mg。

1. 作用机制　贝达喹啉作用于三磷酸腺苷（ATP）合成酶的质子泵（ATP 合成酶用于结核分枝杆菌的能量合成），其同结核分枝杆菌的 ATP 合成酶中的 c-亚单位相结合，阻滞质子传递必需的旋转运动，抑制 ATP 合成酶活性，阻断细菌的能量供应，从而导致结核杆菌的死亡。这种特别的抗菌机制使它能够起到强效的效果。贝达喹啉的作用机制与传统的抗结核药物的作用机制不同，因而使得贝达喹啉与现有抗结核药物无交叉耐药性，并对普通及耐药的结核分枝杆菌菌株具有同等的杀菌活性，且对休眠菌同样有效，可用于有效治疗多重耐药菌株及广泛耐药菌株。它不仅对具有耐药性的结核分枝杆菌非常有效，而且还对结核分枝杆菌呈现出高度选择性，对其他常见的普通细菌几乎无活性。这些特性使得其疗效比现有抗结核药物更好，针对性更强，起效速度更快。贝达喹啉可高度选择性地作用于结核分枝杆菌（选择性系数＞20 000），几乎不对宿主细胞产生毒性。

2. 药理作用　在治疗初期，ATP 的浓度较高，贝达喹啉在发挥杀菌作用前，需经历数日逐渐降低 ATP 的浓度，因此被称为时间依赖性杀菌药物；但随着治疗的持续，结核杆菌中的 ATP 浓度降低，贝达喹啉会加快杀菌速度。

由于其是通过细胞色素 P450 3A4 代谢的，因此理论上来说，和利福平同时应用时，利福平可影响其血药浓度。然而，动物实验并没有显示这样消极的结果。更有意思的是，TMC-207 与吡嗪酰胺有协同杀菌作用。目前有几个国际研究项目正在研究药物之间潜在的相互作用。如果展现出良好前景,预计将从美国 FDA 申请新药的批准。像莫西沙星一样,在一些患者身上已经观察到 QT 间期延长的毒性。然而,尽管 TMC-207 使 QT 间期延长,但并没有观察到异常的病理的 QT 间期延长或矫正的 QT 值。与利福平潜在的药物相互作用也是应用此药时需要关心的问题。研究称,若贝达喹啉与现有药物(异烟肼和吡嗪酰胺)联合使用,那么只需 1 个月就能达到标准疗法 2 个月才能获得的抗菌效果。而且联合用药提高治疗效果的同时,也能够在很大程度上降低耐药结核杆菌产生的速度。

食物可提高贝达喹啉的生物利用度。贝达喹啉同血浆蛋白的结合率可达 99% 以上,其有效半衰期为 24~30 小时,最终半衰期为 4~5 个月。贝达喹啉的缺陷是组织累积,故在检测活性时应尽量避免延滞效应(carry-over effects)。贝达喹啉在黑色人种中的清除率比其他人种中高出 52%。

3. 代谢　口服 400 mg 6 小时后,其药峰浓度为 5 μg/ml;24 小时后,浓度为 2 μg/ml。在血液中,有 99% 的原形药品与血浆蛋白结合。如果同时服用利福平,其血浆浓度显著下降。

4. 适应证　用于治疗耐多药肺结核病。

5. 不良反应　常见的不良反应包括胃肠道不适(30%)、关节痛(26%)、头痛(22%)、咳血(14%)等,心脏方面的不良反应为 Q-T 间期延长。FDA 提醒,贝达喹啉可能影响患者的心电活动,导致患者心脏节律异常,建议患者应在其他抗结核药物均无效的情况下使用。

六、硝基咪唑类

与传统抗结核药相比,具有抗结核作用的硝基咪唑类药有全新的结构和全新的抗菌机制,其对结核分枝杆菌有良好的活性。硝基咪唑类化合物 CGI-17341 对多重耐药结核分枝杆菌有极强的活性,但其具有较高的基因突变性。后经对 CGI-17341 进行结构改造,获得了毒副作用较低的具有抗结核作用的硝基咪唑类化合物,包括候选药 PA-824、OPC-67683、TBA-354。

(一) PA-824

PA-824 是由 Novartis 研制的一种硝基咪唑吡喃类化合物,2002 年在全球结核病研发联盟(TB Alliance)获得 PA-824 及硝基咪唑衍生物开发权,2008 年获得美国 FDA"罕用药物"身份,用于结核治疗。

1. 作用机制　PA-824 具有双重作用机制,可抑制结核分枝杆菌的蛋白质及霉菌酸的合成,对于快速繁殖期及慢速增殖期的结核分枝杆菌都有作用;其抗菌谱窄,同 CYP 酶系无明显的相互作用。由于其独特的抗结核分枝杆菌机制,所以与其他药品无交叉耐药。杀菌效果较强、毒副作用相对较小、作用机制新,对 MDR-TB 和 LTBI 都表现出极强的杀菌效果。与 CGI-17341 相比,PA-824 具有非致突变性优势,被视为是优于 CGI-17341 的全新抗结核药,PA-824 被结核分枝杆菌中的脱氮黄素依赖性硝基还原酶激活,引起细菌体内致命反应性氮成分的释放,特别是一氧化氮(NO)的释放,对复制期及非复制细菌具有杀菌活性。当细菌处于缺氧性非复制潜伏期阶段时,PA-824 可作为氮氧化物供体发挥杀菌作用。同时,研究发现,PA-824 也可降低细菌的 ATP 水平,这同贝达喹啉的作用机制相似——通过减少维持细菌细胞膜的能量供给而发挥杀菌作用。PA-824 对增殖期和静止期的结核分枝杆菌都呈现出较好的杀菌效果,抗菌活性与异烟肼相当,甚至在厌氧环境下抗菌活性比异烟肼要强。PA-824 和异烟肼在体内分别作用于不同生长阶段的结核分枝杆菌,如果将这两种抗结核药物联合使用,那么便会达到更加全面彻底的治疗效果。

2. 代谢　PA-824 在体内的代谢可能属于非线性代谢,服用不同剂量后(200~1 000 mg/d),

其峰浓度有所不同,随剂量增加而增加,但不是成比例增加。其 AUC 也是如此。药品进入体内后广泛分布于组织中,组织中的浓度能达到血浆中浓度的 3～8 倍。小鼠口服 100 mg/kg 后,其血浆半衰期为 13 小时。

(二) 德拉马尼(delamanid, Dlm)

德拉马尼又称 OPC-67683,也是一种新型硝基咪唑吡喃类化合物,由日本 Otsuka 制药公司研制。2013 年 11 月 22 日,欧洲药品管理局(European Medicines Agency, EMA)人用医药产品委员会(Committee for Medicinal Products for Human Use, CHMP)推荐授权 delamanid 与其他抗耐多药结核药物一起用于治疗耐多药肺结核病的成人患者。

1. 作用机制　OPC-67683 通过抑制细胞壁霉菌酸的合成来发挥抗结核作用。对敏感和耐药菌株均有较强的抗菌活性,其抗菌活性机制与 PA-824 相似,因此在这两种新药之间存在交叉耐药。与利福平一样,也是通过抑制蛋白合成来杀死结核分枝杆菌。该药对耐多药结核分枝杆菌效果较好,抗菌活性接近一线抗结核药物中的异烟肼和利福平,无交叉耐药。鉴于 Dlm 在不同治疗方案中的应用经验不足及其治疗耐多药结核病患者的疗效尚不确定,WHO 推荐 Dlm 用于治疗成年人(≥18 岁)耐多药肺结核,肺外结核患者如没有绝对禁忌证,预期效果大于潜在损伤时可选用 Dlm。此外,该药价格比较昂贵,为了减少治疗成本及降低 Dlm 发生耐药的概率,当患者对多数二线抗结核药物敏感,能组成有效合理的抗结核方案时不建议选用 Dlm。

2. 代谢　在小鼠体内,服用 2.5 mg/kg 的 OPC-67683,其峰浓度为 0.3 μg/ml,达峰时间小时,半衰期为 7.6 小时。

(三) TBA-354

TBA-354 是在 PA-824 的基础上进行结构优化的第二代具抗结核作用的硝基咪唑类药。除对结核分枝杆菌敏感外,TBA-354 对其他大多数细菌不敏感。同 PA-824 相比,TBA-354 是一种窄普、高效抗复制型及非复制型结核分枝杆菌药物,对敏感、耐药菌株均具有优良的抗菌活性。TBA-354 抗复制型结核分枝杆菌的最低抑菌浓度(MIC)为 0.006 μmol/L,PA-824 的 MIC 为 0.04 μmol/L,TBA-354 抗非复制型结核分枝杆菌的 MIC 为 3.4 μmol/L,PA-824 抗非复制型结核分枝杆菌的 MIC 为 17.4 μmol/L,TBA-354 能杀死非复制状态下潜伏期的结核分枝杆菌,对缩短治疗疗程有一定的意义。TBA-354 的自发耐药菌株突变率比 PA-824 小。在鼠模型肺结核急、慢性期,TBA-354 在鼠体内的杀菌活性均优于 PA-824。在另一项肺结核鼠模型实验中,TBA-354(50 mg/kg)+莫西沙星+吡嗪酰胺的抗菌活性高于利福平+异烟肼+吡嗪酰胺及 PA-824(50 mg/kg)+莫西沙星+吡嗪酰胺,TBA-354 具有良好的生物利用度、适中的吸收率和较长的半衰期,其最终半衰期为 8～12 小时,适合每日 1 次的给药方式。TBA-354 具有良好的穿透力,食物对 TBA-354 的影响较小,而作为同类的 OPC-67683 则会受食物的影响。

七、SQ109 和其他 MmpL3 抑制剂

(一) SQ109

SQ109 是 K. A. SACKSTEDER 等采用组合化学方法从化合物库中筛选得到的一种 1,2-乙二胺类化合物。尽管 SQ109 是从乙胺丁醇的衍生物中开发出来的,但是两者的作用靶点、作用机制并不相同。SQ109 靶点为 MmpL3(RND 家族的一种必需膜蛋白藻糖,其作用是转运单分枝菌酸酯进入细胞膜),与 EMB 的作用机制(抑制阿聚糖的合成)不同,SQ109 抑制分枝菌酸的生物合成。其对结核分枝杆菌表现出良好的体外活性。SQ109 在体外实验中的自发突变率为其他抗

结核药或候选药物的 1/1 000～1/100,如果在体内也能保持这种低突变率,这将成为 SQ109 极其重要的新亮点。

SQ109 对多重耐药及广泛耐药肺结核分枝杆菌、牛分枝杆菌等抗菌活性较高,但对鸟分枝杆菌、海洋分枝杆菌、龟分枝杆菌、脓肿分枝杆菌等活性较低。SQ109 的 MIC 为 0.2～0.78 μg/ml,当 SQ109 质量浓度为 0.64 μg/ml 时(此浓度在 MIC 范畴)即可发挥杀菌效应,可降低 99% 的巨噬细胞内分枝杆菌;而乙胺丁醇在其 MIC 时仅发挥抑菌作用,而无杀菌作用。在 Nikonenko BV 等的研究中显示,SQ109 对敏感菌、耐药菌具有同样的抗菌活性,达峰时间短,约 0.3 小时。

SQ109 分子因其具有三环结构片断使得其能够很好地蓄积于肺组织中,使得肺部组织中的 SQ109 浓度明显高于血浆中的浓度,可达到 MIC 的 120 倍以上;对细胞内外菌群均有良好的杀菌作用,对乙胺丁醇耐药菌株仍有活性。SQ109 可能不在组织病原菌快速复制期发挥作用,而是在巨噬细胞退隐期或休眠期起作用。当用 SQ109 代替乙胺丁醇同异烟肼、利福平、吡嗪酰胺合用时,在大鼠模型实验第 8 周时,SQ109 组一半鼠模型肺内无分枝杆菌生长,另一半平均菌数为 18 CFU;而乙胺丁醇组的平均菌数为 568 CFU,是 SQ109 组的 32 倍。所以,SQ109 比乙胺丁醇同其他抗结核药联用更能缩短治疗时间,发挥更高的疗效。

Chen P 等考察了体外 SQ109 同其他抗结核药联用的作用效应,当 SQ109 与异烟肼、利福平合用时,具有协同增效作用;与乙胺丁醇或链霉素合用时,具有药物作用效果累计相加效应。实验显示,SQ109 与利福平的协同增效作用最强:低于 MIC 的 SQ109 即可使利福平抗菌活性提高 8 倍,低于 MIC 的利福平也可使 SQ109 的活性提高 4 倍。因此,SQ109 有希望成为治疗利福平耐药性结核病的首选药物。SQ109 与贝达喹啉在体外呈协同作用,合用时可使后者对 MTB H37Rv 的 MIC 降低 4～8 倍,其杀菌率大于两者单独用药时。这种协同效应可能是因为 SQ109 能够削弱细胞壁,使贝达喹啉更有效地到达 ATP 合成酶。

（二）其他 MmpL3 抑制剂

近年来,药物学家还筛选得到若干对 MmpL3 具有抑制作用的先导物,其中 AU1235(金刚烷脲衍生物)最具特点一其杀菌活性仅限于分枝杆菌。AU1235 与 SQ109 具有相似的活性(可能与两者的结构相关),而 MmpL3 抑制剂 C215 和 BM212 的结构与 SQ109 完全无关。提示 MmpL3 除了转送海藻糖单分枝菌酸酯外,可能也存在外排机制。

八、苯并噻嗪酮(BTZ)类

BTZ 类药极具抗结核潜力,其作用于十异戊二烯磷酰基-β-D-核糖-差向异构酶(DprE 1),阻滞十异戊二烯磷酸聚糖的合成,而十异戊二烯磷酸聚糖是合成分枝杆菌细胞壁聚糖的先导化合物,所以苯并噻嗪酮类药可造成细胞壁缺陷而起到杀菌作用。BTZ 类中的 BTZ043 可导致分枝杆菌细胞壁的合成缺陷。但是,BTZ043 对潜伏期结核杆菌的抗菌活性低,需要同其他可作用于潜伏期细菌的药物同用。BTZ043 对临床分离的多重耐药及广泛耐药菌株均有活性,同异烟肼的杀菌活性相当。BTZ 类药的效能更倾向于时间依赖性,而非剂量依赖性。在 Lechartier B 等的研究中显示,BTZ043 同大部分抗结核药联用时,其相互作用并不存在拮抗或协同增效作用,而仅仅是各自作用效果的累积相加——每种药物单独显示其正常的活性,不影响其他药物,其分级抑菌浓度(ΣFIC)指数在 0.5～4.0 之间。但 BTZ043 同贝达喹啉联用时的 ΣFIC 为 0.5,意味着此两种药物联用有协同增效作用:两者联用的总体抗菌效果高于两种药物单独发挥作用的简单累计相加效果。当贝达喹啉(20 ng/ml)同 BTZ043(0.375 ng/ml)联用时,对结核分枝杆菌的杀菌活性高于单用贝达喹啉(80 ng/ml),而在 BTZ043 抵抗型结核分枝杆菌突变菌株中未观察到这种显著的协同增效作用。所以,推断 BTZ043 可削弱细菌细胞壁的屏蔽作用,提高贝达喹啉的渗透性,增加同作用靶点 ATP 合成酶的结合。

九、新利福霉素类衍生物

新型利福霉素类药之前有较多研究,但目前许多研究已停止。目前,研究较多的为福霉素类衍生物中的利福美坦。

利福美坦(SPA-S-565)是利福霉素类衍生物,又称为 3-连氮基甲基利福霉素,具有强效和长效抗菌作用的特点。与利福平相比,利福美坦的抗结核分枝杆菌活性更强、半衰期更长,对利福平耐药菌株具有特殊活性。利福美坦给药后的血药浓度能在高于抗结核分枝杆菌的 MIC 水平上维持 48 小时,表现出良好的耐受性和安全性。

十、吡咯类衍生物

Sudoterb(LL-3858)是新型吡咯类衍生物,体内外对敏感及耐药结核分枝杆菌均有显著活性。其 MIC 为 $0.025 \sim 0.12 \mu g/ml$,同利福平有协同增效作用。在鼠体内以 12.5 mg/kg Sudoterb 给药 12 周,可彻底清除肺及脾中病原菌,并且在给药后的 2 个月内未见反弹。BM-212 也是吡咯类衍生物,对敏感及耐药结核分枝杆菌的 MIC 为 $0.7 \sim 1.5 \mu g/ml$,与其他抗结核药无交叉耐药性。

十一、开普拉霉素类药

开普拉霉素为核苷类天然抗生素,SQ641 为其化学衍生物,是移位酶 1(TL-1)抑制剂,TL-1 是所有细菌(包括分枝杆菌)细胞壁合成必需的酶。SQ641 抗结核分枝杆菌的活性高于目前应用的抗结核药,包括异烟肼、利福平,对目前临床分离的所有多重耐药菌起作用。SQ641 同乙胺丁醇、链霉素、SQ109 联用显示出协同增效作用,可高效预防结核分枝杆菌突变耐药菌株的产生。开发的 SQ641 磷脂纳米乳剂型,对鼠巨噬细胞的细胞外结核分枝杆菌有效,而 SQ641 本身对其无效。静脉注射 SQ641 磷脂纳米乳剂,可于 1 小时从循环系统中清除,并在肺、脾达到浓度峰值。

十二、咪唑并吡啶氨基化合物

Q203 是咪唑并吡啶氨基化合物,作用于呼吸细胞色素 bc1 复合体,可高效抑制多重耐药、广泛耐药结核分枝杆菌。在鼠模型中抗菌活性潜力高,可达到纳摩尔级别的 MIC;当以小于 1 mg/kg 质量浓度给药时,可显著降低菌落数;当每日 1 次给药时,可显示良好的药动学安全性,有望发展成为极具潜力的抗结核药。

十三、其他具有研发前景的抗结核化合物

其他具有研发前景的药物包括:吩噻嗪类中的氯法齐明、氯丙嗪、三氟拉嗪、甲硫达嗪,肽脱甲酰酶抑制剂中的 BB3497、PDF709、PDF611,脂肪酸合酶Ⅱ抑制剂中的辛磺酰基乙酰胺、硫内酯霉素,RNA 多聚酶抑制剂中的黏派洛宁 B、克拉派洛宁 A,从植物与海洋生物等提取的抗结核活性成分等。

第五节　抗耐药结核病药物

一、耐药结核病的定义

单一耐药结核病，是指结核病患者排出的结核分枝杆菌对 1 种抗结核病药物耐药。多耐药结核病，是指结核病患者排出的结核分枝杆菌对至少 2 种抗结核病药物耐药，但不包括对异烟肼和利福平同时耐药。耐多药结核病（multidrug-resistant tuberculosis，MDR‑TB），是指结核病患者排出的结核分枝杆菌至少对异烟肼和利福平耐药，发现于 20 世纪 70 年代。广泛耐药结核病（extensively drug-resistant tuberculosis，XDR‑TB），2006 年 9 月 WHO 将对氟喹诺酮类药物和至少 3 种二线注射类抗结核病药物（卷曲霉素、卡那霉素和阿米卡星）中的 1 种耐药的 MDR‑TB 定义为 XDR‑TB。pre‑XDR‑TB，是指对氟喹诺酮类药物耐药的 MDR‑TB。

二、抗耐药结核病药物

（一）常规抗耐药结核病药物

1. 单耐药结核病药物治疗　对于单耐异烟肼的患者，易获得有效的治疗方案。临床上常采用利福平（RIF）＋乙胺丁醇（EMB）＋4‑吡嗪酰胺（ZZA），每日服药，最短疗程 6～9 个月，治愈率较高，对于病变广泛者，加用氟喹诺酮类药物可增强疗效，至少 6 个月。单耐利福平（RIF）患者的治疗疗程较长。RIF 与利福布汀和利福喷汀常交叉耐药，试验证明，耐 RIF 菌株的 80% 对利福布汀耐药。治疗可选用 INH＋EMB＋1 种氟喹诺酮类药物，至少使用 PZA 2 个月；对于空洞、病变广泛的患者，至少要在治疗的最初 2 个月在以上方案的基础上加 1 种注射剂。

2. 多耐药结核病药物治疗　在治疗上应尽可能包括一线药物，在此基础上加一种氟喹诺酮类药物，有些情况可加注射剂。如果患者耐 INH＋PZA，推荐治疗方案为 RIF＋EMB＋FQN，最短疗程为 9～12 个月，广泛者可延长疗程；耐 RIF＋EMB（±SM），考虑方案 INH＋PZA＋FQN＋1 种注射剂（在治疗初期至少 2～3 个月），长期使用注射剂（6 个月）可能会提高病变广泛患者的疗效。

3. 耐多药结核病（MDR‑TB）药物治疗　WHO 根据疗效、药物类型和经验对 MDR‑TB 的治疗药物进行了分组（表 9‑2），与通常的抗结核病药物分组稍有差异。

表 9‑2　耐多药结核病（MDR‑TB）的治疗药物分组

分　　组	药　　物	剂　　量
一线口服药物	异烟肼	16～18 mg/(kg·d)，800～1 200 mg/d
	利福平	NA
	乙胺丁醇	15～20 mg/(kg·d)，800～1 200 mg/d[#]
	吡嗪酰胺	20～30 mg/(kg·d)，1 000～2 000 mg/d
氟喹诺酮类药物	莫西沙星	750～1 000 mg/d
	左氧氟沙星	400～800 mg/d
	加替沙星	400～800 mg/d
	氧氟沙星	600～800 mg/d

（续表）

分　组	药　物	剂　量
二线注射类药物（second-line injectable drugs, SLID）*	卷曲霉素 卡那霉素 阿米卡星 链霉素	12～15 mg/(kg·d), 750～1 000 mg/d 12～15 mg/(kg·d), 750～1 000 mg/d 12～15 mg/(kg·d), 750～1 000 mg/d 12～15 mg/(kg·d), 750～1 000 mg/d
抑菌的二线口服药物（必要时均可用）	乙硫异烟胺 丙硫异烟胺 对氨基水杨酸 环丝氨酸 特立齐酮	15 mg/(kg·d), 500～750 mg/d# 15 mg/(kg·d), 500～750 mg/d# 200 mg/(kg·d), 8 000～12 000 mg/d 15 mg/(kg·d), 500～750 mg/d 15 mg/(kg·d), 600 mg/d
疗效不确切的药物（不作为常规使用药物）	利奈唑胺 阿莫西林/克拉维酸 氯法齐明 氨硫脲 利福布汀 克拉霉素 美罗培南/克拉维酸 硫利达嗪	600 mg/d 875/125 mg/d#, 2 次/d 100 mg/d 2.5 mg/(kg·d), 150 mg/d# 300 mg/d 500 mg/d, 2 次/d 初始 2 000/125 mg/d, 3 次/d; 之后 2 000/125 mg/d, 2 次/d 初始 25 mg/d, 之后加量直至 200 mg/d

注：NA 最佳剂量未能提供；#部分体质量＞70 kg 的患者如能耐受，可以给予更大剂量；* ＞60 岁或肾功能有轻度受损者(肌酐清除率为 30～60 ml/min)应减量至 10～12 mg/(kg·d)(750 mg/d)。

　　国际结核病关怀标准(ISTC)17 条标准中 2 条强调耐药结核病，其中第 15 条建议对 MDR-TB 患者使用特殊方案，至少包括 4 种确定或者可能敏感的药物，至少治疗 18 个月。选择药物时，优先选用有效的一线药物，然后加上氟喹诺酮类药物和注射剂，在 4～6 种药物方案中，需加上口服二线药物。

　　在氟喹诺酮类药物中，新一代的药物更值得推荐，如莫西沙星、左氧氟沙星和加替沙星。环丙沙星因活性弱不再被建议使用。在 SLID 中，卷曲霉素和卡那霉素是二线治疗初治 MDR-TB 的药物。由于高耐药性和毒性，链霉素不再被推荐。同氟喹诺酮类药物一样，在治疗 MDR-TB 或 XDR-TB 的方案中只须且应当选用 SLID 中的 1 种。抑菌的二线口服药物中硫代酰胺联合对氨基水杨酸或大剂量异烟肼可能增加肝毒性。临床试验结果表明，必要时使用 1 种以上本组药物是合理的，因其作用的基因靶点各异。

　　在 MDR-TB 治疗中推荐每日给药。对于有眩晕或肾损伤风险的患者，特别是年龄＞60 岁或轻度肾功能不全者，SLID 可以在最初 2～3 个月每周 5 次给药，之后可改为每周 3 次。基于低质量的证据，WHO 对于新诊断的推荐有条件的话治疗强化期至少 8 个月，总疗程至少 20 个月。

　　4. 广泛耐药结核病(XDR-TB)药物治疗　其治疗时间远长于 MDR-TB，且必须使用比一、二线药物更昂贵以及存在更多副作用的三线药物，包括氯法齐明(CFZ)、利奈唑胺(LZD)、阿莫西林/克拉维酸(AMX/CLV)、亚胺培南/西司他丁(IPM/CLN)、克拉霉素(CLR)。这类患者的死亡率很高，合并感染 HIV 的患者如得不到及时治疗，其死亡率为 100%。在某些特定条件下，没有感染 HIV 的 XDR-TB 患者如果得到科学合理的治疗，其治愈率可望达到 60%。超出 XDR-TB 定义之外的耐药 TB 需要新型药物。

（二）抗耐药结核病新型药物

　　1. 利奈唑胺(LZD)　是第一个人工合成的恶唑烷酮类抗菌药物，2000 年经美国食品药品管理局(FDA)批准上市,自 2007 年应用于我国临床。利奈唑胺的组织、体液穿透性好,在肺、皮肤、肌肉和脂肪组织以及脑脊液中均有较高的浓度。有研究结果表明,对于不同体重成人,利奈唑胺按体重给药(10 mg/kg)较按固定剂量(600 mg/30 min)给药方案更为合适。体外抗菌试验和动物实验均证实,利奈唑胺对结核分枝杆菌包括 MDR-TB 和 XDR-TB 均有着良好的抗菌活性。越来越多的病例报道及临床研究证实,利奈唑胺可用于耐药结核病,包括 MDR-TB 和 XDR-TB 的治疗,且疗效良好。

2. 氯法齐明(CFZ)　在体外具有良好的抗分枝杆菌作用,但此药的抗结核作用机制仍不十分明确,氯法齐明治疗耐药结核病已有不少报道,其中氯法齐明的 9~12 个月方案取得了良好的效果。75%~100%的患者 4~8 周内会出现皮肤着色,停药后数月至数年才能得到恢复。从目前的研究来看,在复治或多次复治的耐多药结核病,以及广泛耐药结核病患者组成化疗方案时建议应包括氯法齐明,氯法齐明剂量为 100~200 mg/d。WHO 建议,开始 2 个月时采用 200 mg/d,以后 100 mg/d 直至疗程结束。

3. 美罗培南/克拉维酸　MTB 产生的 β-内酰胺酶 BlaC 可使 β-内酰胺类,如美罗培南水解,故 MTB 对这类抗生素具有天然的耐药性。克拉维酸通过抑制 BlaC 可使 MTB 对美罗培南(靶酶:DD-羧肽酶)敏感,两者与其他药物联用在治疗 MDR-TB 和 XDR-TB 中已取得初步成功。遗憾的是,美罗培南的药动学性质(如半衰期短)限制了它在治疗 TB 方面的广泛应用,但由此识别出的靶酶则值得进一步研究。

4. 贝达喹啉(bedaquilin, Bdq)　商品名斯耐瑞,曾称 TM&-207,也曾称 R207910,属于二芳基喹啉类药物。2012 年上市,具有全新作用机制(靶酶:ATP 合成酶)及良好的耐受性(SI>20 000)。贝达喹啉通过抑制结核分枝杆菌 ATP 合成酶而发挥抗结核治疗作用,贝达喹啉与传统的抗结核药物之间无交叉耐药性,对结核分枝杆菌敏感菌株、耐药菌株及休眠菌均有较强的杀菌活性。同时 WHO 指出,虽然在临床试验中未包括肺外结核患者,但在实际应用中贝达喹啉也可考虑用于治疗肺外结核。近期对含贝达喹啉方案治疗的研究中,发现其对 MDR 或 XDR-TB 有良好的疗效,且患者多可以耐受,不良反应较小。

5. 硝基咪唑类　① 德拉马尼(Delamanid、Deltyba、Dlm、OPC-67683),由日本大冢制药有限公司研发,2014 年 5 月已获欧盟委员会批准上市。德拉马尼体外抗 MTB 具有很高活性,其对 67 株敏感或耐药的 MTB 临床分离株的最小抑菌浓度(mini-muminhibitory concentration,MIC)值为 0.006~0.024 μg/ml;对细胞内 MTB 也显示出强大的杀菌活性,0.1 μg/ml 剂量的德拉马尼活性与 3 μg/ml 剂量的利福平相当,且强于 3 μg/ml 剂量的异烟肼或 1 μg/ml 剂量的 PA-824。② PA-824(Pretomanid,Pa),由美国全球抗结核药物开发公司联盟(TBalliance)研发,具有较高的抗 MTB 活性,它对 MTB 的 MIC 为微摩尔级,对 MTB 敏感株和单耐利福平的临床分离株 MIC 值在 0.015~0.25 μg/ml,对多耐药和耐多药 MTB 也较敏感,这表明它与现有的抗结核药无交叉耐药性。它对 MTB 的杀菌浓度仅为其 MIC 的 4 倍。在硝基咪唑类化合物中,PA-824 不是体外活性最强的抗 MTB 药物,但有研究发现它在感染小鼠的口服给药治疗中表现出活性最强。③ TBA-354,是第二代窄谱具有抗结核作用的硝基咪唑类化合物,对复制期和非复制期 MTB 具有良好的体外抗菌活性,对 MTB 标准菌株 H37Rv 和临床分离株(敏感株或耐药株)均具有良好抗菌活性。在治疗小鼠 MTB 感染急慢性模型中,它表现出时间和剂量依赖性体内杀菌活性,其杀菌效能和德拉马尼相似,且强于 PA-824。在一项新疗法的小鼠感染模型研究中,单药疗法的 TBA-354 功效是 PA-824 的 5~10 倍,联合贝达喹啉时功效是 PA-824 的 2~4 倍。

第六节　抗结核药物的研究进展

近年来由于不少国家对结核病的忽视,再加上人口的流动和增长、艾滋病的传播等因素,使得结核病出现回升形势,结核病已成为仅次于艾滋病的第 2 大致死性疾病。抗结核药物是结核病化学治疗的基础,结核病的化学治疗是人类控制结核病的主要手段。结核病化疗的出现使结核病的控制有了划时代的改变,以异烟肼、利福平、吡嗪酰胺为核心的短程化疗曾取得令人瞩目的成就。人类迈入新世纪的今天,现有的抗结核治疗方案还远远不够理想,严峻的结核病回升形势要求加速新型抗结核药物的研究开发。目前,结核病治疗的两大难题在于结核分枝杆菌的持留性和耐药性,人们对结核分枝杆菌本质认识的逐步深入及新兴技术的发展,为抗结核药物的研究提供条件。目前有许多处于实验室研制阶段和临床试验阶段的候选药物显示出很强的抗结核潜力,其中有二芳基喹啉类化合物 R2207910 以及硝基咪唑并吡喃类化合物 PA824,两者具有很高的抗结核分枝杆菌活性,并可缩短治疗时间。现将抗结核药物的研究和发展情况评述如下。

一、开发新抗结核药物要实现的目标

1. 缩短疗程　结核病是结核分枝杆菌引起的感染性疾病,在感染性疾病中结核病的治疗的一大特点是疗程过长。标准短程化疗的前 2 个月的强化期使患者的菌负荷量大大降低,转为非传染状态,4～6 个月的巩固期主要是消除持留状态的细菌以减少复发的危险,至少 6～8 个月的疗程使患者的依从性难以保证,进而易导致耐药性的发生。在现有抗结核药物基础上进行超短化研究难以达到满意的治愈率和复发率。如果高效的抗菌剂和或灭菌剂能将疗程缩短到 2 个月或更短,将大大有利于提高患者的依从性,当然,一种能缩短总疗程并减少服药次数、服药数量的化合物将是最好的选择。

2. 提高多耐药结核病(MDR2TB)的疗效　MDR2TB 的发生率在全球呈上升趋势,MDR2TB 患者的治疗药物选择受到极大的关注,但是抗结核新药开发跟不上 MDR2TB 发生速度。目前 MDR2TB 患者的治疗只能应用异烟肼、利福平以外的价格昂贵、不良反应多的二线药物。改进 MDR2TB 的治疗急需新的药物。

3. 对结核潜伏感染(LTBI)提供更有效的治疗　估计全世界约有 20 亿的人口感染结核杆菌,1 000～2 000 万人在一生中发展成活动性结核病。在北美及一些 LTBI 发生率低的地区,异烟肼是预防 LTBI 的药物,异烟肼也是 WHO 推荐的结核病和 HIV 双重感染人群的有效药物,但却存在严重的限制性,LTBI 的治疗有待开发新的药物,以利显著降低结核病的发病率。

二、抗结核药物开发的困难

在过去的 20 年,有 1 200 种新药批准上市,但在发展中国家发现用于抗感染的不足 1%,至于结核病,在制药工业中的积极性更是与需要不成比例。在美国、欧洲和日本的实验室,对抗结核新药的研究,已从过去的基本静止状态发展到一个活力相当大的时期,但是自利福平问世至今的 30 年没有一个新型化合物用于抗结核治疗。除缺少商业利益外,开发有活性的新化合物并发展为临床有希望的抗结核药物还有困难。结核分枝杆菌复杂的病理生理学使其能在机体以休眠状态存在很长时间甚至很多年,造成治疗困难。目前由于对结核分枝杆菌这种状态的代谢机制的认识还不全面,造成对持留菌可能有抗菌活性的化合物在利用目前的药物筛选方法未能予以发现。结核分枝杆菌基因组测序工作的完成,为新的药物作用靶点设计及缩短疗程的方法提供大量的资源,然而利用 DNA 序列信息并转化为最佳药物开发方法正在发展之中。抗结核药物的临床开发过程漫长,一个新药从发现到临床应用,大概需要 10 年的时间,花费 5～10 亿美元,有效的临床试验为时长而且复杂。因而在过去的 30 年间治疗结核病的新药注册的很少,现有的规定条例又不明确或标准化,一种新药至少要安全、有效,并保证药品质量的可控性。对于结核病来说,就意味着一种新治疗化合物要在多药治疗方案中与标准的 6 个月的短程方案做对照,一般临床试验要在治疗结束后的 2 年中观察复发率。所以,也急需一种考核疗效的标记物,以缩短临床试验的周期。

三、抗结核新药研究开发的状况及趋势

尽管存在困难,但是近年来抗结核药物的研究开发获得了进一步的发展,发现了一些有苗头的新化合物,开发的前景也很广阔。

(一)近年研究和开发的抗结核药物

1. 利福霉素类　利福喷汀于 1998 年在美国获得批准用于治疗结核病。利福布汀获准用于 HIV 合并结核病不能应用利福平的患者。苯并恶嗪利福霉素(rifalazil,RLZ,KRM21648)比利福平具有更强的杀菌作用,对结核分枝杆菌的 MIC 比利福平强 64 倍,而半衰期长达 60 小时,在小鼠结核病治疗实验中 RLZ 加吡嗪酰胺的联合灭菌效果可与异烟肼与利福平的联合治疗效果相比拟,而在停药后复发率更低。现进入二期临床研究。但利福霉素类药物存在交叉耐药性,且有动物实验结果表明它们均对 MDR - TB 无效。

2. 氟喹诺酮类(FQs)　研究发现本类中第三代、第四代氟喹诺酮类药物中有不少具有较强的抗结核分枝杆菌活性,对非结核分枝杆菌亦有作用,目前环丙沙星、氧氟沙星、左氧氟沙星等成为治疗 MDR - TB 的主要选择药物。莫西沙星、加替沙星和加仑诺沙星等第四代显示更强的抗结核活性,具有一定的开发潜力。

3. 新大环内酯类药物　这类药物是红霉素的衍生物,抗分枝杆菌的作用机制是菌体内核糖体的 SOS 亚基可逆性结合,干扰蛋白质的合成。其中罗红霉素抗结核分枝杆菌作用最强。与利福平和异烟肼有协同作用。此类药物有良好的药动学特征,口服易吸收,组织穿透性好,组织细胞内浓度高于血药浓度,并有中等长的半衰期,新大环内酯类药物主要用于非结核分枝杆菌感染和耐多药结核病的治疗。

4. 恶唑烷酮类　本类属于新型的合成抗菌剂,具有广谱的抗分枝杆菌作用,作用机制是通过与 50S 核糖体亚单位相结合抑制细菌蛋白质的合成,目前正从中开发抗革兰阳性耐药菌和抗分枝杆菌的新药。其中 PNU2100480 在治疗小鼠结核感染中证实其疗效,剂量 100 mg/kg 时与异烟肼 25 mg/kg 的效果相当,此外在合并的实验中发现其作用与异烟肼和(或)利福平在不同实验中的活性。另一药利奈唑酮(linezolid)在小鼠实验治疗中比 PNU2100480 和异烟肼稍差,已试用于耐药结核病的治疗,并取得明显的疗效,但因有血液学毒性等及价格昂贵等问题而受限。

5. 硝基咪唑并吡喃类　源于 20 世纪 70 年代印度研究者的发现。CGI217341 对耐药结核分枝杆菌的 MIC 为 0.1～0.3 μg/ml,体外抗结核活性近于异烟肼、利福平,动物实验结果亦然,与其他抗结核药物无交叉耐药,是有希望的抗结核药,正处于一期临床研究阶段。本类中筛选出硝基咪唑并吡喃有效化合物 PA2824 对敏感结核分枝杆菌和单耐利福平结核分之杆菌的 MIC 是

0.015~0.25 $\mu g/ml$，多耐药结核分枝杆菌对 PA2824 同样敏感，与现有的抗结核药物无交叉耐药性。体外实验发现 PA2824 在低氧环境下培养的非复制期结核分枝杆菌模型中有作用，其活性类似甲硝唑，明显强于 CGI217341 和异烟肼（异烟肼对此模型中的结核分枝杆菌无作用）。应用结核分枝杆菌报告荧光素酶表达的菌株的短期小鼠感染模型对 50 种以上的 NAPs 化合物的体内活性测定时发现，虽然 PA2824 的体外抗结核活性不是最强的，但在口服 25 mg/kg 剂量下具有最强的体内活性，说明 PA2824 具有较 NAPs 中其他化合物良好的药动学特征。急性动物毒性实验 LD50 是 1 000 mg/kg，500 mg/kg 连续口服 28 日，未出现明显不良反应。PA2824 对多耐药结核分枝杆菌、非复制持留性结核分枝杆菌均具有抗菌活性，说明 NAPs 可能具有新的作用机制。本类中筛选出的有效化合物为 PA2824，它对药物敏感的结核分枝杆菌及耐利福平的结核分枝杆菌的 MIC 为 0.015~0.25 mg/ml，对耐多药结核分枝杆菌也敏感。它对缺氧条件下培养的结核分枝杆菌有杀菌活性。治疗豚鼠气雾感染结核时，40 mg/kg，每日 1 次，连用 30 日时，其疗效与异烟肼治疗相当。硝基咪唑并吡喃类已证明对持留状态和休眠状态的结核分枝杆菌有效，这类化合物的出现对改善非复制菌群的作用带来极大的希望，提示有可能成为缩短疗程的有效药物。

6. 吩嗪嗪类　氯法齐明（氯苯吩嗪，clofazimine，CFM）是一种用于麻风病的药物，近年来开始试用于耐药结核病的治疗。CFM 是一种吩嗪染料，通过与分枝杆菌的 DNA 结合抑制转录而产生抑制分枝杆菌生长的效果。硫利达嗪（thioridazine）是抗精神病药，服药后耐受性较好，氯丙嗪对敏感菌及耐药菌均有效在体外减慢结核分枝杆菌的生长。此类药物对人体结核病的治疗作用尚有待进一步研究。

7. 脂肪酸和分枝菌酸合成的抑制剂　是抗结核药物开发的一个新领域。硫内酯霉素（thiolactomycin，TLM）在试管内小鼠巨噬细胞模型中显示，TLM 有杀灭细胞内结核分枝杆菌作用并呈剂量依赖性。辛磺酰基乙酰胺（OSA）对耐异烟肼和多耐药结核分枝杆菌的 MIC 分别为 6.25 和 12.5 $\mu g/ml$。

8. 硫乙酰霉素　Glaxo2Smithkline 公司抗结核药项目执行董事 Duncan 博士称，公司正与美国国立卫生研究所（NIH）合作开发一种天然抗结核药物——硫乙酰霉素，这种低分子量化合物在体内和体外均具有抗结核能力，对耐药结核分枝杆菌亦有作用，该研制始于 2001 年，进入临床应用可能尚需数年。

（二）利用功能基因组学、蛋白质组学等加速药物筛选

1998 年结核分枝杆菌 *H37Rv* 基因组全序列的破译，标志着对结核分枝杆菌的研究进入了后基因组时代。新药开发的关键是发现新型先导化合物，多数药物开发流程是从药物作用靶点开始的，即基因组→新作用靶点→筛选→先导物→药物。利用分子水平和细胞水平的筛选模型，采用高通量药物筛选技术，尤其是芯片技术已逐渐成为新药开发的主要技术。药物作用靶点是指具有重要生理或病理功能，能够与药物相结合并产生药理作用的生物大分子及其特点的结构位点。以结核分枝杆菌基因组独特的基因作为靶点，可减少交叉耐药的发生。利用功能基因组技术可以发现统计上具有显著性，重现性高的差异表达，从而研究药物作用的选择性并开发出选择性抑菌药。通过获得的大量基因和蛋白质数据进行分析和计算，发现新的功能基因或蛋白质结构，为新药研究提供信息。现有不少抗结核药物，如 INH、EMB 和 PZA，其作用机制涉及结核分枝杆菌的细胞壁生物合成过程，干扰细胞壁的某些组分，如分枝菌酸、阿拉伯半乳聚糖、肽多糖和分枝菌素等可能代表新药的特异靶点，破坏这些分枝杆菌组分生物合成，期望获得特异源性发挥治疗作用，而对正常菌群无作用。近年研究证实结核分枝杆菌在巨噬细胞中处于休眠状态的长期持留，需改变其代谢途径，异柠檬酸酶对其起关键作用。因此，抑制异柠檬酸酶可能是消灭持留态结核分枝杆菌的特别有效途径。此酶的基因已被克隆和表达，为新药的开发提供了依据。此外，对分枝杆菌毒力基因认识的逐渐增加，可以加快对基因编码的新的药物靶点的识别。利用分枝杆菌基因组的信息，应用定量的构效关系开发新药在不久的将来成为可能。目前正在研究中的有抑制结核分枝杆菌 TDP2 鼠李糖合成的药物，针对编码某些代谢酶及在逃避宿主巨噬细胞中起作用的毒力基因的反义 DNA。有希望的药物设计靶点：*icl* 基因、*pcaA* 基因、*mmaA4* 基因、*MmpL* 家族蛋白等。

（三）有效传递药物至靶位的药物载体

抗结核药物的研究除直接开发新药外，也包括药物载体的研究。利用脂质体或单克隆抗体作载体，使药物选择性作用于靶位，增加病灶或细胞内药物浓度，可以提高疗效。药效学显示链霉素、卡那霉素、阿米卡星和利福平脂质体抗菌活性显著高于游离药物，氧氟沙星和克拉霉素脂质体抗菌作用也明显提高。含铁血黄素巨噬细胞作为传递药物至巨噬细胞的穿梭载体；微球技术通过单一发射不引起任何毒性将胶囊药物按所需的剂量传递，以延长作用时间，而且还能传递到宿主细胞；气雾化制剂传递药物以减少药物的副作用；均具有一定的开发潜力。

（四）联合抗结核药物的免疫辅助治疗剂

免疫辅助治疗在结核病的治疗中有很重要的作用。已经在辅助的临床实验中证实 IL22、GM2CSF 一定程度上对结核及 MAC 感染的患者有效，但是，免疫增强细胞因子如 IFN2X，IL212，因为在辅助治疗过程中可能诱导免疫抑制细胞因子的产生，这在某种程度上是严重的副作用，不太可能成为分枝杆菌感染的治疗药物。所以，需要开发不同于细胞因子的免疫调节制剂。如 ATP 及其类似物通过嘌呤类的 P2X7 受体增强巨噬细胞的抗菌活性；吡啶甲酸（picolinicacid），增强巨噬细胞的活性。此外，还可以从机体免疫环节和途径入手研制药物，研制防止液化药物使用预防液化的治疗方法，有利于治疗结核病和防止空洞的形成；从阻断和避免抑制性环路的激活，可能是开拓新的免疫制剂的途径之一；Th1 细胞疫低下，是结核病免疫学的特征，也是结核病慢性化的主要原因之一，研制调节 Th 淋巴细胞歧化方向，维持 Th1/Th2 反应平衡的药物，可能对治疗有益。

（五）根据结核杆菌的生物学特性研制新药

烟酰胺（NAM）为原核生物烟酰胺嘌呤二核苷酸（NAD）代谢的中间产物。吡啶核为此类抗结核药物的主要化学结构。以吡啶化合物 NA（nicotinic）或 NAM 合成 NAD 的一系列反应称为吡啶核环循环。许多微生物都有此代谢反应，只是在原核及哺乳类动物代谢过程有所不同。现阶段对于结核杆菌的吡啶核环循环仍知之甚少，研究阻断该循环的药物，将是抗结核药物的新方向之一。

（六）基因工程

众多研究表明，结核杆菌对抗菌药耐药的机制，包括结核杆菌某些功能丧失过氧化氢酶而产生对 INH 耐药或者细胞内某个特定蛋白对抗生素亲和性发生改变等。要筛选出化合物限制某种耐药非常困难，但可以从其他方面着手，如通过载体将基因导入结核杆菌的染色体某个位点而恢复结核杆菌某些丧失的功能；如恢复其过氧化氢酶从而恢复对 INH 的敏感。这方面的研究正在进行，已发现分枝杆菌噬菌体 K 可自然感染分枝杆菌，因而通过简单感染即可导入某些特定基因，使得一些耐药患者重获治疗的机会。

四、结语

世界卫生组织官方提出,目前开发抗结核新药的3大目标是:设法研制出药效能维持1个月左右的长效缓释抗结核药制剂;加快开发可对付多药耐药性结核杆菌以及处于休眠期的结核杆菌的新药;尽快开发出价格低廉的化学合成抗结核新药,其价格要能为广大第三世界国家的穷人所承受(最紧迫)。二芳基喹啉类化合物R2207910以及硝基咪唑并吡喃类化合物PA824是符合上述条件的很有潜力的抗结核新药。从根本上改善抗结核治疗迫切需要新的抗结核药物,目前科技日新月异的发展为抗结核新药的研发带来了前所未有的机遇,只有积极开发新产品,彻底治疗,才能给患者带来福音,相信人类在与结核杆菌的斗争中必将获胜。

(张评浒　施佳颖)

参考文献

［1］ WHO Model Formulary 2008. Geneva, World Health Organization, 2009 (available at www. who. int/selection_medicines/list/WMF2008.pdf).

［2］ 胡越凯,卢洪洲.耐药结核病的药物选择[J].传染病信息,2014(3):139-142.

［3］ 唐春玲.耐药结核病药物治疗体会[J].大家健康旬刊,2010(7):60-61.

［4］ 吴朝阳,张秋荣,刘明亮.抗结核病新药及新治疗方案研究进展[J].国外医药:抗生素分册,2014,35(3):103-110.

［5］ 张丽帆,边赛男,刘晓清,等.利奈唑胺治疗广泛耐药结核研究进展[J].中华实验和临床感染病杂志:电子版,2016,10(6):649-653.

［6］ 唐神结.五组抗结核药物在耐药结核病中的应用[J].结核病与肺部健康杂志,2016,5(1):58-61.

［7］ 康万里,唐神结.贝达喹啉治疗耐多药和广泛耐药结核病[J].结核病与肺部健康杂志,2016(1):6-6.

［8］ 胡godf 豪,陆宇.硝基咪唑类抗结核新药研究进展[J].中国防痨杂志,2016,38(11):990-994.

［9］ 肖和平,唐神结.二线抗结核药物的临床应用[J].中国社区医师,2010,10(10):612-615.

［10］ 吴朝阳,张秋荣,刘明亮.抗结核病新药及新治疗方案研究进展[J].国外医药:抗生素分册,2014,(3):103-110.

［11］ 许红霞,杨少辉,邢健昆.新型抗结核药及其候选药物的研究进展[J].中国药房,2015,(4):553-557.

［12］ 殷春阳,冷东雷,何仲贵.抗结核药物的研究进展[J].沈阳药科大学学报,2015,(1):77-84.

［13］ 徐志,张姝,吕早生,等.喹啉和喹诺酮:优秀的抗结核药物骨架[J].国外医药:抗生素分册,2016,(1):5-16.

［14］ Matteelli A, Carvalho A C, Dooley K E, et al. TMC207: the first compound of a new class of potent anti-tuberculosis drugs[J]. Future Microbiology, 2010, 5(6): 849-858.

［15］ Reddy V M, Dubuisson T, Einck L, et al. SQ109 and PNU-100480 interact to kill mycobacterium tuberculosis in vitro[J]. Journal of Antimicrobial Chemotherapy, 2012, 67(5): 1163.

［16］ Gler M T, Skripconoka V, SanchezGaravito E, et al. Delamanid for multidrug-resistant pulmonary tuberculosis[J]. New England Journal of Medicine, 2012, 366(23): 2151.

［17］ Tasneen R, Williams K, Amoabeng O, et al. Contribution of the nitroimidazoles PA-824 and TBA-354 to the activity of novel regimens in murine models of tuberculosis[J]. Antimicrobial Agents & Chemotherapy, 2015, 59(1): 129-135.

［18］ Balasubramanian V, Solapure S, Iyer H, et al. Bactericidal activity and mechanism of action of AZD5847, a novel oxazolidinone for treatment of tuberculosis[J]. Antimicrobial Agents & Chemotherapy, 2014, 58(1): 495.

第 十 章

淋巴结结核中医药内治法

淋巴结结核的中医治疗方法,分内治和外治两大类。基于"治外必本于内,知乎内而求于外……治外遗内,所谓不揣其本而齐其末"的观点,中医外科强调治疗淋巴结结核内治法与外治法并重。

我国结核病感染率、患病率、耐药率、死亡率仍然较高,耐药结核杆菌的流行是造成结核病发病率大规模回升的主要原因之一,常用的化学抗痨药治疗结核病也受到一定程度地冲击。随着中医证候组学及中药化学、药理学研究的深入发展,化疗协同中医药治疗结核病、防止并发症、降低副作用、提高疗效、抗耐药等作用愈发凸显,中医药留给世人宝贵的财富是可挖掘的,总结中医药治疗结核病符合国情。

第一节 内 治 法

中医内治法从整体观念出发,通过参合四诊、审明八纲进行辨证施治。通常将该病分为初起、成脓、溃后3个阶段,因此,按照此3个不同阶段而确立出消、托、补3个总的治疗原则。然后,遵循总则再进一步运用具体的治疗方法,如疏肝、清热、化痰、解毒、养阴、补虚等治法。只有确立好总则与治法,合理选用适当的方药调剂,临证才能做到药证合一。

一、内治法总则

消、托、补三法为中医治疗疮疡病内治法总则。

消法是运用不同的治法和药物使初起的肿块、脓核得以消散吸收,不使邪毒结聚、扩散、发展或成脓,是淋巴结结核初起治法总则。此法适用于尚未成脓初期的肿疡,使患者免受溃脓手术之苦,即"以消为贵"之谓。所以,凡属肝郁气滞者,疏肝理气;痰凝血瘀者,化痰消瘀;肿核不消者,软坚散结;热毒内蕴者,清热解毒等,以上是此类证常用治法。药证契合,脓未成者,可以内消。即使不能消散,也可移深居浅,转重为轻。

托法是以清热解毒、补益气血和透脓的药物,扶助正气,托毒外出,以免毒邪内陷。此法适应于淋巴结结核中期,正虚毒盛,不能托毒外达,皮色不鲜,疮形平塌,根脚散漫,难溃难腐之虚证。《外科精义》"气血亏者,托里补之;阴阳不和,托里调之"一语概括。

托法又可分为清托、补托和透托三类。清托即用补气养血、透脓和清热解毒药物使肿疡热毒壅盛得以化脓,既有消散和促进肿疡吸收之功,又有托毒之效,如外用药全蝎膏;补托以补益、扶正托脓药物治疗脓出不畅,腐肉不托,如托里定痛散;至于透托即用透脓药物使脓疡成熟促其早溃,适用于毒邪虽盛而正气亦未见衰的肿核见症,该法以托里透脓的药物促使脓出毒泄,免致旁窜溃破,形成窦道、瘘管,如透脓汤。

补法是用补虚扶正的药物固本培元,恢复其正气,促使新肌生长,疮口从速愈合的方法。此法宜于淋巴结结核后期溃疡、窦道、瘘管型,毒邪渐去,元气耗损,脓水清稀,疮口敛迟之证。凡证属气血两虚者,宜补益气血;脾胃虚弱者,宜调理脾胃;肝肾不足者,宜滋补肝肾。若毒邪未尽,宜托毒外出,不宜贸然峻补,而法应攻补兼收,免贻恋邪之虞。

鉴于淋巴结结核的特异性与疮疡的致病因素与病情的发展变化有所差异,所以临证时治法也同中有异。以消、托、补三法为基础,总结名中医徐学春经验,结合《瘰疬证治》学术思想将内治重新归纳为疏肝理气、化痰软坚、清热解毒、活血化瘀、理湿化浊、滋阴降火、养阴清肺、托里排脓、调理脾胃、调补气血十法,加以分别阐释。

二、内治十法

1. 疏肝理气法 是用疏肝理气、解郁散结的药物,促使肝气条达,气机舒畅,达到肿消核散的方法,取肝郁宜疏之旨。此法适用于因内伤七情、肝郁气滞所致的瘰疬。其肿核每不红不热,疼痛不甚,常随情志变化而消长。

代表方有逍遥散、柴胡清肝汤等。常用药物:柴胡、香附、青皮、木香、川楝子、延胡索、郁金、枳壳、绿萼梅等。如肝郁化火者,应配合疏肝清火法,酌选牡丹皮、山栀子、夏枯草等药佐之。疏肝理气药,性味多香燥辛温,久用易于耗伤气阴;若气虚阴伤或火盛者,尤须慎用。徐学春经验方舒肝理气汤。

2. 化痰软坚法 是用咸寒化痰软坚的药物,使因痰凝之肿块得以消散的方法。陈士铎谓"未有不郁而生痰,未有无痰而成瘰疬者",认为瘰疬症起与痰气凝结直接相关,所以对瘰疬核质坚硬难消者,常采用化痰软坚法与舒肝理气、行气解郁、活血化瘀法等配合运用,借此达到化其痰浊,消散肿块的目的。故分有疏风化痰、清热化痰、解郁化痰、养营化痰等法。此法适宜于瘰疬各期,症见痰浊滞留络脉,凝聚成核,肿大坚硬,久不消散者。

代表方有消瘰丸、内消瘰疬丸、小金丹、夏枯草膏等。疏风化痰方,如防风解毒汤;清热化痰方,如连翘消毒饮合二母散;解郁化痰方,如逍遥散合二陈汤;养营化痰方,如香贝养营汤。常用药物:疏风化痰为连翘、薄荷、牛蒡子、杭菊花、蝉蜕、夏枯草、陈皮、茯苓、杏仁、半夏等;清热化痰,如板蓝根、大青叶、连翘、黄连、知母、山栀子、黄芩、金银花、贝母、杏仁、桔梗、陈皮、瓜蒌、天竺黄、竹茹等;解郁化痰,如柴胡、川楝子、郁金、香附、海藻、昆布、贝母、海蛤壳、白芥子等;养营化痰,如当归、白芍、丹参、熟地、炙首乌、川芎、贝母、陈皮、茯苓、桔梗、瓜蒌等;化痰软坚,如昆布、海藻、象贝母、煅牡蛎、白芥子、陈皮、法(姜)半夏、穿山甲等;若经久不消、不溃,应选加活血化瘀药助其消肿散核。徐学春经验方瘰疬散坚丸。

3. 清热解毒法 是用寒凉的药物清解内蕴,热毒得以清解的方法。适用于瘰疬合并周围炎,局部红肿热痛明显,舌红苔黄,脉数者。法遵《黄帝内经》"热者寒之"之理。在具体运用时,首先必须分清热之盛衰,火之虚实,实火宜清热解毒;热在气分者,当清气分之热;邪在营分者,当清血分之热;阴虚火旺者,当养阴清热。

清热解毒,五味消毒饮、仙方活命饮加减;清气分之热,如黄连解毒汤;清血分之热,如犀角地黄汤、清营汤;养阴清热,如知柏八味丸;清骨蒸潮热,如清骨散。常用药物:清热解毒有金银花、连翘、黄芩、重楼、垂盆草、蒲公英、羊乳(四叶参)、乌蔹莓、野菊花、四季青等;清气分之热有黄连、黄芩、石膏、知母、山栀、鸭跖草等;清血分之热有犀角、水牛角、鲜生地、赤芍、牡丹皮、紫草、大青叶、板蓝根等;养阴清热如细生地、玄参、天冬、龟板、知母、黄柏等;清骨蒸潮热如地骨皮、青蒿、鳖甲、银柴胡等。清热解毒方药多性味苦寒,易伤脾胃,用时应佐以调理脾胃药物,或与软坚散结等方药配合应用疗效佳。徐学春经验方消瘰汤、消炎散核汤。

现代药理证实具有抗结核杆菌、增强白细胞的吞噬作用的清热解毒中药有:① 抗结核杆菌的中药:猫爪草、夏枯草、梓木草、臭牡丹、白及、地榆、百部、狼毒、大蒜、黄连、厚朴、五味子、白头翁、连翘、金银花、山栀子、茵陈、菊花、蒲公英、水前草、柴胡、地榆、黄芩、地骨皮、黄精、羊乳、白芍、苦参、黄柏、紫花地丁、石吊兰等,外用药白降丹、红粉等。② 增强白细胞的吞噬能力而达到消炎目的中药:金银花、白花蛇舌草、鱼腥草、黄连、黄芩、穿心莲、大青叶、金钱草等。

4. **活血化瘀法**　是用活血化瘀的药物,促使经络疏通、血行舒畅,达到消肿、止痛、散结目的的方法。此法适用于瘰疬各期因气血瘀滞所致的肿核坚硬,难消难溃者。代表方剂有桃红四物汤、滋荣散坚汤。常用药物:三七粉、当归、紫丹参、赤芍、红花,或加三棱、乳香、莪术、没药、水蛭等行气破瘀之品。活血化瘀药易于破泄伤正,宜与理气、清热、化痰、补益等法配合。徐学春经验方丹芪膏、瘰疬散坚丸。

5. **理湿化浊法**　是用燥湿或淡渗的药物,以祛除湿邪、化浊的方法。理湿之法不宜单独使用,必须结合清热、祛风等法,才能达到治疗目的。此法适用于瘰疬兼有胸闷呕噁,腹胀腹满,神疲乏力,纳食不佳,舌苔厚腻者,用健脾燥湿之法;瘰疬形成溃疡、窦道者,可见糜烂渗液多用醒胃快脾理湿之法。清热利湿,如二妙丸、萆薢渗湿汤、五神汤、龙胆泻肝汤、茵陈蒿汤等;除湿祛风解毒,如牛蒡子丸。常用药物:淡渗利湿,如萆薢、滑石、苡仁、茯苓、车前草;去风湿药,如白鲜皮、地肤子、豨莶草、威灵仙、姜黄等;行气化痰除湿,如苍术、半夏、陈皮等。

湿邪黏腻,易聚难化,常与热、风、寒、暑等邪相合而发病,又可生湿热、湿毒、化燥、化寒,故治疗时必须结合清热、祛风、散寒、清暑等法同时合并应用;理湿之药,过用每能伤阴,故阴虚、津液亏损者,宜慎用或一般不用。

6. **滋阴降火法**　是用滋阴凉血、清热降火的药物,治疗阴虚内热的方法。此法适用于瘰疬中后期核体增大或粘连形成肿疡,出现骨蒸潮热,盗汗,舌质红,脉细数,辨证属阴虚火旺症者。代表方有秦艽鳖甲散。常用药物:玄参、生地、知母、青蒿、鳖甲、地骨皮、银柴胡、白薇等。徐学春经验方清瘰汤。

7. **养阴清肺法**　是用滋阴肺阴、清解肺热的药物,治疗肺阴虚弱,虚热内蕴的方法。此法适用于瘰疬兼有肺痨(以肺门淋巴结结核为主),症见干咳,咯血或痰中带血,盗汗,气促,舌质红,少苔或无苔,脉细数者。代表方有养阴清肺汤。常用药物:百部、白及、百合、天门冬、麦门冬、白茅根、夏枯草、天花粉、芦根等。徐学春经验方清肺汤、肺痨丸、消痨膏。

8. **托里排脓法**　是用透托和补托的药物,促使脓出毒泄,肿消痛止的方法。此法适用于瘰疬中后期肿疡已成而未溃,或溃破后脓水不畅,疼痛不解者。代表方透托,如透脓散;补托,如托里消毒散、薏苡附子败酱散。常用药物:党参、黄芪、白术、当归、徐长卿、皂角刺、穿山甲、川芎、赤芍、白芷、金银花、地丁、桔梗、薏苡仁、笋尖、败酱草等。

透脓法不宜用之过早,肿疡初起未成脓时勿用。托脓法不宜用药时间过长,肿核初期或未成脓时勿用。当正实毒盛时,应用透托之法为宜,不可施用补托法,否则不但无益,反能滋长毒邪,使病势加剧。此外,内托法须与和营清热等法协同应用。徐学春经验方托里定痛汤。

9. **调理脾胃法**　瘰疬溃破,毒邪虽泄,气血亦损,若脾胃虚弱,则生化无源,气血不充,疮口难敛,宜用健脾和胃等药物调理脾胃。此法适用于瘰疬后期纳谷不香,大便稀溏,舌淡,脉濡弱者。对年老体弱和小儿脾胃虚弱患者尤为适宜。代表方剂有参苓白术散。常用药物:理脾和胃药,如党参、白术、茯苓、陈皮、砂仁等;和胃化浊药,如陈皮、茯苓、半夏、竹茹、谷芽、麦芽、炒枇杷叶等;清养胃阴药,如沙参、麦冬、玉竹、生地黄、天花粉等。徐学春经验方消瘰膏。

10. 调补气血法 是用调补气血的药物以恢复正气,促使疮口早日愈合的方法。此法适用于瘰疬后期,创口不见愈合倾向,脓水清稀,面色苍白,头昏乏力,症属气血两虚者。益气,如四君子汤;养血,如四物汤、当归补血汤;气血双补,如八珍汤、十全大补汤;滋阴,如六味地黄丸;助阳,如附桂八味丸或右归丸。常用药物:益气之药,如党参、黄芪、白术、棉花根;养血药,如当归、熟地、鸡血藤、白芍;肝肾阴虚者,酌加滋阴药,如生地、玄参、麦冬、女贞子、旱莲草;温阳药,如附子、肉桂;壮阳药,如仙茅、仙灵脾、巴戟肉、鹿角片等。徐学春经验方固本膏、滋补膏、复方胎盘片。

此外,西医学认为瘰疬系结核杆菌感染,故治疗如选用药理证实具有抑菌或杀菌作用的中药,可以提高疗效。如痰气凝结证,可选加柴胡、夏枯草、木香、远志、陈皮;热毒炽盛者,加猫爪草、金银花、连翘、黄芩;阴虚火旺者,加知母、地骨皮;气血两虚者,加黄精、羊乳、白芍等。

需注意选加中药一定要在中医理论指导下应用,且不能将几味具有抗结核杆菌作用的中药简单罗列并用,而不注重其性味归经、寒热温凉、君臣佐使,以免误认为抗菌消炎药即是清热解毒类中药之偏见发生。

(赵有利　徐晓明)

第二节　常用中药

文献报道,猫爪草、夏枯草、梓木草、葎草、巴戟天、臭牡丹、白及、羊耳菊、百部、狼毒、大蒜、黄连、白头翁、连翘、金银花、蒲公英、水前草、石吊兰等单味中药均有一定的抗结核活性。周霞如等报告,北京结核病研究所对131种中草药及提取物对结核杆菌抑菌作用的实验,结果发现乙醇浸剂与水煎剂比较,乙醇浸剂抑菌作用比水煎剂高20～40倍。其原因除乙醇因素外,可能与乙醇溶解成分中活性成分较水溶解成分多有关。这一点对我们今后的科研给予了很大启示。

总结名家验案及徐学春治瘰经验,选择具有清热解毒、疏肝理气、化痰软坚、活血化瘀、理湿化浊、滋阴降火、补益气血、调理脾胃功效的内服中药以及消肿散核、提脓祛腐、生肌敛口功效的外用药,共计60味常用治疗结核病的有效中药进行扼要概括。

一、常用内服中药

1. 猫爪草 为毛茛科植物小毛茛的块根,形似猫爪而得名。甘、辛,微温,归肝、肺经。具有化痰散结,解毒消肿之功,用于瘰疬痰核、疔疮、虫蛇咬伤、偏头痛、疟疾、牙痛。常配伍猫人参、泽漆(猫儿眼睛草)、玄参、象贝母、天葵子等而成经验方三猫汤主治瘰疬。

国内著作及文献报道有关猫爪草及其制剂治疗淋巴结结核、肺结核均取得较好疗效。其增强机体 CTL 杀菌能力是由于猫爪草中提取的一种 δ-内脂类化合物小毛茛内酯(ternatolide,Ter)。

詹莉等以小毛茛内酯体外培养耐药、多耐药结核患者周围血淋巴细胞(PBL),采用 PCR 方法检测培养后的患者周围血淋巴细胞内结核杆菌小热休克蛋白基因表达,采用反转录 PCR 半定量方法，测定其内的颗粒裂解肽（granulysin，GLS）mRNA 的表达量，结果显示 Ter 能显著减少耐药结核患者 PBL 内结核杆菌小热休克蛋白基因表达量，同时，显著增加 PBL 内 GLS 的 mRNA 高水平表达，表明 Ter 可能通过上述机制，增强机体 CTL 杀菌能力，达到抗耐药作用。

李晔等采取猫爪草局部外敷辅助全身抗结核用药治疗颈淋巴结核随机分为 2 组：对照组常规应用 HRZLV（异烟肼、利福平、吡嗪酰胺、左氧氟沙星）抗结核治疗；治疗组在 HRZLV 方案的基础上，加用猫爪草胶囊局部外敷，观察 2 组淋巴结的变化及不良反应。结果治疗组的近期临床治愈例数明显高于对照组，疗程明显缩短。

徐瑞兰将 204 例患者随机分为 2 组，对照组常规应用异烟肼、利福平、链霉素、吡嗪酰胺抗结核治疗；治疗组在上述治疗的基础上，加用猫爪草胶囊。结果治疗组的临床治愈例数明显高于对照组，疗程明显缩短。猫爪草胶囊抗结核药物治疗颈部淋巴结结核有缩短疗程、提高疗效的作用，且没有毒副作用。

贾慧青等研究猫爪草中含有多种化学成分，其中多糖含量很高，且猫爪草总多糖具有良好的抗肿瘤效果。从猫爪草首次分离得到 3 种纯多糖成分，对其结构和生物活性进行了初步的探究。

2. 夏枯草　为唇形科双子叶植物夏枯草的干燥果穗，冬至后发生，夏至时枯瘁，故谓也。临床以夏枯球入药为佳，始载于《神农本草经》。味苦、辛，性寒。具有清肝泻火，明目，散结消肿之功，用于赤肿痛、目珠夜痛、头痛眩晕、瘰疬、瘿瘤、乳痈、乳癖和乳房胀痛等。朱丹溪谓之："善补养厥阴血脉之功。"治瘰疬，散结气，退寒热，不仅虚者可使，即使实者佐以行散之药内服，外施艾灸，亦能渐取其效。

《外科正宗》载夏枯草汤常配伍贝母、香附，用以治肝郁化火，痰火凝聚之瘰疬；《医宗金鉴》载夏枯草膏常配伍昆布、玄参，治疗瘰疬、瘿瘤；《滇南本草》中有"祛肝风、行经络，治口眼歪斜，行肝气、开肝郁，止筋骨疼痛、目珠痛，散瘰疬、周身结核"的记载；《摄生众妙方》中有"夏枯草六两，水二盅，煎至七分，去滓，食远服。治瘰疬马刀，不问已溃未溃，或日久成漏。虚甚当煎浓膏服，并涂患处，多服益善"的记载；《景岳全书》：味微苦、微辛，气浮而升，阴中阳也。善解肝气，养肝血，故能散结开郁，大治瘰疬鼠瘘，乳痈瘿气，并治头疮目疾；《本草纲目》有用夏枯草六两煎水或煎汁熬膏，并涂患处治疗瘰疬马刀，不论已溃、未溃，或日久成漏治方；且云其草易得，其功甚多，补厥阴血脉，乃治瘰疬之圣药。

夏枯草主要含有三萜及其苷类、甾醇及其苷类、黄酮类、苯丙素类、有机酸、挥发油和糖类等成分，其药理作用有抗肿瘤，如淋巴瘤、甲状腺癌、膀胱癌、结肠癌、胰腺癌、口腔癌等，消炎、抗菌、抗病毒、降血压、降血糖、降血脂、调节免疫、保肝、镇咳祛痰、抑眼眶成纤维细胞增生、防止尿草酸钙结石形成（大鼠）、抗氧化、镇静催眠和抗抑郁等。

陈蕾等研究发现夏枯草水煎剂还具有广谱抗菌活性，对革兰氏阴性杆菌和革兰氏阳性菌均有较强的抑制作用，其多糖成分具有抗单纯疱疹病毒的作用，还具有明显的抗人类免疫缺陷病毒的作用。

杨力等研究发现夏枯草乙酸乙酯提取物对金黄色葡萄球菌、大肠杆菌、枯草芽孢杆菌、曲霉、根霉均有抑菌效果。

此外，夏枯草对免疫系统有双向调节作用，其水提物调节 NF－kB 和 MAP 激酶活性从而刺激巨噬细胞活性。夏枯草多糖有明显的抗氧化作用，对自由基具有一定的清除能力，能够防止膜脂质过氧化减少、红细胞溶血、降低过氧化产物，夏枯草亦可通过抗氧化抗自由基起到防癌、抗癌作用。

3. 梓木草　为紫草科植物梓木草或大紫草的果实，其味甘、辛，温，内含芸香甙、梓木草素、三萜酸等成分。可用于温中健胃,消肿止痛,吐血等。临床研究表明,该药对各类结核均有效,尤其是对淋巴结核效果较好。

徐学春、夏公旭报道梓木草药酒治疗瘰疬效果佳。具体制备法是以梓木草 50 g,装入 500 ml 盐水瓶中,60°白酒 250 ml 兑开水约 200 ml,封口(橡皮盖上插入 1 个注射针头)然后放入铝锅中隔水煮 1 小时,待酒沸后文火再煮 1 小时可服用,每日 2 次,每次 20 ml,不能服酒的可多兑些开水让酒精再蒸发些,一般半月见效,1 个月为 1 个疗程。

钮晓红等以含有梓木草成分的地仙桃为主组成复方制剂瘰疬宁胶囊,对结核病豚鼠有较好的治疗作用,其抗结核作用随剂量减少而逐渐减弱,具有一定的量效关系。可通过激发免疫系统,活化吞噬细胞,增强 T 淋巴细胞的数量与功能,分泌细胞因子,杀死休眠的顽固结核杆菌,改善治疗效果。

4. 巴戟天　为茜草科植物,分为藤本植物与木本植物两大类。在我国南方分布的巴戟天为多年生攀缘藤本植物。我国历代出版的本草专书均收载此药。我国最早药物学专著《神农本草经》一书将巴戟天列为"上品"药材。巴戟天性辛、甘,温,无毒,入心、肾二经,功用为补肾阳,壮筋骨,祛风湿等。

近几年来,美国、加拿大等西方国家将来自太平洋岛国塔希提的巴戟天浆果(noni)所榨果汁开发成为一种强身、祛病、预防冠心病的新型保健型功能食品。

菲律宾大学化学系的 JonelSahdes 教授及其助手所做体外试验证实,巴戟天叶浸膏只需很小剂量即可在试管内杀死 89% 的耐药性鸟型分支结核杆菌。这一结果与 20 年前上市的抗痨新药利福平的疗效已非常接近。据菲律宾学者的分析结果,巴戟天叶提取物中含有大量植物类固醇类物质(phyto-steroids),学者们推测,巴戟天提取物的抗结核菌作用机制很有可能与现有各种化学合成抗痨药完全不同。这一新发现给正在为结核杆菌的广泛耐药性而苦恼不已的各国医学界带来了新的希望。

5. 泽漆　又名猫儿眼睛草、五朵云、五凤草、一把伞等,为大戟科草本植物泽漆药用全草,全国大部分地区均产,以江苏、浙江产量较多。据《中药大辞典》记载,其性味辛、苦,凉,有毒。长期以来作为民间草药,有化痰,逐水,消肿,散结,杀虫等功效。泽漆全草中的乳浆对皮肤和黏膜有很强的刺激性。

前人有煎熬泽漆为膏,以椒、葱、槐枝煎水洗净疮口,搽膏治瘰疬溃破方。早在汉代泽漆已被用于临床,如张仲景在《金匮要略·肺痿肺痈咳嗽上气病脉证治》中有"咳而脉沉着,泽漆汤主之",即以泽漆为主药,治疗顽固性肺部疾患。

1956—1957 年上海铁路医学院泽漆研究组做了泽漆的药理及毒性作用等实验,应用泽漆膏外敷治疗颈淋巴结结核,治疗结核性瘘管 65 例有良好效果;观察泽漆片(将泽漆切细,1 份泽漆加水 3 份,煮沸 30 分钟冷却,用脱脂棉过滤,再加水 2 份,煮沸 15 分钟,再过滤,煎熬成膏状,压制片剂,每片含泽漆膏 0.2 g)治疗肺结核疗效。结果显示,患者中除 1 例合供应用异烟肼治疗者获得痊愈,其余在治疗初期(6 个月以内),多有自觉症状改善,血沉减慢,痰内举菌减少或转阴,病灶吸收进步等好转现象,如继续服用(1 年左右),最后均现恶化现象。对照组病例多于短期(3～4 个月)服药后病灶即出现恶化。

1957 年陈恒等报道泽漆在试管中对结核杆菌无抑制作用,但用泽漆治疗淋巴结结核性溃疡瘘管有相当疗效。报道用本品制流浸膏,敷患处,或用膏两三滴稀释后浸湿纱布条塞入瘘管,治颈、腋淋巴结结核,腰、腹股沟肿块溃破各 1 例,疗程 18～88 日痊愈。

泽漆主要有抑菌、杀虫、抗癌作用,对结核杆菌有一定的杀菌作用,对对抗异烟肼、对氨基水杨酸钠、链霉素的结核杆菌也有抑制作用。虽然在试管中对结核杆菌无作用,或在很高浓度[1:(50~100)]时,能抑制结核杆菌的生长。此外,并试验了它与链霉素、异烟拼等的协同作用,但因所用浓度过高,实际价值尚待确定。

据文献报道其化学成分含槲皮素-5,3-二-D-半乳糖甙(tithmalin)、泽漆皂甙(phasin)、三萜($C_{32}H_{52}O_2$)、丁酸、泽漆醇(helioscopiol $C_{21}H_{44}O$)、β-二氢岩藻甾醇(β-dihy-drofucosterol)、槲皮素-3,5-二半乳糖甙(dthymalin,quereetin-3,5-di-D-gdactoside)、3,5-二羟基苯甘氨酸(3,5-dihydroxyphenylglycine)及12-去氧巴豆醇(12-deoxy-phorbol)、葡萄糖、果糖、麦芽糖等。乳汁含间-羟苯基甘氨酸、3,5-二羟基苯甲酸、干乳汁含橡胶烃(聚萜烯)13%,树脂62%,水溶性物25%。种子含水分7.74%,脂肪油32.61%,蛋白质17.43%,纤维素33.82%,糖及糖甙2.18%。脂肪油是干性油,有峻泻作用。

黄子慧等应用五凤草液外治结核性窦道疗效确切。可能是通过刺激 VEGF、FGF-2 的表达来完成其创面修复功能。

6. 白及　为兰科植物白及干燥块茎。功效补肺,止血,消肿,生肌,敛疮。用治肺伤咳血、衄血、金疮出血、痈疽肿毒、溃疡疼痛、汤火灼伤、手足皲裂。

《神农本草经》:"主痈肿恶疮败疽,伤阴死肌,胃中邪气,贼风痱缓不收。热不消,主阴下痿,治面上皯疱,令人肌滑。"《日华子本草》:"止惊邪、血邪、痢疾、赤眼、症结、发背、瘰疬、肠风、痔瘘,刀箭疮扑损,温热疟疾,血痢,汤火疮,生肌止痛,风痹。"李杲:"止肺血。"《滇南本草》:"治痨伤肺气,补肺虚,止咳嗽,消肺痨咳血,收敛肺气。"

康庄等将白及粉加入泛影葡胺及生理盐水制成不同黏度的凝胶体,可提高治疗肺外淋巴结核的药物浓度,有效杀死和抑制淋巴结核的生长,差异有非常显著性意义。

7. 白芥子　可化痰逐饮,散结消肿。性燥力猛,祛痰利气,善化皮里膜外之顽痰,用于痰气凝结之瘰疬,可收消肿散结之功。

1980 年,徐学春以自拟方白芥子膏(白芥子、樟脑、凡士林组成)外敷腹部寒性脓肿 10 例,均因脓液吸收、包块消散而避免了针刀之苦。另如其经验方瘰疬散坚丸亦入本品以化痰行气。本品辛温,能伤阴动火,故阴虚火旺者,应忌用。

徐月红认为芥子碱为白芥子中的主要有效成分,在芥子中主要以芥子碱硫氰酸盐的形式存在,且通过预实验证实它具备皮肤透过性,因此选择芥子碱硫氰酸盐作为白芥子涂方凝胶膏剂的释放和透皮的指标。芥子碱硫氰酸盐为水溶性盐,其化学结构为季铵阳离子和硫氰酸根阴离子组成的离子对,因此选择生理盐水作为释放介质和透皮接收液均可达漏槽条件。释放实验结果表明芥子碱硫氰酸盐在凝胶膏的骨架中接近零级释放,属于扩散控释。由于它的水溶性,通过皮肤脂质屏障时其透皮受限制,与释放速率 $45.65\ \mu g/(cm^2 \cdot h)$ 相比,其透皮速率为 $0.502\ \mu g/(cm^2 \cdot h)$,约为释放速率的 1.1%,芥子碱硫氰酸盐释放速率可保证其稳定透皮的动力,并可以初步认为芥子碱硫氰酸盐的透皮过程不受释放的限制,其限速步骤主要是由于皮肤的屏障作用导致。

8. 白头翁　为毛茛科植物白头翁的干燥根,始载于《神农本草经》,苦寒降泄,专入大肠经,功擅清热解毒,凉血止痢,尤善清大肠湿热及血分热毒,对湿热痢疾和热毒血痢皆有较好疗效,为治痢之良药。《本草汇言》载:治瘰疬延生,身发寒热常配伍牡丹皮、半夏、当归等。

单方:鲜品五两,洗净剪成寸段,白酒二斤浸泡,装坛密闭。隔水煎煮沸,整坛取出后放地上阴凉 2~3 日,然后开坛,捞取白头翁,将酒装瓶密闭,早、晚饭后 1 小时饮酒 1~2 盅,1~2 个月 1

个疗程,治疗瘰疬溃后,脓水淋漓,久不收口。

药理分析其有抗炎、抗氧化、抗肿瘤、杀虫(阿米巴)抑菌作用,能增强免疫功能。

9. 天龙　又名壁虎、守宫,为壁虎科动物无蹼壁虎(Gekkoswinhonis Gunther)或多疣壁虎、多疣壁虎(Gekkojaponicus Cdumeritet Bi)及其他几种壁虎的干燥全体。壁虎味咸,性寒,有小毒,入心、肝二经。具有补肺肾,养精血,止咳平喘,解毒散结,通络止痛,祛风定惊等功效,可用于虚劳咳嗽、气喘咯血、中风瘫痪、淋巴结及癌肿等疾病的治疗。《本草纲目》论其功用主治:"治风痿,惊痫诸病,亦犹蜈蝎之性能透经络;且入血分,故又治血病疮疡。"《青囊杂纂》《医方摘要》分别单用壁虎一味研末,酒服治瘰疬初起,或油调敷痛疮大痛。

文献报道,用焙干壁虎研末,入胶囊黄酒送服,或用于粉掺溃破疮口,治3例未溃瘰疬患者均愈。近年来对壁虎临床应用的报道指出壁虎可广泛用于治疗胃癌、食管癌、肝癌等多种癌症以及结核病、脉管炎溃烂、瘘管等疑难杂症。

徐学春自拟方蜈龙散以本品研细末,外治结核性溃疡。

10. 狼毒　狼毒为大戟科植物瑞香大戟、月腺大戟或狼毒大戟的干燥根,有毒。主要有2种:一种是大戟科植物月腺大戟的根,药材名为白狼毒;另一种是瑞香科植物瑞香狼毒的根,药材名为红狼毒。具有散结,逐水,止痛,杀虫之功。

王灿坚等报道狼毒中主要含有二萜、苯乙酮、三萜、黄酮、甾醇类等成分,其中二萜和苯乙酮类成分是月腺大戟和狼毒大戟的特征成分,并有显著活性成分。

赵奎君等将月腺大戟根的乙醇提取物,在1/100稀释度下,对强毒人型结核杆菌(H37Rv)有较强抑制,并且作用稳定。张涵庆等研究发现,月腺大戟中的2,4-二羟基-6-甲氧基-3-甲基-1-小苯乙酮和2-羟基-6-甲氧-3-甲基-1-小苯乙酮-4-β-葡萄糖普对结核杆菌有抑菌作用,具有抗菌活性。高椽等采用生长速率法和孢子萌发法分别测定月腺大戟根总黄酮对尖孢镰刀菌菌丝生长和分生孢子萌发的抑制率,发现月腺大戟根总黄酮对尖抱镰刀菌菌丝生长和分生孢子萌发均有显著的抑制作用。王学林等通过对狼毒大戟的抗菌、抗病毒及药物毒性进行了初步研究表明,狼毒大戟提取物对大肠杆菌、沙门氏杆菌、铜绿假单胞菌、变形杆菌、金黄色葡萄球菌有抑制作用。另外,尚具有抗肿瘤、抗癫痫和抗惊厥作用,以及抗白血病、免疫调节、止痛和镇静作用。

目前药如结核灵片(狼毒提取物),取材一说采用药材流通领域购买的月腺大戟为原料,另一说采用药农定点采挖的狼毒大戟为原料。

11. 大蒜　属百合科,葱属,辛温走窜,外用能散肿化腐杀虫,方书介绍:捣敷痈疽疮疡,或与吴茱萸等分,捣敷恶核肿结,取"辛以泄气,温以长肉"之义。《本草纲目》引李迅论蒜针灸法云:痈疽之发,缘热毒中膈,必得毒气发泄,然后解散。故初发便用独蒜切如小钱厚贴疮顶灸之。选择疮不开大、内肉不坏者疮口易合。所以《本草求真》说大蒜是"消肿散毒第一要剂"。大蒜素是大蒜鳞茎中的主要功能成分,具有很强的抗菌作用,被称为天然广谱抗生素。

研究表明,大蒜素结构式中的烯丙基、硫醚键是支持其抗菌作用的主要功能基团。大蒜素能与巯基酶竞争性结合,抑制菌体代谢酶的活性,通过脂质过氧化等作用损伤菌体的膜系统,影响菌体生长的大环境。对大蒜素化学结构抗菌机制的探讨,为大蒜素相关产品开发提供了理论基础。

大蒜素分子能顺利透过细菌细胞膜,与酶分子的巯基结合,竞争性抑制酶的活性。大蒜素可与脱氢酶硫氧环蛋白还原酶、RNA聚合酶上的巯基结合,从而影响半胱氨酸蛋白酶的活性。大蒜素还可通过脂质氧化等作用,改变菌体细胞膜的特性。

COPPI 等在研究中发现高剂量的大蒜素具有一定的毒性,Hann 等发现当大蒜素的浓度 >60 mg/L时,对培养中的哺乳动物细胞有一定的损伤。

大蒜素对耐碳青霉烯类抗菌药物的鲍曼不动杆菌抑制作用与其引起细菌体内氧化失衡有关,大蒜素与碳青霉烯类抗菌药物(亚胺培南和美罗培南)的联合使用对该细菌具有协同杀菌作用。

大蒜能抗菌、杀菌。药理作用证明,大蒜汁、大蒜浸出液及蒜素,在试管内对多种致病菌,如链球菌、结核杆菌等,均有明显的抑菌或杀菌作用。

利用其辛温走窜及杀菌之效,与洋葱同浸豆油中,取上清液,制成制剂灌注瘰疬窦道、瘘管,杀菌、生肌效果满意。

附:洋葱

洋葱,民间常捣敷疮疡肿毒,其效亦在于因性味辛温,能散瘀血,消肿结。《药材学》介绍,用鲜品捣如泥,治创伤、溃疡等。其用治方法见"大蒜"。

12. 葎草　为桑科植物 Humul usscandens(Lour.) Merr.的全草,别名有拉拉秧、五爪龙、降龙草等,始载于《新修本草》。其气微,味淡,性寒,具有清热解毒,利尿通淋的功效,内服用于肺结核潮热、肠胃炎、湿热泻痢、水肿、感冒发热、小便不利、肾盂肾炎、急性肾炎、膀胱炎、泌尿系结石等病症;外用可治痈疖肿毒、毒蛇咬伤、皮肤瘙痒等,并有报道葎草煎剂外用对湿疹有治疗作用。含青兰苷、天门冬素、挥发油、鞣质及树脂、木犀草素葡萄糖苷、大波斯菊苷、牡荆素等黄酮类成分,具清热解毒,利尿消肿等功效,民间用于肺结核潮热、胃肠炎、痢疾、淋证、痔疮等证。

早期曾有关于葎草用于治疗结核病的报道。

药液的制备:取 2 cm 长葎草段 500 g,75％乙醇回流提取,提取液回收溶剂至无醇味,加适量蒸馏水溶解,分别依次用石油醚、氯仿、醋酸乙酯、正丁醇萃取,上述各萃取部位回收溶剂后得各提取物。将各提取物定量溶于 250 ml 容量瓶中加 50％乙醇至刻度,超声助溶,制成每毫升含相当于 2 g 生药的供试药液。剩余的水溶液挥去正丁醇,调节至同样浓度,置冰箱中备用(6℃)。

含药培养基的制备:按常规方法配制罗氏培养基,取上述各种葎草提取液 1 份,加入培养基 5 份混匀,即成 1:5 稀释度的含药培养基,分装中号试管,每管 6 ml。每种药液做 3 个复管,灭菌后备用。空白管加 1 ml 50％乙醇代替葎草提取液。

葎草的提取物中以正丁醇萃取物的抗结核分枝杆菌作用最强,且有明显的剂量-效应关系,粗提物在 1 mg/ml 就能完全抑制结核分枝杆菌的生长。0.125 μg/ml 时,在早期也有抑制作用。

从葎草茎和叶甲醇提取物的醋酸乙酯萃取物中分离得到了 10 个化合物,分别鉴定为 N-p-香豆酰酪胺(1)、N-反式-阿魏酰基酪胺(2)、大波斯菊苷(3)、3,3'-dimethoxy-4,8'-oxyneoligna-9,4',7',9'-tetraol(4)、3-hydroxy-5,6-epoxy-7-megastigmen-9-one(5)、4,5-dihydroblumenol(6)、东莨菪素(7)、柑橘素 C(8)、苯乙醇-O-β-D-吡喃葡萄糖苷(9)、3-oxo-α-ionol-β-D-glucopyranoside(10)。生物活性研究发现化合物(2)、(4)、(7)和(9)对 DPPH 的 IC_{50} 分别为 0.01、3.36、10.55 和 18.15 μg/ml。化合物(2)、(4)~(6)、(8)~(10)为首次从该植物中分离得到,化合物(2)、(4)~(6)、(9)和(10)为首次从葎草属植物中分离得到,化合物(2)、(4)、(7)和(9)具有较好的自由基清除活性,可为开发抗氧化和抗老化方面的药物先导化合物提供科学依据。

13. 芙蓉叶　性味辛平,功能凉血解毒,消肿止痛,用治痈疽、丹毒、烫伤诸症皆宜。

用本品研末或捣烂,敷贴、箍围痈疽、肿毒、恶疮,有消肿解毒止痛之效。《本草纲目》评介:

木芙蓉花并叶,气平而不寒不热,味微辛而性滑涎黏,治痈疽"有神功"。又说:近时疡医治痈疽发背、乳痈恶疮,不论已成、未成、已溃、未溃。用药涂于肿处四周,干则频换,确有初起者即觉清凉,痛止肿消;已成者脓聚毒出;已溃者脓出易敛之效。因秘其方名清凉膏、清露散、铁箍散,实则皆芙蓉叶、花制剂。又《疡医大全》引吴氏铁箍散治根脚散漫的阳疮肿疡,芙蓉膏治阳疮红娀,收根束毒。近人报道,取木芙蓉叶,花晒干,制成软膏敷疖、痈、蜂窝组织炎、乳腺炎、深部脓肿等外科感染,早期能消肿止痛,促进吸收;中晚期可加速局限,破溃排脓;且在应用过程中未发现局部皮炎或其他的并发症。

徐学春以芙蓉叶加金黄散组成金芙膏,或芙蓉叶加七味内消膏组成加味玉露膏,功能清热消炎,止痛消肿。宜于瘰疬肿核初起,局部红肿热痛之患者。

14. 臭牡丹 系马鞭草科植物,有祛风除湿,活血散瘀,消肿解毒之功效。主治痈疽、疔疮、乳腺炎、关节炎、湿疹、牙痛、痔疮和脱肛等症,民间有用于治疗糖尿病。《外科十三方考》载:其具有消炎、解毒、化腐、生新作用,用其根浸酒饮效,并治瘰疬。

目前从臭牡丹分离出的化合物有木栓酮、蒲公英萜醇、赪酮甾醇、臭牡丹甾醇、梗桐酮、α-香树脂醇、β-谷甾醇、蒲公英甾醇、算盘子酮、算盘子醇酮、算盘子二醇、臭牡丹酮 A、臭牡丹酮 B、类叶升麻苷、异类叶升麻苷等。对臭牡丹地上部分进行了化学成分研究,从中分得 10 种苯乙醇苷类化合物,通过波谱技术和化学方法,鉴定化合物 1 为新化合物,命名为 clerodendronoside,其他 9 个为已知化合物,其中化合物 4~10 为首次从该植物中分离得到。

试验初步证实臭牡丹制剂对金黄色葡萄状球菌及一部分肠道致病菌有较强的抑制作用。同时,经免疫刺激小鼠实验,可见小鼠白细胞吞噬能力明显提高,提示臭牡丹能增强血清中调理素的活力,有提高机体非特异性免疫的作用。

刘建新等试验证明臭牡丹正丁醇提取物具有镇痛作用,其作用与阿片受体无关,与抑制前列腺素合成有关。

李培源证实臭牡丹的挥发油成分中含有大量具有明显生物活性的挥发油成分,且对大肠杆菌、变形杆菌、肠炎膜杆菌、葡萄球菌和酿酒酵母菌等有很好的抗菌活性,其抗菌效果是苯酚的 5 倍。臭牡丹花挥发油中富含亚油酸成分,具有降低血脂、软化血管、降低血压、促进微循环的作用,可预防或减少心血管疾病的发病率。臭牡丹的叶和花中都含有大量具有生物活性的成分。

《外科十三方考》治背搭疮(后背痈疽,溃烂不收口)以花周治疮周,花心治疮心,奇效。

15. 柴胡 分南、北,北柴胡以津柴胡为著。性轻清,主升散;味微苦,主疏肝,为少阳经表药。少阳经分布颈旁,行于半表半里之间。少阳受邪则枢机不利,气郁痰凝,发为病核。故凡劲核不消,又见往来寒热,胁胀口苦者,多以柴胡投之,一可疏泄木邪,畅达气机,除烦去热,推陈致新;二可引诸药直趋病所,聚歼顽邪。《医学衷中参西录》云:柴胡,肝气不舒者,力能畅之;肝火炽盛者,力能散之。中期多属气郁痰凝,后期每转为肝肾阴虚,热毒腐肉酿脓故。惟虑久服伤阴动热,徐学春多以白芍、甘草与柴胡并投,取诸药相伍既可柔肝抑木,亦可养阴涵木。

现代药理资料分析柴胡含皂苷、挥发油、黄酮、多糖等成分,对结核杆菌的生长有抑制作用。

柴胡抗炎的有效成分是柴胡皂苷,其主要作用机制是改善毛细血管通透性,抑制炎性介质的释放、白细胞游走和结缔组均织的增生。郑纯威等发现柴胡皂苷可以降低肝纤维化模型动物的死亡率,改善肝功能指标,抑制肝纤维化、血清中天冬氨酸氨基转移酶(AST)、丙氨酸氨基转移酶(ALT)等指标,具有保肝的作用。

此外,柴胡皂苷还可引起腹膜巨噬细胞明显凝聚,激活巨噬细胞的扩展性、吞噬性、胞内酵母菌的杀死和酸性磷酸酶活性,并通过刺激 T 淋巴细胞和 B 淋巴细胞参与机体的免疫调节。

16. 金银花　又名忍冬。功效清热解毒,主治温病发热、热毒血痢、痈疽疔毒等。瘰疬若见肿块心热疼痛,舌红,苔黄,脉数,乃热毒阻隔经络,内攻脏腑,必用金银花清络中之风火湿热,解脏腑中之秽恶浊邪。《本草正义》云:金银花善于解毒。"若治瘰疬上部气分毒,用一两许煎服极效。"《本草逢源》则谓:金银花解毒去脓,泻中有补,痈疽溃后之圣药。临床观察,金银花不但能清热解毒,且可滋阴补气,惟需重用效果方显。如银花缺,可代以花藤,因其药力不如银花,故用量应加倍。古方仙方活命饮、徐学春经验方消炎散核汤均以本品为主药。

现代研究证明,金银花含有绿原酸、木犀草素苷等药理活性成分,对溶血性链球菌、金黄葡萄球菌、人型结核杆菌有较强的抑制作用。另外,还可增强免疫力、抗早孕、护肝、抗肿瘤、消炎、解热、止血(凝血)、抑制肠道吸收胆固醇等。另据报道,叶较花抗菌作用为强。

17. 连翘　是疮家之圣药。瘰疬、鼠瘘多因足少阳胆经气郁有热而成。连翘能清胆经之热,散少阳之邪。痈疽恶疮,常因营气壅遏,卫气郁滞而生,而连翘能散结解郁,通和营卫。

《本草正义》谓"能散结而泻化络脉之热,治瘰疬非特泻热,亦散其结滞也"。又《本草崇原》则以主治寒热鼠瘘瘰疬云其效。再如《杨氏家藏方》用连翘、鬼箭羽、瞿麦、炙甘草等分组成连翘散,治瘰疬结核不消。临床观察,连翘因有宣散升浮之性,可疏通气血,散毒托毒,能祛风散热,消肿止痛;尤以证属气聚血结之瘰疬见有寒热之象者,若方中配以连翘,既可平息寒热,又可通畅气血,还可消肿散结。

此外,连翘煎剂在体外有抗菌作用,可抑制伤寒杆菌、副伤寒杆菌、大肠杆菌、痢疾杆菌、白喉杆菌及霍乱弧菌、葡萄球菌、链球菌等,对结核杆菌也有显著的抑制作用。

18. 蒲公英　是多年生菊科草本植物,味甘、平而无毒,根中含有蒲公英醇、豆甾醇、橡胶、β-谷甾醇、β-香树脂醇、胆碱等,叶中含有叶黄素、叶绿醌、蝴蝶梅黄素等,花中含有山金车二醇、叶黄素和毛茛黄素等。

《滇南本草》:蒲公英敷诸疮肿毒,散瘰疬结核。故宜于瘰疬急性发作及溃后合并感染者。药食同源,既能清各经之火,又能解疮疡之毒,且久服无碍脾胃。古医籍中已录有以蒲公英配伍其他药治瘰疬结核、痰核绕颈而生的处方。用本品治疗痈疽瘰疬,取内服以清热解毒,外敷以消肿止痛,鲜品捣碎更佳。

药理分析资料:蒲公英提取液 1∶400 在试管内能抑制结核杆菌,但煎至 1∶100 时无效。

19. 七叶一枝花　苦,微寒,能清热邪,消百毒,俗有"毒蛇皆不怕,痈疽一把抓"之说。《本草纲目》有本品治瘰疬、痈肿最宜说。缘于瘰疬与毒邪窜注经络,滞留脏腑相关,期达解毒祛邪之功。徐学春临床取本品与诸化痰软坚药相伍组成消瘰丸(片),用于已溃、未溃、初起或迁延之瘰疬。

民间亦有七叶一枝花醋磨涂敷局部瘰核的单方,可证此药确具此效。如本品缺,可用拳参代替。查药理分析资料,本品对各种杆菌及球菌均有抗菌作用。

20. 百部　具有化痰止咳,温润肺气,散热解表,杀虫灭虱等作用。内服主治新久咳嗽、肺痨咳嗽、百日咳、哮喘和脑膜炎,外用主治头虱、阴虱、螨虫病、疥疮、痤疮、酒糟鼻、皮炎、湿疹和真菌感染等。

临床蜜炙常与杏仁、桔梗、半夏、黄芩、陈皮等配伍,增加润肺止咳效果,生用杀虫。

百部的主要活性成分为百部生物碱,是该科植物特有的具吡咯或吡啶并氮杂䓬母核结构的生物碱,有驱虫、杀虫、镇咳平喘、抗肿瘤、抗菌和抗病毒等作用。

百部水煎剂及醇浸剂、醇提物对大肠杆菌、金黄色葡萄球菌和铜绿假单胞菌有明显抑制作用。对叶百部对革兰氏阳性菌有显著的抑制作用,对人型结核杆菌亦有完全抑制作用。蔓生百部水煎剂对皮肤真菌,如堇色毛癣菌、许氏黄癣菌、奥氏小芽孢癣菌、羊毛样小芽孢癣菌、星氏菌等有抑制作用。

此外,百部还含有芪类、去氢苯并呋喃醇类、绿原酸类、类鱼藤酮类、醌类和香豆素类等非生物碱类成分。

21. 黄连　具有清热燥湿,泻火解毒作用。汪仲元首次报道1:4 000浓度黄连素对结核杆菌有抑菌作用。匡铁吉等也通过体外抑菌实验证实,黄连素在试管内对H37Rv结核杆菌有抑菌作用。且随浓度高低而表现出不同的活性:100 μg/ml高浓度可起杀菌作用,60 μg/ml中浓度起抑菌作用,30 μg/ml低浓度仅对细菌早期生长有弱抑制作用,而3 μg/ml微量黄连素对结核杆菌生长反有促进作用。

22. 水前草　为水鳖科水车前的全草,即龙舌草。功效化痰清热,利尿除湿,治疗痈疽、烫伤、水肿、哮喘、肺结核、热咳等。茎叶捣烂外敷可治痈疽、烫火伤。

李华安等以水车前全草浸膏,进行体外抑菌实验,结果表明其对人体病灶来源的结核杆菌有较强的抑制作用或杀灭作用。这种作用的强弱与药物浓度呈正比,在含药量为1:10至1:10 000都有效。

23. 地榆　为蔷薇科植物地榆或长叶地榆的干燥根。味苦、酸,性微寒,功效凉血止血,解毒敛疮。临床生品以凉血解毒为主,炭后止血作用增强,以收敛止血力胜;梢专行血,烧灰,香油调敷疗火烫伤。《名医别录》:止脓血,诸瘘、恶疮、热疮,消酒,除消渴,补绝伤,产后内塞,可作金疮膏。《本经逢原》:地榆入足厥阴,兼行手、足阳明,体沉而降,善入下焦理血。近年来临床习惯用于治疗瘰疬溃疡、窦道,因其凉血性微寒,阴虚体质要注意合理配伍。

现代药理研究:地榆有止血、收敛、生肌、抑菌,减轻烧伤、烫伤早期组织水肿,降低毛细血管通透性,减少渗出,保护创面等作用,兼有利水、防止休克作用。

俞浩等研究表明,生地榆水提物能抑制炎性因子IL-1β的生成或释放,生地榆和地榆炭水提物均能显著降低大鼠足跖PGE2含量,但生地榆水提物降低PGE2作用强于地榆炭水提物。

24. 羊耳菊　为菊科植物羊耳菊干燥全草,别名山白芷、毛柴胡。性辛、微苦,温,具有解毒、散热,祛风痰之功,贵州少数民族常用药物。主治咽喉肿痛、感冒发热、咳嗽、胃痛、头痛、风湿腰腿痛、跌打肿痛、月经不调、血吸虫病。

现代药理认为,羊耳菊抗炎,有效组分中酚酸类化合物绿原酸、隐绿原酸、异绿原酸A等,为其主要化学成分,抑菌、抗炎药效与苯丙素类化合物有一定联系。

夏公旭考据岭南、云贵民间验方,将其鲜品浸酒,密闭后饮用治疗瘰疬,止痛消肿显效。

25. 徐长卿　味辛、苦,根如细辛,微粗长而有臊气。《神农本草经》谓:主蛊毒、疫疾、邪恶气、温疟、啼哭、悲伤、恍惚。《简易草药》:治跌打损伤、筋骨疼痛。本品有较好的消肿止痛作用,凡颈核疼痛或肿核行将破溃,本品可散肿镇痛。徐学春自拟方托里定痛汤,即以之破气滞,解郁毒,止肿痛。

26. 垂盆草　又名佛甲草,狗牙半枝莲,为景天科植物垂盆草的干燥全草。甘、淡,凉,有利湿退黄,清热解毒之功效。常用于湿热黄疸、小便不利、痈肿疮疡。内服每与蒲公英、金银花为伍,外用捣烂敷患处。瘰疬如肿起迅急,或核块红肿坚实,大多热毒内蕴之故。及时取此煎服或外敷,可立收热消肿散之效。若用鲜品,应效益速。尤其此药不苦,小儿患者多不憎服。而且此品漫生于山野水湿洼地,若移栽于家庭院落亦易成活;既能美化环境,又是疮疡疾患理想的简便治方。

27. 黄芪　又名绵芪，为补虚佳品，"疮家要药"。始载于《神农本草经》："味甘，微温，主痈疽，久败疮，排脓止痛，大风癞疾、五痔鼠瘘，补虚，小儿百病。"功效益气，利水，托疮。生用重在托毒排脓，炙用补虚，益气，止痛。

瘰疬肿疡溃后脓水不畅，久溃不敛，此乃邪毒客于肌腠，正气虚弱所致，可用生黄芪配党参、白芷托毒扶正；瘰疬迁延不愈，气血两虚或气阴两亏者，可配生地、麦门冬、党参养阴益气，借以纠正气血阴阳失调；难溃可配穿山甲、皂角刺。

现代药理成分分析表明黄芪以多糖、三萜黄酮等成分为主。黄芪多糖具有免疫调节、抗肿瘤、抗动脉粥样硬化、降血糖、抗病毒，治疗代谢性紊乱、迟发性神经退行性疾病及抗衰老、抗氧化活性作用，能缩短疮口愈合时间，增强患者机体的抵抗力等。对黄芪皂苷中活性研究较系统的为黄芪甲苷（黄芪皂苷），对缺血造成的心脑损伤具有保护性作用，同时具有抗病毒、降血糖、免疫调节等活性。黄芪总黄酮主要包括毛蕊异黄酮芒柄花素及其糖苷等成分，也具有免疫调节、抗损伤、抗突变、抗肿瘤、抑制动脉粥样硬化等活性。实际应用中含黄芪甲苷、毛蕊异黄酮苷、芒柄花苷、山奈酚和黄芪多糖的含量愈高则质量愈好。

28. 玄参　出自《神农本草经》，功效清热解毒养阴，是治瘰疬的要药。《医学心悟》将其配伍煅牡蛎、贝母，是治疗瘰疬初起成名方消瘰丸；《名医别录》云治颈下核，《开宝本草》言治鼠瘘。

玄参味甘、微苦，性凉多液，禀至阴之性，乃滋阴降火之品。肾水受伤，真阴失守，孤阳无根，虚火炼液为痰，痰阻经络而成瘰疬，治当壮水制火。刘元素说瘰疬结核是"火病"，《本草纲目》亦认为瘰疬病即是散火。可见玄参壮水制火乃是治本之法。民间曾见用玄参酒治瘰疬等。徐学春经验方消瘰丸、消瘰汤、消瘰膏均入玄参，取其滋阴降火作用以祛痰散核。

29. 象贝母　又名浙贝母，为百合科浙贝母属，鳞茎入药。具有清热化痰，降气止咳，散结消肿作用。主风热、痰热咳嗽、肺痈吐脓、瘰疬瘿瘤、疮痈肿毒。较之川贝母清降之功，不啻数倍。《唐人记事》云：江左尝有商人，左膊疮如人面，有名医教其历试诸药，金石草木皆不效，至试以贝母，疮乃敛口，数日成痂遂愈。析其故，乃贝母味苦能下降，性微辛能散郁，降则气机畅达，散则郁毒遂解，故能主结核流痰，疗肿恶疮。《圣济总录》中的贝母丸、《医学心悟》中的消瘰丸，徐学春自拟治瘰方多含本品，皆取其化痰清热，解毒散结的效果。象贝母告缺则代之以天花粉，亦可收到清热消肿效果。

30. 牡蛎　咸，微寒，长于消散瘰疬。牡蛎所消之瘰疬，即《神农本草经》所谓鼠瘘。《本草备要》谓：牡蛎咸以软坚化痰，消瘰疬结核。《本草纲目》云：消疝瘕积块、瘿疾结核。而其所以能消鼠瘘者，非因其咸能软坚也。盖牡蛎之原质，为碳酸钙化合而成，其中含有沃度（亦名海碘），沃度者善消瘤赘瘰疬之药也。龙骨、牡蛎，若专取其收涩可以煅用。若用以滋阴，用以敛火，或取其收敛，兼取其开通者（二药皆敛而能开），皆不可煅。若作丸散，亦可煅用，因煅之则其质稍软，与脾胃相宜也。然宜存性，不可过煅，若入汤剂仍以不煅为佳。《医学衷中参西录》以牡蛎为消瘰丸中主药。

现代药理研究，牡蛎具有抑制脊髓灰质炎病毒作用，有促吞噬作用，还能增强动物对肺炎杆菌感染的抵抗力，且与腹腔给药的剂量有关。牡蛎有增强体液免疫、抗溃疡、增强消化力、放射增敏、强化 γ-射线杀灭癌细胞的作用，增敏率达 34.5%～52.6%，但放疗前给药无增敏作用。牡蛎有滋阴润燥，保肝益肾作用。提取的牡蛎多糖具有降血脂、抗凝血、抗血栓、促进机体免疫功能和抗白细胞下降作用等。牡蛎能抑制神经肌肉的兴奋性，还能降低毛细血管通透性。

徐学春 40 年临证心得：软坚散结多以生牡蛎入药，然其味腥败胃，自拟方通过改为煅后用，既去腥安胃，煎时又易出性，作用发挥愈强。

31. 海藻　为马尾藻科植物海蒿子(大叶海藻)和羊栖菜(小叶海藻)的全草。本品善软坚散结,化痰清热,常与昆布等药相伍,用于瘰疬痰气凝结证。因海藻能治项间瘰疬,消项下瘿囊,随各引经之药治之,无肿不消,历代医家甚为推崇。《肘后备急方》以海藻一斤、酒二斤浸数日,稍稍饮之,治颔下瘰疬如梅李。《世医得效方》用海藻(荞麦炒过)、炒白僵蚕等分为末,以白梅泡汤如梧子大,每服六十粒(米饮下,必泄出毒气),治蛇盘瘰疬头顶交接者。

李时珍言海藻反甘草。纵观古典医籍,海藻、甘草同用的方剂达 30 余首之多,如孙思邈《备急千金要方》之大补气方;李东垣《兰室秘藏》之散肿溃坚汤,治瘰疬、马刀,并认为"坚积之病,非和平之药所能取捷,必令反夺,以成其功";《太平圣惠方》之内消昆布散;《圣济总录》之茯苓汤;王肯堂《证治准绳》之防风羌活汤;陈实功《外科正宗》之海藻玉壶汤、通气散坚丸;《医宗金鉴》之消核散等。

从现代临床应用角度看,亦有海藻、甘草配伍治疗内分泌科(甲状腺)、妇科、男科、皮肤科等多种疾病。李怡文等研究证实,海藻玉壶汤中海藻与甘草不同配比在不同程度上均能抑制丙硫氧嘧啶所导致的甲状腺肿大,其作用机制可能涉及刺激 TPO 与 Tg 基因转录的增强。配比 1 组与配比 5 组具有促进这种代偿增强的作用,在某种程度上对甲状腺激素水平的恢复起到积极的作用。

徐学春治瘰疬顽痰胶结之证心得:亦常以海藻伍甘草投之辄效。

32. 僵蚕　《本草纲目》:僵蚕散瘰疬、风痰、结核。《备急千金要方》用白僵蚕研末吞服治疗瘰疬,盖瘰疬、痰核,多由顽痰流窜经隧而成,僵蚕禀搜剔之性,能入经进隧,驱除胶凝之痰。凡瘰疬、顽痰经久不消者,配以僵蚕等虫药类,疗效可随之而增。本品为家蚕感染了白僵蚕菌致僵死的干燥体,药源较紧俏,用僵蛹代亦可。

33. 天花粉　又名瓜蒌根,因根研粉,洁白如雪,故名天花粉。本品纯阴,可解烦渴,生津液,凡瘰疬见阴虚火旺或热度未消者,服此能降浮游之火,能除络中之痰,火降痰祛,病核可随之而消。《医学衷中参西录》云:天花粉治肺病结核,又善通络,解一切疮家热毒。疔疮初起者,能消散;疮疡已溃者,能徐徐排脓,生长肌肉。若取其清热功用,外敷痈疽肿核,效尤佳。古方天花青露散、如意金黄散均有天花粉配伍。

34. 三棱　为黑三棱科植物黑三棱的干燥块茎。味辛、苦,性平,归肝、脾经,具有破血行气,消积止痛的功效,用于癥瘕痞块、瘀血经闭、食积胀痛。

《开宝本草》谓主老癖癥瘕结块,元代阴证学说代表王好古认为"三棱破血中之气,肝经血分药,与莪术相伍,治积块疮硬者"。故本品适用于瘰疬因气血瘀滞而致肿块坚硬,难消难溃者。临床若与理气化痰、补益之品配伍效尤显。正谓"坚者削之",前哲有三棱"破气散结,不宜久服"说,三棱善破瘀滞,散局部结块。而坚硬之瘰疬肿核,需三棱、莪术之摧坚破坚之力。所以,除妇女经期、妊娠应予禁用及体虚者慎用外,其余患者用皆无碍。研读《医学衷中参西录》对比认为三棱、莪术独具良能,性近和平,所以说瘀血结块虽坚硬如石,亦能徐徐消除。如以之治肿核经久不消之症,则须佐补益药物,长期服用才能奏效。

现代药理研究,三棱及其提取物具有抗肿瘤、抗血栓、抑制血小板聚集和镇痛等多种药理活性。徐学春经验方瘰疬散坚丸。

35. 莪术　莪术与三棱配伍,力能化痰理气,适宜于气血凝滞,肿核久不消散者。两者的区别是莪术行气之力优于三棱,三棱化瘀作用强于莪术。

临床应用时,莪术行气消积之力强,且耗散正气之弊不大,对于病程日久者,宜与人参、黄芪之类同用。一方面既能补气健脾,气旺则血行,助莪术行气散瘀消之功;另一方面,得补药之甘缓扶正,可防莪术破血伤血之虞,且散瘀血作用亦因之加强。

莪术多用于肝纤维化、肝硬变治疗,预防抗结核化疗带来的肝损伤。

36. 广郁金 《本草求真》:此药入心散瘀,郁去金得泄,故名郁金。主血积、下气,生肌,止血,破恶血、血淋、尿血、金疮(《唐本草》)。本品格轻气窜,禀轻扬之性,其气上行而微下达。用于肝郁气结或气血瘀滞之瘰疬,多配伍柴胡、香附,能顺逆气、解郁结、散瘀滞、消肿核。凡有宿血凝积或有恶血不堪之物,先于上处而行其气,若使其邪、其气、其痰、其血在于膈上而难消者,须审宜温、宜凉,兼为调治之。清热凉血多配伍生地、牡丹皮等。惟本品有破气耗血之弊,故凡月经不调、肾结核伴有血尿者,应注意配伍益气养阴之品。

现代药理分析,广郁金具有降血脂作用,能减轻家兔或大鼠主动脉及冠状动脉内膜斑块的形成及脂质沉积;抗真菌作用;促进排泄,促进胆汁分泌,有助于肝脏损伤的恢复,还有助于抗辐射。

37. 皂角刺 本品锐利,以之破坚积,通经络,可引诸药直达病所,其速其力尤为见长。所以《本草汇言》评介云:"皂角刺拔毒祛风,凡痈疽未成者,能引之消散;将破者,能引之出头;已溃者,能引之行脓,于痈毒药中为第一药剂。"本品用于瘰疬、肿核坚硬难消者,以此消散托毒。

现代药理研究,皂角刺具有抗炎、免疫调节、抗肿瘤等多种药理活性,可用于消炎、镇痛、癌症等的治疗。其化学成分复杂,主要包括黄酮、酚酸、三萜等结构类型。

38. 炮山甲 本品不仅能祛腐通络,而且能消肿溃痈。瘰疬初起,可促使消散;配生黄芪等药,可托里排脓,促使疮口愈合。《姚僧坦集验方》中有用鳞甲21片,烧研敷之,治疗瘰疬破溃方,也有用炮山甲四两研末,米糊为丸,如豌豆大,每日早、晚各服9g,夏枯草煎汤送服为治疗瘰疬初起的单方。

现代药理研究,甲片含有包括人体所必需的氨基酸在内的16种氨基酸和18种微量元素,表明甲片具有扩张血管,促进血液循环,减低血液黏度,延长凝血时间,升高白细胞,消肿排痈,抗癌、抗心律失常及促进核酸代谢等药理作用。

39. 参三七 三七分菊科菊三七(土三七)和五加科人参属参三七(田三七)等。两者均止血、解毒、定痛,前者侧重散瘀,后者侧重活血扶正。

参三七有祛瘀止痛,活血止血之功。瘰疬见有气血瘀滞之象者,以汤药送服参三七粉,可使经脉疏通,血脉流畅,从而达到痛止、肿消、核散的目的。多年临床观察证明,血沉增快对淋巴结结核的治疗有较大的影响,常见有些患者虽经中西药治疗,但血沉很难恢复正常。类此例患者,予参三七粉常规服用,一般在服药数周后血沉可逐渐下降至正常。析其原因,不外瘰疬久治不愈,邪毒入于血分,耗伤正气,而参三七不仅能活血祛瘀,而且能扶助正气,正合补益祛瘀之理。

现代药理证明,参三七对恶性肿瘤,既能改善血瘀证,又能抑制肿瘤生长和转移,还具有一定扶正作用。

40. 丹参 丹参能祛瘀血,生新血,能行血,又能养血,有"一味丹参功同四物"之说。故瘰疬气血瘀滞证兼见舌质紫暗,边尖有瘀斑,脉象细涩,可配伍丹参以收行血活血,祛瘀消散之效。"化痰祛瘀浓煎剂"在消瘰丸基础上加丹参、三七等,可达化痰祛瘀之旨。

查药理分析资料,丹参酒浸1:100,在试管内对结核杆菌表现抑制,动物试验丹参对小白鼠实验性结核病有效。

曾慧婷等报道,丹参茎叶水提物和醇提物具有较强的体外抗氧化活性,且含有丰富的丹酚酸类化合物,其中含有的丹参素、咖啡酸、迷迭香酸和丹酚酸B具有明显抗氧化活性。

41. 赤芍　营气不从,逆于肉里,乃生痈肿瘰疬。行血凉血,则痈肿自消,瘰疬自散。赤芍乃手足太阴引经药,入肝、脾血分,故能泻火,退血中之热,血热散则营卫和,故能治疮疡。《日华子本草》:治痔瘘、发背、疮疥。临证凡见血热血瘀所致瘰疬红肿刺痛者,可取其退热凉血,消肿止痛。

现代药理研究,赤芍总苷是赤芍的主要活性成分,其具体作用机制包括调节机体免疫状态,诱导肿瘤细胞凋亡,减少耐药蛋白和基因表达,抗血小板聚集,延长血栓形成时间,降低血液黏稠度,增强红细胞变形能力,抑制心肌细胞凋亡,清除氧自由基,稳定心肌细胞膜,增加脑血流量,保护脑细胞,减轻肝损害,保护肝细胞,抗抑郁和稳定斑块等。

42. 羊乳　为桔梗科党参属的植物,又名山海螺、轮叶党参、四叶参。性味甘、微寒,无毒,功能益气养阴,润肺止咳,排脓解毒,催乳。主治病后体虚、咳嗽、肺痈、疮疡肿毒、乳痈、瘰疬、产后乳少等证。用治瘰疬气血亏虚及热毒内蕴之证。《纲目拾遗》用羊乳治肿毒瘰疬,取汁和酒服,渣敷患处。盖因内服能扶正托毒,渣敷能消散肿核,可谓“药尽其用”。

消肿排脓,常与金银花、蒲公英、冬瓜仁、薏苡仁等配伍;败毒抗癌,常与夏枯草、山慈姑、穿山甲等配伍;补气养血,常配伍参、芪、熟地等。

徐学春经验方消瘰丸、消疬汤用本品,旨在增强益气托毒之力,加速肿核消散。

43. 黄精　本品性质平和,属病后调养之品。《日华子本草》:“补五劳七伤,助筋骨,止饥,耐寒暑,益脾胃,润心肺。”用于瘰疬,亦即取其补气养阴作用。临床证实,本品平补气血而润,尤以生用效佳。徐学春在巡回医疗中见民间用生黄精煎服治疗肺结核有效。瘰疬后期若脾胃虚弱,或肺肾阴虚证,服之颇益。

重用黄精补脾气,助运化,以杜生痰之源,又滋肺肾之阴,使阴存火灭无以凝痰成结。

药理研究,动物试验黄精对豚鼠的结核病有显著疗效。用于人的肺结核病,初步观察疗效较好,并与实验室所得结果一致。

44. 甘草　甘草属豆科的植物。本品生用微凉,能解毒泻火;炙用甘温,能益精养气。《药品化义》:甘草生用消痈肿,解百药毒;炙用温而补中,取甘温助脾之意。瘰疬早、中期热度偏盛者,用生甘草泻热解毒;晚期脾胃虚弱者,用炙甘草益气补中。

药理研究,甘草对结核杆菌有抑制作用。甘草有甜味是因为含有一种叫甘草酸的天然甜味剂,甘草酸的钾盐和钙盐俗称甘草甜素,甜度是蔗糖的 50 倍。甘草酸具有和人体肾上腺皮质产生的激素醛固酮相似的作用,因此长期或大剂量服用甘草可引起假性醛固酮增多症:由于尿量减少、体内水分储存量增加,导致水肿;身体积存过量的钠引起高血压;血钾流失过多引起低血钾症,导致心律失常、肌肉无力。此外,甘草还有类似雌激素的作用,孕妇服用甘草能导致早产。有临床报道,儿童服用甘草甜素片能导致乳腺发育。甘草能降低男子血液中睾酮的含量,导致阳痿、睾丸和阴茎萎缩。甘草者,国老也,调和诸药也要注意药量。

45. 桑椹子　桑椹甘、寒,益血而除热,益阴而补肝肾。前人有“肝肾虚热则生疬”之说,治当益肝肾,除虚弱,而桑椹正具此功。《素问病机保命集》以桑椹黑熟者二斗许,布袋取汁,熬成薄膏,治疗瘰疬,并名之文武膏,对于血虚便秘的瘰疬患者尤宜。

46. 青皮　青皮乃橘未成熟之果皮,气芳烈。《本草求真》云其主气滞下食,破积结、膈气。朱丹溪有“青皮乃肝、胆二经气分药,故人多怒有滞气、胁下郁结……用以疏通二经行其气”之说。《珍珠囊》:青皮主气滞,破积结,少阳经下药也。故瘰疬兼有肝、胆二经气滞之象,常以青皮疏肝理气,散积化滞。陈皮治高以理气,青皮治低以破气。《医学启源》:《主治秘诀》云,厥阴、少阳之分有病用之。破坚癖,散滞气,去下焦诸湿,左胁有积有气。

47. 五味子 是木兰科植物五味子的干燥成熟果实,习称北五味子,是滋补性中药。始载于《神农本草经》,列为上品。五味子性酸、甘,温,具有收敛固涩,益气生津,补肾宁心之功效。化学成分主要有挥发油、木脂素、有机酸、多糖、氨基酸、无机元素等。具有保肝、抗肿瘤、增强免疫、抗衰老、抗疲劳、抗变态反应等作用。

五味子多糖能显著降低 CCL_4 所致肝损伤小鼠谷丙转氨酶(ALT),增加肝糖元含量,提高机体能量贮备,有利于抵御对肝脏损害。进一步研究表明五味子多糖灌胃给药可降低中毒小鼠肝组织丙二醛含量,抑制小鼠肝匀浆脂质过氧化反应,亦能促进正常小鼠的胆汁分泌和部分肝切除后肝的再生,表明五味子多糖的保肝作用与其抗氧化、促进肝再生和利胆作用有关。

48. 蜈蚣 为蜈蚣科动物少棘巨蜈蚣的干燥体。味辛,性温,有毒,归肝经,功效息风镇痉,攻毒散结,通络止痛。临床用名有蜈蚣、焙蜈蚣。

蜈蚣擅长解毒消疮,可广泛应用于皮肤病,如疮疡肿毒、瘰疬结核、风癣、白秃疮等。《医学衷中参西录》评其:"走窜之力最迅,内而脏腑,外而经络,凡气血凝聚之处皆能开之。虽有微毒,而专善解毒,所以能消一切疮疡之毒,内服、外用均可。"蜈蚣对阳性疮疡红肿疼痛、暗红难消的阴性疮疡皆有佳效。其解毒之力优于金银花、连翘、蒲公英类,盖因蜈蚣既能清热解毒,又能活血化瘀通络。按《神枕方》曾以茶、蜈蚣二味炙为末,敷瘰疬溃疮;《玉楸药解》亦用蜈蚣拔毒消肿。徐学春自拟方蜈龙散,研极细末,治瘰疬溃疡或窦道,即取其消瘀解毒散结的作用。

药理资料证明,蜈蚣有抗菌作用,对结核杆菌、皮肤真菌有抑制作用。蜈蚣有抗惊厥作用。蜈蚣的水溶性去蛋白提取液对动物离体心房收缩力有明显增强作用,有直接降压和扩张血管作用。蜈蚣水煎液对黄色毛癣菌、许氏黄癣菌等皮肤真菌有不同程度的抑制作用。蜈蚣水提取物有抗凝血作用。

49. 全蝎 又名蝎子、全虫,来源于钳蝎科动物东亚钳蝎的干燥体,有毒。具有息风镇痉,通络解毒,攻毒散结的作用。常用于小儿惊风、抽搐、痉挛、半身不遂、口眼歪斜、淋巴结核、面神经麻痹、脑血管痉挛、风湿顽痹、疮疡肿毒、破伤风症等。

治瘰疬:全蝎适量,研为细末,放于药肉膏或橡皮膏的中心(药末的厚度约 2 mm 面积,以能覆盖瘰疬的表面为度)贴患处。用时先用冷开水加 3% 的食盐,溶化后洗患处,棉花揩干,然后贴药。3 日换药 1 次,7 次为 1 个疗程,一般 1~3 个疗程可愈。

全蝎外用除皮肤稍有痒感外,一般无副作用。对个别皮肤过敏患者,可能出现皮肤潮红、疼痒或疱疹,停药后可自行消退,亦可用黄连 10 g、甘草 5 g 泡开水外擦疱疹,以促其消退。

50. 石吊兰 为苦苣苔科吊石苣苔属植物吊石苣苔的全草,又名石豇豆、石泽兰、岩豇豆等。具有清肺止咳,凉血止血,祛湿化滞,通络止痛之功效。

《文山中药志》称其"清热燥湿,消肿止痛"。现代药理研究认为,从石吊兰中分离出一脂性成分石吊兰素,经体外试验 200 μg/ml 即有显著抗结核杆菌的作用,体内试验亦有一定的作用。石吊兰总多酚具有较强的体外还原活性,是天然的抗氧化活性剂。

(赵有利 主嘉佳 张艳菊)

二、常用外用中药

1. 公丁香 性味辛、温,外用可温经行气止痛,治风毒诸肿。方书录有本品研末敷痈疽恶肉外敷膏药方。常取公丁香与官桂等温经通络之品合研细粉,入适量凡士林或饴糖调敷瘰疬肿核,共奏温化寒凝痰核之效。

药理资料证明,本品煎剂对人型结核杆菌可完全抑制,气味芳香可增加透皮吸收作用。

2. 山柰 性味辛、温,外用止痛有效。药理资料证明,对多种常见致病真菌,均有不同程度的抑制作用。用法与公丁香同。

3. 猪牙皂 本品系豆科苏木亚科皂荚属植物皂荚所结之短小、弯曲而无种子的荚。有皂角、皂角刺、牙皂三种,功用小异。皂角辛咸,性燥,具有祛痰开窍,散结消肿作用,内治肿满、坚瘕、囊结,外用涂擦、烟熏患处,能消毒散肿;而皂角刺气味辛温,其形锋锐,以之溃散痈疽恶疮,可直透患处,若症起于风痰,则牙皂力胜。然皆具温通窍塞,散肿消毒作用,宜于疮疡诸症。所以《本草纲目》云"涂之则散肿消毒,搜风治疮";《药性论》亦说熬之成膏,贴一切肿毒,能"破坚症,兼能止疼痛"。徐学春自拟方七味内消散入此,治核硬肿痛之瘰疬。

4. 生南星 源自植物天南星根茎,性味辛苦,温,有毒,功效燥湿化痰,祛风止痉,散结消肿。外用以鲜品捣烂,或干品研粉敷痛肿患处,可消肿散结止痛,《本草求真》谓:"天南星能散风,能通稠痰固结,能燥湿,能消疝瘕结核。"《济生方》以生南星一枚研烂醋调贴患处,觉痒则换,治大如拳、小如栗,或软或硬,不疼不痒的痰瘤结核,名南星膏,治均有效。用干品醋磨取糊外搽,或伍以他药,对敷瘰疬肿核或肿疡之见症,均有消肿止痛的作用。制南星以白矾、鲜姜制,使其毒性减弱,功效大减。

5. 冰片 冰片辛苦,凉,外治疮疡,可行气止痛,活血生肌。药理资料证明,用于局部有止痛及温和的防腐作用,所以《本草求真》说"辛香气窜,无往不达","能治一切风湿不留内"。

以其配合腐蚀药或生肌收口药治瘰疬溃疡,即取其能走能散的香窜作用,能壅塞通利,经络条达,肿消结散,腐去肌生。

6. 樟脑 樟脑辛热香窜,外用有化痰散肿止痛之功,常治疥癣疮疡等症,《洞天奥旨》录有樟脑丹,麻油调涂陈年疮溃烂的治方。徐学春自拟方七味内消散入此药,取其散肿止痛,温经活络作用。治疗未溃瘰疬肿核,颇为有效。

7. 白胡椒 又名川椒,性味辛热,外用可消血瘀肿痛。本品治瘰疬,主要取其温通,行气,活血的作用。凡瘰疬初起,或不消散之肿核,如敷诸消炎散肿药,因有白胡椒的温通,可引药力直达病所。

8. 官桂 本品甘辛大热,有温经散寒,活血止痛的作用,内服、外用均可。药理资料证明,桂皮油有中枢性及末梢性扩张血管的作用,能增强血液循环。伍以温通药共研外用,治疗早、中期未溃之瘰疬。若取粉少许,加入清热消炎外敷药中,治疗局部红肿热痛之瘰疬,则清热解毒之药因得行气活血之品的襄助,效可益著。

方书外用一般多取肉桂,官桂因其外用效同而价廉,只是用量稍增而已。因桂名虽有桂心、板桂、筒桂、肉桂、官桂之分,但本出一源,故《汤液本草》也有"诸桂数等,皆大小老壮之不同"说。

9. 血竭 血竭为棕榈科植物麒麟竭果实和藤茎中的树脂,性平色赤,味甘、咸,功效散瘀定痛,止血生肌敛疮。凡治跌打损伤、内伤瘀痛、外伤出血等症皆可入血竭,或内服,或研粉酒调外敷。刘河间谓"血竭除血痛,为和血之圣药"。《博济方》血竭散治脓水不止的已破瘰疬,即血竭、大枣、干地黄合研如粉,津调敷疮口。《本草求真》云:"甘主补,咸主消,血竭味甘能和血收口,止痛生肌,然味咸则消,却能引脓。"《本草经疏》:"凡血病无瘀积者不必用。"

张锡纯则认为其色赤入血分,味辣入气分,通气活血效于乳、没。研之红如鸡血,且置热水中则溶化,须臾复凝结水底块者为真血竭。配伍乳香、没药、三棱、莪术、煅牡蛎、龙胆草等成消瘰丸内服,配伍生半夏、生山甲、生甘遂、生马钱子、皂角成消瘰膏外用。血竭配轻粉等,外治溃疡瘰病,收祛腐止血生肌之效。内服易过敏。无瘀血者慎服。药理试验证明,能显著缩短家兔血浆钙化时间,并对多种致病真菌有不同程度的抑制作用。

10. 红、黄升丹　本品系以火硝、明矾、水银三味为原料,经炼制升华而成,其升华物呈红色粉末或块状者为红升,呈黄色粉末或块状者为黄升,其沉淀物名升药底。大毒,外用药。升丹具有提脓拔毒,祛腐生肌之功,所以历来用作治痈疽、疔疮,一切内暗紫黑、创口坚硬、久不收敛的溃疡的常用药物,或直接用粉末撒于创口,或配伍他药掺瘘管。《张氏医通》治霉疮结毒;《沈氏经验方》治痈疽烂肉未清,脓水未净;《集成良方三百种》治痈疽、疮疡、疔毒溃后。《外科大成》《疡医大全》录有炼制法、适应证及应用法。徐学春取本品和轻粉等药按不同比例制成极细末撒于瘰疬、溃疡疮口,或撒在凡士林油纱条上塞入瘘管。升药底功能杀虫止痒,外用配伍治疥癣,每获良效。

第三节　常用内服方剂

治疗淋巴结结核的有效方剂多达数百首,现从古籍中遴选针对性较强的名方、经方,结合张觉人、赵炳南、顾伯华、许履和、徐学春等名医验方,从消、托、补、攻补兼施四方面,枚举近 60 首效方供参考,分列组成、用法、功效、主治等,为便于记忆均附有方歌。

一、消法剂

1. 消瘰丸(清·程钟龄《医学心悟》)

【组成】　玄参(蒸)120 g,牡蛎(煅,醋研)120 g,贝母(去心,蒸)120 g。

【歌诀】　消瘰牡蛎贝玄参,消痰散结且滋阴,肝肾素亏痰火盛,炼蜜为丸此方珍。

【用法】　上药共研细末,炼蜜为丸,如梧桐子大。每服 9 g,日服 2 次。

【功效】　清热滋阴,化痰散结。

【主治】　因肝肾阴亏,肝火郁结,灼津为痰而成瘰病、痰核,见咽干,舌红,脉弦滑者。临床可用于淋巴结结核、急慢性淋巴结炎、肺结核、乳腺增生病、甲状腺功能亢进、甲状腺肿大等疾病。

2. 消瘰丸(张锡纯《医学衷中参西录》卷八)

【组成】　煅牡蛎十两(即 300 g),生黄芪 120 g,三棱、莪术各 60 g,朱血竭、生明乳香、生明没药各 30 g,龙胆草 60 g,玄参 90 g,浙贝母 60 g。

【歌诀】　消瘰浙贝昆牡蛎,龙胆玄参与黄芪,血竭莪术棱乳没,衷中参西此方奇。

【用法】　上 10 味共为细末,蜜丸桐子大。每服 9 g,用海带 15 g 洗净切丝,煎汤送下,每日服 2 次。

【功效】　清肝解郁,理气活血,化痰软坚。

【主治】　肝胆郁火,痰饮凝结之瘰病。

3. 消瘰丸(杨吉相《疮疡证治秘录》)

【组成】　夏枯草 100 g,牡蛎 100 g,白芍 100 g,玄参 100 g,大贝 50 g,沙参 50 g,乳香、没药各 100 g,海藻 50 g。

【歌诀】　消瘰牡蛎夏枯草,玄参大贝佐白芍,沙参乳没海藻入,散结活血瘰病消。

【用法】　共研细末,制成蜜丸,每丸重 7.5 g。每服 1 丸,日 3 次。

【功效】 软坚散结,活血止痛。

【主治】 瘰疬未溃、已溃均可。

4. 内消瘰疬丸(清·顾世澄《疡医大全》)

【组成】 夏枯草 240 g,玄参 150 g,大青盐 150 g,白蔹 30 g,当归 30 g,海藻 30 g,枳壳 30 g,桔梗 30 g,川贝母 30 g,熟大黄 30 g,薄荷 30 g,连翘(去心)30 g,海蛤粉 30 g,生地 30 g,天花粉 30 g,甘草 30 g,硝石 30 g。

【歌诀】 内消瘰疬甘贝翘,枳桔薄蔹玄枯草,大黄盐花归地硝,化痰消肿海蛤藻。

【用法】 上药共研细末,酒糊为丸,如梧桐子大。每服 6～9 g,日服 2 次。(原著:临卧白汤送服 9 g。)

【功效】 软坚散结,化痰消肿。

【主治】 瘰疬肿大,按之软或坚实有疼痛,或瘿瘤按之软或坚,伴有低热,或痰核。可用于颈淋巴结结核、单纯性甲状腺肿大、甲状腺腺瘤、甲状腺囊肿、乳腺增生病等病症。

5. 连翘消毒饮(清·吴谦《医宗金鉴》)

【组成】 连翘、陈皮、桔梗、玄参、黄芩、赤芍、当归、山栀子、葛根、射干、天花粉、红花、大黄各一钱,甘草五分。

【歌诀】 连翘消毒陈桔草,玄芩归射葛赤芍,栀红大黄天花粉,热毒湿毒疗效高。

【用法】 水煎服,有痰者加竹茹。食后服。

【功效】 清解热毒,化湿散结。

【主治】 热毒瘰疬,过食炙煿醇酒膏粱,腮项成核,天行亢热,湿痰作肿,不能转侧者。

6. 防风解毒汤(《清·吴谦医宗金鉴》)

【组成】 防风、荆芥、桔梗、牛蒡子、连翘、甘草、石膏、薄荷、枳壳、川芎、苍术、知母各一钱。

【歌诀】 防风解毒荆蒡草,苍桔枳壳煅石膏,川芎知母佐连翘,祛风解毒风痰消。

【用法】 水煎服,灯芯草 20 根共煎煮。食后服。

【功效】 祛风清热,解毒散结。

【主治】 风毒瘰疬,寒暑不调,劳伤凑袭耳项结肿,或外寒内热,痰凝气滞者。

7. 夏枯草膏(清·吴谦《医宗金鉴》)

【组成】 京夏枯草 750 g,当归、白芍(酒炒)、玄参、乌药、浙贝母(去心)、僵蚕(炒)各 15 g,昆布、桔梗、川芎、甘草、陈皮各 9 g,香附(酒炒)30 g,红花 6 g。

【歌诀】 夏枯草膏贝白芍,红花川芎归陈草,僵蚕桔梗昆乌药,瘰疬消散白蜜膏。

【用法】 上药共入砂锅内,加水浓煎过滤去渣,将汤再入锅内,慢火熬浓,加红蜜 240 g,再熬成膏,瓷瓶收贮。每次服 1～2 匙,开水冲服,亦可外用薄纸摊贴。

【功效】 清肝养血,开郁化痰,软坚散结。

【主治】 瘰疬(淋巴腺结核)坚硬,忧思气郁,肝旺血燥。

【宜忌】 气恼、鱼腥。

8. 柴胡连翘汤(明·朱橚《普济方》卷二七二)

【组成】 柴胡 15 g,连翘 15 g,知母(酒炒)15 g,黄芩(酒炒)15 g,黄柏(酒炒)9 g,生地 9 g,炙甘草 9 g,中桂 1 g,牛蒡子 6 g,瞿麦穗 18 g,川归尾 4.5 g。

【歌诀】 柴胡连翘瞿麦穗,芩柏生地知母归,桂枝牛蒡炙甘草,疏风清热肿消回。

【用法】 上药锉如麻豆大。每服 9～15 g,以水 400 ml 煎至 200 ml,去滓食后热服。

【功效】　疏风清热,解毒消肿。

【主治】　热毒瘰疬、马刀,兼气寒血滞、经闭。

9. 柴胡清肝散(明・王纶《明医杂著》卷六)

【组成】　柴胡、黄芩(炒)各 3 g,黄连(炒)、山栀(炒)各 2.1 g,当归 3 g,川芎 1.8 g,生地 3 g,升麻 2.4 g,丹皮 3 g,甘草 1 g。

【歌诀】　柴胡清肝生地丹,芩连归草川芎研,升麻泻火消肿痛,用药轻轻在清肝。

【用法】　水煎内服。

【功效】　清肝泻火,消肿止痛。

【主治】　① 肝胆火热引起的颈项肿痛,结核不消。② 妇人暴怒,肝火内动,经水妄行,胎动不安等。③《口齿类要》卷二十三:肝经怒火,风湿传脾,唇肿裂或患茧唇。

10. 软坚散结汤(张梦侬《临证会要》)

【组成】　炒橘核(打)10 g,天葵子 10 g,海藻 15 g,昆布 15 g,牡蛎粉 30 g,夏枯草 60 g,煨莪术 10 g,浙贝母 10 g,炒枳实 10 g,蒲公英 30 g,法半夏 10 g,地丁草 30 g,白花蛇舌草 60 g。

【歌诀】　软坚散结昆葵藻,莪贝橘核夏枯草,牡蛎枳实半夏甘,公英地丁蛇舌草。

【用法】　水煎服。2 日 1 剂,分 6 次服,10 剂为 1 个疗程。无论已破、未破,均可服用。

【功效】　行气散结,化痰软坚,清热解毒。

【主治】　瘰疬,症见颈项一侧或两侧起多个坚硬结节,大小相连,小者如粟,大者如豆,甚则溃烂浸淫,久不收口。

11. 消疬膏(徐学春《瘰疬证治》)

【组成】　玄参 500 g,象贝母 240 g,煅牡蛎 500 g,猫爪草 240 g,昆布 500 g,海藻 500 g,夏枯草 1 000 g,青皮 120 g,陈皮 120 g,羊乳 240 g,党参 240 g,茯苓 240 g,白术 240 g,山药 240 g,芊芳 500 g,莲子 240 g,红枣 500 g。

【歌诀】　玄贝牡蛎消疬膏,四君昆藻青陈爪,芊芳山羊夏枯草,健脾莲子大红枣。

【用法】　上药水煎浓缩,白糖收膏。每次服 1 匙(约 15 g),开水冲服,日 2 次。

【功效】　补气健脾,化痰消核。

【主治】　瘰疬、结核见脾胃虚弱者。

12. 散肿溃坚汤(金・李杲《兰室秘藏》卷下)

【组成】　黄芩(一半酒炒,一半生用)24 g,知母 15 g,黄柏(去粗皮酒炒)15 g,龙胆草(酒炒)15 g,天花粉(酒洗)15 g,桔梗 15 g,昆布(酒炒)15 g,柴胡 12 g,升麻 9 g,连翘 9 g,甘草 9 g,京三棱(酒炒)9 g,莪术(酒炒)9 g,葛根 6 g,当归尾 6 g,芍药 6 g,黄连 3 g。

【歌诀】　散肿芩龙柏溃坚,升柴花粉知母连,三棱甘桔葛翘,昆布归芍术研。

【用法】　锉碎,每服 18～21 g,水 200 ml,先浸半日,煎至 100 ml,去渣,稍热服,于卧处伸脚在高处,头微低,每嗽 1 口作 10 次咽,至服毕,依常安卧,取药在胸中停留故也。另取半料作细末,炼蜜为丸如绿豆大,每服 100 丸,此汤留一口送下,更加海藻 15(炒)g,食后量虚实加减多少服,皆仿此例。

【功效】　清热解毒,散肿溃坚,行气活血,化痰散结。

【主治】　瘰疬,马刀疮结硬如石,在耳下至缺盆,或至肩上,或至胁下,皆手足少阳经中;及瘰疬遍下颔,或至颊车,坚而不溃,在足阳明中所出;或二疮已破,及流脓水并皆治之。

【按语】　本方甘草与昆布同用。苦寒,不宜久服;如属病久正虚者,忌服。

服药多少临病斟酌,量患者饮食多少,大便硬软,以意增减之。

13. 消核丸（清·林佩琴《类证治裁·回春》卷五）

【组成】 橘红(盐水洗,略去白)一两,赤茯苓(去皮)一两,生甘草节(去皮)四钱,半夏曲(姜汁拌,焙)七钱,片芩(酒拌,炒)八钱,僵蚕(水洗,炒黄)六钱,玄参(酒拌,焙)七钱,牡蛎(火煅,童便淬,另研)七钱,山栀仁(连壳,炒焦)八钱,天花粉七钱,瓜蒌仁(另研)七钱,大黄(煨)一两,桔梗(去芦)七钱,连翘(去枝梗)一两。

【歌诀】 消核牡蛎草僵蚕,橘红半夏芩栀玄,花粉大黄翘桔梗,赤苓瓜蒌清热痰。

【用法】 上为末,汤泡蒸饼为丸,如绿豆大,晒干。每服80～90丸,白汤送下。

【功效】 清热化痰,软坚消肿。

【主治】 颈项、耳后结核,三五成簇,不红不痛,坚而难移,久而逐渐肿疼者。

14. 消核散（清·吴谦《医宗金鉴》卷六十四）

【组成】 海藻90 g,牡蛎、玄参各120 g,糯米240 g,生甘草30 g,红娘子(用糯米炒胡黄色,去红娘子,用米)28个。

【歌诀】 消核散用红娘藻,玄参糯米生甘草,拔毒消痰兼散结,明言反用疗效高。

【用法】 共研细末,酒调服1.5～3 g。视人体质强弱而定。

【功效】 拔毒消痰,散结消痰。

【主治】 颈项痰凝瘰疬病(淋巴结结核)。

15. 海藻化瘰丸（《中医外科临证集要》）

【组成】 海藻、僵蚕、浙贝母、牡蛎粉各等分。

【歌诀】 海藻化瘰贝僵蚕,牡蛎散结又软坚,散瘿消瘤痰核化,开水送服做蜜丸。

【用法】 上药共研细末,水泛为丸,如桐子大,阴干装瓶备用。每次服药丸10 g,每日3次,白开水送服,饭后服为宜。

【功效】 消痰化瘰,软坚散结。

【主治】 瘰疬(淋巴结结核)用于瘰疬初起者,瘿瘤(甲状腺肿瘤),痰核(体表局限性肿块)。

16. 内消瘰疬片（徐学春《瘰疬证治》）

【组成】 玄参500 g,象贝母240 g,煅牡蛎500 g,猫爪草240 g,羊乳240 g,地龙240 g,重楼240 g,青皮240 g,夏枯草1 000 g,昆布500 g,海藻500 g,僵蚕240 g,制乳香120 g,制没药120 g,柴胡120 g,白芍240 g,梓木草240 g。

【歌诀】 内消瘰疬消瘰丸,地龙羊乳猫爪蚕,青楼昆藻乳没夏,柴胡梓木白芍研。

【用法】 将夏枯草、梓木香、煅牡蛎、昆布、海藻、柴胡、地龙煎水浓缩,其余药共研细末,加水混匀压片。每服6～8片,日2次。

【功效】 清热化痰,软坚散结。

【主治】 瘰疬(淋巴结结核),痰核(体表局限性肿块)未溃、已溃各期均可。

17. 消炎散核汤（徐学春《瘰疬证治》）

【组成】 金银花15 g,蒲公英15 g,地丁10 g,重楼10 g,赤芍10 g,天花粉12 g,当归10 g,夏枯草15 g,玄参15 g,生甘草3 g。

【歌诀】 消炎散核粉双花,公英地丁赤芍加,当归重楼夏枯草,玄参甘草解毒夸。

【用法】 水煎内服。

【功效】 清热解毒,消肿止痛。

【主治】 风热痰核(急性淋巴结炎合并周围炎)。

18. 内消连翘丸(明·陈文治《疡科选粹》卷四)

【组成】 连翘三两,漏芦一两半,胡桃肉一两半,夏枯草一两半,土瓜根一两半,射干一两半,泽兰一两半,沙参一两半,白及一两半。

【歌诀】 内消连翘核桃仁,土瓜泽兰及沙参,射干疗闭夏枯草,化核软坚祛瘰君。

【用法】 上为末,入胡桃肉研匀,酒糊为丸,如梧桐子大。空心食前盐汤送下。

【功效】 化核软坚。

【主治】 瘰疬、马刀。

19. 连翘散坚汤(金·李杲《兰室秘藏》卷下)

【组成】 柴胡 36 g,龙胆草(酒洗 4 次)、土瓜根(酒制)各 30 g,黄芩(酒炒 2 次)21 g,当归梢、生黄芩、蓬莪术、京三棱(同蓬莪术酒炒)、连翘、赤芍各 15 g,炙甘草 9 g,黄连(酒炒 2 次)、苍术各 6 g。

【歌诀】 连翘散坚连赤芍,柴胆土瓜苍归梢,莪术三棱炙甘草,燥湿化痰疏肝好。

【用法】 用上药的 1/2 为细末,炼蜜为丸如绿豆大,每服 100 丸;另 1/2 粉碎,每服用 15 g,加水 200 ml,先浸多半日,煎至 100 ml 时,去渣,临卧热服,去枕仰卧,每口作 10 次咽下,留 1 口送下药丸,服毕卧如常,更以龙泉散涂之。

【功效】 疏肝理血,燥湿化痰。

【主治】 马刀,耳下或至缺盆,或肩上两胁生疮坚硬如石,动之无根,或流脓或作疮未破(颈、腋下淋巴结结核)。

20. 舒肝溃坚汤(清·吴谦《医宗金鉴》卷六十四)

【组成】 夏枯草、僵蚕(炒)各 6 g,香附子(酒炒)、石决明(煅)各 4.5 g,当归、白芍(醋炒)、陈皮、柴胡、川芎、穿山甲(炒)各 3 g,红花、片子姜黄、甘草(生)各 1.5 g。

【歌诀】 舒肝溃坚归芍芎,柴甲红花陈决明,香附姜黄甘枯草,石疽筋瘰现奇功。

【用法】 上药加灯心 1.5 m 为引,用水 450 ml,煎取 150 ml。食远热服。

【功效】 疏肝理气,消肿散坚。

【主治】 筋瘰、石疽。

21. 舒解软坚丸(《房芝萱外科经验》)

【组成】 夏枯草 15 g,知母 9 g,黄芩 12 g,连翘 15 g,木香 9 g,陈皮 9 g,白芍 15 g,黄柏 9 g,柴胡 9 g,桔梗 15 g,三棱 9 g,莪术 9 g,葛根 9 g,香附 15 g,升麻 9 g,炒山甲 18 g,乳、没各 9 g,黄连 6 g,龙胆草 9 g,当归 15 g,红花 9 g,防风 9 g,海藻 12 g,昆布 12 g,煅决明 15 g,花粉 12 g,玄参 15 g,牡蛎 12 g,麝香 3 g。

【歌诀】 舒解昆藻葛三黄,知翘陈芍柴木香,棱莪升粉甲乳没,决夏防红胆麝香。

【用法】 共研细末,水泛为丸。每服 9 g,早、晚各 1 次。

【功效】 活血止痛,软坚散结。

【主治】 瘰疬、乳痰、乳癖、瘿瘤。

22. 牛蒡丸(明·朱橚《普济方》卷二九二)

【组成】 牛蒡子(微炒)、何首乌各 28 g,干薄荷 14 g,麝香、牛黄各 3.5 g,皂角 7 挺(加水 150 ml 捣汁,熬成膏)。

【歌诀】 牛蒡首乌薄麝香,祛风解毒皂牛黄,风毒结核消瘰疬,消肿化痰黄芪汤。

【用法】 上药为细末,以皂角膏为丸,如梧桐子大。每次服 30 丸,煎黄芪汤送下。

【功效】 祛风解毒,消肿化痰。

【主治】 风毒结核瘰疬,肿硬疼痛(急性淋巴结炎)。

23. 犀黄丸(清·王维德《外科证治全生集》)

【组成】 犀黄三分,麝香一钱半,乳香、没药(均去油)各一两。

【歌诀】 西黄乳没好麝香,黄米饭用捣烂尝,临卧空腹陈酒送,解毒合营消肿康。

【用法】 上药共研极细末,用黄米饭一两,捣烂为丸(忌火烘、晒干)。陈酒三钱送下,患生上部,临卧服下,空心服。

【功用】 清热解毒,和营消肿。

【主治】 用于痈疽疔毒、瘰疬、流注、癌肿等。

24. 瘰疬疏肝散(《饲鹤亭集方》引缪仲淳方)

【组成】 昆布、海浮石、川贝、牡蛎各 90 g,葵子 15 g。

【歌诀】 瘰疬疏肝散川贝,天葵牡蛎海浮石,夏枯草汤做药引,清热散郁顽痰涤。

【用法】 上药为细末,夏枯草汤泛丸。每服 9 g。

【功效】 清热涤痰,散郁消肿。

【主治】 瘰疬(淋巴腺结核)、乳岩(乳腺癌)。

【按语】 本方主要用于忧思郁怒,气积于肝、胃二经所致的瘰疬、乳岩等,具有解郁结,清血热,涤痰火,消肿毒的作用。尤以夏枯草汤泛丸,其软坚散结力更强。

25. 瘰疬软坚丸(徐学春《瘰疬证治》)

【组成】 玄参 500 g,象贝母 240 g,煅牡蛎 500 g,猫爪草 240 g,夏枯草 1 000 g,炮山甲 240 g,昆布 500 g,海藻 500 g,梓木草 240 g,三棱 120 g,莪术 120 g,白芥子 120 g,黄芪 240 g,当归 240 g,地龙 240 g。

【歌诀】 软坚散结玄贝蛎,三草甲棱白芥子,昆藻地龙芪莪归,活血化瘀治瘰疬。

【用法】 夏枯草、昆布、海藻、梓木草煎水浓缩,余药共研细末与浓缩剂泛丸。每服 6 g,日 2 次。

【功效】 活血化瘀,软坚散结。

【主治】 瘰疬(淋巴结病)肿核坚硬,难消难溃,舌边尖有紫斑、脉涩者。

【按语】 ① 方义:玄参、象贝母、煅牡蛎、猫爪草、夏枯草化痰软坚,消核散结;三棱、莪术、炮山甲、白芥子逐瘀血,化顽痰,破坚结;海藻、昆布、梓木草化痰软坚;黄芪、当归补气养血,以防攻伐太过;地龙率药入经通络。② 加减用药:配伍用量中祛瘀药不宜重,佐当归、黄芪不可少,为加强软坚散结之力,可酌加甘草。

26. 鳖甲散(宋·王怀隐等《太平圣惠方》卷六十六)

【组成】 鳖甲(去裙边,涂醋炙令黄)、雄黄(细研)、雌黄(细研)各 14 g,桑螵蛸(微炒)、䗪虫(微炒)各 5 枚,狼毒(锉,醋拌炒黄)28 g,磁石(捣,细研,水飞过)42 g,麝香(细研)3 g。

【歌诀】 鳖甲狼毒雄雌黄,蚕虫桑蛸磁麝香,散毒祛腐除脓血,以粥调服瘰疬康。

【用法】 捣细罗为散,研过的药更令匀。每日空服,日午与近夜时各服 1 次,以粥调服 3 g。

【功效】 散毒去腐,软坚散结,除脓止血。

【主治】 瘰疬流脓出血(淋巴腺结核破溃)。

27. 五味龙虎散(《许履和外科医案医话集》)

【组成】 炙蜈蚣、全蝎、地鳖虫、参三七、血竭各等分。

【歌诀】 蜈蚣全蝎地鳖虫,三七血竭五味成,化痰散瘀如龙虎,效如桴鼓显奇功。

【用法】 上药研细末,和匀。每服 1 g,每日 2 次,装入胶囊内吞服,亦可为丸或片。

【功效】 化痰毒,散瘀血。

【主治】 淋巴结结核、骨关节结核。

【按语】 本方主治痰气凝结,兼有瘀血停留之症,除治上述疾病外,尚可用于癥瘕、阑尾周围脓肿等疾患。

28.阳和汤(清·王维德《外科证治全生集》)

【组成】 熟地 30 g,肉桂(去皮,研粉)3 g,麻黄 2 g,鹿角胶 9 g,白芥子 6 g,姜炭 2 g,生甘草 3 g。

【歌诀】 阳和汤桂芥麻姜,熟地鹿胶甘草尝,温经补血散寒滞,阴疽流注鹤膝方。

【用法】 上药以水 300 ml,煎服。

【功效】 温经补血,散寒通滞。

【主治】 寒湿痰瘀所致的流注、痰核、瘰疬、乳岩、附骨疽等病,初起肤色不变,肿硬作痛者。

29.阳和丸(《赵炳南临床经验集》)

【组成】 肉桂 12 g,白芥子 30 g,附子 12 g,麻黄 6 g,干姜 12 g。

【歌诀】 阳和丸法用干姜,附子肉桂芥麻黄,温阳燥湿通经络,寒凝瘰疬服之康。

【用法】 每服 1～2 丸,日服 2 次,温开水或温黄酒送下。

【功效】 温阳散寒,通络燥湿。

【主治】 瘰疬。

30.山羊消瘰丸(《文琢之中医外科经验论集》)

【组成】 山羊角 1 500 g,威灵仙(用文火将 2 味药同煮 4 小时,羊角软化后取出晒干,河沙炒泡,去灵仙)120 g,浙贝母 500 g,全瓜蒌 250 g,玄参、香附各 250 g,法半夏、淮山药、郁金、金银花、刺蒺藜各 180 g,淡昆布、淡海藻各 150 g,僵蚕、牛蒡子、明党参、白芥子、山楂肉、橘核、陈皮各 120 g,制南星 90 g,桔梗、蜂房各 60 g,升麻 30 g,牡蛎 500 g,川楝肉 360 g,蜈蚣 10 条,甘草 120 g。

【歌诀】 山羊灵仙消瘰丸,芥蒌楂香蜂夏蚕,昆藻蒺藜郁山药,橘核陈蜈党参全,南星甘草升川楝,软坚散结且疏肝。

【用法】 共为细末,用夏枯草 2 500 g、苦丁茶 500 g,煎取浓汁泛为丸如绿豆大,穿糖衣,风干备用。服时,每次 20～30 粒,每日 3 次用白开水送下,体弱者可用四君子汤下。

【功效】 疏肝消瘰,软坚散结。

【主治】 瘰疬已溃或未溃、瘿瘤(甲状腺肿大)、痰核。

【按语】 本方对皮下脂肪瘤、纤维瘤亦有效须常服,勿间断。

31.星半消核汤(明·陈文治《疡科选粹》卷三)

【组成】 半夏、胆南星、天花粉、桔梗、白芷、金银花、昆布、海藻、夏枯草、瓜蒌仁、陈皮、甘草、防风、川芎、当归、羌活、海蛤粉、贝母(本方用量原书缺)。

【歌诀】 星半消核贝粉陈,桔归羌芷瓜蒌仁,夏枯昆藻海蛤粉,金防芎草功不泯。

【用法】 上药以水 300 ml,加姜 3 片,煎服。

【功效】 疏风化痰,解毒散结。

【主治】 大人、小儿颈内痰核、病疮。

32. 活络疏肝散(《疡科全书》)

【组成】 柴胡、牛蒡子、牛膝、青皮、防风各 4.5 g,天花粉、土茯苓各 9 g,山慈姑(去皮毛)、葛根、夏枯草各 6 g,生甘草 3 g。

【歌诀】 活络疏肝葛防风,柴粉慈姑土茯苓,牛蒡牛膝青皮草,清热消肿显奇功。

【用法】 水煎服。

【功效】 疏风清热,散结消肿。

【主治】 瘰疬,外感风火所致者。两耳之下,或环颈皆是,或单在左耳之下,或单在右耳之中。无论核之多少,色带红光欲破,或痛或不痛,或寒热交作(化脓性淋巴结炎)。

33. 芩连二陈汤(明·陈实功《外科正宗》卷二)

【组成】 黄芩、黄连、陈皮、茯苓、半夏、甘草、桔梗、连翘、牛蒡子、花粉各 3 g,木香 1 g,夏枯草 6 g,姜 3 片。

【歌诀】 芩连二陈天花粉,木香牛蒡夏枯香,半夏连翘梗甘草,豁痰行气三片姜。

【用法】 用水 300 ml,煎至 240 ml,食后服。渣再煎,临睡服,每日 2 次。

【功效】 清热燥湿,豁痰行气,消肿止痛。

【主治】 颈项瘰疬结核外皮漫肿色红微热,或至缺盆高骨上发肿,形长坚硬作痛(颈项部淋巴结结核、急性淋巴结炎等)。

【宜忌】 初起宜服,已成气弱者不宜服用。

34. 抑气内消散(明·龚廷贤《万病回春》卷八)

【组成】 当归、川芎、白芍(酒炒)、白术、青皮、陈皮、姜半夏、桔梗、羌活、白芷、厚朴(姜汁炒)、独活各 24 g,防风、黄芩、乌药、香附、槟榔各 30 g,苏叶 45 g,沉香 9 g,木香、人参、甘草各 15 g。

【歌诀】 抑气内消三香朴,防风乌药芷二皮,独活八珍去苓地,夏梗苏榔气血宜。

【用法】 上药锉后,水煎温服。若需要继续服药,则按上述药量比例配制丸药,用酒糊丸如梧桐子大,每服 70 丸,酒送服。

【功效】 理气活血,消肿散结。

【主治】 瘰疬(淋巴结结核)、诸瘤结核(体表肿块)。

35. 连翘丸(宋·王怀隐等《太平圣惠方》卷九十)

【组成】 连翘 22 g,海藻(洗,去咸味)、榆白皮(锉)、牡丹皮、桂心、白头翁、防风(去芦头)、黄柏(锉)、香豉、独活、秦艽(去苗)各 15 g。

【歌诀】 连翘丸用桂海藻,秦艽独活豉防风,清热解毒软坚散,榆柏丹皮白头翁。

【用法】 将上药捣,为末,炼蜜为丸如麻子大。每次用温水送服 5 丸,每日 3 次。根据患儿年龄大小,相应加减用量。

【功效】 清热解毒,软坚散核。

【主治】 小儿忽寒热,颈项生恶核,肩背拘急(急性淋巴结炎、淋巴结结核)。

36. 结核散(黑龙江省祖国医学研究所方)

【组成】 炮山甲 45 g,蜈蚣 2 条,僵蚕 15 g,硝石 1 g,天龙 2 只,全蝎 2 只,白附子 45 g。

【歌诀】 结核散蝎蜈蚕,山甲天龙硝石研,白附分装胶囊灌,解毒消肿又化痰。

【用法】 将上药研成细末,分装在"0"号或"1"号胶囊内。每次服 3～4 粒,每日 3 次,儿童及体弱者酌减。30 日为 1 个疗程。

【功效】　化痰消肿,活血解毒。

【主治】　瘰疬(淋巴结结核)、骨痨(骨结核)。

【按语】　该方由崔鸿喜整理发表于《江苏中医杂志》。

37. 小金丹(清·王维德《外科证治全生集》)

【组成】　白胶香、草乌、五灵脂、地龙、木鳖(俱为细末)各一两五钱,乳香、没药(各去油)、当归身(俱研末)各七钱半,麝香三钱,墨炭一钱二分。

【歌诀】　归灵乳没小金丹,草乌墨炭麝香研,阴疽初期最宜用,地龙木鳖胶蜜丸。

【用法】　上各研细末,混匀,用糯米一两二钱,同上药末糊厚,捣千锤,为丸如芡实大。每料约250粒,每服1丸,陈酒送下,醉盖取汗。如流注将溃及溃久者,以10丸,做5日服完,每日2丸。

【功用】　散结消肿,化瘀止痛。

【主治】　用于阴疽初起,皮色不变,肿硬作痛,多发性脓肿、瘿瘤、瘰疬、流痰、乳岩、乳癖。

38. 消坚汤(清·陈士铎《洞天奥旨》卷七)

【组成】　当归、白芍、银花、蒲公英各15 g,柴胡6 g,天花粉9 g,炙甘草3 g,全蝎(研末)3个,桔梗4.5 g,牛蒡子4.5 g。

【歌诀】　消坚归芍草柴胡,牛蒡公英全蝎服,清热银花天花粉,祛瘀通络又解毒。

【用法】　水煎汁1碗,调全蝎末服。

【功效】　清热解毒,祛瘀通络。

【主治】　马刀挟瘿,名病串,即瘰疬成串,质坚,其形长如马刀。挟瘿,所生者,其状如璎珞,故称挟瘿。相当于颈淋巴结结核。若日久未破者,加附子1 g。

39. 消串丹(清·许克昌等《外科证治全书》卷三)

【组成】　白芍30 g,白术30 g,柴胡6 g,天花粉9 g,茯苓15 g,陈皮3 g,附子1片,甘草3 g,蒲公英10.5 g,紫背天葵15 g。

【歌诀】　消串丹用蒲公英,柴芍葵术粉茯苓,陈皮附子生甘草,健脾疏肝散结灵。

【用法】　水煎,连服8剂,将药减半再服10剂,而瘰疬尽化,再服1个月痊愈,接服六君子汤以善其后。

【功效】　疏肝健脾,化痰散结。

【主治】　瘰疬(淋巴结结核)。

40. 消肿汤(《疡科全书》)

【组成】　夏枯草、玄参、花粉各9 g,山慈姑、煅牡蛎、海藻、昆布、桔梗各6 g,生甘草、白芥子各3 g。

【歌诀】　消肿汤中粉慈姑,玄参牡蛎藻夏枯,白芥昆布桔甘草,软坚散结饭后服。

【用法】　水煎,食后服。

【功效】　滋阴清热,软坚散结。

【主治】　无名瘰疬,骤然红肿者。

41. 醒消丸(清·王维德《外科证治全生集》卷四)

【组成】　乳香、没药(各去油)各30 g,麝香4.5 g,雄黄15 g,黄米饭30 g。

【用法】　上药中除米饭外,各研极细,然后与黄米饭同捣为丸,如莱菔子大,忌火烘晒干。每服9 g,热陈酒送下,取醉,盖被取汗。

【歌诀】 醒消乳没麝香丸,雄黄黄米捣饭研,癌痈阴疽翻花病,解毒通络消肿坚。

【功效】 解毒通络,消肿止痛。

【主治】 ①痈肿,包括鱼肚痈(小腿肚痈肿),翻花起肛(疮疡久不敛口,四周坚硬高起,胬肉突起似翻花)久烂不堪者。②《疮科遗编》卷上:臑痈(上臂痈肿)。③《卫生鸿宝》卷二:乳岩(乳癌)、瘰疬(淋巴结结核)、流注(肌肉深部多发性转移性脓肿)、横痃(梅毒性腹股沟淋巴结炎)、肠痈(阑尾炎及周围脓肿)、一切阴疽(骨髓炎、骨结核等)。④《中医皮肤病学简编》:疗、疖、溃疡(包括足跟溃疡)。

【宜忌】 ①孕妇忌服。②马培之:已成脓者万不可用。

【按语】 ①方义:方中乳香、没药散结行瘀,消肿止痛;雄黄解毒杀虫,用黄米饭作调剂意在使病去而不伤正。本方除能消痈散结之外,还有护心护膜的作用。防止毒邪内攻脏腑,故为"治痈肿圣药"。②《外科证治全书》中消醒丸,麝香改为0.9 g。

42. 银翘消瘰丸(《中医外科临证集要》)

【组成】 玄参15 g,浙贝母10 g,牡蛎粉30 g,淡海藻15 g,金银花15 g,连翘10 g,夏枯草20 g。

【歌诀】 银翘消瘰海藻丸,夏枯散结疏风痰,淋巴慢炎最宜用,痰核痰毒两面全。

【用法】 水煎内服。

【功效】 疏风清热,化痰散结。

【主治】 风热夹痰而患痰核者(慢性淋巴结炎)。

二、托法剂

1. 托里定痛散(明·陈实功《外科正宗》)

【组成】 当归身、熟地、乳香、没药、川芎、白芍、肉桂各3 g,罂粟壳(去筋膜,蜜炒)9 g。

【歌诀】 托里定痛散肉桂,乳没芎地罂归芍,痈疽溃后补气血,疮疡疼痛此方高。

【用法】 用水400 ml,煎至320 ml。病在上,食后服;病在下,食前服。

【功效】 补气养血,托里定痛。

【主治】 治痈疽溃后,血虚疼痛不可忍。

2. 内托生肌散(张锡纯《医学衷中参西录》)

【组成】 生黄芪200 g,甘草100 g,生明乳香75 g,生明没药75 g,生杭芍100 g,天花粉150 g,丹参75 g。

【歌诀】 内托生肌生杭芍,黄芪丹参甘草稍,乳香没药天花粉,气血双补疗效高。

【用法】 上7味共研细末。每服9 g,日服2次,开水送服。若将散剂变为汤剂,须先将花粉改用240 g,一剂分作8次煎服,较散剂生肌尤速。

【功效】 双补气血,化腐生肌。

【主治】 瘰疬、疮疡破后,气血亏损不能化脓生肌;或其疮数年不愈,外边疮口甚小、黑边溃烂甚大,且有窜至他处不能敷药者。

3. 托里定痛汤(徐学春《瘰疬证治》)

【组成】 黄芪15 g,徐长卿10 g,皂角刺6 g,白芷6 g,金银花12 g,生地10 g,重楼10 g,地丁10 g。

【歌诀】 托里定痛芷金丁,黄芪生地徐长卿,重楼解毒用汤剂,瘰疬宜消疡欲成。

【用法】　水煎内服。

【功效】　托里定痛,清热解毒。

【主治】　① 瘰疬难以消散,已形成脓疡尚未破溃者;② 瘰疬溃疡脓水不畅,疼痛不解者。

【按语】　方义:黄芪补气托里,徐长卿、白芷行气止痛,皂角刺、赤芍活血散肿,银花、重楼、生地清热解毒。

三、补法剂及攻补兼施剂

1. 香贝养营汤(清·吴谦《医宗金鉴》)

【组成】　白术(土炒)6 g,人参 3 g,茯苓 3 g,熟地 3 g,川芎 3 g,当归 3 g,白芍(炒)3 g,陈皮 3 g,贝母 3 g,香附(酒炒)3 g,桔梗 15 g,甘草 15 g,生姜 3 片,大枣 2 枚。

【歌诀】　香贝养营八珍全,陈皮桔梗姜枣研,补气养血以扶正,疏肝行气又化痰。

【用法】　水煎服,每日 1 剂,日服 2 次。

【功效】　补气养血,行气化痰。

【主治】　瘰疬、乳癌,日久体虚,气滞痰凝,伴有疲乏无力、头目眩晕、面色无华、脉沉细。可用于慢性淋巴结炎、颈淋巴结核以及各种疮疡溃破排脓不畅等病症。

【按语】　加减用药:若见瘰疬未溃,可加夏枯草、牡蛎;兼有局部红痛,加连翘、玄参;乳癌未溃,加八月札、黄药子、七叶一枝花、壁虎;瘰疬、乳癌已溃,排脓不畅,加黄芪、白芷、芙蓉花;溃后疼痛较剧,加乳香、没药、延胡索;兼有畏寒肢冷,加鹿角片、肉桂、白芥子;胃纳不馨,加炒谷芽、炒麦芽。

2. 益气养荣汤(明·骆龙吉《内经拾遗方论》卷一)

【组成】　炙黄芪、人参、白术(去芦,炒)各 4.5 g,当归(酒洗)、川芎、白芍(炙)、生地黄、陈皮、香附、贝母各 3 g,柴胡、地骨皮、桔梗、甘草各 1.5 g。

【歌诀】　益气养荣参术芪,归芎生地贝陈皮,柴香地骨桔梗草,理气托疮利生肌。

【用法】　水煎,饭后服。

【功效】　益气养荣,理气化痰,托疮生肌。

【主治】　久患瘰疬流注,以致气血两虚,胸中抑郁,饮食少思,或四肢肿,肉色不变,或日晡发热,或溃而不敛不愈者。

3. 黄芪丸(宋·王怀隐等《太平圣惠方》卷六十六)

【组成】　黄芪(锉)、木香、漏芦、枳壳(麸炒微黄,去瓤)、玄参、犀角屑、桔梗(去芦头)、川大黄(锉碎微炒)各 30 g,牛蒡子 60 g(微炒)。

【歌诀】　黄芪枳玄木香漏,牛蒡犀角桔大黄,疏风清热宜消散,饭前啜粥蜜丸尝。

【用法】　上药捣罗为末,炼蜜和捣三二百杵,丸如梧桐子大。每日空心及晚食前,以粥饮下 20 丸。

【功效】　疏风清热,消肿散结。

【主治】　瘰疬结肿生脓。

4. 清肺汤(徐学春《瘰疬证治》)

【组成】　百部 10 g,白及 9 g,百合 9 g,玄参 10 g,煅牡蛎 15 g,桔梗 6 g,天冬 10 g,麦冬 10 g,桑白皮 9 g,白毛夏枯草 15 g,陈皮 6 g,炙甘草 3 g。

【歌诀】　百合白及清肺汤,牡蛎玄参桔梗藏,二冬百部夏枯草,桑皮甘草陈皮囊。

【用法】 水煎内服。

【功效】 清解肺热,止咳化痰,养阴润肺,软坚散结。

【主治】 瘰疬合并肺痨阴虚咳嗽者。

5. 清痨汤(徐学春《瘰疬证治》)

【组成】 生地 10 g,地骨皮 6 g,青蒿 10 g,知母 10 g,银柴胡 6 g,玄参 12 g,白薇 10 g,夏枯草 15 g,黄芪 10 g。

【歌诀】 清痨银柴玄生地,枯草青蒿薇黄芪,佐加知母兼降火,骨蒸退热地骨皮。

【用法】 水煎内服。

【功效】 滋阴降火,益气固卫。

【主治】 瘰疬骨蒸潮热,阴虚火旺者。

6. 丹芪膏(徐学春《瘰疬证治》)

【组成】 紫丹参、黄芪各等分。

【用法】 上药煎水去渣浓缩,加白糖收膏。每日 2 次,每次 1 匙,开水冲服。

【功效】 益气活血。

【主治】 瘰疬中、后期气虚血瘀者。

【按语】 方义:丹参养血活血,去瘀血,生新血;黄芪补气行血。

7. 复方胎盘片(徐学春《瘰疬证治》)

【组成】 紫河车、党参、黄芪各等分。

【歌诀】 复方胎盘党参芪,扶正固本养血宜,瘰疬久病元气损,此方压片包糖衣。

【用法】 将胎盘洗净烘干,与党参共研细末,用黄芪碱水浓缩加糖少许,压片,包糖衣,每片重 0.4 g,每日 3 次,每次 4 片。

【功效】 养血益精,扶正固本。

【主治】 瘰疬久病,元气虚损。

【按语】 方义:胎盘补气养血益精,疗虚损,调羸弱;党参、黄芪大补元气。

8. 加味八珍汤(清·祁坤《外科大成》卷二)

【组成】 白术 4.5 g,人参、茯苓、当归、川芎、白芍、熟地、陈皮、贝母、桔梗、何首乌、金银花、射干各 3 g,黄芪 2.4 g,连翘、玄参各 2.1 g,夏枯草 6 g,山慈姑、甘草各 1.5 g。

【歌诀】 加味八珍贝首乌,陈桔银花玄慈姑,射干连翘芪甘草,益气解毒用夏枯。

【用法】 用水 160 ml、酒 80 ml,煎至 200 ml,卧时服。

【功效】 益气养血,散结解毒。

【主治】 瘰疬,虚弱者。

9. 滋补膏(徐学春《瘰疬证治》)

【组成】 女贞子 2 000 g,墨旱莲 2 000 g,生地 600 g,熟地 600 g,鸡血藤 1 200 g,夜交藤 1 200 g。

【歌诀】 滋补二地鸡夜藤,滋补肝肾二至功,瘰疬后期补气血,白糖收膏药味浓。

【用法】 上药煎水去渣浓缩,白糖收膏。每日 2 次,每次 1 匙,开水冲服。

【功效】 补益气血,滋养肝肾。

【主治】 瘰疬后期肝肾两亏。

10. 活血化坚汤(明·陈实功《外科正宗》卷二)

【组成】 防风、赤芍、归尾、天花粉、金银花、贝母、川芎、皂角刺、桔梗各 3 g,僵蚕、厚朴、五灵脂、陈皮、甘草、乳香、白芷梢各 1.5 g。

【歌诀】　活血化坚归陈芎,赤芍花粉皂五凤,白芷乳香厚蚕梗,解毒花草未溃脓。

【用法】　上药以水 300 ml,煎至 240 ml,临服饮酒以小杯,食后服。

【功效】　活血解毒,软坚散结。

【主治】　一切瘰疬、瘿瘤、痰核,初起未溃脓者。

11. 滋荣散坚汤(明·陈实功《外科正宗》卷二)

【组成】　川芎、当归、白芍、熟地、陈皮、茯苓、桔梗、白术、香附各 3 g,甘草、海粉、贝母、人参、昆布各 1.5 g,升麻、红花各 0.9 g。

【歌诀】　滋荣散坚八珍全,蛤贝昆红升桔研,香附双花姜枣入,行气活血兼软坚。

【用法】　水 300 ml,姜 3 片,枣 3 枚,煎取 240 ml,食后服。

【功效】　补气养血,消肿散坚。

【主治】　一切瘰疬(淋巴结结核),忧抑所伤,气血不足,形体瘦弱,潮热咳嗽,坚硬肿痛,不分新久,但未穿溃者并效。

【按语】　加减用药:身热,加柴胡、黄芩;自汗、盗汗,去升麻倍人参、黄芪;饮食无味,加藿香、砂仁;食而不化,加山楂、麦芽;胸膈痞闷,加泽泻、木香;咳嗽痰气不清,加杏仁、麦冬;口干作渴,加知母、五味子;睡卧不宁,加黄柏、远志、枣仁;惊悸健忘,加茯神、石菖蒲;有汗恶寒,加薄荷、半夏;无汗恶寒,加苍术、藿香;女人月经不调,加玄胡、丹皮;腹胀不宽,加厚朴、大腹皮。

12. 逍遥散(明·陈实功《外科正宗》卷二)

【组成】　当归、白芍、茯苓、白术、柴胡各 3 g,香附 2.4 g,丹皮 2.1 g,甘草 1.8 g,薄荷 1.5 g。

【歌诀】　逍遥散用归苓芍,香附白术丹皮草,柴胡薄荷疏肝郁,调和气血疗效好。

【用法】　上药以水 300 ml,煎至 240 ml,饭后 2 小时服。

【功效】　疏肝解郁,调和气血。

【主治】　① 瘰疬,妇人血虚,五心烦热,肢体疼痛,头目昏重,心忡颊赤,口燥咽干,发热盗汗,食少嗜卧,及室女血弱,荣卫不调,痰嗽潮热,肌体羸瘦,渐成骨蒸。②《疡科心得集》治肝郁不舒,致成乳癖、乳岩、失营、瘰疬等症。③《疡科遗编》卷上治:妇人阴疮、阴挺、蚌疽、阴蚀、阴脱。④《疡科捷径》卷中治:乳痈。⑤《医宗金鉴》卷六十四治上搭手,卷七十四治翻花疮。⑥《中医外科学》五版大专教材治:乳癖、失荣、瘰疬、粉刺、油风等属于肝气郁结者。

13. 疏肝理气汤(徐学春《瘰疬证治》)

【组成】　柴胡 10 g,青皮 6 g,枳壳 6 g,郁金 10 g,白芍 10 g,当归 10 g,茯苓 10 g,白术 10 g,夏枯草 15 g,甘草 3 g。

【歌诀】　疏肝理气柴青草,归术郁金苓白芍,消肿散结夏枯草,肝郁瘰疬疗效高。

【用法】　水煎内服。

【功效】　疏肝理气,消核散结。

【主治】　瘰疬属肝郁气滞者。

【按语】　方义:本方由逍遥散加减而来,柴胡、青皮、枳壳、郁金、夏枯草疏肝理气,条达肝木;当归、白芍柔肝;茯苓、白术、甘草健脾助运,生血养肝。

（赵有利　王松岩　张艳菊　梁艺馨）

第四节　常 用 中 成 药

随着耐药结核病的日益增多,西医化学药物的使用将更加严格管控,中医药治疗结核病也逐渐被重视。中成药在结核病治疗方面较化学药物毒副作用小,不易产生耐药性。中成药治疗结核方面首先要强调辨证,未能准确辨证论治,会造成药物使用不当。将中医辨证论治与西医辨病诊断治疗相结合,既可调整机体的机能状态,又可延缓其耐药性的产生,中西互补,故中成药必将成为临床上治疗结核病的理想途径之一。

邓郡等总结中成药治疗结核病概况认为,辅助中医药辨证治疗结核具有提高治愈率及抑菌减毒、促进病灶消散吸收、提高免疫力等作用。

现将对淋巴结结核病有治疗或辅助治疗作用的部分中成药概述如下。

一、抑制结核杆菌生长的中成药

中药在结核病治疗中的应用价值取决于中药对结核杆菌的抑制或杀灭作用。临床研究证实,有抑制或杀灭结核杆菌作用的单味中药,或有效单体成分有猫爪草、夏枯草、百部、狼毒、苦参碱、大蒜素等;含有单体制剂包括猫爪草胶囊、夏枯草颗粒、优福宁胶囊(狼毒提取物)等。含有以上中药或有效成分组成的复方制剂有百部丸、内消瘰疬丸、小金丸(胶囊)等。

1. 猫爪草胶囊

【成分】　猫爪草。

【功效】　散结消肿。

【主治】　用于瘰疬、淋巴结核未溃者,亦可用于肺结核。

【用法用量】　口服,每次 5 粒,每日 3 次,黄酒送服。连服 6 日,隔 3 日后再服。老人及儿童酌减。

【注意事项】　① 服药后,患处有红肿疼痛时可停药 3 日后再服,其红肿可自行消失或自破流脓,毒尽疮口愈合。② 身体虚弱的可配补气养血药同服。③ 服药期间,严禁辛辣和发性食物。

【研究进展】　该药在治疗颈淋巴结核、急慢性咽炎、附睾结核、婴儿接种卡介苗后腋窝淋巴结反应以及抗肺结核、抗肿瘤等方面都有临床应用的报道。研究动物实验,猫爪草能促进绵羊红细胞吸收、消散作用,能改善淋巴结核病灶周围的血液循环,使药物易于渗透到组织内。其不仅可以抑制结核杆菌的生长,还能提高机体的免疫力,增强药物的杀菌效果,减缓耐药菌的产生,同时对肿大的淋巴结有化瘀消肿作用,使抗菌药更易渗透到组织内起到杀菌效果。猫爪草胶囊对结核杆菌有抑制作用且不易产生耐药性;该药对动物中枢神经系统、心脏、呼吸系统等有不同程度的抑制作用,对人体亦可起到保护性抑制作用,可改善体质和增强抗病能力。

2. 夏枯草颗粒

【成分】　夏枯草。

【功效】　清火明目,散结消肿。

【主治】　用于头痛眩晕、瘰疬、瘿瘤、乳痈肿痛、甲状腺肿大、淋巴结结核、乳腺增生症、高血压症。

【用法用量】　开水冲服,每次 1 袋,每日 2 次。

【应用】　2015 年版《中国药典》(一部)已收录了夏枯草口服液和夏枯草膏 2 种制剂,其片剂、颗粒剂和注射剂等也广泛应用于临床研究和治疗。

3. 优福宁胶囊

【成分】　狼毒提取物。

【功效】　灭菌杀虫，止咳化痰。

【主治】　抗结核药。主治各型肺结核，也可用于其他结核，适用于对某些抗结核药过敏、耐药及合并肝病的结核病患者。

【用法用量】　口服，每次 4～5 粒，每日 3～4 次。

【研究进展】　体外实验发现优福宁及其单体成分对人型 H37Rv 结核杆菌的 MIC 均为 100～350 mg/L，呋喃醛醚、三萜酸和酚醚分别为 25 mg/L、50 mg/L 和 175 mg/L。小鼠实验性结核治疗结果显示，其体内抗结核活性接近乙胺丁醇。

4. 百部丸

【成分】　百部粉，小雌鸡（去毛爪肠）。

【功效】　润肺止咳，补虚杀虫。

【主治】　久新咳嗽，痰液稠黏。用于治疗慢性支气管炎、百日咳。

【用法用量】　口服，每次 9 g，每日 2 次。

【注意事项】　忌生冷、辛辣食物。

5. 内消瘰疬丸

【成分】　夏枯草、玄参、大青盐、海藻、浙贝母、薄荷、天花粉、蛤壳（煅）、连翘、熟大黄、白蔹、甘草、地黄、桔梗、枳壳、当归、玄明粉。辅料：淀粉、蜂蜜。

【功效】　软坚散结，解毒消肿。

【主治】　用于瘰疬、痰核或肿或痛。

【用法用量】　口服，每次 8 丸，每日 3 次。规格：48 粒/板×2 板/盒。

【注意事项】　孕妇忌用，大便稀溏者慎用。

【研究进展】　杨芬报道内消瘰疬丸联合抗结核药物治疗淋巴结结核，能使淋巴结脓肿消退加速，溃疡面愈合加快，全身及局部症状得以缓解，使得病灶中结核杆菌杀灭彻底，复发率低。李树玲统计治疗组的治愈率和治愈速度均明显高于对照组，对瘰疬的消散起到明显的作用，而且治疗过程中未发现明显的毒副作用。

6. 小金胶囊（小金丸）

【成分】　麝香、木鳖子（去壳，去油）、制草乌、枫香脂、乳香（制）、没药（制）、五灵脂（醋炒）、当归（酒炒）、地龙、香墨。

【功效】　散结消肿，化瘀止痛。

【主治】　用于阴疽初起，皮色不变，肿硬作痛，多发性脓肿、瘿瘤、瘰疬、乳岩、乳癖。

【用法用量】　打碎后口服，每次 1.2～3 g，每日 2 次，小儿酌减。

【研究进展】　实验表明，小金丸（胶囊）对金黄色葡萄球菌、大肠杆菌、溶血性链球菌、奈瑟氏菌等均有抑菌作用。小金丸加减具有良好的改善血瘀状态和抑制肿瘤生长的作用，且有副作用小的优点，并可以较迅速、持久的发挥药效。此外，小金胶囊（武汉健民）还具有消炎、退肿、抗结核、镇静、止痛以及提高机体免疫力和抗病能力的作用，能促进肿块和瘢痕减轻或消退。

7. 康复新液

【成分】　美洲大蠊干燥虫体的乙醇提取物。

【功效】 通利血脉,养阴生肌。

【主治】 内服:用于瘀血阻滞,胃痛出血,胃、十二指肠溃疡;以及阴虚肺痨,肺结核的辅助治疗。外用:用于金疮、外伤、溃疡、瘘管、烧伤、烫伤、褥疮之创面。

【用法用量】 口服,每次 10 ml,每日 3 次,或遵医嘱;外用用医用纱布浸透药液后敷患处,感染创面先清创后再用本品冲洗,并用浸透本品的纱布填塞或敷用。

【研究进展】 陈华昕报道康复新液不但具有显著促进表皮细胞核肉芽组织生长以及新血管生成的功能,亦具有促进黏膜毛细血管增生,加速病损组织修复和改善局部微循环的作用。康复新液尚可通过抑制细菌蛋白和脱氧核糖核酸的合成从而达到抗菌消炎的效果。康复新液治疗颈部淋巴结核除具有改善创面组织局部循环,促进新肉芽组织形成和黏膜损伤修复,减轻组织炎性水肿和通过抑制细菌蛋白质和 DNA 的合成从而起着抗菌消炎的作用,也可减少西药治疗引发的不良反应和并发症的发生。

8. 百合固金丸

【成分】 百合、生地、熟地、麦冬、玄参、川贝母、当归、白芍、桔梗、甘草。

【功效】 养阴润肺,化痰止咳。

【主治】 用于肺肾阴虚,燥咳少痰,痰中带血,咽干喉痛。

【用法用量】 口服,水蜜丸每次 60 g,大蜜丸每次 1 丸,每日 2 次。

9. 麦味地黄丸

【成分】 麦冬、五味子、熟地、山茱萸(制)、牡丹皮、山药、茯苓、泽泻。

【功效】 滋肾养阴,敛肺止咳。

【主治】 肺肾阴亏,潮热盗汗,咽干口渴,咳喘带血,眩晕耳鸣,腰膝酸软。麦味地黄丸偏于滋肾敛肺,适用于肺肾阴虚之喘嗽。

【用法用量】 口服,大蜜丸每次 1 丸,每日 2 次。

10. 五海瘿瘤丸(《全国中成药处方集》吉林方)

【成分】 海带、海藻、海螵蛸、昆布、浮小麦各 60 g,白芷 30 g,广木香 6 g,蛤粉 60 g。

【功效】 软坚化核,消肿散瘀,活血舒气。

【主治】 瘿瘤(甲状腺肿)、瘰疬(淋巴结肿)、气瘿乳核(乳房肿块)、无名肿毒等症。

【用法用量】 上药共为细末,炼蜜为丸,重 6 g。大人每次服 1 丸,6 岁至 9 岁每次服半丸,2 岁至 5 岁每丸分 3 次服。每日 2 次,早、晚用开水送下。

【注意事项】 孕妇忌服,勿食生冷、油腻、发物。

二、提高机体免疫力的中成药

补虚培元、培强正气、提高抗病能力是中医药治疗结核的重要手段,体质虚弱、气血不足是导致结核发病的重要原因之一。以下列举百地滋阴丸、六味地黄丸、金水宝胶囊等对肺、脾及肾有滋补作用,能提高机体对结核杆菌抵抗能力的中成药。

1. 百地滋阴丸

【成分】 地黄、地骨皮、白芍、山药、山茱萸、茯苓、女贞子、北沙参、麦冬、泽泻、知母、五味子、鳖甲(制)等。

【功效】 滋补肺肾,凉血除蒸。

【主治】 用于肺痨属肺肾不足、气阴两伤所致的咳喘少气,干咳少痰,潮热盗汗,声嘶失音,心慌肢冷,形体消瘦的辅助治疗。

【用法用量】 口服,每次1丸,每日1~2次。饭后服用。

【注意事项】 脾胃虚弱者慎用。

2. 六味地黄丸

【成分】 熟地、酒萸肉、牡丹皮、山药、茯苓、泽泻。

【功效】 滋阴补肾。

【主治】 肾阴亏损,头晕耳鸣,腰膝酸软,骨蒸潮热,盗汗遗精。

【用法用量】 口服,大蜜丸每次1丸,每日2次。

【注意事项】 ① 忌不易消化食物。② 感冒发热患者不宜服用。③ 有高血压、心脏病、肝病、糖尿病、肾病等慢性病严重者应在医师指导下服用。④ 儿童、孕妇、哺乳期妇女应在医师指导下服用。

3. 金水宝胶囊

【成分】 发酵虫草菌粉CS-4。

【功效】 补益肺肾,秘精益气。

【主治】 用于肺肾两虚,精气不足,久咳虚喘,神疲乏力,不寐健忘,腰膝酸软,月经不调,阳痿早泄、慢性支气管炎、慢性肾功能不全、高脂血症、肝硬化见上述证候者。

【用法用量】 口服,每次3粒,每日3次。

【注意事项】 凡阴虚火旺、血分有热、胃火炽盛、肺有痰热、外感热病者禁用。

【研究进展】 金水宝胶囊为发酵虫草菌的提取物,可补益肺肾,秘精益气,增强巨噬细胞吞噬、杀灭结核杆菌的能力,且能保护肝细胞,减少化疗不良反应,增强机体对化疗的耐受性。

三、减轻化学抗痨药毒副作用的中成药

在抗痨过程中,化学药物引发的肝损伤是导致结核病治疗中断的重要原因,在患者存在高危因素的情况下,有效的预防性护肝治疗可减少发病率。

常见肝损伤主要有转氨酶升高和胆红素升高(黄疸),严重者肝脏有病理性改变。用于降低转氨酶的有五味子制剂,如护肝片、五酯胶囊、五酯滴丸,降酶灵胶囊;其他如肝喜乐胶囊、复方益肝灵胶囊、肝得治胶囊、参灵肝康胶囊、参芪肝康胶囊、复方五仁醇胶囊、利肝隆胶囊等,这类药物降低谷转氨酶效果肯定。

1. 护肝片

【成分】 柴胡、茵陈、板蓝根、绿豆、五味子、猪胆粉。

【功效】 疏肝理气,健脾消食。

【主治】 具有降低转氨酶作用。用于慢性肝炎及早期肝硬化等。

【用法用量】 口服,每次4片,每日3次。

【注意事项】 阴黄患者忌服。此药不能长期服用,长期服用会对肝脏、肾脏造成损害,反而起不到护肝的效果。

2. 五酯胶囊

【成分】 华中五味子。

【功效】 能降低血清谷丙转氨酶。

【主治】 可用于慢性、迁延性肝炎谷丙转氨酶升高者。

【用法用量】 口服,每次 2 粒,每日 3 次,或遵医嘱。

【注意事项】 五味子味酸易滞湿,可使胆红素升高,故只适用于单纯性转氨酶升高且无黄疸者,用药时间宜长。

3. 降酶灵胶囊

【成分】 五味子果仁的乙醇浸出物。

【功效】 降酶。

【主治】 肝炎。

【用法用量】 口服,每次 2 粒,每日 3 次。

【注意事项】 降酶灵胶囊用药过量可能会出现严重的心律失常、阵发性痉挛危象。在增大使用剂量时应注意监测血药浓度。多索茶碱不得与其他黄嘌呤类药物同时应用,与麻黄素或其他肾上腺素类药物合用时须慎重,与氟喹酮类药物如依诺沙星、环丙沙星合用宜减量。

4. 肝苏胶囊

【成分】 扯根菜(别名赶黄草)。

【功效】 降酶,保肝,退黄,健脾。

【主治】 用于慢性活动性肝炎、乙型肝炎,也可用于急性病毒性肝炎。

【用法用量】 口服,每次 3 粒,每日 3 次,小儿酌减。

5. 茵栀黄颗粒

【成分】 茵陈提取物、栀子提取物、黄芩苷、金银花提取物。

【功效】 清热解毒,利湿退黄。

【主治】 有退黄疸和降低谷丙转氨酶的作用。用于湿热毒邪内蕴所致急性、慢性肝炎和重症肝炎(Ⅰ型),也可用于其他型重症肝炎的综合治疗。

【用法用量】 开水冲服,每次 6 g,每日 3 次。

【注意事项】 妊娠及哺乳期妇女慎用。药效学试验显示,本品可抑制 D-氨基半乳糖致大鼠和四氯化碳致小鼠的急性肝损伤,降低异硫氰酸致小鼠血清胆红素的升高。

6. 清肝利胆胶囊

【成分】 茵陈、山银花、栀子、厚朴、防己。

【功效】 清利肝胆湿热。

【主治】 用于湿热蕴结所致的纳呆、肋痛、疲倦、乏力、尿黄、苔腻、脉弦。

【用法用量】 口服,每次 7 粒,每日 1～2 次,或遵医嘱。

【注意事项】 服药期间忌食油腻、辛辣刺激性食物,忌酒。

7. 胆宁片

【成分】 大黄、虎杖、青皮、白茅根、陈皮、郁金、山楂。

【功效】 疏肝利胆,清热通下。

【主治】 用于肝郁气滞、湿热未清所致的右上腹隐隐作痛、食人作胀、胃纳不香、嗳气、便秘;慢性胆囊炎见上述证候者。用于治疗慢性胆囊炎(气滞湿热型),治疗习惯性便秘。

【用法用量】 口服,每次 5 片,每日 3 次,饭后服用。

【注意事项】 可引起大便次数增多,偶有轻度腹泻。但患者若为瘀胆型肝炎引发的黄疸,则宜使用清肝利胆片、胆宁片等含柴胡、郁金之类的有利胆作用的药物。

8. 强肝胶囊

【成分】　茵陈、板蓝根、当归、白芍、丹参、郁金、黄芪、党参、泽泻、黄精、地黄、山药、山楂、六神曲、秦艽、甘草。

【功效】　清热利湿,补脾养血,益气解郁。

【主治】　用于慢性肝炎、早期肝硬化病、脂肪肝、中毒性肝炎等。

【用法用量】　口服,每次 5 粒,每日 2 次。每服 6 日停 1 日,8 周为 1 个疗程,停 1 周,再进行第 2 疗程。

【注意事项】　有胃、十二指肠溃疡或高酸性慢性胃炎者应减量服用,妇女经期可暂停服用。可改善肝脏病理状况的药物有强肝胶囊、大黄䗪虫丸等。强肝胶囊含茵陈、板蓝根、当归、黄芪等,能保护肝细胞,改善肝功能,抑制肝纤维化,并可提高免疫功能,促进肝组织再生。

9. 大黄䗪虫丸

【成分】　熟大黄、土鳖虫、水蛭、虻虫、蛴螬(炒)、干漆、桃仁、苦杏仁、黄芩、地黄、白芍、甘草。

【功效】　活血破瘀,通经消痞。

【主治】　用于瘀血内停、腹部肿块、肌肤甲错、目眶暗黑、潮热羸瘦、经闭不行、月经失调。

【用法用量】　口服,每次 1～2 丸,每日 1～2 次。

【注意事项】　孕妇禁用,皮肤过敏者停服。

【研究进展】　① 有效降低转氨酶,保护慢性肝损伤,促进体内血液吸收。② 增强肝细胞代谢,促进胆汁的分泌与排泄。③ 增强机体免疫能力,使白蛋白升高,球蛋白下降。④ 增强网状内皮系统的吸附功能和白细胞的吞噬能力。⑤ 活血破瘀、祛瘀生新,促进瘀血肿块的消散和吸收。⑥ 改善微循环,增加心肌营养血流量,降低血液黏度,抑制血栓形成和血小板聚集,增加纤维蛋白溶解酶活性。⑦ 抑制胆固醇、三酰甘油合成,阻止胆固醇在肝脏的沉积和在血管壁上的沉积,抗动脉粥样硬化。⑧ 有显著的镇静、镇痛、抗惊厥作用。

四、改善结核病临床症状的中成药

纵隔淋巴结结核与肺结核中医认为主要由阴虚内热所致,用滋阴润肺化痰之药物治疗可以缓解症状,药物如结核丸、芪贝胶囊、健脾润肺丸、肺宁片、抗痨颗粒等均可对症应用。肺结核最常见的临床症状是咳嗽、咳痰、咯血,中成药可缓解相应状,如强力枇杷露、鲜竹沥口服液、急支糖浆等止咳药,云南白药等止血药,玉屏风口服液等止盗汗药。

1. 结核丸

【成分】　龟甲(醋制)、百部(蜜炙)、鳖甲(醋制)、紫石英(煅)、生地、熟地、天冬、北沙参、牡蛎、阿胶、龙骨、麦冬、蜂蜡、熟大黄、白及、川贝母。

【功效】　滋阴降火,补肺止嗽。

【主治】　用于阴虚火旺引起的潮热盗汗、咳痰咯血、胸胁闷痛、骨蒸痨嗽,肺结核、骨结核。

【用法用量】　口服,每次 1 丸,每日 2 次。骨结核患者每次用生鹿角 15 g 煎汤送服。

【研究进展】　张军国等报道中药结核丸辅助治疗初患涂阳肺结核的临床效果观察治疗组,在临床症状改善、痰菌阴转及病灶吸收等方面明显优于对照组;治疗组不良反应发生率明显低于对照组。蒋锦琴等报道结核丸对结核分枝杆菌 H37Rv、株科牛分枝杆菌科 Povis 和草分枝杆菌 Phlie 有明显体内抗结核分枝杆菌活性,起到良好的抗结核作用。

2. 健脾润肺丸

【成分】 山药、黄精、地黄、制何首乌、黄芪、党参、山茱萸、五味子、丹参、川贝母、白及、阿胶。

【功效】 滋阴润肺,止咳化痰,健脾开胃。

【主治】 用于痨瘵、肺阴亏耗、潮热盗汗、咳嗽咯血、食欲减退、气短无力、肌肉瘦削等肺痨诸症,并可辅助治疗抗痨药物引起的肝功损害。

【用法用量】 口服,每次 3～4 丸,每日 3 次。

3. 疗肺宁

【成分】 返魂草(紫菀)、百部、穿心莲、羊乳根、白及。

【功效】 清热祛痰,镇咳平喘。

【主治】 用于肺内感染、慢性支气管炎、喘息性支气管炎、急性呼吸道感染及浸润性肺结核、肺结核空洞等辅助治疗。

【用法用量】 口服,每次 3 粒,每日 3 次。

4. 抗痨颗粒

【成分】 白及、百部、川贝母等。

【功效】 活血止血,散瘀生新,祛痰止咳。

【主治】 用于浸润性肺结核,痰口带血。

【用法用量】 开水冲服,每次 1 袋,每日 3 次。

5. 益肺止咳胶囊(疗肺散)

【成分】 白及、三七、猫爪草、蛤蚧、石吊兰、百合。

【功效】 养阴润肺,止咳祛痰,通络止痛。

【主治】 用于慢性支气管炎引起的咳嗽咯痰。

【用法用量】 口服,每次 4 粒,每日 3 次。

【注意事项】 孕妇及月经期妇女禁用。

五、促进病灶吸收的中成药

在结核病恢复期,加用具有一定活血化瘀作用的中成药,可改善微循环,抑制肺纤维增生,利于药物渗透,促进病灶吸收和空洞闭合。该类药物主要有补肺活血胶囊、肺泰胶囊等。

1. 补肺活血胶囊

【成分】 黄芪、赤芍、补骨脂。

【功效】 益气活血,补肺固肾。

【主治】 用于肺心病(缓解期)属气虚血瘀证,症见咳嗽气促,或咳喘胸闷,心悸气短,肢冷乏力,腰膝酸软,口唇发绀,舌淡苔白或舌紫暗等。

【用法用量】 口服,每次 4 粒,每日 3 次。

【注意事项】 偶见口干。

【研究进展】 药理试验表明,本品可降低 $FeCl_3$ 致肺心病模型家兔的红细胞、白细胞、血小板计数和血色素,降低全血黏度、血浆黏度、红细胞比容,对肺性 P 波异变率有一定降低作用,可降低血气中二氧化碳分压,提高氧分压、氧饱和量。对小鼠血清溶血素和脾溶血空斑形成细胞有一定促进生成作用。对麻醉犬的心输出量、冠脉血流量有一定增加作用,对血管总外周阻力、冠脉阻力、心肌耗氧量、耗氧指数有一定降低作用。可延长氨水引咳小鼠的咳嗽潜伏期,减少咳嗽次数,并对组织胺引喘豚鼠的哮喘潜伏期有一定延长作用。

2. 肺泰胶囊

【成分】　苦荬菜、黄芩、北沙参、瓜蒌、太子参、百部、枇杷叶、川贝母、白及。

【功效】　清热化痰,润肺杀虫。

【主治】　与抗结核化学药品联合使用,用于浸润型肺结核病属痰热兼阴虚证,症见发热,或咯血、咳嗽,或痰中带血,乏力,纳差,颧红,盗汗等。

【用法用量】　口服,每次5粒,每日3次。初治者6个月为1个疗程,复治者8个月为1个疗程。

【注意事项】　① 本品需在医生指导下使用。② 在与抗结核化学药品联合使用期间,注意复查肝功能。

【研究进展】　临床前药理试验表明,本品可延长感染人型结核分枝杆菌 H37Rv 小鼠的平均存活天数;可减缓感染结核杆菌豚鼠的体重下降,降低脾、肺重量及病变指数,抑制结核杆菌在豚鼠脾、肺、肝、淋巴结的生长;可延长二氧化硫及氨水法引咳小鼠的咳嗽潜伏期,对小鼠断尾出血时间有一定缩短作用。

六、进展研究

在临床报道中,部分院内制剂或协定处方治疗结核病显效,做初步归纳。

1. 芩部丹颗粒

【成分】　黄芩 10 g,丹参 10 g,百部 18 g。

【功效】　清热润肺,活血抗痨。

【主治】　肺痨兼瘀血,潮热、咳嗽,胸痛如刺,或胸中肌肤甲错,面目黧黑,舌质暗或有瘀斑,脉沉涩者。亦用于皮肤结核、流痰、瘰疬。

【研究进展】　薛鸿浩等观察复方芩部丹颗粒辅助化疗药物治疗阴虚火旺型耐多药肺结核(MDR-PTB)强化期的临床疗效,能降低阴虚火旺型 MDR-PTB 患者痰液结核杆菌含量,降低传染性,促进阴虚火旺型 MDR-PTB 患者肺部病灶吸收、空洞缩小及闭合,减轻患者症状。

2. 消瘰合剂

【成分】　黄芩片 10 g,夏枯草 15 g,金银花 10 g,连翘 10 g,猫爪草 15 g,玄参 10 g,浙贝母 10 g,昆布 10 g,海藻 10 g,莪术 10 g,白芥子 10 g,牡蛎 15 g 等。

【研究进展】　周敏等将 60 例颈淋巴结核患者随机分为治疗组和对照组各 30 例,对照组采用正规西药化疗方案,强化期用异烟肼片(H) + 利福平胶囊(R) + 吡嗪酰胺片(Z) + 乙胺丁醇片(E),以上药物均口服 2 个月;巩固期用 H + R,口服 4 个月。治疗组在对照组基础上加用消瘰合剂Ⅰ号,每日 1 剂,口服 4 个月。观察两组临床疗效治疗前后记录两组中医症状评分,检测两组患者干扰素-γ 及肿瘤坏死因子-α 水平,并比较两组毒副反应情况。结果治疗组临床疗效总有效率为 86.4%,对照组为 66.7%,治疗组明显优于对照组($P<0.05$)。

3. 淋巴结核丸

【成分】　穿山甲、白及、猪牙皂、猫爪草、蜈蚣、白僵蚕、青皮、大黄等组成。

【研究进展】　孙英英报道实验证明,淋巴结核丸有明显的抗炎作用,可增强细胞免疫功能。

李建国等实验表明,淋巴结核丸对 MDR-TB 感染的小鼠具有显著的保护作用,保护率分别为 70%、80%,而异烟肼、利福平、乙胺丁醇组无保护作用;肺病变指数高、低剂量组分别为

0.10 和 0.52,均其有抑制结核病变的作用,而异烟肼、利福平、乙胺丁醇组无效;肺、肝、脾菌培与异烟肼、利福平、乙胺丁醇组相比具有非常显著性差异 $P<0.01$,而异烟肼、利福平、乙胺丁醇组与实验空白对照组相比无明显差异 $P>0.05$。异烟肼、利福平、乙胺丁醇组对 MDR-TB 无抑菌作用。

淋巴结结核丸对 H37Rv 具有抑制结核杆菌的作用,最低抑菌浓度为 22.5 mg/ml。与异烟肼相比,结果相同。对 MDR-TB 具有显著的抗菌作用,最低抑菌浓度为 22.5 mg/ml,而对照药异烟肼和异烟肼+利福平无抑菌作用。

另附:结核丸

【成分】 玄参、牡蛎、浙贝、海藻、昆布、夏枯草、党参、山楂、木香、柴胡、当归、丹参、百部、白芥子、白及、全虫、守宫、连翘等。

【用法】 共研细末,炼蜜为丸,每丸重 12 g。

【主治】 干咳,或咳少量黏痰,骨蒸潮热;兼气促,口渴心烦,盗汗,失眠,男子见遗精,女子月经不调,舌干红,少苔,脉细数。

【研究进展】 高志海、张军国等报道结核丸可用于各期瘰疬(初期、成脓期、破溃期)。中药结核丸具有滋阴润肺,补肾扶正固本,抗杀痨虫之功效,辅助治疗初患涂阳肺结核,能加快痰菌阴转速度,促进病灶吸收。

4. 瘰疬膏(林正国验方)

【成分】 玄参、夏枯草、海藻、昆布、陈皮、乌药、橘核。

【主治】 瘰疬、瘿瘤、乳腺肿痛、甲状腺肿大、淋巴结炎、淋巴结核、乳腺增生等。

【研究进展】 冯骏等试验瘰疬膏剂量为 2.25 g/kg、4.5 g/kg、9 g/kg 浸膏时的肿瘤抑制率为 $10.20\%\sim53.74\%$,与空白对照组比较,在高剂量时抑瘤率有显著性差异($P<0.01$),在低剂量时抑制率不明显。瘰疬膏剂量在 $2.25\sim9$ g/kg 时,对小鼠 S180、H22 及 EAC 瘤株均有较明显的抑制作用,且都与剂量有明显的相关性,尤其是在高剂量时,其对瘤体抑制作用极其显著。

5. 化痰祛瘀煎

【成分】 玄参 15 g,浙贝母 15 g,煅牡蛎 30 g,夏枯草 15 g,猫爪草 20 g,三七 5 g,丹参 15 g 等。

【功效】 化痰散结,活血化瘀。

【主治】 瘰疬、痰核、结节、囊肿性表浅肿物。

【研究进展】 赵有利等报道,化痰祛瘀浓煎剂和抗结核西药联合应用治疗淋巴结结核,达到协同增效作用,化痰祛瘀浓煎剂虽非直接杀灭结核杆菌,但能够提高机体细胞免疫功能,使 IFN-γ 水平上升,从而抑菌,促进淋巴结吸收,缩短疗程。

此外,有报道大黄木鳖散、蛤蚧全虫汤、消瘰膏、消瘰冲剂等均可治疗瘰疬。

(赵有利　张艳菊　张晓磊　梁艺馨　张　硕)

第五节　民 间 验 方

1. 白头翁酒(《中医皮肤病学简编》)

【组成】 白头翁 15 g,昆布 10 g,海藻、通草各 7 g,玄参、炒连翘各 8 g,白蔹 6 g。

【用法】　将白头翁洗净,剪成 3 cm 长,放入盛白酒坛内,用厚布密封坛口。隔水放入锅内煮数沸,捞出白头翁根渣,将药酒装瓶收贮,每服一二盅,每日 2 次,连服 1～2 个月。

【功效】　消肿散结,温经活络。

【主治】　瘰疬(淋巴结结核)硬结期,未成脓者。

2. 消核散(石俊岳方《当代中医师灵验奇方真传》)

【组成】　百部、大贝、玄参、海浮石、牡蛎各 60 g,蜈蚣 10 条、玫瑰花 10 g。

【用法】　上药共为细末,分成 60 包,每次 1 包,每日 2 次,温水送服,黄酒引。

【功效】　解毒涤痰,清热散结。

【主治】　淋巴结结核

3. 蝎蚣散(《中医皮肤病学简编》)

【组成】　全蝎、蜈蚣各 1 条。

【用法】　焙或不焙,研成细面,与鸡蛋(1 个)搅拌,用香油或豆油炒着吃,不用铁锅可用铝锅炒。每晨吃 1 个,30 余个可愈。

【功效】　攻毒,散结。

【主治】　淋巴结结核硬结期。

4. 梓木草酒(徐学春《瘰疬证治》)

【用法】　将梓木草 50 g 装入 500 ml 容器,60°白酒 250 ml 兑开水约 200 ml 封口(橡皮盖上插入 1 个注射针头然后放入铝锅中隔水煮 1 小时,待酒沸后文火再煮 1 小时可服用)每日 2 次,每次 20 ml,不能服酒的可多兑些开水让酒精再蒸发些,一般半月见效,1 个月 1 个疗程。治疗瘰疬效果佳。

夏公旭承师徐学春将此治法改进应用:采集鲜草,洗净切碎晒干,贮存备用。取干草 30 g,放入洗净消毒过的 500 ml 盐水瓶中,加入 40°白酒 450 ml,盖好橡皮塞,再将注射用 7 号洁净针头插入橡皮塞中央,以利出气减压。最后再将药瓶放入盛有半锅水的铝锅之中蒸煮(1 次可多放几瓶)。煮至瓶内药酒沸腾出气时,改用文火再煮 1 小时即可。药酒凉后,拔去针头。蒸煮药酒时,可不用加锅盖,以免影响针头出气。如若针头出气不畅,瓶内压力过大时,瓶塞及瓶内容物均会喷射出去(原制法为铜壶盛酒、草,放入有水的铁锅内蒸煮 3 炷香时间即可,后用多功能提取罐蒸气蒸煮法制取药酒,更加科学有效)。

药酒内服,成人日服 2 次,每次 30～40 ml,老人、妇女及儿童,用量酌减,以饭后服为宜。连服 2 个月为 1 个疗程,一般需 1～2 个疗程。治疗期间,停用一切中西抗痨药物。伴局部溃疡者,辅以二号丹(红升、黄升、九一丹等)换药治疗,隔日 1 次。

5. 羊耳菊酒(夏公旭提供)

【用法】　羊耳菊 50 g,60°白酒 250 ml,装入 500 ml 容器,密闭后饮用治疗瘰疬,止痛消肿显效。

6. 壁虎酒(《实用民间土单验方一千首》)

【组成】　壁虎 16 条,黄酒 500 ml。

【用法】　将壁虎用小瓦焙黄,研末加黄酒浸泡 7 日内服,每次 15 ml,每日 2 次,连服半月。

(夏公旭)

第六节　常见中药的不良反应

国内期刊已有不少关于中药中毒的报告,这些中药主要是广防己、巴豆、苍耳子、雷公藤、木通、牵牛子、川楝子、朱砂、蟾酥、千里光、黄药子、蓖麻子等;中国药监部门取消了关木通、广防己、青木香这3种马兜铃科药材的用药标准。抗结核中药也不乏有毒之品,如何把握其用法用量,提高疗效,减少副作用,从一个统一高度认识毒理作用,从而达到协同治疗的目的是临床医务工作者科研方向之一。

发生在1999年的"比利时中草药肾病事件"引起海内外中医界足够的重视。孙培林报道初名为"中草药肾病"而后将其病名改为"马兜铃酸肾病"。2000年6月8日比利时医学研究者Nortier等在《新英格兰医学杂志》发表了一篇题为《泌尿系统癌症与服用中药(广防己)有关》的研究报告。一时间中医药毒性问题喧嚣日上。美国食品和药品管理局(FDA)同时在网上列出了防己等数十种含有马兜铃酸的草药和相关产品,包括马兜铃、木通、木香等多味中草药和八正丸、当归四逆丸、跌打丸、龙胆泻肝丸、冠心苏合丸等14种中成药。

"中药有毒论"需要正本清源。中医有"是药三分毒"之说,药即毒物,常分成无毒、有毒、小毒、大毒。现代中药毒性特指急毒性、亚急性、慢性、特殊毒性等。但是中药说的有毒无毒,跟西医学说的毒性不尽相同。中医所指的毒除了药物的毒副作用还有药物的偏性。有的药物,中医和西医学都认为有毒,例如蜈蚣、砒霜;有的药物本无毒,但不对症用药亦能生毒,如人参,健康人群及实热证者不宜用;有的食物中医认为有毒,西医学则认为无毒,例如马肉。砒霜有毒,但通过提纯制成三氧化二砷注射剂治疗白血病则是"以毒攻毒",前者毒是药物毒性,后者是疾病的特殊性。

中医药治疗和养生要求中病即止,过之为毒;更需对症治疗,不对症生毒。因此,必须强调辨证施治。譬如:中医认为结核咳嗽后期多以虚证居多,常因肺肾阴虚、虚火内灼而致。故多以滋阴清热、润肺化痰为主,可用百合固金丸、麦味地黄丸等,而因寒湿痰热而致咳嗽如消咳喘片、华山参片等不宜应用,临床滥用中成药更易成药毒之源。

此外,还强调个性化治疗。对不同患者用药时应结合个体因素而合理用药,并注意毒副反应,老幼弱者剂量应轻,孕妇及过敏体质者用药需慎重。在中成药与化学药物合用时应尤其注意这些,不能认为中成药的毒副反应较化学药物少,而犯实实虚虚。如具有养阴益气、调补肺肾作用的芪贝胶囊的说明书中就明确注明:本药在与抗结核药联用时,应结合用药特点,注意进行与可能的毒副作用相关的生化指标的检测。

药物性肝损伤(DILI)是抗结核药物引起最常见的不良反应,其发生率在11.9%。在我国,抗结核药物所致肝损伤发生率为8%～30%。异烟肼、利福平和吡嗪酰胺作为一线抗结核药物,可不同程度的导致肝损伤。预防性使用护肝药物能否降低DILI或哪类药物较好一直困惑着临床。中药在保护肝、肾功能的同时,还应注意其不良反应与毒性。

一、马兜铃酸属

马兜铃酸是在马兜铃科植物中发现的一种天然化学物质,是植物中很罕见的含硝基有机酸。马兜铃科植物有几百种,其中有几十种用于中药药材,常见的有细辛、木通、马兜铃、青木香、防己、天仙藤、朱砂莲、寻骨风等。其中细辛用得最多,我国批准的含有细辛的中成药至少有 170 多种。需指出汉防己是防己科植物,不是马兜铃科植物。

理论上讲只要是马兜铃科植物,都可能含有马兜铃酸。临床细辛以辽细辛和华细辛为道地药材。辽细辛中马兜铃酸含量比较高,华细辛中马兜铃酸含量比较低。

中药的"毒性"(非西医毒药)可以通过药材炮制、药方配伍、辨证施治来消除。如乌头碱加热可生成次乌头碱,先煎可以降低毒性。但是马兜铃酸非常稳定,可以耐 200 多摄氏度的高温,炮制无法消除其毒性,也没有发现有什么药物能够抵消其毒性。含马兜铃酸中药的危害有其特殊性,小剂量、短期服用,也会对肾脏造成不可逆的损伤,可致肾衰竭、癌症。

二、汞、砷剂类

含汞制剂主要包括红、黄升丹(HgO)、白降丹($HgCl_2$)、轻粉(Hg_2Cl_2)、朱砂(HgS);此外,砷古称砒,含砷外用中药材主要包括雄黄(As_2S_2)、砒石(As_2O_3)。

在毒理学上,汞和砷都属于重金属,多食会导致急性重金属中毒,重金属一旦进入体内,就不容易排出,会在体内积蓄下来,积少成多,最终出现慢性重金属中毒,对人体多个器官、组织造成严重伤害。例如牛黄解毒片里面就含有雄黄,久服也会中毒。

氯化汞毒性最大,成人 0.1~0.2 g 即可引起中毒,致死量为 0.3 g;毒性其次是氧化汞,氧化汞成人 0.5~0.8 g 即可引起中毒,致死量为 1~1.5 g;而氯化亚汞成人中毒量 1~1.5 g,致死量 2~3 g。中毒时出现嗜睡、头晕、心悸、全身极度虚弱、恶心、呕吐、腹痛、腹泻、黏液便或血便,严重者有痉挛,可发生急性肾功能衰竭,以致昏迷。以上各品切忌内服,外用微量。

轻粉辛、寒,有毒。在汞制剂中是毒性较小的一个品种,但与水共煮则分解而成氯化汞、金属汞,两者都有剧毒。在曝光时,颜色渐渐变深,亦起同样变化而具剧毒,因此应用轻粉,不宜做成丸剂,更忌在烈日下晒丸或长期放置。本品有攻毒祛腐之功效,用于痈疽疮疡、酒糟鼻、慢性湿疹、神经性皮炎。外用适量,研末掺敷患处。

朱砂适量入丸散,不能煎煮。

砒霜、红白信石等均含三氧化二砷;雄黄、砒石中毒量口服 5~50 mg 即可中毒,60~100 mg 即可致死。

经口急性中毒,应立即进行催吐,用微温水或生理盐水、1%硫代硫酸钠溶液等洗胃(虽已口服超过 6 小时或已呕吐,仍应小心地洗胃)。以后给服新鲜配制的氢氧化铁解毒剂(12%硫酸亚铁溶液与 20%氧化镁混悬液,在用前等量混合配制,用时摇匀),使与砷结合成不溶性的砷酸铁,每 5~10 分钟服一匙,直至呕吐,停止给药。如无此药,可给活性炭悬液、牛乳或蛋清水等,再用硫酸钠或硫酸镁导泻。必要时应用血液透析。同时迅速选用特效解毒剂,如二巯基丁二酸钠、二巯基丙磺酸钠、二巯基丙醇及青霉胺等(剂量及用法同汞中毒)。静脉补液促进毒物排泄,并纠正水和电解质失衡。对胃肠道症状、神经炎、惊厥以及肝、肾损害等,都应给予对症治疗。如有严重溶血,可以换血。腹部及肌肉剧烈疼痛时,可用葡萄糖酸钙静脉缓注。慢性中毒可给青霉胺治疗,用药前收集 24 小时尿作尿砷定量,若>66.5 μmol(50 μg),可连续用药 5 日,10 日后依尿砷下降<66.5 $\mu mol/24$ 小时(50 $\mu g/24$ 小时)的快慢,再给 1~2 个 5 日疗程,也可给予 10%硫代硫酸钠静脉注射,每日 1 次,每次 10~20 mg/kg。其他为对症治疗。

(赵有利　王松岩　主嘉佳　赵浩然)

参考文献

[1] 邓郡,曾建国,欧艳.中成药治疗结核病概况[J].湖南中医杂志,2011,5(27):146-147.

[2] 周敏,李凫坚,黄丽琴,等.消瘰合剂Ⅰ号联合西药治疗颈淋巴结核患者43例疗效观察[J].中医杂志,2014,10(55):1656-1659.

[3] 张军国,王丽萍,孙燕.中药结核丸辅助治疗初患涂阳肺结核[J].吉林中医药,2016,36(8):790.

[4] 孙英英,杨刘奇,汤红琴.淋巴结核丸对炎症、迟发型变态反应的影响[J].中国实验方剂学杂志,2012,2(18):195-196.

[5] 滑东方.现有辅助抗结核中成药综述[J].临床肺科杂志,2010,15(9):1286-1288.

[6] 王卫阳.猫抓草胶囊联合常规抗结核药物治疗颈淋巴结核的疗效观察[J].安徽医药,2007,3(11):212.

[7] 杨芬.内消瘰疬丸联合抗结核药物治疗颈淋巴结核40例疗效观察[J].中医药导报,2012,18(8):103.

[8] 张虹妍,史慧敏.内消瘰疬丸在淋巴结核治疗中的疗效观察[J].医药论坛杂志,2011,32(8):150.

[9] 薛鸿浩,张惠勇,秦朝辉,等.复方芩部丹颗粒治疗阴虚火旺型耐多药肺结核[J].吉林中医药,2015,3:258-261.

[10] 薛鸿浩,张惠勇,鹿振辉.芩部丹体外抑制结核分枝杆菌的实验研究[J].中医药导报,2017,2:51-52.

[11] 杨芬.内消瘰疬丸联合抗结核药物治疗颈淋巴结核40例疗效观察[J].中医药导报,2012,8(8):103-104.

[12] 李树玲.内消瘰疬丸辅助治疗颈淋巴结核临床分析[J].中国冶金工业医学杂志,2012,29(3):328.

[13] 陈华昕.康复新液辅助治疗颈淋巴结核的临床效果[J].中国医药导报,2014,11(25):78-90.

[14] 李静,聂广.中医药治疗结核病的"干预靶点"[J].湖北中医杂志,2010,5(32):27-29.

[15] 张英,孙富丽.氨来呫诺联合康复新液局部治疗轻型复发性阿弗他溃疡的临床疗效观察[J].山东医药,2012,52(24):78-80.

[16] 李勇,谢宜奎,丁红玲,等.美沙拉嗪与康复新液联合治疗溃疡性结肠炎的临床疗效及患者血清细胞因子的变化[J].山东医药,2012,52(25):55-56.

[17] 沈林英,吴梅,张惠峰,等.颈部溃疡型淋巴结核合并糖尿病的护理体会[J].护士进修杂志,2010,25(21):2014-2015.

[18] 朱晶,李开艳,左鹏,等.不能忽视颈部淋巴结触诊[J].中国实验诊学,2012,16(11):2113-2115.

[19] 赵有利,钮晓红,张丹,等.化痰祛瘀浓煎剂治疗瘰疬痰瘀互结60例临床研究[J].中医药导报,2017,23(1):92-94.

[20] 李晔,孙红,张云玲,等.猫爪草外敷辅助抗结核药治疗颈淋巴结核的近期疗效观察[J].安徽医学,2011,3(32):257-258.

[21] 康庄,王和,李红芳,等.中药白及提取物介入治疗肺外淋巴结核的实验性研究[J].中国社区医师,2011,23:5-6.

[22] 徐月红,叶卉,官素桃,等.白芥子涂方凝胶膏剂的体外释放及透皮特性研究[J].中成药,2011,33(12):2072.

[23] 陈振华,管咏梅,杨世林,等.白头翁研究进展[J].中成药,2014,11(11):2380.

[24] 李雯,王国才,张晓琦,等.中药壁虎化学成分研究[J].中国中药杂志,2010,35(18):2412.

[25] 王灿坚,刘东辉,江英桥.狼毒化学成分及质量标准研究[D].广州:广州中医药大学中药学硕士学位论文,2011.

[26] 徐小江,肖文军,陈庆,等.大蒜素抑菌作用及其机制研究进展[J].医药导报,2010,29(8):1049.

[27] 于亮,王梅,姜梅杰,等.大蒜素对耐碳青霉烯类抗菌药物鲍曼不动杆菌体外抑菌作用的研究[J].中华实验和临床感染病杂志(电子版),2013,7(1):50.

[28] 徐博,金英今,王一涵,等.葎草茎叶化学成分研究[J].中草药,2014,45(9):1228.

[29] 张蔷,高文远,满淑丽.黄芪中有效成分药理活性的研究进展[J].中国中药杂志,2012,37(21):3203.

[30] 杨庆珍,王增绘,付娟.黄芪化学成分与生态因子的相关性[J].应用生态学报,2015,26(3):732-738.

[31] 金志斌,何杰,胡洋,等.夏枯草制剂的临床应用进展[J].中国药房,2016,27(35):5034.

[32] 陈蕾,周倩.夏枯草现代研究进展述要[J].海峡药学,2015,27(12):9.

[33] 李培源,霍丽妮,邓超澄,等.臭牡丹挥发油化学成分的GC-MS分析[J].广西中医药,2010,33(4):56-57.

[34] 赵香妍,刘长利.中药柴胡的研究概况与发展趋势[J].时珍国医国药,2015,26(4):963-964.

[35] 杨辉,杨亮,蒋玲,等.柴胡、竹叶柴胡对小鼠的抗炎镇痛作用研究[J].中国药房,2012,23(47):4442.

[36] 郑光威,丁华燮,陈宇,等.柴胡皂苷改善大鼠肝纤维化的实验研究[J].中国中医急症,2011,20(5):755.

[37] 李怡文,于雪,钟赣生.海藻玉壶汤中海藻与甘草不同比例配伍对甲状腺肿大模型大鼠药效及其机制探讨[J].中草药,2014,11(21):3124-3127.

[38] 曾慧婷,宿树兰,沙秀秀,等.丹参茎叶提取物抗氧化活性物质基础与量效关系研究[J].中草药,2017,22:4688-4694.

[39] 黄国菊.赤芍总苷药理作用的研究进展[J].环球中医药,2017,9:1057-1060.

[40] 巩仔鹏,熊获菲菲,李梅,等.羊耳菊有效组分化学成分分析[J].安徽农业科学,2017,45(29):131-133.

[41] 樊兰兰,陆丽妃,王孝勋,等.百部药理作用与临床应用研究进展[J].中国民族民间医药,2017,26(8):55-58.

第十一章

淋巴结结核中药外治法

第一节　外治法治则及疗法

"外科之法，最重外治。"外治疗法是中医外科所独具的特色疗法。外治法治疗淋巴结结核占有非常重要的地位。其既可配合内治提高疗效，又可据肿块大小、创面深浅专用外治以收功。《理瀹骈文》说："外治之理，即内治之理，外治之药，即内治之药，所异者法耳。"指出了外治法与内治法异于给药途径。

外治法是运用药物、手术、物理方法或配合一定的器械等，直接作用于患者体表某处或病变部位以达到去除局部病灶治疗目的的治法。由于瘰疬、流痰等阴疽后期易形成结核性溃疡、窦道空腔潜行、深曲分支而致迁延不愈，创面单纯采取"鲸吞"等一次性手术常达不到预期疗效。因此，通过辨证施治，根据该病不同发展阶段选择不同治法，或多种外治法联合、序贯应用尤为实用，以期达到初期结节得以消散、中期肿疡得以吸收或加速脓成、后期溃疡得以收口之旨。

外治法总则可简单归纳为消、蚀、敛三法，分别指箍围消散法、透脓祛腐法、生肌收口法三法，此为外治法三原则。淋巴结结核中医外治法也要遵循此三原则。

本篇外治法治疗体表淋巴结结核从药物、手术及其他疗法三大类进行阐释。分别为直接应用药物外治法，包括箍围敷贴法、熏蒸法、灌洗法、生肌收口法等；应用药物或借助仪器外治法，包括超声药物导入法、超声清创法、负压吸引法等；手术法，包括引流法、拖线、挂线疗法、透脓祛腐法、拔核除管法；其他外治法，包括火针疗法、针灸法、挑治疗法、垫棉法等14种较实用治法。

一、箍围敷贴法

箍围敷贴法是运用具有行气、解毒、活血、消肿、软坚、定痛等性质的中药敷贴疮疡的方法。可用新鲜草药直接捣碎或中药饮片研末，以某种基质调成糊状或制成薄贴贴敷患处，起到箍集围聚、收束疮毒的作用。即"结者散之""坚者削之""虚者补之"。《五十二病方》："治马……猪织膏和，傅之。"已记载敷贴法治疗该病。

【适应证】　此法适用于体表淋巴结结核各期。初、中期以结节形成，局部浸润，合并周围炎为主症，病势轻者可以消散；重者可使毒气结聚，疮形限局或缩小，促使早日成脓或破溃；后期若破溃，余肿未消者，敷其疮周也可促其消肿，截其余毒，不致扩散；亦有敷贴脐周以补虚扶正者。常用剂型有膏药、散剂(掺药)、油膏、软膏、巴布膏、熏剂、草药等。

【用法】　初期结节如豆，皮核不粘连，皮色不变，证属气滞(肝郁)痰凝或痰瘀互结证者可敷阳和解凝膏、消核膏、消化膏(赵炳南方)或全蝎膏(黑龙江中医药大学附属一院方),化痰解凝膏(糊)(南京市中西医结合医院方)、自制丹蝎膏。肿块难消可用阳和解凝膏、回阳玉龙膏,或七味内消散及加味内消糊(南京市中西医结合医院方)。中期合并周围炎可用芙蓉膏、金黄散或自制加味玉露膏,阴虚火旺证可用院内制剂滋阴降火膏(糊),但在酿脓时,阴中有阳,属半阴半阳证,也可用冲和膏。后期气血两虚证可用黄芪膏或院内制剂益气养血膏(糊)。

箍围药调制法基质的使用说明:阴证多用醋调,取其散瘀解毒;以水调不吸收易蒸发致干燥,但提高皮肤水合程度后可以吸收;以凡士林、石蜡油调其本身不吸收,但密闭性提高,可提高皮肤水合程度;动物油最易吸收,合成油如羊毛脂可吸收,植物油类可吸收。用油脂类调则保湿度增加润泽感、油腻衣物。

若半阴半阳证以葱、姜、蒜、韭汁调,取其辛散发表;蜂蜜调,取其缓急、湿润,可吸收;以银花露、芙蓉叶汁调,取其清凉解毒。一旦表现偏于热证、阳性化可用野菊花汁、金银花露调以其消散限局。

【注意事项】 由于箍围药的药性有寒、热的不同,所以在应用时需明辨阴阳、寒热,对证用药。凡瘰疬初起,肿块局限者,一般宜用消散,箍围范围要超出创面,敷贴要敷满整个病变部位;阴虚火旺者,表现虚热不能用热性药敷贴,以免助长火毒;阴证不能用寒性药敷贴,以免寒湿痰瘀凝滞不化。此外,箍围药敷后易干燥,宜保持潮润,以免药物干板失黏;过敏体质者应注意产生膏药风(接触性皮炎)。

【研究进展】 在敷贴法剂型方面,彭力平等总结消瘀散透皮速度由快至慢依次为即型凝胶＞乳膏＞贴膏剂＞散剂,透皮总量由多至少依次为乳膏＞即型凝胶＞贴膏剂＞散剂。

在敷贴法机制方面,胡旭光等对外治法进行安全性评价、外治透皮研究(化学促渗剂、中药促渗剂)。包括传统的化学促渗透剂如氮酮,中药促渗透剂主要是含有挥发性成分的芳香性药物如薄荷、细辛、丁香、桂枝等。因此,选用合适的透皮动物模型和检测方法至关重要。认为目前研究药物经皮吸收常采用离体皮肤的 Franz 扩散池法。首先根据研究病种,选用相应的动物模型,然后采用多指标、多实验仪器手段研究药物的作用和机制。尽管体外透皮实验有诸多不足,但已为我们开启了实验的大门。

近年来,随着物理疗法不断地应用于临床,结合超声药物导入、微波、局部熏蒸、超声清创等综合方法,提高外敷药物治疗效果是崭新的课题。

杨学等报道由中药皂角刺、羌活、独活、土鳖虫各 30 g,乌梢蛇、蜈蚣、炮山甲各 10 g,生川乌、生草乌各 5 g,巴豆 3 g,薄荷、冰片各 10 g 组成硬膏联合化疗治疗结核性冷脓肿 50 例,观察治愈率 98%、破溃率 100%。

邓红霞等化疗配合中药硬膏贴敷治疗淋巴结核 50 例。治疗组在对照组治疗的基础上,配合中药硬膏贴敷局部(药物组成:黄柏 100 g,香附 100 g,白芷 100 g,丹皮 200 g,生石膏 250 g,赤芍 200 g,色姜黄 200 g,生大黄 600 g,当归 200 g,苍术 100 g,猫爪草 200 g,百部 600 g,夏枯草 200 g)。将上药熬膏外敷患处,每日 1 次,每次贴 12 小时,治疗组有效率 100%。

张丹等将阴虚火旺证淋巴结结核 52 例随机分组:治疗组、对照组各 26 例,2 组均采用抗结核西药三联治疗,治疗组同时采用滋阴降火糊外敷,治疗组 26 例中,治愈 23 例,好转 3 例,总有效率 100%;对照组 26 例中,治愈 12 例,好转 9 例,未愈 3 例,总有效率 88.4%,比较 2 组总有效率($P<0.05$)差异有统计学意义。

李小青等报道南京市中西医结合医院运用七味内消散治疗淋巴结核、乳腺等疾患收效显著。

二、熏蒸法

中药熏蒸法是以中医理论为指导辨证择药,通过药物煎煮后所产生的蒸汽熏蒸机体某部位达到治疗目的的一种外治疗法。早在《五十二病方》中就有熏法的记载,如用煮秋竹的蒸气熏治创伤等。《黄帝内经》中"摩之浴之"亦谓之。熏蒸法具有开腠理、透毛窍、通经络、行气血、温阳散寒、消肿散结、止痒等作用。常用剂型有水剂、水粉剂等。

现代借助适于病种及治疗对象的各式熏蒸仪进行熏蒸,密闭调温,定位准确,增加疗效,作用效果明显高于传统直接煮沸开放熏蒸法,已被广泛应用于临床各科。

【适应证】 此法适用于体表淋巴结结核初、中期,瘰疬未溃,脓未成。

【用法】 肝郁(气滞)痰凝证采用化痰解凝方熏蒸,痰瘀互结证可用化痰祛瘀方熏蒸,阴虚火旺证可用滋阴降火方熏蒸(上述方均为南京市中西医结合医院院内协定处方)。制成中药煎剂药液备用,熏蒸仪器中放入 200 ml 所需药液后加 600 ml 温水,以 45~50℃左右为宜,据仪器型号调整好喷口到靶向部位之间的距离,通常距离皮肤约 5 cm,对患部直接喷雾 20~30 分钟,每日 1次,2 周 1 个疗程。

【注意事项】 皮肤过敏者停用,温度需适宜,避免烫伤,过敏体质、酿脓期、急性炎性期或伴有渗出慎用,男性腹股沟淋巴结结核禁用。

【研究进展】 钮晓红等报道南京市中西医结合医院采用化痰解凝方(药物组成:僵蚕 30 g,大黄 30 g,白芷 10 g,木香 18 g,玄参 30 g,赤芍 20 g,丹参 20 g,白蔹 30 g 等)及滋阴降火方治疗2635 例瘰疬患者,疗效较好。

三、超声药物导入法

超声药物导入法是指选择合理的药物制成药膏或药物贴膜,利用超声电导仪产生的超声波振动促进药物经皮或黏膜吸收的新型靶向药物促渗技术方法。超声电导仪的工作原理是通过电致孔、超声空化等高端物理手段,在皮肤、组织和细胞膜之间形成特定的人工生物通道,产生高频机械、温热、理化效应,使药物直接进入病变部位,并在局部迅速形成高浓度浸润区,促进药物向细胞内运转,产生细胞浆流动,细胞质颗粒振荡、旋转、摩擦,刺激细胞半透膜的弥散运动,引起扩散速度和膜渗透性改变,促进新陈代谢,加强血液和淋巴循环,改善组织营养,改变蛋白质合成率,提高再生功能,直接发挥药物的治疗作用。常用剂型有膏药、凝胶剂、巴布膏剂、新型辅料等。

【适应证】 此法适用于体表淋巴结结核初、中期,肿块限局,质地中等或偏硬,基底未见融合成团,触痛不明显者。

【用法】 肝郁(气滞)痰凝证采用化痰解凝糊超导,痰瘀互结证可用加味内消糊超导,阴虚火旺证可用滋阴降火糊超导(上述方均为南京市中西医结合医院院内协定处方)。对症取上述药糊约 2 ml 附着超声治疗仪凝胶片上,置于肿块部位并固定好,接通电源、调节参数、按工作键治疗,每次 30 分钟,结束后将药贴敷贴患处保留 8~24 小时,2 周 1 个疗程。

【注意事项】 皮肤损伤部位禁用;以下人群禁用:皮肤严重过敏者,装有起搏器、人工支架、人工瓣膜及严重呼吸、循环功能衰竭者。

【研究进展】 徐学春运用七味内消散治疗瘰疬初期阴性肿块,或瘰疬见于红肿热痛者,稍佐以辛温香窜之品,疗效明显提高。

梁子坤等报道超声药物电导入治疗颈部淋巴结结核。超声电导仪导入 30 分钟,疗程均为 2

个月。结果观察组治愈 72 例,显效 6 例,好转 6 例,治愈率为 85.7%,总有效率为 92.9%;对照组治愈 19 例,显效 6 例,好转 10 例,病变无明显变化 40 例,病情进展 9 例,治愈率为 22.6%,总有效率为 29.8%。

孙翠萍等报道超声电导中药透入治疗颈淋巴结结核,既能弥补内治的不足,又无创伤,不良反应少,能提高疗效。许费昀等治疗结节型颈淋巴结结核 90 例,结果治疗组总有效率为 93.3%,对照 1 组为 53.3%,对照 2 组为 80.0%,治疗组和对照 2 组总有效率均明显优于对照 1 组($P < 0.01, P < 0.05$)。赵有利等应用加味内消糊并超声导入治疗未溃型瘰疬 60 例,治疗组总有效率为 93.33%。

首都医科大学附属北京胸科医院初治的颈淋巴结结核患者 168 例,采用利福平溶液(含注射用利福平 0.3 g,5 ml)敷于体表结核部位,超声电导仪导入 30 分钟,疗程均为 2 个月。结果观察组治愈 72 例,显效 6 例,好转 6 例,治愈率为 85.7%,总有效率为 92.9%;对照组治愈 19 例,显效 6 例,好转 10 例,病变无明显变化 40 例,病情进展 9 例,治愈率为 22.6%,总有效率为 29.8%。

四、透脓祛腐法

透脓祛腐法指用具有提脓祛腐的药物,快除疮疡内蓄之脓毒,速脱阻碍新生之腐肉的方法。常用剂型有膏药、掺药(散剂)、含汞丹剂、凝胶剂、熏剂、新型辅料等。

瘰疬、痰核在溃破之初,用提脓祛腐药以药代替刀针破头,若脓水不能外出,则攻蚀越深,腐肉不去,新肉难生,否则影响疮口愈合,增加痛苦,甚至造成病情恶化。因此,透脓祛腐是处理脓疡早期的一种基本方法。

【适应证】 瘰疬脓肿成形,脓栓未落,腐肉未脱,或脓水不净,新肉未生,或形成窦道、术后切口不愈、瘘管。

【用法】 提脓祛腐的主药是升丹,常用的如九一丹、八二丹、七三丹、五五丹、九黄丹等。在腐肉已脱,脓水已少的情况下,更宜减少升丹含量。此外,尚有不配合升丹的提脓去腐药,例如黑虎丹,可用于对升丹有过敏者。

徐学春以验方"一号丹"(院内制剂)提脓祛腐,"二号丹"(院内制剂)提脓止血生肌外治。

【注意事项】 凡对升丹有过敏者需禁用。如病变在大血管部也应慎用,以免强烈的腐蚀,有损伤血管,引起出血风险。对大面积疮面,也要慎用,以防过多的吸收而发生汞中毒。凡见不明原因的高热、乏力、口有金属味等汞中毒症状时,应立即停用。

此外,透脓祛腐与腐蚀平胬密不可分。腐蚀法是指将具有腐蚀作用药物,掺布患处,使疮疡腐败组织得以腐蚀枯落的一种方法;平胬法是应用具有平复胬肉作用的药物,能使疮口增生的胬肉,收缩进去,使创面平复,利于上皮生长的方法。

腐蚀药又称"追蚀药"。腐蚀药如白降丹,以米糊作条,治疗瘰疬,适用于溃疡疮口太小,脓腐难去,用药捻纸(桑皮纸)或丝棉纸做成裹药,插入疮口,使疮口开大,脓腐易出;如肿疡脓已成而不能穿溃,且素体虚弱,患者不愿接受手术治疗,亦可用其少许,水调和点放疮毒顶部,代刀破头,另可达到攻溃拔核的作用。药捻裹药三品一条枪,用此药捻插入患处,能腐蚀漏管,攻溃瘰疬。

【研究进展】 钮晓红等应用复方拔瘰丹治疗 210 例淋巴结结核患者,总有效率 100%,与链霉素粉外用对照组比较,差别有统计学意义。

五、拔核除管法

拔核除管法是指用腐蚀药物直接贴敷或插入患部,达到拔除病核、瘘管治疗目的的方法。常用剂型有药线、掺药(散剂)、含汞丹剂、锭剂、油剂等。

【适应证】　凡瘰疬肿核坚硬,久不消散,或脓成未溃时,或破溃以后,疮口太小,瘘管(先天性)太深,久不收敛者。

【用法】　应用拔瘰丹(南京市中西医结合医院院内制剂详见第二节)治成扁丸状,以冷开水浸泡3分钟,外贴敷患部;瘘管深者,以药捻掺丹药插入瘘管中,每2~3日换药1次。

【注意事项】　同透脓祛腐法。

六、灌洗法

灌洗法是指通过中药煎剂配成一定浓度的水剂、油剂或用注射剂直接灌注、冲洗创面、腔道等部位的方法。常用剂型有水剂、油剂、针剂等。

【适应证】　瘰疬、流痰破溃不敛,溃疡、各种原因而致的窦道形成,引流不畅。

【用法】　先行银制探针球头部探查窦道方向、深浅、走形,对窦道四壁、分支及痛觉等有初步了解,若过于复杂可行窦道造影检查,利于灌注。钮晓红等采用中药泽及流浸膏(泽漆、白及、猫爪草组成)按照重量8.33:1.00:1.67配比,加水煎煮滤过浓缩浸膏;或窦愈灵灌注患部。每次适量,观察5分钟让药液充分吸收,剩1ml浸膏湿纱条填塞窦道,覆盖无菌纱布5~6层,胶布外固定。隔日1换药,1个月为1个疗程。

【注意事项】　窦道口小可行扩创或借助冲洗器远端软胶管灌注到位,要直达底部不留残腔,清洗彻底。换药时观察视疮面肉芽生长情况,判断灌洗是否彻底:肉芽色鲜,脓液稠厚,提示提脓彻底,可渐行收口;肉芽灰白、外翻,脓液清稀,提示脓腐未尽,不可急于收口,防假性愈合。

【研究进展】　钮晓红等实验泽及流浸膏经皮给药,在试验用药膏最高浓度为3.8 g/ml,最大剂量为38.0 g/kg,相当于人临床用量240倍时,对正常皮肤和破损皮肤大鼠均未见有明显急性毒性反应。泽及流浸膏单次给药和多次给药均对兔皮肤无明显刺激作用,对豚鼠无明显致敏作用,对兔肌肉无明显刺激作用。

七、引流法

引流法是通过引流物将伤口、创面或器官内的各种液体排出体外或引离原处的方法。围手术期引流成功与否对愈合至关重要,下面介绍4种实用引流方法。

(一)扩创引流

【适应证】　局部呈现囊性包块,质软,脓肿形成,应指波动感明显的脓疡及久不收口的窦道、瘘管或盲管。

【用法】　① 切开排脓:选择合适体位,常规消毒铺巾,2%的利多卡因局部菱形麻醉,于脓肿最低位沿皮纹方向一字形切开皮肤、皮下组织,直至脓腔,切口长度为脓肿长径的1/2~2/3;已破溃者沿破溃口扩大切开,完全修剪空腔破溃变性皮肤,以达皮缘相对整齐,负压吸除脓腔内脓液及干酪性坏死组织,用止血钳或皮肤钳钳夹清除附壁的坏死组织,直至露出正常的组织。脓腔处理干净后,充分止血,填塞油纱条引流。每次换药时都要清除干酪样坏死组织,渗出较多每日换药1次,约2周后渗出减少,可每2~3日换药1次,约4周后无明显渗出时不再引流,待自然愈合。② 扩创窦道瘘管:先用探针探明窦道方向、深度、有无分支、有无死骨及其他异物,并要注意与邻近组织的关系。以探针为引导,亦可结合彩超探查结果在脓腔壁上用探针仔细查找窦道分支,沿探针方向用止血钳适当扩大窦道口,并深入内部,在窦道内及窦道壁上钳夹出坏死组织,以刮匙搔刮窦道内肉芽组织,清除线结、死骨等异物;也可用刀将创面腔壁、创面底部纤维瘢痕组织全部切除,直视下创口不留任何非健康组织,并使创腔底小口大,呈漏斗状,分层填塞引流物,填塞窦道的纱条要达到窦道的底端,不要留余腔;底部松松填塞凡士林纱布或药物纱条,创腔中部及口部则填塞干纱布,而且要塞紧。若窦道细长者可用刮匙深入内部刮取病灶,与正常组织粘连较重不易清除者可暂不清除,在以后换药过程逐渐清除;瘘管要将囊壁组织一并清除。每次换药时均要清除未干净的病灶,尤其是窦道内一次性不能彻底清创者要反复钳夹或刮取。视病灶清除情况可逐渐延长换药间隔,直到新鲜肉芽从内向外逐渐填平窦道及脓腔。

【注意事项】 扩创切开切口不宜小,过小易致引流不畅。

【研究进展】 田磊报道从切开到切口愈合治愈时间最短 14 日,最长 67 日,治愈后仅有 4 例在 1 年内复发。

(二)药线引流

药线引流法是将腐蚀药加赋形剂制成线形螺纹状的药捻,插入细小的疮口或瘘管、窦道内引流祛腐,促其疮口愈合的方法。早在晋末就已将纸捻用于脓肿引流,《卫济宝书》则提出了以"油捻子塞疮口"的方法,即在药捻子上渍以油类介质的使用方法。常用剂型有锭剂、药线。

药线又称药捻、捻子、纸捻、药条等,古籍中亦称之为经者。其多采用桑皮纸、丝棉纸,也有用拷贝纸等做成的。按临床实际需要,将纸裁搓成大小长短不同之螺纹形药线,通常以直径大小分为 1~5 号若干规格,经高压蒸气消毒后备用。

【适应证】 凡溃疡疮口过小、病变部位较深、脓水不易排出者,或已成瘘管、窦道者,均可使用。

【用法】 ① 外黏药物法:分有两种,一种是将搓成的纸线,临用时放在油中或水中润湿,蘸药插入疮口;另一种是预先用白及汁与药和匀,黏附在纸线上,候干存贮,随时取用。现多采用前法。外黏药物,一般多用提脓祛腐的作用的升丹成分药物或黑虎丹等。② 内裹药物法:将药物研成极细粉,过筛,9 号筛(200 目),混合均匀,用桑皮纸黏药膏后搓捻成细条,或用桑皮纸搓捻成条,黏一薄层面糊再黏附药粉而成。内裹药物,一般多用有腐蚀化管的作用的白降丹等,适用于溃疡已成瘘管或窦道者。

【注意事项】 ① 药线插入疮口中,应留出一小部分在疮口之外,并应将留出的药线末端,向疮口侧方或下方折放,以免捻头陷落在疮口或瘘管内,再次换药时不易取出。然后以膏药或油膏盖贴固定。如脓水已尽流出淡黄色黏稠液体时,即使脓腔尚深,亦不可再插药线,否则影响收口的时间。② 药捻所用的药粉,必须为混合均匀的极细粉或超微细粉,易于皮肤黏膜吸收;药捻所用的纸,应为通透性好的宣纸或绵纸。③ 孕妇、药物过敏者忌用。④ 纱条不能取代药线:纱条不利于细小狭长分叉的窦道换药,药线尚能直接探查疮孔之深浅长短,也可利用药线之螺纹如齿轮,如触及粗糙骨质者,则证实疮疡已经损骨,以及有无死骨之存在。

【研究进展】 徐州市鼓楼医院采用天龙散(天龙、冰片、煅珍珠)引流条代替升丹药捻,治疗结核性窦道,大大提高了临床疗效。

(三)开放引流

引流物为片状、纱条、管式的引流属于均开放引流。管式包括单管负压引流、双套管引流、T型管引流等。注意防止引流管或引流管侧口脱出,观测引流量和引流颜色、性质,防止引流管堵塞,更换时注意消毒防逆行感染。通常 2~3 日可考虑拔除,若引流液尚多,可延迟 3~5 日或更久。T 型管最短不少于 7~10 日。

（四）负压引流

负压引流是通过引流管达到全创面闭合式引流,使创面液化成脓的组织及腐物能够及时被清除。封闭敷料使创面与外界隔绝,能有效防止污染和感染;分泌物的引流通畅能够减少其对创面的刺激,促进局部血液循环,消除局部水肿,防止感染扩散。

该法由德国乌尔姆大学创伤外科 Fleis Chmann 博士于 1993 年报道,1994 年经裘华德博士引入我国,最早应用于骨科。现广泛应用于体表脓肿、化脓性感染、溃疡、烧伤、创伤、植皮创面、手术切口感染、腹腔引流、脾胰腺引流、陈旧性血肿积液等。通常包括负压封闭引流(VSD)、可调节负压治疗技术(NPWT)、灌洗负压治疗技术(RNPT)、中药灌洗负压(CRNPT)等。VSD 是外科引流的一大革新,在伤口引流方面具有独特优势,未来由吸管式、吸盘式负压向四代有氧负压发展成为新趋势。

【适应证】　溃疡面积较大,窦道、瘘管彻底清创、手术后。

【用法】　持续密闭负压引流采取灌洗彻底清创,准备负压引流敷料,填充覆盖,封闭,接负压(压力 80～450 mmHg)等顺序进行。

负压引流敷料下可埋置备冲洗治疗的多孔管,泡沫敷料包裹引流管端孔及侧孔加以缝合固定,使敷料完全覆盖创面,再以贴膜密闭创面,引流管接一次性引流瓶或持续负压吸引。

压力选择：VSD 压力 450～600 mmHg;VAC 压力 50～70 mmHg 适用浅表,压力 50～200 mmHg 适用深部,压力 150 mmHg 适用大量渗出、潜行。

【注意事项】　① 需清创彻底,不留坏死或易坏死组织,打开创面所有间隙,保证局部血供,彻底止血,确保形成封闭负压。② 注意负压力要适度,不能过大,内敷网眼状油性辅料,防止负压与创面粘连,压力使用不当可导致局部组织坏死。③ 引流不能代替换药。引流区要彻底开放,不留死腔;保证良好的封闭,周围的皮肤要保证清洁干燥;如发现引流的管腔有堵塞现象,要及时用生理盐水冲洗,保证引流的通畅;在治疗初期对创面的分泌物留取并进行培养和药敏试验,后期可根据结果选用符合的抗生素配合治疗,加强效果;可根据引流物的稀稠程度来决定更换引流的时间长短。④ 对症抗感染。⑤ 癌性溃疡、活动性出血创面不宜用。

八、挂线、拖线法

挂线法是采用橡皮筋线、普通丝线、药线等线体进行重复勒割,促使气血阻隔,肌肉坏死,离断瘘管或窦道达到切开目的的治法。

拖线法是将祛腐生肌的药物掺于纱条上,用球头银丝探针做导引,贯穿于窦道或瘘管中,通过拖拉引流,排净脓腐,从而达到治疗瘘管、窦道的一种治疗方法。

【适应证】　难愈性窦瘘,疮疡溃后脓水淋漓,瘘管或窦道形成;或疮口过深;或生于血管旁,而不宜采用切开手术者。

【用法】　局部消毒,常规麻醉,以球头银丝探寻内口,若无明显内口,管腔基底部做辅助性切口,以刮匙清除其内褐色变性或虚浮的肉芽组织。可采用橡皮筋挂线或采用 6～10 股(国产 7 号)医用普通丝线或纸裹药线挂线法:先用自 A 孔探入管道,使银丝从 B 孔穿出,然后将丝线打双套结同橡皮筋线结扎固定于自 B 孔穿出的银丝球头部,再沿 B 孔回入管道从 A 孔抽出。再两端打结,线体成圆环形贯穿起来,保持松弛状态,以自由拖动为度。检查无活动性出血,包扎固定。手术次日每日 1 次换药,换药时先更换敷料、消毒、冲洗,用干棉球吸干管道及其疮面内分泌物,将九一丹撒在丝线上,拖动丝线,引丹药入管道蚀管脱腐以达引流目的。通常拖线时间 2～3

周,后据局部腐肉组织脱落状况、肉芽色泽、脓液性状采用分批撤线、配合垫棉法,至创面愈合。

【注意事项】 如果瘘管管道较深较长,发现挂线松弛时,则必须加线收紧,以免不能达到切开的目的;且须仔细探查瘘管管道,以免形成假道,而不能达到治疗的目的。

【研究进展】 顾伯华用橡皮筋挂线法治疗瘰疬窦道,七三丹提脓祛腐,二宝丹至腐肉脱净,最后生肌散收口。陆金根将此法详尽概括整理并广泛应用于瘘管治疗。

九、垫棉法

垫棉法是用棉花或纱布折叠成块以衬垫疮部的一种辅助疗法。其作用是借助加压之力使溃疡的脓液不至于下袋而潴留,或使过大的溃疡空腔皮肤与新肉得以黏合而达到愈合的目的。

【适应证】 适用于溃疡脓出不畅有袋脓现象者;或疮孔窦道形成脓水不易排尽者,或溃疡脓腐已尽,新肉已生,而皮肤与肌肉一时不能黏合者。

【用法】 发现袋脓现象者,将棉花或纱布垫衬在疮口下方空隙处,并用阔带绷住;对窦道深而脓水不易排尽者,用棉垫压迫整个窦道空腔,并用绷带扎紧;溃疡空腔的皮肤与新肉一时不能黏合者,使用时可将棉垫按空腔的范围,稍微放大,满垫在疮口之上,再用阔带绷紧。至于腋窝部位脓疡,该处易成袋脓或形成空腔,影响疮口愈合或虽愈合而易复溃,故该处的脓疡应早日加用棉垫法,以助疮口早日愈合。此外,会阴部用丁字带,腋窝部用三角巾包扎,弹力绷带加压固定。

【注意事项】 在急性炎症红肿热痛尚未消退时,不得应用本法,否则有促使炎症扩散之弊。如应用本法,未能取得预期效果之时,则宜采取扩创手术,使之引流通畅而逐渐愈合。

十、针灸疗法

针灸疗法包括毫针刺法和灸法。灸法是指在体表特定部位上借着用药物燃烧的火力、药力产生的热效应进行手法烧灼、熏熨,刺激经络腧穴从而达到治疗作用的疗法,起到温阳、祛寒、活血、散瘀、通络、拔毒等作用,使肿疡未成者易于消散,既成者易于溃脓,已溃者易于生肌收口。

【适应证】 针法适用于瘰疬脓肿期,有压痛波动感,局部未溃。灸法适用于瘰疬各期虚证。

【用法】 针刺法,首先消毒后,采取病变远隔部位取穴,手法分补法、泻法。

针法腧穴选择:肝郁痰凝证,取章门、天井、足临泣;阴虚火旺证,取天井、少海、百劳、肾俞、脾俞;气血两虚证,取手三里、足三里、中府。

加减:寒热颈瘰疬,取大迎、五里、臂臑(《备急千金要方》);瘰疬结核,取肩井、曲池、天井、阳陵泉(《针灸大成》);《胜玉歌》曰:瘰疬少海、天井边。

灸法常见明灸、隔灸两类。明灸是单纯用艾绒作艾柱着肤施灸,因灼痛、成疮灸,所以较少用。另一种叫做隔灸(不直接着皮肤施灸),将捣药成饼,或切药成片,上置艾柱,于疮上灸之。此外,还有豆豉饼灸、隔姜、蒜灸等适用于疮疡初起,毒邪壅滞之证,取其辛香之气,行气散邪。

灸法腧穴选择:章门、肩井、手三里,艾条灸,每穴位灸 10~20 分钟,每日 1 次,2 周 1 个疗程。适用于未化脓者。

【注意事项】 凡针刺一般不宜直接刺于病变部位,以免毒邪扩散。实热阳证,不宜灸之,以免以火济火,头面为诸阳之会,颈项接近咽喉,灸之恐逼毒入里。此外,在针灸的同时,根据病情应与内治、外治法兼治。

【研究进展】 黄冬娥化脓灸取双侧膈俞穴,点以墨水作记号(第二疗程灸时可在伤疤边缘下方施灸),在穴位表皮涂抹少许凡士林,将黄豆大小艾炷置于其上,从顶端点燃,任其燃尽,共灸 9

壮,在施灸过程中医者可用双手轻叩穴位周围,以减轻灸处疼痛感(若小儿可先用2%利多卡因局部麻醉后再行灸法)。灸1次,2个月后再行第2个疗程。

十一、火针疗法

火针疗法是指将一种由特殊材料研制而成的粗细针在火上烧红后迅速刺入人体一定穴位和部位的治疗方法,古代又称之为"燔针""焠刺""烧针"等。正如《灵枢·九针十二原》载:"大针者尖如挺,其锋微圆,以泻机关之水也。"《备急千金要方》所述:"务在猛热,不热则于人有损也。"

火针疗法是针和灸有机结合的治疗方法。火针能够利用针的点刺作用将灸的温热刺激进入穴位或者局部来增强人体阳气,鼓舞正气,调节脏腑,激发经气,温通经脉,活血行气等。具有助阳补虚,升阳举陷,消癥散结,生肌排脓,除麻止疼,祛痛止痒平瘀等作用。

火针治疗简单、方便,但影响皮肤美观,对被胸锁乳突肌覆盖深部颈淋巴结结核作用有限。

【适应证】　肿块初起结节型,皮下浅表孤立,活动度佳,基底部不融合,或肉芽高突隆起,或脓肿透脓。

【用法】　① 一次性针具选择:根据患者肿块大小选择不同的针具,通常选择圆针或24号2寸长不锈钢针;放脓选择三棱针。针炳用棉线缠绕以不导热为宜。② 体位:颈部采取坐位;腋下采取坐位,同时把臂抬高手放在头顶部;腹股沟内侧取仰卧位。③ 消毒:皮损局部使用75%乙醇或碘伏常规消毒。④ 烧针:以拇指、示指、中指呈握笔式持拿针柄。针尖倾斜45°角朝下,将针尖和针体置于酒精灯外焰烧灼,待针尖及部分针身烧至红亮后即刻点刺于患处。⑤ 点刺:将烧至红亮的针对准肿物快速垂直刺入病灶正中,刺入深度以肿物2/3部位为准,密度为0.5~1.0 cm间距,点刺后迅速撤针,不留针。⑥ 周期:火针疗法时有较明显的疼痛感,且存在较大皮肤感染可能,因此,患者分次进行治疗,化脓者可以先用火针刀把核切开排脓,再用火针针刺。术后用无菌纱布包扎固定,休息30分钟即可。治疗2日施行1次,1个月1个疗程。

【注意事项】　① 点刺勿过深。明确解剖层次避开血管神经,治疗后24小时内伤口勿沾生水,避免感染,若渗液明显,可用无菌纱布覆盖或擦拭。② 对于孕妇、年老体弱、高血压、心脏病、恶性肿瘤等需慎重使用。

【研究进展】　实验结果表明,针刺后白细胞总数和中性白细胞数、总补体、溶菌酶、血液谷胱甘肽、血清皮质醇等均有改变,并有利于抗炎。火针烧到白亮时刺入颈淋巴结病变组织,结核分枝杆菌不耐高温,其疗效机制的相关性有待研究。

魏茂甲根据核的大小,患者体质强弱而定,核大者,每次针10针左右,小者,酌情减之。3~6日为1个疗程,1~2个疗程治愈,最多4个疗程。每次可以针1~2个瘰疬。化脓者可以先用火刀切开排脓,再用火针针刺。

十二、挑治疗法

挑治疗法也称截根疗法,是选取特定部位或腧穴利用三棱针或针刀横向刺入,挑破皮肤及纤维组织达到治疗作用的治法。

【适应证】　瘰疬初期。

【用法】　① 选择体位:俯式坐位或俯卧位均可。② 确定患处准确部位:背部第6~9胸椎旁开1.5寸,选足太阳膀胱经背俞穴,可上下扩展至肺俞、膈俞、肝俞、脾俞、胆俞、肾俞。也可从肩胛下方脊柱两旁寻找压痛点:皮肤微红,略高于皮面,压之不褪色的阳性反应点,局部消毒、麻醉,用消毒过的三棱针横向刺入,挑破皮肤,皮下脂肪层达肌膜层挑断白色纤维。并做纵行划拨4～5次,术毕缝合,敷消毒纱布压迫固定。间隔1个月挑治1次,轻者1次,中者1～2次,重者2～4次。

【注意事项】 术前询问病史,若有高血压、心脏病及发热、孕妇禁用,急性淋巴结炎、淋巴肉瘤禁用,针时要观察患者面色、神志变化,若出现晕针,给予及时处理,针刺时要避开大血管、神经,勿过深,以针利核内为度,若出现出血现象,急予止血,立刻停针。患者回家后,要注意休息,少活动,以免损伤针处周围的脉络,忌食辛辣之物。

【研究进展】 石东明报道658例患者,实施截根484例,疗效分析实施截根术治愈率达77.5%。

黄冬娥等挑治患者取俯伏坐位,在第7颈椎至第7肩胛间距内找出阳性反应点(2～3个),常规皮肤消毒,用三棱针挑破皮肤0.2～0.3 cm,将针深入皮下挑断皮下白色纤维少许,创可贴贴敷。

黑龙江省祖国医药研究所(现为黑龙江省中医药科学院)针灸经络研究室淋巴结结核研究组将44例颈淋巴结结核患者,经用三棱针针刺治疗后,其近期效果为显效59.1%,好转22.8%,无效15.9%,恶化2.2%,近期有效率为81.9%。一律采取俯式坐位,取穴选膀胱经腧穴7对,肺俞、胸俞、肝俞、胆俞、脾俞、胃俞、肾俞。常规消毒后,用2%奴佛卡因局部麻醉,再以消毒(用75%乙醇浸泡15分钟)之三棱针速刺达肌膜层,纵行划动9次,划隔约为1.5 cm,以划破少许肌膜为度。每日针刺1次,每次一穴双取,连续21次为1个疗程,2个疗程之间休息1周。

十三、止血平胬法

止血平胬法是用收敛止血、凝血、平胬药物掺药到患部,达到止血,收缩过度异常增生的胬肉,以免手术修剪再次出血,破坏新生组织的方法。常用剂型有含汞丹剂、掺药(散剂)等。

【适应证】 瘰疬疮口胬肉突出,或腐肉不脱者。

【用法】 平胬丹适用于疮口胬肉突出,掺药其上,能使胬肉平复。徐学春验方加味Ⅱ号丹、平胬散外用。

【注意事项】 以上二法外用腐蚀药品一般均含有汞、砒成分,因汞、砒的腐蚀力量比较其他药物为大,在应用时需要谨慎。尤以头部、面部、耳前后、指、趾等肉薄近骨之处,不宜使用过烈的腐蚀药物,即使需要应用,必须加赋形药减低其药力,以免损伤筋骨。此外,要以不伤血管、神经及周围健康组织为原则,待腐蚀目的已达,即应改用其他提脓生肌之药。对汞、砒有过敏性反应的患者,则应禁用,并定期、长期观测血汞、尿汞。

十四、生肌收口法

生肌收口法是指将具有解毒、收涩、收敛,促进新肉生长作用的药物掺布疮面,能使疮口加速愈合的方法。瘰疬溃疡后、窦道形成,当脓水将尽,或腐脱新生时,由于患结核病者素体正气不足,气血亏虚,免疫力差,仅赖于自身机体的再生能力来长肉收口,颇为缓慢,因此,生肌收口也是处理结核性溃疡、窦道治疗的基础疗法。外用方剂按其功用可分为偏于收口的生肌剂和偏于长皮的生肌剂。常用剂型有新型辅料、掺药(散剂)、凝胶剂等。

【适应证】 溃疡、窦道经治疗到腐肉已脱,脓水将尽之际。

【用法】 常用的生肌收口药,如生肌散、拔毒生肌散、八宝丹、生肌玉红膏、象皮膏、润肌膏等,不论阴证、阳证,一般都可通用。

【注意事项】 脓毒未清、腐肉未尽不宜收口过快,以防除患不尽,增加感染,反复发作,延缓愈合,甚则前功一篑,恐生迫毒内攻之变;若窦道、瘘管旁生,即使用之,勉强收口,仍可复溃,此则需配以扩创手术疗法;若溃疡肉色灰淡而少红活,表面虚浮、有软泡泡水渍感,一定检查创口里面有无残线头、补片等异物;若已干净,则注重肌平皮长。收口前创面首先平复、完整,创缘肉芽组织鲜活,血供良好,生物膜稳定,并配合辨证治疗、食疗,促进新肉生长,以期内外兼收。

(赵有利 刘光东 张晓磊 赵浩然 张 硕)

第二节 常用剂型

通常将丸、散、膏、丹视为中医药代名词,丸剂为基础剂型,因多是内服药,此文不述。本节重点阐述外用治疗淋巴结结核的 10 余种剂型的 60 首外用方剂,以便广大医务工作者查阅,普及中医外治法,保护并继承传统治法。此外,初步总结比较实用的新剂型,虽尚未附着有效方剂,但可为医务工作者科研提供新思路。

一、散剂

散剂又称粉剂,是将中药饮片或提取物经粉碎混匀而制成的粉状的药剂。早在《五十二病方》中已有散剂的记载。传统散剂常与膏剂配合应用,又称掺药。可分为内服散剂和外用散剂两类,内服如桃花散、失笑散,外用如三黄散、生肌散。有些以粉、面、丹称谓的也是散剂,如三七粉、象皮粉、白矾面、古月面、红升丹、白降丹等。有名曰散实为汤剂,如清胃散、消风散等。外用散剂具有消散、提脓祛腐、腐蚀、平胬、生肌等作用。

【制备方法】 主要通过粉碎、过筛、混合 3 个步骤。① 粉碎:若含有香气浓郁如麝香,贵重或剧毒的药物如冰片、牛黄、珍珠、轻粉、红粉、朱砂等须采用分研、配研法(套色法),使药物混合均匀;若含有黏性较强的、油脂较多的药物可先粉碎其他药,再混合串研。② 过筛:用于外科疮疡、瘘管、窦道的散剂需通过 9～10 号(200 目以上)药筛的药物细粉为准,否则不易吸收,易产生刺激。③ 混合:含有红升丹、轻粉、雄黄等药物采用等量递增法、倍增套色法等不同法混匀。④ 其粒度、水分、装量、微生物限度应符合规定。

【适应证】 瘰疬各期,需合理适用。

【注意事项】 ① 含毒剧药物散剂制作务必注意安全防护、密闭贮存。② 脓性渗出分泌物需清创彻底后,适量用腐蚀性散剂。③ 含淀粉类散剂不宜用于腋窝、腹股沟、会阴等褶皱、多汗液部位。

【常用方剂】 治疗淋巴结结核采用的外用散剂:① 消散剂:金黄散、三黄散、二黄星夏散、七味内消散等。② 提脓祛腐剂:甲字提毒粉、加味天然散、天龙散等。③ 腐蚀剂:冰蛳散、红升丹、白降丹、九一丹、五虎丹等。④ 止血剂:桃花散、三七粉等。⑤ 平胬剂:平胬散。⑥ 生肌剂:生肌散、拔毒生肌散等。另含汞、砷等丹剂详见本节九"丹剂"篇。

1. 冰蛳散(《疡医大全》卷十八)

【组成】 大田螺(线穿晒干,用肉)5 个,白矾(面煨熟,去面)3.6 g,硇砂 0.6 g,冰片 0.3 g。

【用法】 上药研为细末,先将艾炷灸核上七壮,然后灸疮起泡,以小针挑破,将此药 0.03～0.06 g,津唾调成饼,贴灸疮上,用棉纸以厚糊封贴核上,勿令泄气,7 日后四边裂缝,再 7 日其核自落。换搽玉红膏,内服补药,培助完口。

— 215 —

【功效】 蚀核。

【主治】 瘰疬日久,坚核不消及服药不效者。

【宜忌】 马刀,根大面小及失荣(颈部及耳前后的恶性肿瘤、转移癌)忌用。

2. 阿魏软坚散(《青囊秘传》)

【组成】 阿魏、炙蜗牛、象贝母、天南星各9g,硼砂4.5g,桃仁3g,僵蚕10条,腰黄10.5g,冰片1g。

【用法】 上药研末,置大膏药上摊贴于患处。

【功效】 软坚化痰,消肿散结。

【主治】 瘰疬痰块等。

3. 软坚散(《同寿录》卷五)

【组成】 海浮石、黑栀子(炒)、南星、山药(炒)各30g,昆布(焙)、海藻(焙)各15g,土贝母30g。

【用法】 共为细末,以鸡蛋清调敷。如大人生痰核等症,可加生香附同研。

【功效】 软坚化痰,散结消瘰。

【主治】 瘰疬(淋巴结结核)。

4. 神圣换肌散(《证治准绳·疡医》卷三)

【组成】 白僵蚕6g,贝母、降香、白及、海螵蛸、五倍子(炒黑)、白胶香各15g,轻粉1.5g。

【用法】 上药为末,先用药水洗,次擦此末,外贴膏药。

【功效】 蚀死肌,拔瘰核。

【主治】 瘰疬、顽疮。

【宜忌】 此方乃追蚀死肉药,非顽疾勿用。

5. 二黄星夏散(《张赞医临床检验选编》)

【组成】 生半夏9g,生南星4.5g,明雄黄9g,藤黄4.5g。

【用法】 共研细末,过筛。置膏药中,贴患处。

【功效】 温化痰湿,消肿散结。

【主治】 痰疬(淋巴结结核)、痰疽(结核性寒性脓疡)、流痰(骨与关节结核)。

6. 七味内消散(徐学春《瘰疬证治》)

【组成】 肉桂、丁香、樟脑、山奈、生南星各100g,牙皂50g,白胡椒25g。

【用法】 共细末。

【功效】 行气活血,消肿散结。

【主治】 瘰疬见红肿热痛者,一切寒性包块。

7. 加味天然散(《外科十三方考》)

【组成】 乳香、没药、儿茶、血竭各3g,赤石脂、海螵蛸各9g,冰片0.3g。

【用法】 上为细末,加入天然散中用之。

【功效】 散瘀活血,收湿敛疮,去腐生肌。

【主治】 瘰疬溃后(淋巴结结核溃疡)。

【按语】 加减用药:冬月加龙骨、象皮各9g。

8. 蜈蚣散(《医方妙用》)

【组成】 蜈蚣30条,全蝎、僵蚕、甲珠各30g,浙贝母、牡蛎、银花、伸筋草各50g,黄芪、海藻、夏枯草各 60 g,地龙、白术、玉竹各 15 g。

　　【用法】　各药烘碎细末,每服 5～10 g,每日 2 次,开水吞服。

　　【功效】　清热化痰,通络散结。

　　【主治】　瘰疬(淋巴结结核)。

　　9. 平胬散(《赵炳南临床经验集》)

　　【组成】　乌梅 10 g,煅石膏 3 g,轻粉 3 g,月石 6 g。

　　【功效】　收敛,平胬肉。

　　【主治】　各种水肿肉芽增生。

　　10. 天龙散(江苏省徐州市鼓楼医院外科验方,陈学连报道)

　　【组成】　天龙 30 g,冰片 2 g,煅珍珠 3 g。

　　【用法】　配制时先将天龙用清水洗净,焙干研末过筛(100 目),高压消毒,再将冰片、煅珍珠磨碎拌匀即得。用时根据窦道大小,选适当引流条与天龙散搅拌,置入窦道,每日更换 1 次。

　　【功效】　敛疮解毒。

　　【主治】　结核性溃疡、窦道。

　　11. 四虫祛瘰散(唐汉钧经验方)

　　【组成】　全蝎、蜈蚣、天龙、水蛭、三七各等分。

　　【功效】　提脓祛腐,活血祛瘀。

　　【主治】　癌性、结核性溃疡窦道形成。

　　12. 拔毒生肌散(《全国中药成药处方集》武汉健民方)

　　【组成】　冰片一两,净红升二两四钱,净黄丹二两四钱,净轻粉二两四钱,煅龙骨二两四钱,制甘石二两四钱,煅石膏二两四钱,白蜡末五钱。

　　【用法】　上药混合碾细,成净粉 90％～95％即得。洗净患处,视患处大小,酌药量薄撒贴膏。

　　【功效】　拔毒生肌。

　　【主治】　下肢慢性溃疡(臁疮)、褥疮、静脉炎溃疡(脉管炎溃烂)、骨髓炎溃烂、老烂腿、糖尿病足、糖尿病坏疽、疮毒痈疽溃后、疖肿脓肿溃疡、乳痈溃疡、淋巴结核与骨结核溃烂、窦道、瘘管、手术后感染、伤口不愈合顽固症及其他各种原因引起的皮肤溃烂等外科溃疡感染疾病。

　　13. 鬼子红

　　【组成】　鬼子红(化学药品名"碱性品红",主要成分是三氨基三苯甲烷氯化物)。

　　【用法】　据冷长春报道,将鬼子红适量溶于灭菌注射用水中,浓度要求不甚严格,但不可过于稀薄。常规消毒溃疡及痿管周围皮肤,然后用生理盐水清洗患处,尽量将溃疡面及痿管脓汁清拭干净,再将配制的鬼子红溶液涂于溃疡面及痿管内。每日 2 次,不必包扎。注意无菌操作,防止继发感染。

二、水剂

　　中药水剂是将中药材或饮片经过煎煮制成的药液制剂。与内服用的中药汤剂同属于液体剂型。汤者,荡也,外用水剂可供皮肤或腔道灌注、渐渍、湿敷、洗疗、熏蒸。因此,外用的中药汤剂也称为洗剂、洗方、浴剂等。洗剂还包括水粉剂,如炉甘石洗剂、颠倒散洗剂等。水剂可使药物透过皮肤、孔窍直接吸收或作用发挥药效。

【制备方法】 一般是将中药饮片装入纱布袋内,加入适量水浸泡后,煎煮,合并药液,遵医嘱使用即可。

【适应证】 初期熏蒸,局部湿敷;溃疡期冲洗,窦道灌洗等。

【注意事项】 ① 洗剂水粉剂(混悬液)有少许沉淀,需要摇匀后使用。② 防止药液的霉变。③ 微生物限度:1 ml供试品中,需氧菌总数不得超过 100 cfu,霉菌和酵母菌总数不得超过 10 cfu,金黄色葡萄球菌和铜绿假单胞菌均不得检出。用于烧伤或严重创伤的洗剂照无菌检查法应符合规定。

三、油剂

中药油剂又称药油,是指由中药材或饮片与油类制成的液体或半流体外用制剂。《普济方》中有很多关于药油或油剂的记载。油剂具有收敛保护创面、清洁皮肤、润燥除屑、软化痂皮、消肿止痒等作用。配制油剂过程中使用的油,一般可分为矿物油(凡士林)、动物油(猪脂、獾子油)和植物油(香油、花生油、菜籽油)。

【制备方法】 常用油剂有的是用中药提炼而成,有的是将中药材或饮片置于植物中,加热油炸后,过滤,弃去药渣而成。在中医临床上,除了直接将药油涂抹于患处之外,还有将药油与药物细粉调和均匀成油膏后外用的。

【适应证】 初期肿块,急性、亚急性皮炎,湿疹样变继发感染,表面糜烂渗出者。

【注意事项】 ① 油为溶剂的应无酸败等变质现象,油剂用的中药药粉,应为极细粉。② 油剂内加 10%～20%氧化锌,可提高附着性。③ 包装容器要灭菌,配制油剂时,可采用直接混合法或热熔法制备,注意防止变质与微生物污染,微生物限度应符合规定。

1. 全蝎膏(黑龙江中医药大学附属医院,盖世昌提供)

【组成】 全蝎21个,蜈蚣3条,冰片6 g,凡士林375 g。

【功效】 祛腐生肌,活血定痛。

【主治】 化脓性感染性疾病创口有坏死组织、脓多、剧痛,瘰疬、动脉硬化闭塞症、血栓闭塞性脉管炎发生肢体坏疽溃烂者。

2. 复黄生肌愈创油膏(上海中医药大学附属龙华医院,唐汉钧验方)

【组成】 大黄、鸡蛋黄油、紫草、血竭、珍珠粉、龙骨等。

【功效】 祛腐生肌。

【主治】 慢性皮肤溃疡后期脓腐已去而肌难生者。

3. 丹蝎膏(南京市中西医结合医院,赵有利验方)

【组成】 臭牡丹50 g,全蝎10 g,蜈蚣3 g,冰片6 g,凡士林500 g。

【功效】 祛腐生肌,消肿定痛。

【主治】 化脓性感染性疾病创口有坏死组织、脓多、剧痛,瘰疬、动脉硬化闭塞症、血栓闭塞性脉管炎发生肢体坏疽、溃烂者。

四、硬膏剂

硬膏剂是将辨证处方药物浸于食用植物油榨取后,去渣存油,加赋形剂樟(黄)丹或铅粉再煎,利用其在高热状态下发生的物理变化,溶解后离火凝结而成药肉,再将药肉摊布于纸或布上,对折,放凉即可,或不经煎熬,直接捣烂调和而成。樟丹(四氧化三铅)又称为黄丹、铅华、铅黄、朱粉、桃丹粉等,官粉(碱式碳酸铅)又称为粉锡、铅白、解锡、水粉、白粉、宫粉、胡粉、定粉、瓦粉、白膏,以含铅量多,质重者为佳。

硬膏剂可分为膏药和薄贴。膏药,又称为黑膏药、大膏药,如阳和解凝膏、千锤膏、紫霞膏、咬头膏、消化膏等;薄贴,俗称小膏药、油纸膏药。

此外,用香油来煎熬膏药,有生肌肉、止疼痛、消痈肿、补皮裂的作用。尚有用松香制成的膏药,如松香膏等。无铅则用氧化锌。香油又称为芝麻油、麻油,麻油味甘,性凉,据《本草纲目》记载,有润燥、解毒、止痛、消肿之功。

【制备方法】 ① 浸药:药浸泡到油里约春 4 日、夏 3 日、秋 7 日、冬 10 日。② 炸料:先炸肉质类、鲜药类、质地坚实类药,后炸质地疏松、形体细小的药物,叶及种子类药物。文火炸料至焦黄色,去渣存油为药油。③ 炼油下丹:取药油,继续熬炼至滴水成珠(药油放到凉水中不扩散,以油滴散开后又集聚),即可用 20 目筛徐徐入樟丹。④ 下丹:有火上下丹法和离火下丹法两种方式。火上下丹法,即药油在加热熬炼过程中兑入樟丹;离火下丹法,药油加热熬炼到规定温度,离火后再兑入樟丹。膏药的"老嫩"与下丹时的油温相关。⑤ 去火毒:下丹后的膏药油入冷水中浸泡以去火毒。⑥ 兑细料摊膏药:药油色泽变成黑亮,50℃ 左右呈半凝固状加贵重细料药,如冰片、麝香等极细、超微细粉兑入搅匀,后摊于纸、布或皮褙上收膏。

【适应证】 瘰疬各期。

【注意事项】 作为熬膏药的准备工作之一,铅丹使用前必须经过晾晒(也有用微火加炒的),目的是除去水分,过筛后,备用。加入樟丹时温度较高易发生火灾,因此要做好防护,药油不能高于铁锅的 3/5。

1. 碧玉膏(《疡医大全》卷七)

【组成】 蓖麻仁(去皮尖,捣烂)、杏仁(去皮,捣烂)各 49 枚,铜绿(用水 1 碗,将铜绿研细,投入水中,捣匀)81 g,片松香(研细)2 500 g。

【歌诀】 碧玉膏用蓖麻杏,松香铜绿此二仁,活血止痛消肿痛,拔毒祛腐又生新。

【用法】 真麻油 375 g,入铜锅内熬滚,次下蓖麻、杏仁,熬至滴水成珠为度,夏布滤去渣,将油复入净锅内,用文武火熬滚,慢慢投下松香末,用桃槐枝不住手地搅匀,候膏将凝,然后加水浸之,用手揉扯以去火毒,另用瓷罐或铜杓盛贮数月后,用热水炖化,摊贴。

【功效】 活血止痛,拔毒消肿,敛毒透脓,祛腐生新。

【主治】 痈疽发背、瘰疬马刀(淋巴结核)、乳痈(急性乳腺炎)、乳岩(乳癌)、流火流注、肿块风毒、横痃痔漏、囊痈、冬瓜痈、贴骨疽(生于环跳穴的骨髓炎)、一切腰背臀腿毒疖、多骨疽(慢性骨髓炎)、蟮拱头(头部穿掘性毛囊周围炎)、脚隐漏蹄等证。

2. 紫云膏(《古今医鉴》卷十五)

【组成】 黄蜡 30 g,松香 15 g,铅丹 60 g,香油 120 g。

【歌诀】 紫云黄蜡入松香,铅丹香油锅内装,摊油纸贴涂患处,解毒生肌又敛疮。

【用法】 共入铁锅内,用柳条(去皮)搅之,文武火熬 1 小时,摊油纸贴之,或搽患处。

【功效】 解毒,敛疮,生肌。

【主治】 瘰疬、一切顽疮溃烂久不愈、臁疮(小腿慢性溃疡)、小儿头疮。

3. 紫霞膏(《外科正宗》卷二)

【组成】 明净松香(研细)500 g,铜绿(研细)60 g。

【歌诀】 紫霞膏用两味药,松香铜绿麻油调,解毒消肿敛疮痛,瘰疬臁疮疗效高。

【用法】 用麻油 120 g,入铜锅内先熬数滚,滴水不散,方下松香熬化;次下铜绿,熬至白烟将尽,其膏已成,候片时,倾入瓷罐,用时于开水内炖化,旋摊旋贴。

【功效】 解毒消肿,敛疮止痛。

【主治】 瘰疬、顽疮、臁疮、新久棒疮,上四证疼痛不已者。

【按语】 原书云用本方贴瘰疬"初起未成者,贴之自消;已成未溃者,贴之自溃;已溃核存者,贴之自脱"。

4. 碧螺膏(《医宗金鉴·外科心法要诀》卷六十二)

【组成】 松香,麻油。

【歌诀】 碧螺膏为三味药,松香麻油猪油搅,解毒止痛善杀虫,瘰疬湿疮疥癣好。

【用法】 取白嫩松香,为末过筛,用铜盆以猪油遍搽,入水煮至滚,入松香,不住手搅拌,以松香沉底为度,即倾入冷水中拔扯百十次,以不断为度。将麻油煎至滴水成珠,入松香 500 g,文火熔化,看老嫩,取起离火住滚,徐徐入糠青、胆矾各净末 15 g,以柳枝搅匀为度,如老加熟猪油 6～9 g,用绿纸薄摊贴患处。

【功效】 解毒杀虫,生肌止痛。

【主治】 下部湿疮疥癣、结毒、痰串瘰疬。

5. 猫眼草膏(泽漆膏)(《便民图纂》)

【组成】 猫眼草(又名泽漆)1 捆,水浓煎,去渣收膏。

【用法】 先以椒、葱、槐梗煎汤洗净,后敷此膏。

【功效】 祛腐拔管。

【主治】 治瘰疬溃后。

6. 蜂房膏(《太平圣惠方》卷六十六)

【组成】 露蜂房 30 g,蛇蜕皮 15 g,玄参 15 g,黄芪 22.5 g,杏仁(汤浸,去皮尖,双仁,研)30 g,乱发 15 g,铅丹 150 g。

【歌诀】 蜂房膏内蛇蜕皮,玄参杏仁与黄芪,先煎乱发铅丹下,拔毒提脓敛疮宜。

【用法】 上药细锉,用麻油 500 ml,先煎发及杏仁,候发消尽,即以棉滤去滓,下铅丹,以柳木蓖不住手搅,候熬成膏,即倾于瓷盆中盛。旋取涂于帛上贴之。

【功效】 拔毒提脓,敛疮止痛。

【主治】 瘰疬生头,脓水不干,疼痛。

7. 神效千槌膏(《医宗金鉴》卷六十二)别名千槌膏(《药奁启秘》)

【组成】 木鳖子(去壳)5 个,白嫩松香(拣净)125 g,铜绿 3 g(研细),乳香 6 g,没药 6 g,蓖麻子(去壳)21 g,巴豆肉 5 粒,杏仁(去皮)3 g。

【歌诀】 千槌膏用木鳖子,乳没松香与铜绿,解毒消肿兼祛瘀,杏仁巴豆蓖麻子。

【用法】 上 8 味合一处,石臼内捣三钱余下,即成膏,取起浸凉水中。用时随疮大小,用手捻成薄片,贴疮上,再用纱布盖之。

【功效】 解毒消肿,祛瘀止痛。

【主治】 疮疡、疔毒初起,瘰疬,臁疮(小腿慢性溃疡),小儿蟮拱头(头部脓肿性穿掘性毛囊周围炎)。

8. 夏枯草膏(《吴氏医方汇编》)

【组成】 香油 500 g,铅丹、贝母各 30 g,猫眼草 120 g,夏枯草 120 g。

【歌诀】　夏枯草膏消瘰疬,猫贝铅丹香油齐,化痰软坚消结块,效如枹鼓出吴医。

【用法】　将药炸枯,滤去滓,称油若干,按油二丹一熬之,以帛摊贴。

【功效】　化痰软坚,散结消疬。

【主治】　瘰疬(淋巴腺结核)。

9. 琥珀膏(《太平圣惠方》卷六十六)

【组成】　琥珀(细研)30 g,丁香、木香各22.5 g,桂心15 g,朱砂、白芷、当归、木鳖子(去壳)、防风(去芦)、木通各15 g,铅丹210 g,垂柳枝90 g,松香60 g,麻油540 g。

【歌诀】　琥珀丁香与木香,桂心朱砂为末装,木鳖防风归通芷,柳枝麻油疗病疮。

【用法】　先用琥珀、丁香、桂心、朱砂、木香为细末,其余锉碎,浸油内7日,入锅内慢火熬至群药焦黄为度,绢滤净油,徐下铅丹,以柳枝不住地搅,候至膏成,滴入水中,软硬得中,掇下锅来,以盆顿稳,搅至烟尽,方下群药搅匀,瓷器盛之。临用取少许摊贴。

【功效】　行气活血,软坚散结。

【主治】　瘰疬或发腋下初如梅子,结肿硬强,渐若连珠,不消不溃或脓水不绝,经久不瘥,渐成漏症。

【按语】　《外科正宗》本方加蓖麻肉,主治同。

10. 瘰疬神膏(《洞天奥旨》卷十五)

【组成】　当归、穿山甲、黄柏、黄芩各150 g,陈皮90 g,肉桂、木鳖子肉、象皮、黄连、白黄蛇、蕲艾各30 g,大蜈蚣10条,金银花120 g。

【歌诀】　瘰疬神膏三黄归,蜈蛇蕲艾大象皮,银花山甲木鳖子,陈皮肉桂消肿奇。

【用法】　用香油1 500 g,冬季浸半月,夏浸5日,春秋10日,然后火熬至黑色,去滓,再熬至水滴成珠,加入飞过的铅丹300 g,搅匀再熬;又下乳香、没药、儿茶、血竭、密陀僧(俱为末)各30 g,搅匀后候温,入麝香3 g,再搅入水中去火气。用时摊贴于患处。

【功效】　解毒活络,散结消肿。

【主治】　各种瘰疬(淋巴腺结合)。

【宜忌】　忌一切发物与房事。

11. 瘰疬敛口膏药(《本草纲目拾遗》卷十)

【组成】　蛤蟆皮(活剥)2张,鼠皮2张,蛇蜕2条,蜂房(大者)1个。

【歌诀】　瘰疬脓尽未敛口,蛇蜕蜂房蟾鼠皮,炒炭麻油麝香入,本草纲目来拾遗。

【用法】　上4味俱煅为炭,用水胶30 g,井花水150 ml化开后,加蜜30 g、蜈蚣煎麻油100 ml,搅匀前4味炭,再入麝香0.3 g备用。每次摊绢布上贴于患处。

【功效】　去毒,敛口。

【主治】　瘰疬脓已尽,脓已平,疮口未敛者。

12. 阳和解凝膏(王维德《外科证治全生集·卷四》录入《药典》)

【组成】　鲜牛蒡草480 g(或干品120 g),鲜凤仙透骨草40 g(或干品10 g),生川乌20 g,桂枝20 g,大黄20 g,当归20 g,生草乌20 g,生附子20 g,地龙20 g,僵蚕20 g,赤芍20 g,白芷20 g,白蔹20 g,白及20 g,川芎10 g,续断10 g,防风10 g,荆芥10 g,五灵脂10 g,木香10 g,香橼10 g,陈皮10 g,肉桂20 g,乳香20 g,没药20 g,苏合香40 g,人工麝香10 g。

【歌诀】　阳和解凝川草乌,肉桂桂枝乳没附,木麝五灵苏合橼,蔹及蚕芷荆防入,大黄陈皮与地龙,归芍芎蒡续透骨,温阳消肿阴疽无。

【用法】 上27味,除苏合香外,人工麝香研细,肉桂、乳香、没药粉碎成细粉,与人工麝香配研,过筛,混匀。其余牛蒡草等22味,酌予碎断,与食用植物油2 400 g同置锅内炸枯,去渣,滤过,炼至滴水成珠;另取红丹750~1 050 g,加入油内,搅匀,收膏,将膏浸泡于水中。取膏,用文火熔化后,加入苏合香及上述粉末,搅匀,分摊于纸上,即得。

【功效】 温阳化湿,消肿散结。

【主治】 用于脾肾阳虚,痰瘀互结所致的阴疽、瘰疬未溃、寒湿痹痛。

13. 消化膏(《赵炳南临床经验集》)

【组成】 炮姜30 g,红花24 g,白芥子、南星各18 g,生半夏、麻黄、黑附子各21 g,肉桂15 g,红芽大戟6 g,红娘虫2.4 g,芝麻油2 500 g。

【歌诀】 消化膏用附麻黄,南星白芥红花姜,半夏红娘桂大戟,活血消肿又回阳。

【用法】 以上诸药用麻油炸枯后,每500 g药油加入铅丹(夏季256 g、冬季225 g)熬成膏,每500 g内兑入麝香4.8 g、藤黄面30 g。将膏药溶化后,摊于布或纸上外贴患处。必要时可加麝香少许。

【功效】 回阳散寒,活血消肿。

【主治】 瘰疬(淋巴腺结核)硬结期。

14. 紫色疽疮膏(《赵炳南临床经验集》)

【组成】 轻粉、红粉、琥珀粉、乳香粉、血竭各9 g,冰片0.9 g,蜂蜡30 g,香油120 g,煅珍珠粉0.9 g。

【歌诀】 紫疽轻红琥珀冰,珍珠血竭乳香凝,化腐生肌能长肉,蜂蜡香油调和成。

【用法】 锅内盛油,在火上数开后离火,将前5种药粉入油内溶匀,再入蜂蜡使其完全熔化,将冷却时兑入冰片,珍珠面搅匀成膏,贴敷患处。

【功效】 化腐生肌,煨脓长肉。

【主治】 瘰疬(淋巴结结核)、敛疮(小腿慢性溃疡)、顽疮(慢性溃疡)、扁平疣、手足皲肌。

【宜忌】 急性炎症皮损、新鲜肉芽勿用,汞过敏者禁用。此药膏具有一定毒性,若大面积皮损使用时,应注意汞吸收中毒。

15. 紫色溃疡膏(《赵炳南临床经验集》)

【组成】 轻粉、红粉、琥珀、血竭各9 g,乳香45 g,青黛9 g,黄连30 g,蜂蜡90 g,香油500 g,煅珍珠面0.3 g。

【歌诀】 紫疡轻红琥珀香,黄连青黛珍珠藏,香油调膏如蜂蜡,化腐生肌除脓疮。

【用法】 上药物前8味共研极细待用,将香油置于火上见数开后,加入蜂蜡搅匀。离火冷却再加药粉,搅匀成膏,直接涂抹在创面部位。

【功效】 化腐生肌,煨脓长肉。

【主治】 鼠疮(淋巴腺结核)、臁疮(小腿慢性溃疡)、阴蚀(女性外阴白斑或溃疡)。

【宜忌】 汞过敏者禁用。

16. 黑色疽疮膏(《赵炳南临床经验集》)

【组成】 ① 群药:白芷9 g,当归、玄参、黄芪、防风各15 g,甘草9 g,生地15 g,蛇蜕6 g,血余9 g,蜂房15 g,穿山甲9 g,杏仁15 g。② 药面:铅丹9 g,乳香15 g,轻粉9 g,红粉6 g,米珠3 g,麝香3 g,没药15 g,血竭6 g,儿茶15 g,龙骨9 g。③ 其他:松香105 g,黄蜡60 g,香油480 g。

【歌诀】 黑疽群药玄归芪,芷蜂山甲杏血余,蛇蜕防风草生地,再入药面二方齐。

【用法】 将群药放在香油内浸泡 1 周后,置文火煎熬滚开,至群药炸成焦黄色,过滤去渣,加入松香、黄蜡,待溶匀后离火,烧冷却后入药面,搅拌均匀,冷凝即成。外用。

【功效】 温经活络,敛疮生肌。

【主治】 慢性溃疡、结核性溃疡。

【宜忌】 阳证疮面慎用,对汞过敏者禁用。

五、软膏剂

中药软膏亦称油膏。软膏剂系指药物细粉与适宜的基质调和均匀制成的易涂布于患处的半固体外用制剂。根据其所选用的基质不同又分为动物脂肪类膏、植物油膏、类脂类(羊毛脂、蜂蜡)膏、羟类(凡士林、石蜡)膏、醋膏、蜜膏等。膏剂最早见于《五十二病方》,其中有以猪脂为主要基质 40 个外敷软膏方。唐代孙思邈《备急千金要方》《千金翼方》发明了以醋为溶剂提取药物主要成分的方法。明代陈实功《外科正宗》多以麻油、牛皮胶、白蜡、松香为基质,猪脂已经很少使用。《医宗金鉴·外科心法要诀》多以麻油、黄蜡、白蜡、醋、酒、水为基质。软膏剂均匀细腻,润泽黏稠,软化,性质稳定,保持药物固有疗效,无不良刺激性,易于涂敷而不熔化,能通过透皮吸收达到治疗作用。

【制备方法】 制作方法种类繁多,主要以植物油、蜂蜡或其他适宜的物质为基质,加入药物,经加热后,提取药物有效成分;或不经加热,将药物研为细粉或极细粉掺均。一般有热、冷二法。热法,取适量基质加热熔化,加入处方中粗药料,炸枯,去渣,谓之药油。如处方中有强烈挥发性的药物如麝香、冰片等,则可在药油微凉时加入,并不断搅拌,至冷却凝结呈均匀柔软膏状,或再加入蜂蜡。也有部分药膏,将基质加热熔化,加入药物细粉不再炸料,搅拌均匀即得。冷法,取适量基质,置乳钵内,另取药物细粉,直接加入基质内,研磨均匀即得。

【适应证】 适用于瘰疬肿块初中期、脓肿形成期,溃后可在疮周外用。

【注意事项】 急性损伤的皮肤不能使用软膏剂。软膏微生物限度应符合规定。所用基质均须洁净,无杂质,不变味;以成品外观细腻无渣,药物与基质混合均匀,颜色一致,软硬适宜,夏季不熔化为佳。

1. 生肌玉红膏(《外科正宗》卷一)

【组成】 白芷 15 g,虫白蜡 60 g,当归 60 g,甘草 36 g,轻粉、血竭各 12 g,紫草 6 g。

【用法】 先用当归、甘草、紫草、白芷 4 味入麻油 500 g 内浸 3 日,大勺内慢火熬至微枯色,用细绢滤清,将油复入勺内煎滚,下整血竭使化尽,次下白蜡,微火化开。先用茶盅 4 枚,预顿水中,将膏分作 4 处,倾入盅内,候片时,下研极细轻粉,每盅内投和 3 g,搅匀,候 1 昼夜取起。

【功效】 解毒消肿,生肌止痛。

【主治】 用于疮疡肿痛、乳痈发背、溃烂流脓、浸淫黄水。

2. 芙蓉膏(《赵炳南临床经验集》)

【组成】 黄柏、黄芩、黄连、芙蓉叶、泽兰叶、大黄各 250 g。

【用法】 将上药共研细面,过重罗,用凡士林调成 20% 软膏,外敷患处。

【功效】 清热解毒,活血消肿。

【主治】 火丹(丹毒)、疖、痈、乳痈(乳腺炎)初起、瘰疬(淋巴结结核)。

3. 瘰子膏(《扶寿精方》)

【组成】 乳香、没药、大黄各 7.5 g,赤石脂 6 g,孩儿茶 1 g,轻粉 0.6 g,冰片(另研)0.3 g。

【用法】 上药为细末,先以菜油 60 g,煎开,再入黄蜡 30 g 溶化,入药末搅匀,熄火,方入冰片再搅,以瓷器收贮。随疮大小,用油纸敷贴。用药前先以花椒汤洗疮。

【功效】 解毒活血,生肌敛疮。

【主治】 疬(淋巴结结核),脓溃者。

【按语】 疬,病证名。《外科大成》:结核于颈前项侧之间,小者为瘰,大者为疬,连续如贯珠者为瘰疬。

4. 龙珠软膏(马应龙药业方)

【成分】 人工麝香、人工牛黄、珍珠、琥珀、硼砂、冰片、炉甘石。

【用法】 外用,取适量膏药涂抹患处或摊于纱布上贴患处,每日 1 次,溃前涂药宜厚,溃后涂药宜薄。

【功效】 清热解毒,消肿止痛,祛腐生肌。

【主治】 适用于疮疖、红、肿、热、痛及轻度烫伤,也可用于感染性结核溃疡具有上述诸证者。

六、乳剂

乳剂是将两种不相溶的物质,油相和水相,在乳化剂的作用下制成不分离的半固体基质剂型。乳剂分散度较大,可使药物吸收速度加快,又无刺激性,不油衣物,为护肤佳品。

乳剂的形成是利用了乳化剂的化学结构,乳化剂长分子链的一端为亲水基团,与乳化剂中的水分子相结合;另一端为亲油基团,与乳化剂中的油分子相连。亲水基团为连续相的被称为水包油乳剂,亲油基团为连续相的被称为油包水乳剂。两类乳剂有时用肉眼不宜鉴别,可利用连续相物质将乳剂稀释加以区分,即水包油型乳剂易掺水,油包水型乳剂易掺油。

乳剂分水包油型和水包油型:① 水包油型:用"O/W"或"油/水"表示,又称为霜剂,俗称雪花膏,属于亲水性基质,即油为分散相,水为连续相,也就是水包在油层之外,油分散于水之中。② 油包水型:用"W/O"或"水/油"表示,在化妆品中将其俗称为冷霜或脂。此型乳剂水为分散相,油为连续相,即油包于水分子之外,水分子分散在油中。油包水型乳剂外观透明蜡状,可与多种油溶性药物配伍,性质稳定,不能用水稀释。

【适应证】 油包水和水包油两型的乳剂基质中所配制的药物基本相同,对于急性炎症的皮肤病,如急性湿疹以及潮红、脱屑而无渗出的皮损,水包油型的基质较为适宜;对于慢性湿疹、皮炎等中度浸润肥厚型皮损,以及老年皮肤瘙痒症等,油包水型基质较为适宜。由于油包水型乳剂中含有的油脂较多,对于冬季及干燥皮肤更为适宜,但糜烂渗出性皮损不宜使用。

【注意事项】 乳剂储存日久其中的水分易于蒸发,水包油型的基质易腐败发霉;有些药物,如硼酸、水杨酸等,会破坏乳剂基质的稳定性,不易配入乳剂基质中。强酸、强碱及有吸水性药物如枯矾等,会影响乳剂的稳定性,配制乳剂时不宜使用。

七、巴布膏剂

巴布剂是以水溶性高分子材料为主要基质,加入药物,经炼合、涂布、剪切等工艺制成的外用制剂。具有与皮肤有较好的相容性、亲和性、透气性、耐汗性,重复使用性良好,载药量大,不污染衣物,且不易过敏,给药剂量准确,吸收面积小,血药浓度稳定,生物利用度高,作用迅速持久,使用舒适方便等特点。水溶性基质应用范围广,水溶性、脂溶性药物均可采用,是取代现有贴膏的理想换代产品。

透皮给药系统是当前药学领域的前沿方向,药物经皮肤吸收有多方面的优越性。传统贴膏(软膏药、黑膏药)均以脂溶性材料为基质,在应用中有较严重的缺陷,药物载量小,透皮性能差,过敏、皮疹、黏着汗毛、污染衣物等。日本在 20 世纪 70 年代末为打开西方市场研制水溶性基质贴膏,该类贴膏已列入日本药局,方名为"巴布剂",在日本及西方有大量的该类产品。

【适应证】　瘰疬各期均可使用。

【注意事项】　孕妇及哺乳期妇女,过敏体质者慎用。

【研究进展】　经过多年的研究,在巴布剂的配方及制备工艺方面做了大量的工作,使巴布剂的黏度、延展性、保湿性和强度达到了使用要求。

周建平认为巴布膏剂的特点是载药量大,尤其适于中药浸膏;与皮肤生物相容性好,透气、耐汗、不致敏、无刺激;不仅使用安全方便、刺激性小、不污染衣物,而且药物释放性能好、药材利用率高,更重要的是在质量控制和标准化方面具有传统剂型无法比拟的优势,已被公认为是透皮给药体系发展的新方向,特别适合中药外用剂型的改革。

八、凝胶剂

凝胶剂是指药物与凝胶辅料制成均一的混悬或乳状液型的稠厚液体或半固体制剂。凝胶剂具有吸收速度快、生物利用度高、生物相容性好、质地均匀、易于涂展和清洗、皮肤给药不妨碍皮肤正常功能等优点,目前比较有希望的天然聚合物(如壳聚糖)和合成单体(如丙烯酸)具有这方面的优势,如吡罗昔康凝胶剂、双氯芬酸钠凝胶剂、甲硝唑阴道凝胶剂。智能水凝胶是能对外界环境微小的变化产生相应的物理结构和化学性质变化的一类高分子凝胶,能够感知外界刺激,如温度、pH 值、离子强度、电场、磁场、光和压力等,可根据所接受的刺激信号不同将其分为温度敏感型水凝胶、pH 敏感型水凝胶、温度/pH 双重敏感型水凝胶、电场敏感型水凝胶、光敏型水凝胶、磁场敏感型水凝胶、化学物质敏感型水凝胶、压力敏感型水凝胶、生物分子敏感型水凝胶、离子敏感型水凝胶和溶剂敏感型水凝胶等。

【适应证】　瘰疬各期,窦道、溃疡。

【注意事项】　研究与开发良好的透皮吸收渗透促进剂。研究凝胶剂不同的给药系统,评价其安全性、有效性,如口服凝胶剂等。研究与开发凝胶剂新型基质与辅料,优化制备工艺。凝胶剂是近年来兴起的一种比较方便易制的药物新剂型,在临床应用中已显示出它的优越性。

【研究进展】　康庄等取白及粉 1 000 mg 加入不同比例的泛影葡胺及生理盐水 12 ml 静置 12 小时,得到 15 ml 褐黄色凝胶状物,能在 X 线下显影。黏度控制在 18G 穿刺针或 5F 造影导管,经湿热灭菌法 121℃在 15 分钟高温高压灭菌冷却后静置,制成白及凝胶,然后在白及凝胶中加入适量抗痨药物(SM 50 mg/ml、INH 18 mg/ml、REP 24 mg/ml、PZA 40 mg/ml)制成白及抗痨凝胶。在 X 线下通过造影进行介入治疗。白及胶是从白及中经水提醇沉法得到的白色无味无定型水性凝胶,不干涸,不液化,不溶于乙醇等有机溶液,由 4 分子 D-甘露醇和 1 分子 D-葡萄糖聚合而成葡配甘露聚糖。

九、丹剂

丹剂是指用升华或熔合等方法制成无机化学物或按一般物理混合法制成的丸剂、散剂或锭剂。丹剂大体上分两大类:含汞、砷、铅等矿物,经高温而制成化学制剂,受历史局限,古人认为其虽有毒,但疗效独特,并视之为长生不老的灵丹妙药故称;另一类是以丹乃红色取名,可供内服、外用的散剂、丸剂或锭剂,如天王补心丹、大活络丹属丸剂,紫雪丹属散剂,玉枢丹属锭剂,小金丹属糊丸等,此等不列于本节丹剂所论范畴。

　　丹剂在中国已有 2 000 多年的历史,也是世界上最早的化学制剂。《周礼·天官》记载:"疡医疗疡,以五毒攻之。"五毒解:"今医方有五毒之药,作之合黄渣,置石胆、丹砂、雄黄、矾石、磁石其中,烧之三日三夜,其烟上者,鸡羽扫取用以注疮,恶肉破骨则尽出也。"晋末葛洪著的我国现存第一部外科学专著《刘涓子鬼遗方》中,记载了用水银膏治疗皮肤病,用硫磺、雄黄、矾石等组成食恶肉散方治痈。汞离子具有杀菌、祛腐作用,主要是因 Hg 能与细菌呼吸酶中的巯基相结合,破坏细菌酶的巯基和凝固蛋白质,导致细菌死亡。含汞制剂主要包括:红、黄升丹(HgO)、白降丹($HgCl_2$)、朱砂(HgS)、轻粉(Hg_2Cl_2),此外,含砷外用中药材主要包括雄黄(As_2S_2)、砒石(As_2O_3)。

　　【制备方法】 一般分为升华法(升法、降法、半升半降法)和熔合法。① 升华法。主要操作过程一般分为坐胎(热胎或冷胎)、炼制、收丹等步骤。根据处方要求的不同,操作方法可分为升法和降法。升法:将药物细粉置入锅内,或再加入其他药物,以文火加热熔融(称为结胎),以瓷碗盖严锅(或罐)口,密封,以文武火加热至升华物全部升华时停火,放冷后,取下瓷碗,收集升华物即得,如红升丹又称三仙丹,由火硝、枯矾(白矾)、水银等分升华而成。炼制升丹残存在锅底的残渣成为"升底",主要成分是硫酸铝、硫酸钾等。升药底功能杀虫止痒,外用配伍治疗癣,每获良效。降法:将药物细粉置入锅内,以文火加热熔融,待熔融物冷凝成固体状(称为结胎),将锅小心翻转,倒置在大于罐口的瓷碗或盆上,封闭接口处,再将一个盆去底,套在罐上,将固定的罐碗置于盛满冷水的盆上,以炭火加热盆内和罐底周围,至升华物全部下降于瓷碗或盆内,停火放冷,取下锅,收集瓷碗或盆内的下降物即得,如白降丹。半升半降法:药物经高温反应生成气态化合物,一部分上升凝结在覆盖物内,另一部分散落在锅。② 熔合法。将处方规定的矿物类药物置于铁锅内,加热熔化及炒炼,并不断炒拌,以与处方规定的色泽、形态相符为度。取出放冷,研为细粉,按处方规定制为丸剂或其他剂型,如黑锡丹。③ 徐学春采用降法炼制而成拔瘰丹(降丹),其主要成分为氯化高汞,具有较强的杀菌祛腐,拔核化管之功。

　　【处方组成】 水银(Hg 汞)、火硝(KNO_3 硝酸钾)、食盐(NaCl 氯化钠)、皂矾($FeSO_4·7H_2O$ 硫酸亚铁)、明矾[$AlK(SO_4)·12H_2O$ 硫酸铝钾]各 15 g。

　　【炼丹用具】 炼丹用具长柄铁勺 1 个、竹刀 1 把、炉子 1 个、火钳 1 把、扇子 1 把、钟山丹罐 1只、丹盖 1 只、丹盆 1 只、大木盆 1 只、木炭及盐泥水若干。(钟山丹罐由来:徐学春改进"阳城罐"造型,增添了丹盖,放大了丹盆,研制成新型丹罐:其耐火力可达摄氏 800 度左右,且由原来的每炉只能炼制 1 罐丹药提高到炼制 6 罐,我院因以地处钟山,故将革新后的丹罐命名为"钟山徐氏丹罐"。)

　　【制备程序】 ① 研制:先将处方中的水银、皂矾置乳钵内研至不见水银星为度,再将明矾、火硝、食盐等量递增法倒入研匀。② 坐胎:此道工序关乎丹药质量之优劣,产量之多少。监制者在选定环境安静、空气流通之处后,即戴上防护眼镜与口罩,将调研和匀之药末倒入长柄铁勺内,置小炭炉上以文火使之炸化,边烧边用竹刀铲搅。待烧至数滚,勺内药物渐呈草绿色时,迅即离火倒入钟山丹罐内,将胎药压紧。其要点在于做胎:既不能太老(干),也不能太嫩(稀)。胎老,则炼制过程中水银易飞散,胎嫩,则凝固不牢,往往在炼制过程中下脱,都会使丹药成为次品或废。③ 炼制:将上方 6 剂分别做胎装入 6 个钟山丹罐后,即可加上丹盖倒置于丹盆中用桑皮纸沿口封固,再用盐水调捶黄泥密封丹罐,泥厚近 2 cm,严防烧制中泄气。最后将丹盆放在盛水的大木盆内,用已燃之木炭放入丹盆内加炭烧炼。开始文火,中间武火(用扇扇助火势),最后宜文火。对火候掌握的适当与否,直接关系着丹药的质量,故须引起重视。全部炼制时间约为 150 分

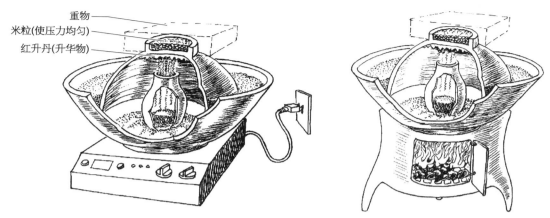

重物
米粒(使压力均匀)
红升丹(升华物)

图 11 - 1　制备小升丹示意图

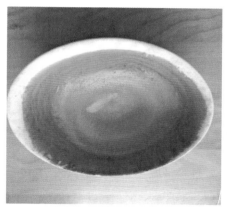

图 11 - 2　黄升丹

钟。④ 收丹：上述工序完毕，熄灭炭火，端出丹盆，置阴凉处令冷退火毒。次日去泥封，轻揭其盖，见丹盖上凝结的纯白结晶体，即为上品拔瘰丹。用竹刀徐徐从铲下，入瓷罐或有色玻璃瓶贮存。丹药越陈，疗效越好。⑤ 去火毒：目的去除杂质减轻副作用。将收好的丹剂用细布包好投入水中煮 4 小时，取出沥干，低温干燥，研细备用(备注：徐学春无此过程，笔者后加)。⑥ 贮存剂型：粉剂，将拔瘰丹研极细末；丸剂，用米饭与拔瘰丹粉揉合，做成绿豆大小之扁丸；药条，用米饭或面糊与拔瘰丹粉调匀，做成药线条；锭剂，用米饭或面糊与拔瘰丹粉调匀，做成棱柱形小锭；纸捻，取桑皮纸做成纸捻，外裹拔瘰丹粉。(如图 11 - 1～11 - 3)

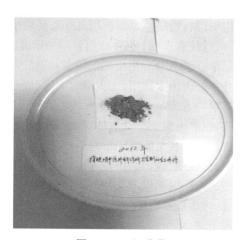

图 11 - 3　红升丹

【临床配伍】

拔瘰丹：水银(Hg 汞)、火硝(KNO_3 硝酸钾)、食盐(NaCl 氯化钠)、皂矾($FeSO_4 \cdot 7H_2O$ 硫酸亚铁)、明矾[$AlK(SO_4)_2 \cdot 12H_2O$ 硫酸铝钾]各 15 g(一说各 50 g 降法炼制)。

一号丹：轻粉 3 g，血竭 3 g，尿浸煅石膏(漂净)30 g，红、黄升各 12 g，梅片 3 g。

二号丹：红、黄升各 12 g，梅片 3 g，樟丹 6 g，九一丹 15 g。

加味一号丹：轻粉 3 g，血竭 3 g，尿浸煅石膏(漂净)30 g，红、黄升各 12 g，梅片 3 g，拔瘰丹 20 g。

加味拔瘰丹：拔瘰丹 80%，九一丹 20%，混合制成丸剂或锭剂，用于拔核或干酪样坏死物还可用拔瘰丹 50%、九一丹 50%，混合制成纸捻，用于拔瘘管。

加味二号丹：拔瘰丹 5%，加黄升、血竭、樟丹、九一丹，共研极细末，用于尚有少量脓液之溃疡面，或撒在油纱条上塞入扩创后的空腔内。

【功效】 拔管祛腐提脓。

【主治】 颈腋、腹股沟淋巴结结核、溃疡及瘘管，以及骨与关节结核等溃疡与瘘管。

【用法】 分 3 组研极细末，首先将轻粉、红黄升、拔瘰丹研极细末；另将煅熟石膏单研极细末；再将血竭、梅片轻轻研细末，因药粉黏性大，可少加轻粉等再研极细末。可以 4 种剂型外用：① 粉剂：直接撒在创口上，外盖玉红膏油纱条。② 将药粉撒在玉红膏油纱上，轻轻揉一下，塞入脓腔内。③ 用药粉与米饭做成药条，用时插入瘘管窦道内。④ 用桑皮纸做成纸捻，外裹药粉插入瘘管、窦道内。

【适应证】 瘰疬中、后期透脓祛腐，生肌收口。

瘰疬：溃后脓水清稀，每夹有败絮样物，可用加味一号丹撒于细纱条上塞入空腔内提脓祛腐。如有干酪样坏死物不易流出，可用拔瘰锭插入坏死物中 2～3 日后即可拔出。

瘘管：先用探针测其浅深，然后用拔瘰条或纸捻蘸加味一号丹插入拔管，隔日换药，管尽即止。

流痰：可用加味一号丹或加味二号丹交叉换用。

痈：在自行破溃或手术切开排脓后，用加味二号丹少量撒在油纱条上，轻揉几下，塞入溃疡空腔内。每日换药 1 次，有杀菌祛腐作用。

疖：溃后可用加味二号丹少量撒于溃疡面上以祛腐，然后改用九一丹生肌收口。

疔：可用拔瘰丸 1 粒，冷开水浸 3 分钟后，贴于患处，2 日换药 1 次，2、3 次换药后，患处坏死组织即自行脱落。再改用九一丹提脓生肌，同时加服五味消毒饮或黄连解毒汤等以清热解毒。

【注意事项】 ① 所用容器如铁锅、瓷碗等，不得有裂缝，以免在加热炼制时，毒剧气体逸出，引起中毒。② 操作时应随时检查封固处是否漏气，如发现有烟逸出应立即封固，以免中毒。③ 加热升华的火力要适当，若火力过大，则成品片厚、色黑；火力过小，则成品呈粉末状，火力不当对产量质量均有影响。④ 操作人员须戴防毒面具或口罩、手套等，注意防止中毒。⑤ 采用加热熔合法时，因有大量刺激性气体，注意避免造成环境污染。⑥ 雄黄中毒的呼吸系统症状主要是呼吸困难、发绀，甚至呼吸中枢麻痹，可于毒后 24 小时至数日而死亡。消化系统方面主要表现为恶心、呕吐、腹痛、腹泻。中枢神经系统常表现为出现头昏、头痛、全身乏力、四肢痛、出冷汗，严重时抽搐、昏迷、惊厥以至死亡。慢性中毒者，可出现周围神经炎，甚至病及脊髓。心血管系统中毒的患者，可出现心电图窦性心动过速、房室传导阻滞、心肌缺血等，临床表现常见心慌、胸闷、发绀、血压下降，可引起心力衰竭。雄黄还可以引起肝肾毒性，引起肝脏脂肪变性，导致中毒性肝炎，损伤肾小管、肾小球，严重时可引起急性肾功能衰竭。⑦ 外用丹剂使用必须掌握五要：一要保持引流通畅，如遇水肿可以冰片、枯矾外用，即可收敛。二要不同的症状以不同的剂型用之，如窦道瘘管可用药条或纸捻裹药插之，3～5 日换药 1 次；如遇脓腔大，可用药粉加玉红膏油纱塞入腔内。三要丹药撒于创口药量以少为宜防止汞吸收。四要结核性溃疡注意以腐尽为止，不宜收口过快，以防除患不尽,反复发作。五要外用药粉要避开神经、血管,同时勿伤面部容貌。

【研究进展】 徐学春在实践中,除选用最陈的拔瘰丹外,还试用拔瘰丹粉与甘油调匀,加少量冰片,经沉淀后,用注射器取吸其上清液少许,注入创口的坏死组织中,使其数日后脱落,患者痛感甚微。又根据"汞制剂在有氯化物条件下,能增加溶解度"的道理,现代药理研究显示,试用盐酸普鲁卡因粉加入拔瘰丹掺于伤口,不仅加速了汞制剂的溶解,而且麻醉止痛作用显著,从而减少了腐蚀的副作用,提高了疗效。以上使用方法,已为我们减轻降丹刺激创口引起的疼痛初步探索出一条途径。

1. 小升丹(《中医外科学》)

【组成】 水银 30 g,白矾 24 g,火硝 21 g。

【制法】 先将硝矾研成粗末,再入水银,共研细末,以不见水银星为度(不研细末也无妨),然后放于生铁锅内,再将粗料大瓷碗 1 只盖合(事先需用生姜普遍擦过,以防止因高热而致碎裂),需用上浆的纸条(即以棉纸裁成 3 cm 宽的纸条,加上面浆搓成绳状),结实地嵌塞缝口,再用煅石膏细末醋调封固,务使不令泄气,再将黄砂铺压碗旁,露出碗底,碗底内置棉花一团,上用铁锤压紧,将锅子移置火炉上烧,40~60 分钟,看碗底棉花焦黑为度。取下待冷,约 1 小时,除去砂泥及烧焦炭样的棉纸,缓缓揭开磁稿,则锅子底中为三药的渣滓,此为升药底,在碗内所升之药,有黄色或红色的如霜物质,就是升丹。此时将升丹刮下,以色红者为红升丹,色黄者为黄升丹(如图 11-2),收贮备用。此外,一料所得升药的数量可有 19~27 钱不等,这需要炼制者经验看火候确当与否来决定之。

【功效】 提脓祛腐。

【主治】 凡溃疡脓栓未落,腐肉未脱,或脓水不净,新肌未生均可使用。

【用法】 疮口大者,可掺于疮口上;疮口小者,可黏附于药线上插入,亦可掺于膏药,油膏上盖贴。纯粹升丹因药性太猛,在临床应用时须加赋形药使用,阳证一般用 10%~20%,阴证一般用 30%~50%的升丹含量。凡对升丹有过敏者则必须禁用,如患在唇部、眼部附近的溃疡也宜慎用。升丹如能陈久应用,则可使药牲缓和而减少疼痛。

【注意事项】 所有外用丹剂(以下)制作均需注意防毒。

附:九一丹

【组成】 煅石膏 900 g,红粉 100 g(《中国药典》2005 年版)。其他版本组成:煅石膏九钱,黄灵药一钱(《医宗金鉴》);煅石膏四两,漂净冬丹三钱,上好黄升丹二钱(《疡科遗编》);尿浸石膏九两,三仙丹(红升丹)一两(《外科传薪集》);生石膏九两,白降丹一两(大成本《外科正宗》)。

【用法】 等量递增法研末混匀。掺于疮口中,或用药线蘸药插入,外盖膏药或药膏,每日换药 1~2 次。

【功效】 提脓祛腐。

【主治】 一切溃疡流脓未尽者。

2. 五五丹(《外伤科学》)

【组成】 熟石膏、升药各 15 g。

【用法】 上药共研细末,掺于疮面,或制成药线插入疮中,外盖膏药或油膏,每日换药 1~2 次。

【功效】 提脓祛腐。

【主治】 流痰(骨结核)、附骨疽(化脓性骨髓炎)、瘰疬(淋巴结结核)。

【按语】 本方二味药各五钱,故以"五五"命名。

3. 黑虎丹(《中医外科诊疗学》)

【组成】 磁石(醋煅)3 g,母丁香、公丁香(炒黑)各3 g,全蝎7只(约4.5 g,炒过),炒僵蚕7只(约2.1 g),炙甲片9 g,炙蜈蚣6 g,蜘蛛(炒炭)7只,麝香1.5 g,西黄(牛黄)0.6 g,冰片3 g。

【用法】 研成细末。掺少许在疮头上,外盖太乙膏,隔日换药1次。

【功效】 消肿提脓。

【主治】 治痈、疽、瘰疬、流痰等证,溃后脓腐不净,亦可用于对升丹有过敏者。

4. 三品一条枪(《外科正宗》卷二)

【组成】 明矾60 g,白砒45 g,雄黄7.2 g,乳香3.6 g。

【用法】 砒、矾二味共为细末,入小罐内,加炭火煅红,青烟已尽,旋起白烟,片刻上下红彻停火;取罐置地上一夜(宿),取出砒、矾净末约有30 g,加雄黄7.2 g、乳香3.6 g,共研极细,厚糊调稠,搓成如线条状,阴干。凡遇下述病症有孔者,纳入孔内,无孔者,先用针放孔窍,早、晚插药2次,插至3日后,孔大者每插10余条,插至7日,患孔药条满足为止。以后所患四边自然裂开大缝,共至14日前后,其疗核、瘰疬、痔漏诸管自然脱落,随用汤洗,搽上玉红膏,虚者兼服健脾之药。

【功效】 祛腐、提毒、蚀肉、拔管。

【主治】 痔疮、瘰疬、疔疮发背、早起宫颈癌(《中成药研究》)。

【宜忌】 凡宫颈癌属以下情况者禁用本品:① 鳞癌早期浸润脉管(淋巴管、血管内有栓者)。② 鳞癌癌灶汇合、融合者。③ 波及阴道穹隆者。④ 老年妇女宫颈高度萎缩者。⑤ 单纯颈管癌不辨观察浸润深度者。⑥ 并发急性传染病,或心、肝、肾等脏器有严重疾病者。(《中成药研究》)

【按语】 实验研究:① 化学成分:本品主要成分为三价砷。② 含量标准:三氧化二砷的含量以15%±1%为宜。③ 抗肿瘤机制:三价砷有直接杀伤瘤细胞的作用,机制为凝固坏死→结痂→痂皮下瘢痕愈合。④ 毒性试验:最大耐受量时,实验动物骨髓无明显抑制,肝肾功能未见明显影响。经人体试用,结果为一次最大药量为0.8 g(约10 mg/kg)。⑤ 人体毒性反应:轻者恶心、呕吐、食欲减低等;停药后数日内可自行恢复;重者腹泻,泻深棕色稀便,心电图可见ST段明显下降至T波倒置。(《中成药研究》)

5. 太乙膏(《卫生宝鉴》卷十三)

【组成】 冰片(研)3 g,轻粉、乳香(研)各6 g,麝香(研)9 g,没药(研)12 g,铅丹150 g。

【用法】 先用清油500 g,先下铅丹熬,用柳枝搅,又用憨儿葱7枝,先下铅丹熬焦,再下1枝,葱尽为度,离火,不停搅动,待冷热适中,加入冰片等药,搅匀,磁器盛之,用时摊贴。

【功效】 行气散结,解毒消疬。

【主治】 瘰疬(淋巴结结核)。

6. 拔瘰丹(徐学春《瘰疬证治》)

【组成】 水银15 g,明矾15 g,火消15 g,食盐15 g,皂矾15 g。

【用法】 上药共研末,造胎,盐泥封罐,炭火炼制,冷却取丹,全部用降法炼制,同时加九一丹20%,研极细末,用米饭或面糊做成条状或菱形小锭外用。

【功效】 拔疔脚,消阳毒。

【主治】 疔疮、肿毒。

7. 拔病饼(《中医皮肤病学简编》)

【组成】 白降丹。

【用法】　将白降丹研末,加少量米粉和适量冷开水,调成糊状,做成纽扣大小的饼,青黛为衣,晒干备用,用时用温水浸软。在瘰疬中心放入麝香 0.06 g 后,用拔疬饼压住,再贴上黑药膏(市上有售)固定好。6～9 日即可将内脓提出,用盐水将周围坏死组织洗净,上收口药(黄柏、黄连、黄芩各 10 g,冰片 1 g,共研细末备用)贴药 6 小时左右,有灼热及剧痛,可予止痛镇静剂。

【功效】　腐蚀拔疬。

【主治】　瘰疬(淋巴结结核)。

8. 提疬丹(《种福堂公选良方》)

【组成】　水银、硼砂、火消、明矾、皂矾、食盐各 3 g,朱砂 6 g。

【用法】　药盛于粗瓦盆上,盖粗碗 1 个,用盐泥封固,炭火炼 3 炷香,先文后武,冷定取出,药即升在粗碗上,刮下以白米饭捣丸,如绿豆大,朱砂为衣,每用 1 丸放疮上,棉纸封两三层,1 日夜急揭起,则核随纸带出,丸可再用。

【功效】　蚀肉提疬。

【主治】　瘰疬、痰核等。

【按语】　《疡科遗编》卷下本方无硼砂。

9. 提瘰丹(《张赞臣临床经验选编》)

【组成】　水银 3 g,硼砂 3 g,火消 3 g,明矾 3 g,皂矾 3 g,食盐 3 g。

【用法】　除水银、食盐外,其他 4 种药先行研极细末,再加入水银、食盐研至不见水银星点无声为度,放入瓦盆内,用粗瓷碗合盖,外用盐泥封固,不可流气,置于炭火上炼约 1 小时取下,待冷,其药之结晶体上升于碗底上,将药刮下研细,用白米饭合,捣丸如芥子或绿豆大小,朱砂 6 g 为衣。视疮口面积大小取药丸放疮头上。外用棉纸 2～3 层敷盖,敷 1 日 1 夜揭去,如硬核脓栓脱落后,改用和合丹收口。

【功效】　祛腐提核,拔毒收口。

【主治】　瘰疬已溃,硬核不脱。

【宜忌】　本品有剧毒,切不可内服。

【按语】　① 方义:水银祛腐拔毒,火消攻坚散结,硼砂解毒消散,明矾、皂矾收敛疮口。② 此药略有刺激性,如用于治疗生有肉芽之腐溃面而核不脱的患者,有轻微痛感,不要揭去,忍耐片刻,疼痛则可消失。

十、酒剂

中药酒剂俗名药酒,是以白酒或黄酒为溶媒浸出药料中的成分再经滤制或配制而成的液体制剂。繁体"醫"字中"酉"会意用酒治病。早在《黄帝内经》中就有"汤液醪醴论篇"的"醪醴"亦即药酒。酒剂特点为饮量少、易吸收且奏效快,酒具有活血、散寒、升散、防腐等作用,白酒酒精多选用 50～60 度(%),酒精浓度太低药物有效成分不利于浸出,浓度过高有效成分又难以溶出。也可以采用低度白酒、黄酒、米酒、果酒等基质酒,但浸出时间要延长,或适当增加浸出次数以保证药效。

酊剂与酒剂的区别在于,酊剂用乙醇制成,具有一定的含药浓度。一般药材制得的剂浓度为 20%(即 100 ml 酊剂中含药材 20 g),含剧毒药的酊剂浓度为 10%(即 100 ml 而剂中含药材 10 g)。

【制备方法】　通常药材占酒 10%～20% 浓度配制。酒剂常用浸法(冷、热浸法)及渗滤法来制备。① 浸法:冷浸法将药物切碎或研为粗末后置入适宜的容器中,用一定量的酒密闭浸泡,每日搅拌或振荡 1 次,浸泡至一定时间取其上清液与浸液合并,静置澄清,过滤乃得;热浸法将药物碎块或粗末放入适宜容器中,加入一定量的酒,隔水或用蒸汽加热至沸,立即取下,倾入缸内,密封至一定时间后,取其上清液与浸液合并,静置适宜时间后,过滤乃得。② 渗滤法:将药物粗粉放入适宜的有盖容器中,以白酒为溶媒,密闭,放置,渗滤;收集渗滤液,静置,滤清乃得。

【适应证】 瘰疬各期。

【注意事项】 ① 在浸泡过程中,须经常搅拌或振荡。② 热浸时,时间不宜过长,否则酒易挥发。③ 渗滤用的药粉不能太细,以免妨碍溶媒通过,药粉量不得超过渗滤桶的 2/3。④ 渗滤法适用于含挥发性成分或不耐热成分的中药材或饮片。⑤ 阴虚火旺者慎用。孕妇、儿童、驾驶员或特殊行业从业者及酒精过敏者忌用。乙醇量、甲醇量符合规定。微生物限度除需氧菌总数每 1 ml 不得超过 500 cfu,需菌和酵母菌总数每 1 ml 不得超过 10 cfu 外,其他应符合规定。

1. 消瘰酒(《文琢之中医外科经验论集》)

【组成】 藤黄 60 g,75％乙醇 500 g。

【用法】 将上药溶于乙醇即成。外搽患处。

【功效】 消瘰散结。

【主治】 瘰疬未溃破者。

【宜忌】 瘰疬已溃者不宜用,有过敏者不可再用。

【按语】 本方适合阴证。

2. 天花散(《古今医鉴》卷十五)

【组成】 金银花 9 g,赤芍 5 g,天花粉 4.5 g,穿山甲(炒黄色)3.5 g,白芷、归尾各 3 g,没药 1.5 g,乳香 0.6 g。

【用法】 用好酒 150 ml 煎服。

【功效】 祛瘀通络,解毒排脓。

【主治】 瘰疬溃烂疼痛(淋巴结结核破溃)。

【宜忌】 忌鲜鱼、鸡、羊等物。

十一、锭剂

锭剂是药物细粉与适当黏合剂混匀制成的不同形状的固体制剂,可内服或外用。锭剂通常有长方形、纺锤形、圆柱形、圆锥形等形状。锭剂最早在晋代葛洪《肘后备急方》中,有用青木香、白芷做"梃"的记载。宋代《太平惠民和剂局方》有紫金锭的记载,明代王肯堂《证治准绳》有万应锭等多种锭剂的记载。锭剂除去用蜂蜜作为基质者外,均可以长久贮存,并且便于携带,方便使用。

【制备方法】 ① 先将药物粉碎、混合再制锭:取药物加入适当的糯米糊、蜂蜜,或处方中规定的其他黏合剂,混合均匀,揉成滋润团块,制锭。② 干燥:自然干燥,黏性及挥发性药料不宜高温;含有易变色的药物不宜烘晒。③ 挂衣:根据处方规定,用金箔挂衣,如万应锭。

制锭法可分为手工模制、机器压锭两种:① 搓捏法。将揉成的团块,搓成细条,搓成纺锤形、棒槌形、扁圆形、圆柱形、瓜子形等不同形状的锭剂。② 模制法。将揉成的团块,先压制成大块薄片,分切成适当大小后,置入模型中,加模型盖,压制成一定形状的锭,剪齐边缘。也可按一定形状用模制法制成模型,或按规定形状及重量用压锭机压成锭。

【适应证】 窦道、瘘管。

【注意事项】 外观性状应平整光滑,色泽一致,无皱缩、飞边、裂隙、变形及空心;重量差异应符合规定;锭剂使用的胆汁、蟾酥、蜂蜜、糯米粉等应按规定方法进行处理;制备锭剂,用该品种制法项下规定的黏合剂或利用药材本身的黏性合坨,以搓捏法或模制法成型,整修,阴干;泛制者依照丸剂项下的水丸制备。需包衣或闯亮(抛光)的锭剂,用制法顶下规定的包衣材料进行包衣或抛光;锭剂应密闭,置阴凉干燥处贮藏;孕妇、药物过敏者忌用。

1. 阳燧锭子(《外科大成》卷一)

【组成】 蟾酥、朱砂、川乌、草乌各 1.5 g,僵蚕 1 条。

【用法】 上药各为末,和匀。用石硫黄 45 g 置碗内微火炖化,入前蟾酥等末,搅匀离火,再入麝香 0.6 g,冰片 0.3 g,搅匀,即倾入湿瓷盘内,速摊转成片,待冷收取磁罐内,用时取甜瓜子大一块,要上尖下平,先用红枣肉擦灸穴处,黏药于上,用油灯草火点之,灸 5~9 壮,即饮米醋 70 ml,随用小膏药贴之,出黄水少许,其毒即消。

【功效】 解毒消肿,通络止痛。

【主治】 痈疽发背一切诸毒、瘰疬、便毒、蛇头疔、痞块、风寒湿气疼痛等。

2. 保生锭子(《卫生宝鉴》卷十三)

【组成】 砒石、雄黄、硇砂、轻粉各 6 g,麝香 3 g,炒巴豆 49 粒。

【用法】 上药为细末,用黄蜡 15 g 溶开,和药成锭子,冷水浸少时取出,捏成饼子如钱眼大。每次 1 饼,先将疮头拨开,后按疮头上。

【功效】 拔毒杀虫,蚀疮去腐。

【主治】 疗疮、背疽、瘰疬、恶疮。

3. 碧玉锭子(《证治准绳·疡医》卷二)

【组成】 铜绿 9 g,轻粉、砒霜(煅)、白矾(煅)、硇砂(生)各 3 g,胆矾、雄黄、朱砂各 1.5 g,乳香、没药各 7.5 g,麝香、冰片各少许。

【用法】 上药各研极细末,和匀,达愁糊做成豆大扁形锭子;或作药线,阴干。先用药点破疮口,将药锭用膏药贴敷患处,以将腐肉祛尽,好肉生满为度。

【功效】 拔毒祛腐,敛疮生肌。

【主治】 瘰疬、恶疮。

4. 紫霞锭子(《证治准绳·疡医》卷三)

【组成】 砒石(煅)、白矾(煅)、硇砂各 3 g,胆矾、雄黄、朱砂各 1.5 g,乳香、没药各 0.75 g,麝香、冰片各 0.15 g。

【用法】 上药研末,稠糊为锭子,如豆大带扁些,另作药线,随疮大小、深浅、长短、临时裁度,先以拔毒膏点破,次以药锭放在疮口,膏药贴上,直候腐肉去尽为度。

【功效】 祛腐,解毒。

【主治】 瘰疬、痔漏、恶疮。

十二、糊剂

糊剂又称泥剂或泥膏,是在油脂性软膏基质中加入 25%~50% 的不溶性淀粉剂混合而成的一种泥状多孔性膏剂。糊剂具有性质柔和,附着性强,软化皮损,可祛除皮损表面的鳞屑与痂皮,吸收皮损的少量渗液和分泌物,有保护创面的作用。

【适应证】 多用于瘰疬初中期,也可覆盖窦道、瘘口。

用的药物为黑豆馏油、糠焦馏油等配成浓度为 3%~5% 时,有消炎作用,常用于慢性润肥厚的皮损,使用时可加入等量羊毛脂。也可对证加入中药黄柏、苍术、黄连、生地榆、虎杖等。此外,若在窦道、瘘管围涂上氧化锌糊膏,可起到预防浸渍糜烂的作用糊剂及其作用机制。

临床使用时,常根据病情的变化灵活运用,糊剂中加入适量水杨酸、各种类固醇激素软膏或乳剂可起到止痒的作用;加入地榆、明矾、五倍子等,可以起到收敛的作用;加入鞣酸、硫酸铜、酸铅等,有促进组织中蛋白凝固使组织细胞间隙缩小的作用。

【注意事项】 不宜用于有毛发部的皮损。使用糊剂在换药时要先用液体油类将原有的药膏清洗干净,再涂擦新药,不可用水来清洗糊剂。

1. 氧化锌糊剂

【组成】 氧化锌、滑石粉各 15% ~ 25%,加入凡士林至 100 g。若加入等量羊毛脂,则渗透力更强。中药常以炉甘石、滑石粉为粉剂。根据需要还可在基质中加入角化形成剂等。

2. 湿疹糊剂(张作舟《皮肤病中医外治法及外用药的配制》)

【组成】 甘草 10 g,煅石膏粉 10 g,滑石粉 10 g,樟丹 2.5 g,黄蜡 4 g,芝麻油 4 g。

【用法】 将黄蜡加热熔化后,加入芝麻油搅拌均匀,然后加入前几味药粉,边加边搅拌,搅匀即成。外涂患处。

【功能】 收敛除湿,杀虫止痒。

【主治】 亚急性湿疹、皮炎等。

3. 化痰解凝糊(南京市中西医结合医院院内制剂)

【组成】 僵蚕 30 g,大黄 30 g,白芷 12 g,木香 20 g,血竭 15 g,玄参 30 g,赤芍 20 g,丹参 20 g,蜈蚣 2 g 等。

【功效】 理气化痰,活血软坚。

【主治】 瘰疬气滞痰凝证。

4. 滋阴降火糊(南京市中西医结合医院院内制剂)

【组成】 黄柏 30 g,肉桂 6 g,知母 20 g,地骨皮 15 g 等。

【功效】 滋阴降火。

【主治】 瘰疬阴虚火旺证。

5. 加味内消糊(南京市中西医结合医院赵有利协定方)

【组成】 夏枯草、穿山甲、猫爪草、肉桂、丁香、樟脑、山奈、牙皂、生南星、白胡椒等用蜂蜜调膏而成。

【功效】 行气活血,化痰散结。

【主治】 一切阴疽,红肿热痛之痈疽,诸如瘰疬、骨痨、附骨疽、深部脓肿、阑尾炎早期。瘰疬凡具有寒性包块,有形可辨,推之可移,三五成串;无痛或触痛不明显,皮色如常或微红,皮温不高或微高,或深部脓肿未溃。舌质淡,舌薄白或白腻,脉象沉迟或弦滑证属气滞痰凝证、痰瘀互结证者;甲状腺、乳腺寒性结节。

十三、创面敷料

创面敷料是指创面换药时应用的具有一定治疗作用的包扎、辅助性覆盖材料。

传统敷料分干性、湿性敷料。现代新型创面敷料可分为抗菌型,如含银敷料。止血型,如明胶海绵敷料;吸水型,如活性炭、聚氨酯高分子敷料;促生长型,如成纤维生长因子敷料;仿生型,如水凝胶敷料;抗瘢痕型,如硅酮凝胶敷料;功能混合型,如抗菌、吸水、自黏为一体,进口材质敷料。银离子敷料是一种基于甘油三酯浸渍的金属银聚合涂层敷料,利用金属银的缓释原理,能杀灭所有的致病微生物,具有广谱抗菌性和强大的杀菌能力,有效抗菌作用可长达7日。银离子对病毒、细菌不会产生耐药性和抗药性,因此病菌不会产生变异品种,并可改善伤口肉芽组织生长,安全无毒,有效地弥补了传统伤口换药环境差,伤口局部易脱水、结痂、阻碍伤口上皮细胞爬行而使生物丢失活性,造成整个伤口愈合速度缓慢等缺点。

天然藻酸钙纤维敷料是由天然藻酸钙纤维制成,具有快速吸收渗液、锁定微生物、止血、形成凝胶等功效,明显改善传统换药时干性敷料与伤口新生肉芽粘连,更换敷料时损伤创面,造成伤口疼痛,伤口愈合时间延长等不良状况。

【适应证】　窦道、瘘管填塞引流,清创植皮皮瓣术后包扎,封闭式负压引流内层覆盖物。

【注意事项】　对伤口进行彻底清创,用生理盐水反复清洗伤口,特别是有潜行或窦道者;用抗菌银敷料直接覆盖于整个溃疡面上,再用藻酸盐敷料覆盖。有窦道者用银敷料包裹藻酸钙敷料填塞于整个窦道,外层用妙贴或是欧尼胶带固定,可以据脓腐情况酌情撒微量一号丹或二号丹。

填塞引流物时松紧要适度,填塞太紧影响底部肉芽组织生长,同时阻碍分泌物流出导致引流不彻底;填塞太松使伤口表面过早愈合而伤口内肉芽并未长好,形成窦道。

【研究进展】　刘莉对24例颈部淋巴结结核溃疡型伤口使用新型银离子敷料和天然藻酸钙纤维敷料,对其颈部淋巴结结核溃疡伤口进行换药治疗,于第1次换药后的第3、9、18、30日,对伤口进行评估。结果经10次换药后,16例患者的伤口痊愈,6例伤口创面愈合3/4,2例伤口创面愈合1/2。

(赵有利　王松岩　徐晓明　主嘉佳　张艳菊　刘成海)

第三节　外科手术、围手术期事项

手术是外科疗法的重要体现,也是区别于内科疗法的主要特点。淋巴结结核在内服药、外敷药物治疗效果不显时,或形成脓肿、溃疡、窦道,则宜配合手术处理,以排出脓液,去除病灶,以期早日治愈。

通常按照手术部位有无细菌污染或感染,将手术分为无菌手术、污染手术、感染手术三大类。无论何种分类,手术方法应针对疾病不同情况选择应用,如病灶液化成脓,则宜手术切开排脓或通过火针烙法排脓;若体部慢性溃疡形成窦瘘者,可使用挂线疗法。而切开法、火针烙法、砭镰法、挂线法、结扎法等均是中医外科基本手术疗法。在手术操作过程中,必须严格执行消毒灭菌与无菌操作原则,严密止血,注意刀晕等发生。消毒、灭菌与麻醉是外科手术前提和基础。

一、消毒和灭菌

消毒是指杀灭病原微生物和其他有害微生物,并不要求清除或杀灭所有微生物(如芽胞等);灭菌是指杀灭一切活的微生物,如手术室、手术区、手术器材、手术者的消毒与灭菌。做好消毒灭菌是预防手术感染的必须举措,也是阻断疾病医源性传播的重要环节。

(一)物理灭菌法

1. 煮沸法　水中煮沸至100℃并持续30分钟即可灭菌一般细菌。此法缺点:灭菌效果差,适用于器皿消毒。

2. 高压蒸气法　一般应用蒸气压力为 104.0～137.3 kPa 时,温度达 121～126℃,经 30 分钟,即可达到最可靠的灭菌(包括具有顽强抵抗力的细菌芽胞)。适用于普通培养基、手术器械、玻璃容器、注射器、敷料等物品消毒。

（二）药物浸泡法

此法用于锐利器械、内镜和腹腔镜等不适于热力灭菌的器械。常用的消毒液有苯扎溴铵(新洁尔灭)溶液、2％的中性戊二醛水溶液、10％的甲醛溶液、70％的乙醇溶液、0.1％的氯己定溶液、碘酊。

（三）甲醛蒸气熏蒸法

在有蒸格的容器内,于蒸格下方放一量杯,按容器体积加入高锰酸钾和 40％甲醛(福尔马林)溶液(每 0.01 m³加高锰酸钾 10 g 及 40％甲醛 4 ml)。盖紧容器,熏蒸 1 小时,灭菌需 6～12 小时。

（四）干热消毒法

以干热方法杀死细菌达到灭菌的目的,包括干热空气灭菌和火焰灼烧灭菌等。160℃干热消毒 30 分钟以上,可以灭杀乙肝病毒。适用于干燥粉末、凡士林、油脂的灭菌,也适用于玻璃器皿和金属器具的灭菌。

二、无菌操作原则

患者需做好术前准备,非急诊手术者先理发、沐浴、备皮,除去手表及手部饰物,检查假牙、植入支架、起搏器等,须刮净切口周围至少 15 cm 区内的毛发,特别是腹股沟淋巴结结核手术备皮要彻底。需植皮手术者除洗净皮肤污垢外,在取皮区用乙醇消毒包扎。

手术及参观人员着装、清洁准备、更换刷手服、穿手术室专用拖鞋、戴好帽子口罩、刷手、穿无菌手术衣、戴无菌手套等步骤、原则、方法应与普外科的要求一致。

（一）外科手消毒

清除指甲、手、前臂的污物和暂驻菌:洗手前要求修剪指甲,除去甲垢,用肥皂刷洗指尖至肘上部 10 cm 处 1～3 遍,擦干,然后用消毒液浸泡。常用消毒剂,如 70％乙醇、0.1％苯扎溴胺、0.5％碘伏、氯己定(洗必泰)、0.2％过氧乙酸、灭菌王、免洗手消毒剂、速干手消毒液等,按说明书使用即可。目的使常驻菌数不超过 5 cfu/cm²。

（二）手术区皮肤消毒

消毒前必须清洁皮肤:油垢或黏有胶布痕迹用汽油擦净,备皮不净者应重新备皮。消毒范围以术区中心始向四周环形外延 20 cm,消毒区按手术区及范围应大于手术区 5 cm,消毒顺序以手术切口为中心,由内向外、从上到下,不得遗留空白,颈部腮腺区、耳郭内外缘消毒也不得遗漏,若已接触到边缘的消毒垫,不得返回中央涂擦;感染创口或肛门区,则应从清洁的周围开始涂擦再到患处。术者按顺序消毒 1 遍后,应更换消毒钳及消毒垫后再进行消毒一遍;使用后的消毒钳应放于指定位置,不可放回无菌台面上;若用碘酊消毒,碘酊待干后,应用 75％乙醇彻底脱碘 2 遍,避免遗漏,以防化学烧伤皮肤。

（三）消毒巾铺置法

头颈部宜用消毒巾包头,请患者自己或由护士协助抬头,将 2 块消毒巾重叠铺于头颈下手术台上,待头部放下后,再用双手分别将上层消毒巾根据手术要求自两侧耳前或耳后区包向中央,将头和面上部包于消毒巾,除眼或额部手术外,双眼均应包入巾内,如为全麻,鼻腔插管,也应一并包裹,用巾钳固定。

手术野铺巾法包括铺孔(洞)巾、三角形铺巾、四边形铺巾法。

铺无菌巾由穿无菌衣、戴无菌手套完毕的刷手护士和已刷手的手术医师共同完成。刷手护士将无菌巾传递给手术医师,注意在传递过程中,手术医师避免触及刷手护士的手套。在距离切口四周 2～3 cm 铺置无菌巾,无菌巾一旦放下,不要再移动,必须移动时,只能由内向外。严格遵循铺巾顺序,方法视手术切口而定。

原则上第 1 层无菌巾铺置的顺序是先遮住污染区域,然后顺序铺出手术野。例如颈部手术铺巾,治疗巾 2 块卷成团状填于颈两侧,再用 4 块治疗巾铺于切口四周,4 把巾钳固定,对准手术切口铺大孔巾;腹部切口铺巾顺序为先铺下方,折边面向自己铺切口会阴侧,然后对侧,再铺上方切口头侧,最后铺切口近侧。铺第 1 层治疗巾后可用巾钳固定或用皮肤保护膜覆盖,其他层次固定均用组织钳。

无菌大单在展开时,刷手护士要手持单角向内翻转遮住手背,以免双手被污染;无菌大单应悬垂至手术床缘 30 cm 以下,无菌台面布单不少于 4 层;打开无菌中单时,应注意无菌单不要触及无菌衣腰以下的部位。

(四) 手术无菌原则

同侧手术人员调换位置,先退后一步转身,背靠背或面对面换至另一位置。术中传递器械要在医师胸前传递,隔人传递时在主刀手臂下传递;如手套破损或触及有菌区,应更换手套;衣袖触及有菌区则套无菌袖套或更换手术衣;掉落到手术台平面以下的器械、物品即视为污染。无菌区被浸湿,应加盖 4 层以上无菌单;切开污染脏器前,用纱垫保护周围组织,以防污染;皮肤切开及缝合前、后,要用消毒液涂擦切口皮肤 1 次;接触有腔器官的器械与物品均视为污染;污染与非污染的器械、敷料应分别放置,无菌台上物品一旦被污染或怀疑被污染应立即更换。

三、麻醉

麻醉是外科手术的重要保证,是不可缺少的重要组成。一台手术成功与否与麻醉方案的制定和实施密切相关。淋巴结结核手术常用麻醉方法有局部麻醉、硬脊膜外阻滞麻醉、全身麻醉。

(一) 局部麻醉

局部麻醉具有操作简便易行,安全性大,并发症少,易于掌握等优点,是目前广泛应用的麻醉方法,常用的局部麻醉分表面麻醉、浸润麻醉、区域麻醉、神经阻滞麻醉等。

1. 表面麻醉　主要应用于各黏膜部的麻醉。一般采用 0.5%～1% 地卡因溶液作为麻醉剂,操作方法有涂布法、喷雾法、滴给法等。

2. 浸润麻醉　消毒铺巾后进行麻醉时,应先推动注射器筒塞,使药液位于针筒的前端,排出气泡,然后针头深入。先在切口部位推注局部麻醉药液做皮丘,从皮丘刺入,缓慢进针,分层注药,由点成线,由线成区,作扇形或半圆形浸润。每次注射时必须先回抽注射器,做回吸试验避免穿破血管,形成血肿或药液骤入血循环引起中毒反应;已有化脓的组织,忌将针头穿刺通过,以免扩大感染区域或增加感染的机会。注射后的 3～5 分钟,即可开始手术。此法大都应用于脓肿切开、溃疡扩创手术等。

3. 区域麻醉　是按照浸润麻醉的原则,在病灶或手术区域的周围及基底部注入局麻药物,使手术切口周围形成一个菱形或三角形等麻醉圈,以阻断手术区的神经传导暂时阻滞,产生局部麻醉作用。适用于小范围的手术如淋巴结活检,小肿瘤、囊肿摘除等。

4. 神经阻滞麻醉　将局部麻醉药注射到支配手术区域的神经干或神经丛的周围,以暂时阻断神经分布区的痛觉传导,从而产生手术区的麻醉作用,如臂丛神经阻滞麻醉等。麻醉时药液只允许注射到神经干的周围,避免损伤神经;穿刺时针尖如需改变方向,应先将穿刺针退至肌层外;注入麻药药液不得超过 6 ml,禁用肾上腺素,以免发生意外事故。

常用局部、神经阻滞麻醉药物短效的有普鲁卡因,中效的有利多卡因、甲哌卡因或丙胺卡因,长效的有布比卡因、依替卡因等。

1. 普鲁卡因　使用前须做皮内敏感试验。一般浸润麻醉、区域麻醉时用 0.5%～1%,阻滞麻醉用 1%～2%,总剂量不宜超过 1 g,以防发生中毒反应。此药见效快,但穿透能力很弱,只有在 10%～20% 的高浓度时才能使黏膜表面麻醉,故不作表面麻醉之用药。

2. 地卡因　局部麻醉效力比普鲁卡因强,但毒性较高,能穿透黏膜。为良好的表面麻醉药,其溶度为 0.5%～1%,1～3 分钟起效,持续 90 分钟,地卡因的用量每次不超过 6 ml。一般不用于浸润麻醉及区域麻醉。

3. 利多卡因　组织渗透作用迅速而广泛,弥散力强,麻醉持续时间较普鲁卡因略长。应用后不产生过敏反应,因此,术前可不作皮肤敏感试验。适应于局部浸润或硬膜外腔阻滞麻醉。表面麻醉用 1%～4% 溶液,浸润麻醉用 0.25%～0.5% 溶液,阻滞麻醉用 1%～2% 溶液。此药大剂量应用时可出现恶心、眩晕、耳鸣和肌肉震颤等毒性反应,故应用时剂量不宜过大,1 次剂量以不超过 750 mg 为宜。

以上 3 种为常用的麻醉药物,在应用时,每 100 ml 麻醉剂中加入 0.1% 肾上腺素 0.2～0.3 ml,有延缓药物吸收,延长麻醉时间,降低毒性作用,减少全身毒性反应等作用。但对心脏病患者及甲状腺功能亢进者则禁用。

4. 甲哌卡因　浓度为 0.5%～1.0% 可做局部浸润,1 次最大剂量 300～500 mg;1.0%～2.0% 可做硬膜外阻滞麻醉,1 次最大剂量 150～400 mg,起效 5～15 分钟。

5. 布比卡因　浓度为 0.25%～0.5% 可做局部浸润,1 次最大剂量 150 mg;0.25%～0.75% 可做硬膜外阻滞麻醉,1 次最大剂量 37.5～225 mg,起效 10～20 分钟。

6. 依替卡因　浓度为 0.5%～1.0% 可做局部浸润,1 次最大剂量 300 mg;1.0%～1.5% 可做硬膜外阻滞麻醉,1 次最大剂量 150～300 mg,起效 5～15 分钟。

(二) 硬脊膜外阻滞麻醉

局麻药物注入硬脊膜外腔后,在椎间孔处阻滞脊神经根,使其所支配的区域产生暂时性麻痹的麻醉方式,简称硬膜外麻醉。适用于胸壁、四肢、腹腔和肛门会阴区各部位手术。

(三) 全身麻醉

应用全身麻醉药有控制地使患者暂时丧失意识和全部感觉的方法。分吸入性麻醉和非吸入性麻醉,非吸入性麻醉包括静脉麻醉、肌肉注射麻醉和直肠灌注麻醉等,临床主要施用静脉麻醉。用于全身麻醉药物包括吸入性麻醉药、静脉麻醉药、麻醉辅助药物和肌松药。

吸入性麻醉药,地氟烷、氧化亚氮、七氟烷、异氟烷、恩氟烷等;麻醉镇痛药,芬太尼、雷米芬太尼、舒芬太尼等;静脉麻醉药,丙泊酚、依托咪酯、硫苯妥钠、咪达唑仑等;肌松药,琥珀胆碱为去极化肌松药;非去极化肌松药,阿曲库铵、维库溴铵、顺阿曲库铵、罗库溴铵等。

其中乙醚、氟烷类、异氟醚等属于挥发性麻醉剂。乙醚常用于实验动物麻醉,而巴比妥钠、苯巴比妥钠、戊巴比妥、硫苯妥钠、氨基甲酸乙酯、氯胺酮等属于非挥发性麻醉剂。具体麻醉实施要做好麻醉前准备及用药、麻醉诱导、麻醉维持及麻醉苏醒。

四、基本手术操作

手术的基本操作可分解为切开显露、解剖分离、止血、打结、缝合等几方面。

（一）切开显露

手术切开是外科手术的第一步，手术野的充分显露是手术能否顺利进行的先决条件。显露要求体位适当、皮肤切口恰当、麻醉佳、牵开器和纱布垫使用合理及灯光照明良好等。

切口选择原则上应选择在病变区上或其邻近的部位，最好直达手术区域，以期获得较直接的显露。切口长度恰能充分显露为宜，切口过长可导致直线瘢痕收缩，过短则不利于切口愈合。切口方向应与皮纹和手术部位运动方向一致，并须考虑选择比较隐蔽的部位，如下颌下缘、耳前下倾后区等处。切口应对组织损伤小、不损伤重要的或过多的解剖结构，如神经、血管、腺导管等正常行径，手术切口尽量与之平行，以求减少损伤。如常用的下颌下切口宜在沿下缘 1.5 cm 左右（面神经下颌缘支可在距下颌骨下缘 0.3～1.4 cm 处斜行向上），可避免损伤神经下颌缘支。切口横形、弧形、S 形、Z 形取决于局部位置解剖特点，如腮腺区淋巴结核应在耳垂缘选择 S 形切口。

消毒、铺巾后切开的原则：手术刀与皮肤表面垂直进入，防止偏斜，用力要均匀、连续，一次性切开全层皮肤，使切口呈直线形，避免多次切割及用力过猛，以免伤及深部重要组织。

（二）解剖分离

解剖分离为深部显露和游离周围组织的关键，为切除病变组织、器官的重要手段。首先对局部解剖要明确，尽量沿着正常组织层次进行，如颈部Ⅱ区手术，颈动脉三角位于胸锁乳突肌前缘、肩胛舌骨肌上腹和二腹肌后腹之间。二腹肌后腹是该三角内血管神经定位标志。注意保护副神经，以副神经为界其前下方为ⅡA区，后上方为ⅡB区。其次，主刀、助手互相配合，做好组织牵引，也是分离速度快慢的关键。

解剖分离方法分锐分离和钝分离两大类。在手术操作过程中依局部解剖和病理改变可适当选用。① 锐性分离：是利用刀或剪进行，对组织损伤少，适用于比较致密组织的分离，为避免副损伤发生，锐性分离宜在直视下进行，如颈部手术应用较多。② 钝性分离：是用手指或止血钳、刀柄、纱布球、剥离器等钝性器械进行分离，适用于比较疏松组织、正常肌肉、有包膜瘤体的分离，如与正常组织分界清楚的淋巴结且包膜完整，可采用钝性分离。如局部粘连紧密，勉强采用钝性分离，会增加脏器和组织损伤的机会。

（三）止血

下面介绍几种止血和减少出血最可靠的方法。

1. 压迫止血法 压迫止血法适用于毛细血管出血、渗血及骨髓腔、肌肉断面、腹腔膜后间隙、粘连剥离创面等处的渗血。用干纱布或 40～50℃ 热盐水纱垫填塞，压迫 5 分钟，有加强止血作用。在动脉出血时，用手指立即压迫出血点，找到主干动脉，用无创伤钳夹阻断，如果无效，可以沿此血管向近心端分离寻找出血点钳夹或其他方法进行止血，一般不采用切断、结扎或缝扎以防缺血坏死，应直视下修补裂口，或行血管吻合；中小静脉出血需压迫 15～20 分钟；皮瓣出血压迫即可，电凝需谨慎；对组织腔内的出血还可以碘仿纱条填充压迫止血，以后再逐渐分期抽除。用无菌纱布或绷带填塞，填塞时注意不留死腔，且保持一定压力，并应记载填塞纱布的数目，填塞物一般于术后 3～5 日逐步松动后缓慢取出。过早取出有再度出血的可能，取出过迟易致感染。

常见动脉出血指压法：如颈部出血，可在胸锁乳突肌前缘的中点，将颈动脉向第 6 颈椎横突结节处压迫；颜面出血，在下颌骨前 1.25 cm 处压迫面动脉；头皮的前半部出血，在耳前平下颌关节处压迫颞动脉；头皮后半部出血，在耳后乳突与枕后粗隆间压迫枕动脉；上肢出血，如为锁骨下动脉出血，可临时在锁骨上缘、胸锁乳突肌附着处，将锁骨下动脉推向第1肋骨以加压；肱动脉出血，可在肱二头肌的内缘，将肱动脉压向肱骨头以止血；腋动脉出血，可在患者上肢外展的姿势下，沿腋窝前缘，将腋动脉压向肱骨头以止血；下肢出血，可在腹股沟韧带中点的下面，将股动脉直接压向耻骨的水平支以止血。

如用压迫法不能达到止血目的，则用止血钳止血法、结扎止血法。对于局限性渗血又查不到明显出血点的疏松组织出血区，可用荷包式缝合压迫止血；如组织基底移动性差不能缝合可转移一块肌肉或其他邻近组织覆盖加压止血。如乳糜瘘找不到淋巴管时考虑用邻近肌肉组织覆盖缝扎。

2. 钳夹结扎止血　钳夹结扎止血是用得最多、最普遍的方法，即用血管钳对看得见的出血点进行迅速和准确地钳夹。

表浅的微细血管钳夹后即可止血；一般小血管出血用纱布压迫止血外，可随时用止血钳准确地钳夹出血点即小血管断端，然后予细丝线结扎；对较大的出血点钳夹后用丝线分别进行结扎或电凝止血。结扎止血法有单纯结扎和缝合结扎两种。一般采用单纯结扎法，即助手持止血钳、结扎线，先抬高钳柄，让术者绕过结扎线，然后抬高钳尖，术者结扎；术者打好第1个单结后撤去止血钳，继续紧线后再打第2个单结，即可完成1个方结。有时为了防止结扎线脱落，或因用单纯结扎有困难，可采用缝合结扎法。该法止血效果更为可靠。对较大血管的结扎止血方法，是在出血之前将血管分离清楚，用2把止血钳夹住血管，阻断止血，于钳间切断，最后结扎血管断端；器官的切除常用这种方法处理其主要血管，可显著减少出血量。

对于手术中发生的意外大出血，其止血方法是先用纱布或手指暂时压迫止血，快速用吸引器清除其周围局部出血，不许对血管吸。看清出血部位，初步判断性质，酌情选用单纯结扎或缝扎止血。操作时要注意用止血钳尖端夹住出血点，注意钳夹的组织要少，以免过多地损伤正常组织，过表的线头可引起感染或组织排斥反应，影响伤口愈合，在创面植皮的情况下，结扎线头越少越好。

3. 电凝止血法　电凝止血法是用电刀、超声刀电烧器或光刀通过高频电流组织接触点产热，使血液凝固的止血方法。常用于皮下小出点和不易结扎的出血点，止血迅速、节省时间，可以直接电灼出血点，也可先夹住出血点再行电灼。注意夹住组织越少越好，勿烧灼患者。缺点是止血效果不完全，凝固的组织易于脱落而再次出血，对较大血管的血不能制止，对有凝血功能障碍的患者止血效果差，伤口有污染时，使用电凝止血易引起感染。光刀对口径在0.5 mm以上的血管仍无封闭止血作用。

4. 药物止血　分全身用药与局部用药。外用止血剂有明胶海绵、生物胶等。原理是促进血液凝固和提供凝血块的支架。该法主要用于压迫止血无效的渗血面和创面广泛渗血，如肝脏创面的渗血。但需指出，这些促凝物质尤其是生物胶容易产生过敏反应，因此，对有过敏反应的患者要慎重使用。

全身用药主要针对凝血功能有障碍的患者，或大量输血时作为辅助性用药，以增加凝血机制。对较大的动脉出血外用是无效的。按1：1000比例将肾上腺素溶于普鲁卡因溶液或生理盐水中（每10 ml加1滴）行组织内注射，或直接用肾上腺素盐水纱布压迫创口，由于局部压力增加及血管收缩，对减少手术野出血也有一定好处。但应注意，用量较大时，特别对小儿可引起心率加快；药物作用过后，有由于血管扩张而再发生继发性出血的可能，有增加感染的机会，且可影响心脏功能，宜慎用，对局部表浅麻醉的患者应用较多。

5. 止血带止血　由橡皮管或橡皮条制成的止血带以及其他布条、软绳均可应用,环绕肢体 2 圈扎紧以止血,并注意松紧适宜。常用止血带的部位是上臂和大腿上 1/3,前臂及小腿不宜上止血带。应用时最好先包手巾或绷带,再缠止血带于其上,以免扎坏皮肤。上止血带后,须注明时间,并每隔 30 分钟放松 1～2 分钟。止血带连续扎紧的时间,最长不得超过 2 小时,以免组织坏死。

6. 其他止血法　低温止血,对不需精细解剖的手术可用液氮行局部冷凝后再行切除;对于需要精细解剖或创面较大的手术,则以选择低温麻醉为宜;对脑外科手术和肝脏手术时可采用银夹止血,骨外科手术时对骨髓腔的出血用骨蜡填塞止血等。此外,降压止血,当收缩压将至 80 mmHg 左右,也可有效减少术中出血量,但时间以 30 分钟左右为宜,对心血管疾病患者禁用。当血容量不足符合输血时要输血止血。

(四) 打结

打结是外科基本功、手术最基本操作之一。主要用于血管结扎和创伤缝合时结扎。打结直接影响手术的效果。手术时间的长短取决于作结的速度快慢,作结方法的正确与否、结的牢固性直接关系着手术是否发生出血、伤口能否裂开。

1. 结的种类　常用的有方结、三重结和外科结,不能用的结有假结、滑结。

(1) 方结又称平结,是由 2 个方向相反的单结所组成。为手术中最常见的结,用于结扎较小血管和各种组织缝合。打第 1 结时右手拉向本侧,左手拉向对侧,随手打第 2 结时,右手拉向对侧,左手拉向本侧。

(2) 三重结由 3 个单结组成,其中第 2 个单结方向与第 1、3 单结的方法相反。也即在方结的基础上再加 1 个单结,第 3 个单结与第 1 个单方向相同,三重结最为牢固可靠,用于有张力的组织缝合、大血管的结扎或肠线、尼龙线的作结。

(3) 外科结,第 1 个单结的线圈绕 2 次,使摩擦面加大,因而打第 2 个单结时第 1 个结不易松散,比较牢固可靠,组织张力大时可采用,一般不常用。

还有不宜使用的结:① 假结,同个方向相同的单结组成,结扎后易于松散、滑脱。② 滑结,作方结过程中,由于牵接线头和线尾的力量、方向不均所造成,如一端横拉,一端直拉,就会形成滑动结,易滑脱。

2. 打结的方法

(1) 单手作结法:常用、简便、迅速,用线节省,左、右手均可作结。主要用拇指、示指及中指进行操作。操作要领如下:① 用左手或右手作结时,作结的手所持线段要短些,方能使作结动作便利。② 凡持线、挑线、勾线等动作必须运用手指末节近指尖处,才能做到迅速有效。③ 拉线作结时注意线与成结的方向应一致。④ 双手用力要适当、均匀、平衡,否则易成滑结。

(2) 双手作结法:第 1 个单结用右手如同单作结法第 1 步骤,第 2 个单结换用左手以同样方作结。该法适用于深部组织的作结。用双手作结时,还有一种紧张作结法。两线段始终保持适当张力,不至于打第 2 结时第 1 单结松开。

(3) 器械打结法:线太短可用器械打结。左手持线,右手打结,线在钳左绕打第 1 结,顺势线在钳右绕再结。

打结时注意:① 无张力原则,不要提拉打结;打第 2 结时不要用力太大,否则易断线。② 三点一线原则:两手用力点与线结扎点成一直线。两手反方向用力但不能成角向上提拉。拉线方向要顺着线本身的方向,否则两线交叉转折易发生撕脱、切割;拉线尽量偏向切口一端,与结扎组织形成斜角,可以解决底部结扎。压线与推线点均需距离线结 1～2 cm,不可直接推压线结。③ 撕脱：两线间夹其他组织、结扎时用力过大、钳松过快，违反以上两原则。④ 手指压线：深部打结较浅的用中指、深的用示指，练习指压在线前和线后。⑤ 套线滑脱：血管钳尖显露太少，拉力不能持续、适度、稳定性。⑥ 夹线：线过长、空隙过大，先调好后绕，一定要出线尾再并线。此外，线结位置打在本侧、浅侧或钳尖侧，与血管钳不相互影响。

(五) 缝合

缝合是将已切开或外伤后断裂的组织或器官用缝线进行对合的过程。缝合是保证愈合的基本条件，关乎组织、器官、切口能否愈合完善，术后能否发生并发症的关键。

缝合应包括皮肤全层：皮肤缘较薄时，还应带入部分皮下组织，为避免线头反应，皮下一般可不缝合，或仅作几个定点缝合。缝合进针时针尖应与皮肤垂直方可达到一定的缝合深度。

皮肤应该对位缝合。皮肤创缘内卷往往是皮肤切口两侧进针间距大于皮下间距的结果，皮肤创缘过度外翻是皮肤切口两侧进针间距小于皮下间距的结果。

皮肤缝合进针点离创缘的距离和缝合间距密度，应以创缘紧密吻合无裂缝为原则。具体要求则因各种手术性质及部位而有所不同，例如颈部皮肤缝合时，缝合间隔密度一般也可增至 5 mm。如肠吻合、浆肌层吻合单层缝合接近针距 3 cm，边距 1 cm，机械吻合的流行改变了认识和标准。

缝合时线结的松紧度应适宜，如过紧会压迫创缘，影响血运，导致边缘坏死；还会因缝线的切割作用面在拆线后遗留明显的缝线压迹，黏膜则可能发生撕裂；过松则创缘不能紧密接触或发生错位，可导致创缘渗血及愈合后瘢痕增粗。

缝线线头应留长 0.5～0.8 cm，具体视皮肤不同部位也可用订书器式缝合或黏合胶黏合。

1. 单纯对合　间断缝合的优点是创缘对合较好，万一出现一针断线时不至于影响全局，缺点是速度较慢。皮肤缝合以间断缝合为佳，每针边距 0.5 cm，针距约 1.0 cm，具体视皮下脂肪厚度及皮肤松弛度而定，没有金标准。

连续缝合又可分为单纯连续缝合及连续锁边缝合，在口腔颌面颈部手术中主要适用于移植皮片自身嵌接处或供组织区，如股外侧切取阔筋膜时的皮肤缝合。连续缝合的优点是选度较快，但万一发生断线则可能整个切口缝线松脱。近年由于强度较大的尼龙线等问世，也有学者以连续缝合面颈部创口。

2. 内翻缝合　间断内翻缝合（lembert 缝合法）、双间断内翻缝合（halsted 缝合法）适用于胃肠道吻合缝合浆肌层。全层连续内翻缝合法适用于胃肠道全层缝合，荷包缝合阑尾残端的包埋、造瘘管的固定、针眼的关闭等。

3. 外翻缝合　又称褥式缝合。适用于创缘较薄的黏膜、松弛的皮肤以及有内卷现象的创缘。这种缝合法的特点是有更多的创缘组织面外翻接触，保证愈合。

4. 皮内缝合　对合好，愈合瘢痕小，美观，从切口一端进针，然后交替穿过两侧切口边缘的皮内，一直缝合到切口另一端穿出，拉紧缝线，使切口对合。

五、围手术期治疗

围手术期是指从确定手术治疗时起，到此次手术结束时止。围手术期基本操作包括手术前准备、术后换药、创口处理、拆线、引流及护理。

(一) 术前准备

手术前做好心理、生理准备，进行访视，对患者基础病要有全面掌握。口服抗凝、降压、降血糖等药物的患者，尤其口服复方降压片、北京降压 0 号、阿司匹林肠溶片、华法令等患者应提前做好停药准备。

（二）创口处理

创口分无菌、污染、感染 3 种,处理原则:① 无菌创口:争取做组织整齐与严密缝合。有组织缺损可行皮瓣转移或植皮,如怀疑有血肿或污染置皮片或橡皮条引流 24～48 小时,个别死腔大可放置 72 小时以上。② 污染创口:力争做初期缝合,缝合后应置引流物。③ 感染创口:一般不应立即做初期缝合。对肉芽创面并有大量脓性分泌物的创口强调湿敷。

（三）术后换药

术后切口更换敷料:检查清洁伤口、除去脓液和分泌物、采取措施促进伤口愈合或肉芽生长。左手用 1 把干净镊子夹取消毒棉球,右手镊子接取棉球在切口部位消毒,正常愈合切口从里向外消毒,红肿或感染切口由外向内消毒 3 遍,肉芽高于皮肤或不健康用剪刀剪平或平胬丹,高渗糖外用,肉芽组织明显水肿用高渗盐水湿敷。

（四）拆线

拆线时间视切口性质、缝合时张力、缝线种类、组织愈合能力而定。一般头部、颈部可于术后 5～7 日拆线,躯干部 7 日拆线,四肢部 10 日以后,老年人、营养不良、恶液质患者可以延迟拆线或间断拆线。拆线时勿将外露的线段剪断,将缝线完整牵出。

（五）引流及护理

淋巴结结核手术通常选用引流。以纱条、橡皮片、胶皮管式引流多见。详细内容参考第十一章第一节七"引流法"。

（赵有利　杨　咏　刘　明　胡学飞）

第四节　免疫治疗

免疫机制贯穿结核病发病始末。先天性免疫应答是机体对抗微生物感染的第一道防线,固有免疫应答是机体启动抗结核适应性免疫应答的前提,其中包括免疫器官、免疫组织、免疫细胞、免疫分子及免疫相关基因。随着耐药发生,化疗已不能解决抗结核的全部,免疫治疗与化疗两者结合再次成为人们研究的热点。

结核病免疫治疗主要集中在几个方面:① 增强 Th1 型免疫反应和抑制 Th2 型免疫反应及抑制 B 淋巴细胞免疫反应的免疫调控因子替代治疗。② 分枝杆菌及其提取物的疫苗治疗。③ 基因疫苗或基因工程疫苗治疗。④ 增强非特异性免疫力的免疫制剂(非分枝杆菌菌苗、中草药、化学制剂)治疗。⑤ 基于 BCG 在结核病免疫预防中的肯定作用,原来被认为不能用于结核病治疗的 BCG,一些学者再次从不同方面和层面进行了该疫苗的免疫治疗研究,并且在理论上和临床应用上取得了肯定的进步。⑥ 干细胞免疫重建等。

免疫治疗制剂分为 3 类,细胞因子治疗、免疫抑制治疗和免疫调节治疗。

一、细胞因子(CK)制剂

借助对 CK 的调节来增加 Th1 型 CK 的分泌,减少 Th2 型 CK 的表达,用于治疗结核病进行了一定的研究。主要有:重组人 γ-干扰素(rh-IFN-γ)、重组人白介素-2(IL-2)、重组人白介素-12(IL-12)、重组人粒细胞-巨噬细胞集落刺激因子(rh-GM-CSF)等。

(一) 干扰素- γ(IFN - γ)

1. 作用机制　增强 Th1 型免疫反应可使巨噬细胞活化,产生 NO,抑制或杀灭结核分枝杆菌。

2. 用法与用量　皮下注射,100 万/U,每周 3 次,6 个月 1 个疗程。可雾化。

3. 不良反应　发热、寒颤、疲劳、头痛等。

(二) 干扰素- α(IFN - α)

1. 作用机制　通过活化巨噬细胞,增强吞噬结核分枝杆菌的能力。

2. 用法与用量　皮下注射,100 万/U,每周 3 次,6 个月 1 个疗程。

3. 不良反应　发热、乏力、肌痛等

(三) 白细胞介素- 2(IL - 2)

1. 作用机制　IL - 2 主要由 T 淋巴细胞和 T 淋巴细胞系产生,IL - 2 的作用方式主要以自分泌和旁分泌方式发挥效应,其主要生物学功能有:活化 T 淋巴细胞,促进细胞因子产生;刺激自然杀伤(NK)细胞增殖,增强 NK 细胞杀伤活性及产生细胞因子,诱导淋巴因子激活的杀伤细胞(LAK)产生;促进 B 细胞增殖和分泌抗体;激活巨噬细胞。

2. 用法与用量　① 皮下注射:IL - 2,20 万～40 万 U/m^2,加入无菌注射用水 2 ml 溶解,每日 1 次,每周连用 4 日,4 周为 1 个疗程。② 静脉滴注:IL - 2,20 万～40 万 U/m^2,加入生理盐水 500 ml,静脉滴注 2～3 小时,每日 1 次,每周连用 4 日,连用 4 周为 1 个疗程。

3. 不良反应　最常见的是发热、寒战,而且与用药剂量有关,多为一过性发热(约 38℃),亦可有寒战高热,停药后 3～4 小时体温多可自行恢复到正常。个别患者可出现心、呕吐、类感冒症状。皮下注射者局部可出现红肿、硬结、疼痛,所有不良反应停药后均可自行恢复。使用较大剂量时,可能会引起毛细血管渗漏综合征。使用本品应严格掌握安全剂量,出现上述反应可对症治疗。

4. 注意事项　使用本品从小剂量开始,逐渐增大剂量,应严格掌握安全剂量。药物过量可引起毛细血管渗漏综合征,表现为低血压、末梢水肿、暂时性肾功能不全等,应立即停用,对症处理。孕妇慎用。

(四) 白细胞介素- 12(IL - 12)

1. 作用机制　强诱导剂,能够刺激 NK 细胞生长和分泌,诱导产生 IFN - γ,干扰 IL - 4 产生,促使向 Th1。

2. 用法与用量　皮下注射,300 mg/kg,每周 2 次。

3. 不良反应　发热为主。

(五) 肿瘤坏死因子- α(TNF - α)

1. 作用机制　活化巨噬细胞和 T 淋巴细胞产生,有利于感染控制和细菌的清除,诱导产生 IL - 2 及 IL - 6,增强中性粒细胞对血管内皮的黏附性,增进凝血因子及组织因子的活性,产生菌溶刺激因子等。

2. 用法与用量　瘤内注射、肌内、静脉或皮下注射,<200 μg/m^2(试用剂量为每次 150～200 μg/m^2),每周 2 次,疗程 4 周(共 8 次)。

3. 不良反应　发热、低血压、流感样变、恶心、呕吐、转氨酶升高、白细胞减少等。

(六) 重组人粒细胞-巨噬细胞集落刺激因子(rhu - GM - CSF)

1. 作用机制　促使造血细胞分化成粒细胞和巨噬细胞,可用于白细胞减少的结核病患者的辅助治疗。

2. 用法与用量　皮下注射,125 μg/m^2,每周 2 次。

3. 不良反应　发热、低血压、流感样变、恶心、呕吐、转氨酶升高、白细胞减少等。

二、生物制剂

(一)胸腺肽类

1. 作用机制　胸腺组织内存在一个肽类家庭,包括胸腺肽(素)、胸腺五肽、胸腺肽 α1,共同参与体内 T 淋巴细胞发育和功能的调控,能刺激 T 淋巴细胞亚群的增殖并增强其活性,同时有调节 B 淋巴细胞的功能。

2. 用法与用量

(1)胸腺肽(素):肌内注射,每次 10 mg,每日或隔日 1 次,3 周后,每周 1 或 2 次,持续数个月;静脉滴注,每次 60 mg,每日 1 次,连用 3 个月。

(2)胸腺五肽:肌内注射,每次 1 mg,每日 1 次,疗程 6 个月。

(3)胸腺肽 α1:皮下注射,每次 1.6 mg,每周 2 次,每次相隔 3~4 日,疗程 4 周(共 8 针)。

3. 不良反应　皮疹、瘙痒、发热、头痛、肌痛、局部红肿。

4. 注意事项　对胸腺肽类过敏者禁用。对于过敏体质者,注射前或治疗终止后再用药时需做皮内敏感试验,阳性反应者禁用。本品如出现混浊或絮状沉淀物等异常变化,禁止使用。

(二)转移因子

1. 作用机制　转移因子是来自免疫淋巴细胞的一类可透析小分子多肽,能够将致敏淋巴细胞的免疫信息传递给未致敏的受体淋巴细胞。研究结果显示,转移因子具有广泛的特异性和非特异性免疫调节活性。

2. 用法与用量　转移因子可皮下、肌内、穴位或局部注射,多在淋巴回流比较丰富的上臂内侧、腹股沟下端的皮下注射。每次 1 支,每周 1 或 2 次,3 个月为 1 个疗程。注射剂通常 1 U(2 ml)或 3 U(2 ml)为 1 支,注射用灭菌粉末通常每支 2 U 或 4 U。转移因子通过口服与注射途径给药,在调节机体免疫功能方面具有同等效果。

3. 不良反应　注射部位可能出现酸、胀、痛,个别患者可有皮疹、痒感,罕见发热等不适。

4. 注意事项　口服液禁与热的饮料、食品同服,以免影响疗效。混浊或变色勿用。

(三)草分枝杆菌菌苗(乌体林斯,M.phlei)

1. 作用机制　草分枝杆菌菌苗具有免疫调节作用,可提高细胞免疫和体液免疫功能,也能提高补体系统活力。

2. 用法与用量　草分枝杆菌菌苗分为极低浓度型(含量 0.172 μg/ml)、低浓度型(含量 1.72 μg/ml)、中浓度型(含量 17.2 μg/ml)和高浓度型(含量 172.0 μg/ml)。深部肌内注射,使用前充分摇匀。一般从极低浓度型开始,极低浓度型或低浓度型 1 支(1 周)、中浓度型 1 支(2~3 周)、高浓度型 1 支(8~12 周)。疗程 2~6 个月,也可根据病情,遵医嘱使用。

3. 不良反应　注射局部出现红肿、硬结和疼痛;少数患者出现恶心、呕吐;变态反应,如药物热、皮疹。

4. 注意事项　① 过敏体质,虚弱患者慎用本品,高热者忌用。② 本品同其他药物及疫苗是相容的(疫苗注射后间隔 2 周再注射本品为佳),与抗生素、抗结核药、口服降糖药配伍使用,疗效有协同作用。③ 注射部位,可选择臀部的上外侧进行深部肌内注射。

(四)卡介菌多糖核酸(斯奇康,卡提素)

1. 作用机制　增强机体细胞免疫功能,调节机体内的细胞免疫、体液免疫,刺激网状内皮系统,促进单核-巨噬细胞系统增生,增强巨噬细胞的吞噬与消化活力,增加血清溶菌酶、腹腔巨噬细胞的数量,增强自然杀伤细胞功能来增强机体抗病能力,使杀菌功能增加,并激活 T 淋巴细胞,使之释放各种淋巴因子,增强自然杀伤细胞的功能。

2. 用法与用量　肌内注射,每次 1 ml,每日 1 次,18 次为 1 个疗程。

3. 不良反应　低热;个别患者在注射第 1、2 次后出现急咳现象,再次用药逐渐好转。

4. 注意事项　患急性传染病(如麻疹、百日咳、肺炎等)、急性眼结膜炎、急性中耳炎及对本品有变态反应史者暂不宜使用。

(五) 母牛分枝杆菌菌苗(微卡,M.vaccae)

1. 作用机制　提高巨噬细胞产生过氧化氢(H_2O_2)、一氧化氮(NO)水平及促进 T 淋巴细胞正常增殖反应;对免疫功能低下小鼠淋巴细胞转化、巨噬细胞吞噬功能具有明显增强作用。基础研究和临床试验证实,母牛分枝杆菌菌苗具有双向免疫调节功能,对免疫功能低下和亢进者均有调节和治疗作用。

2. 用法与用量　深部肌内注射,常用剂量每次 22.5 μg,每周 1 次,总疗程 2~6 个月。

3. 不良反应　变态反应,如药物热、皮疹;注射局部可出现红肿、硬结和疼痛。

4. 注意事项　① 严重心脏病、极度衰弱、妊娠期妇女及对菌苗有变态反应史者慎用。② 深部肌内注射。

结核病的免疫治疗属于辅助治疗,在提高化疗的疗效、促进病灶吸收、改善患者症状等方面具有良好的临床作用。但是在使用这些具有免疫治疗作用的生物制剂时,要充分了解其作用机制和可能出现的不良反应及注意事项,做到合理用药。

三、基因疫苗治疗

DNA 疫苗在细胞内表达的内源性抗原,不仅能诱导体液免疫和 Th1 型细胞免疫应答,还能诱导特异性细胞毒淋巴细胞应答,这对于巨噬细胞内寄生的分枝杆菌疾病更有意义。DNA 疫苗免疫后可能产生两种不同的免疫激活,一方面可能诱导免疫保护,另一方面可能诱导免疫损害。1994 年以来 Lowrie 等多次报道 DNA 疫苗治疗小鼠结核病的研究结果,现已发现多种结核分枝杆菌 DNA 疫苗具有较好的辅助治疗效果,如 hsp65、hsp70、Ag85A、Ag85B 和 MPT64 DNA 疫苗等,均可诱导产生高水平 IFN-g 和低水平的 IL-4。在常规化疗杀死大部分结核分枝杆菌后,DNA 疫苗可促使体内残余菌数显著减少。此外,Ag85A DNA 疫苗可使小鼠对 Ag85A 蛋白的 IFN-γ 反应增高,有效地预防结核分枝杆菌的再激活。

结核分枝杆菌 DNA 疫苗与常规化疗相结合不仅可提高机体免疫力,并可有效地抑制结核杆菌的再激活,提高化疗效果,缩短疗程,从而为结核病尤其是耐药结核病的治疗开辟了新途径。DNA 疫苗在体内表达的微量抗原蛋白能够激发个体的免疫反应,但很多情况下其强度仍弱于活疫苗,一方面是由于疫苗 DNA 的转化效率有限,同时也因为 DNA 疫苗在宿主体内不能像活疫苗那样自我复制。异柠檬酸离合酶基因敲除和以 ATP 合酶作为靶点的基因治疗有着很好的效果,但不属于免疫治疗范畴。

四、中医药治疗

目前研究已知下列中药对机体的免疫功能具有一定的影响。

1. 增强单核巨细胞系统功能的药物　人参、五加皮、党参、白术、黄芪、灵芝、云芝、银耳、冬虫夏草、猪苓、猴头菌、海藻、淫羊藿、枸杞子、杜仲、肿节风、丹参、当归、蒲黄、白花蛇舌草、鸦胆子、紫草、青蒿、牡丹皮、知母、大蒜、鱼腥草、金银花、大青叶、野菊花、黄连、黄芩、大黄、穿心莲、蒲公英、一枝黄花、柴胡、石榴皮、洋金花、鹿角胶、牛黄、蟾酥、补骨脂、蘑菇、茯苓、甘草、麝香。方剂有四君子汤、十全大补汤、保元汤、六味地黄丸、当归补血汤、黄连解毒汤、大黄牡丹汤、犀黄散、生脉散等。

2. 增强细胞免疫、促进淋巴细胞转化及E-玫瑰花环形成的药物 人参、五加皮、黄芪、黄精、灵芝、云芝、银耳、猪苓、冬虫夏草、淫羊藿、仙茅、百合、菟丝子、锁阳、五味子、何首乌、女贞子、桑叶、桑寄生、墨旱莲、当归、鸡血藤、蒲公英、柴胡、山豆根、青黛、鹿茸、薏苡仁、阿胶、杜仲、红花、龟甲、熟地黄、野菊花、王不留行。方剂有四君子汤、参附汤、补中益气汤、六味地黄汤、肾气丸、四物汤、生脉散、人参清肺汤等。

3. 影响体液免疫功能的药物 人参、五加皮、党参、黄芪、云芝、香菇、猪苓、海宝、甘草、枸杞子、女贞子、附子、紫河车、生姜、玄参、丹参、金银花、黄柏、柴胡、青蒿、麝香、沙参、天冬、鳖甲、肉桂、砂仁、大黄、龙胆草。方剂有四君子汤、参附汤、黄芪建中汤、当归补血汤、四物汤、葛根汤、柴胡清肝汤等。

4. 诱生干扰素的药物 黄芪、五加皮、石斛、丹参、龙胆草、灵芝、香菇、山药、淫羊藿、青黛、人参、枸杞子、黄连、金银花、连翘、甘草。

5. 影响补体及溶菌酶产生的药物 白花蛇舌草、枸杞子、人参、附子、肿节风、鱼腥草、当归。

6. 影响变态反应的药物 防己、苦参、龙胆草、柴胡、麻黄、细辛、葛根、黄芩、艾叶、乌梅、款冬花、洋金花、桂枝、黄连、牡丹皮、泽泻、白芷、桔梗、青蒿、淫羊藿、甘草、附子、秦艽、香草。方剂有麻杏石甘汤、龙泻肝汤、桂枝茯苓丸、生脉散、六味地黄汤。

7. 具有影响介质释放作用的药物 紫河车、甘草、山茱萸、淫羊藿、胡椒、丹参、牛膝、威灵仙、秦艽、防己、苦参、龙胆草、黄芩、白茅根、连翘、徐长卿、泽泻、柴胡、砂仁、枳实、细辛、葛根、苍耳子、款冬花、乌梅、丝瓜络、石韦、蛇蜕、苍术、蒺藜。

8. 具有抗过敏作用的药物 黄芪、浮萍、苍术、秦艽、徐长卿、甘草、麻黄、何首乌、牡丹皮、地龙、人参、蒺藜、柴胡、蝉衣、山茱萸、淫羊藿、丹参、牛膝、苍耳子、葛根、细辛、乌梅、威灵仙、蛇蜕、砂仁、枳实、款冬花、苦参等。

9. 影响机体内环腺苷酸水平的药物 人参、党参、黄芪、甘草、丹参、赤芍、川芎、郁金等。

10. 具有免疫佐剂作用的药物 灵芝、香菇、紫河车、银耳、玉竹、女贞子、生地黄、猪苓、茯苓、竹叶等。

11. 具有肾上腺皮质激素样作用的药物 蜂乳、蜂王浆、黄芪、(土、草、田)三七、参三七、海桐皮、石蒜、秦艽、甘草、麝香、徐长卿、僵蚕、蜂毒、水曲柳、人参、乌头、玉竹、防己、人参叶、附子。

12. 具有兴奋单核-吞细胞系统、增强巨噬细胞吞噬作用的药物 鱼腥草、白花蛇舌草、穿心莲、金银花(小量兴奋,大量反抑制)、筋骨草、黄芪、黄连、黄柏、人参、山药、淫羊藿、大蒜、青黛、猪苓、茯苓、厚朴、紫河车、灵芝、大青叶、一枝黄花、黄芩、山豆根。

13. 促进免疫球蛋白形成的药物 黄芪、人参、肉桂、仙茅、锁阳、鳖甲、玄参、天冬、麦冬、北沙参、女贞子、山茱萸、薏苡仁、茯苓。

14. 淋巴细胞转化的药物 黄芪、人参、芍药、五味子、菟丝子、旱莲草、蒲公英、地丁、蘑菇、淫羊藿、黄精、枸杞子、女贞子、桑寄生、当归、阿胶、何首乌、桑椹、鸡血藤、柴胡、黄连、黄芩、金银花、桑枝、莪术、川芎、红花、王不留行、银耳。成药有灵芝合剂。

15. 提高因化疗后引起白细胞下降的药物　灵芝、蘑菇、补骨脂、女贞子、鸡血藤、花生衣、五加皮。

16. 增加血中白蛋白的药物　白术、肉桂、党参、大枣、郁金、蔓荆子。

17. 抗 HIV 有效的药物　甘草、人参、党参、黄芪、白术、茯苓、当归、大枣、枸杞子、杜仲、淫羊藿、苦参、柴胡、刺五加、香菇、丹参、黄连、金银花、黄芩、天花粉、紫花地丁、夏枯草、牛蒡子、紫草、狗脊、贯众、千里光、苦瓜、龙胆草、蒲公英、麻仁、水牛角、漏芦、巴豆、槟榔、白头翁、防风、麝香、白屈菜、姜黄、桑白皮、大蒜、山豆根、大青叶、白花蛇舌草、野菊花、知母、板蓝根、十大功劳叶等。

18. 促进单核细胞吞噬能力及巨噬细胞吞噬作用的药物　人参、党参、黄芪、紫河车、仙灵脾、五加皮、灵芝、蒲公英、金银花、丹参、桃仁、赤芍、川芎、香菇、茯苓、甘草。促进巨噬细胞吞噬作用的药物：黄芪、党参、人参、白术、灵芝、猪苓、香菇、当归、仙灵脾、补骨脂、刺五加、杜仲。

19. 增加 T 细胞免疫力的药物　人参、灵芝、茯苓、香菇、白术、薏苡仁、黄精、天冬、女贞子。

20. 提高 B 细胞免疫力的药物　人参、党参、黄芪、黄精、白术、山药、灵芝、阿胶、菟丝子、旱莲草、当归、红花、仙鹤草、丹参、生地黄、女贞子、枸杞子、白芍、川芎、五味子、白术、灵芝、黄精、山药、墨旱莲、丹参、当归、生地黄、女贞子、枸杞子、白芍、金银花。

（金　龙　赵有利　杨　咏　刘　明）

第五节　介　入　治　疗

介入治疗是在内镜、超声、X线等技术直视或监视下，将专用导管、针、治疗器械等插入患病脏器局部，使用药物或物理疗法对疾病达到治疗方法。包括经支气管镜介入治疗，经皮细针穿刺、超声介入治疗，数字减影血管造影（DSA）、胸腔镜、腹腔镜介入治疗等。

介入治疗是介于内科、外科及其他学科之间的新型交叉学科。介入治疗具有操作简便，创伤小，安全有效等特点，相对其他学科具有可提高局部用药浓度，减少药物用量及不良反应，麻醉风险低、创伤小、恢复快等优势。

此节不做展开论述，下篇所需治疗章节略有阐述。

参考文献

［1］　王玉玺.中医外科方剂大辞典［M］.北京：中国中医药出版社,1994.
［2］　刘莉,鄢秀英.新型敷料用于颈部淋巴结结核溃疡型伤口的疗效观察［J］.华西医学,2013,28(10)：1614.
［3］　陈红风.中医外科学［M］.北京：人民卫生出版社,2014.
［4］　毛克臣,李洋.北京中医医院传统外用制剂［M］.北京：北京科学技术出版有限公司,2016,5.
［5］　夏爱晓,孙渊,孟贤.新型药物凝胶剂研究进展［J］.药学实践杂志,2015,33(3)：205-206.
［6］　徐学春.瘰疬证治［M］.南京：江苏科学技术出版社,1987：74.
［7］　邓红霞,夏苏英,谌朝.化疗配合中药硬膏贴敷治疗淋巴结结核50例［J］.湖南中医杂志,2011,27(2)：62-63.
［8］　胡旭光,戴王强,南海军.中药外治法实验研究方法探析［J］.中国现代药物研究,2014,8(6)：230-231.
［9］　NarKar Y. Bioequivalence for topical products-an update［J］. Pharm Res,2010,27(12)：2590-2596.
［10］　彭力平,肖立新,陈先宇.“消瘰散”外用剂型的体外透皮特性比较研究［J］.中华中医药学刊,2012,30(12)：2736-2739.
［11］　梁子坤,邓玲,刘志东.超声药物电导入治疗颈部淋巴结结核［J］.中国医药,2014,9(10)：1517-1519.
［12］　孙翠萍,钮晓红,陈真征.超声电导中药透入辅助治疗颈淋巴结结核的疗效观察［J］.实用临床医药杂志,2011,14：61-62.
［13］　许费昀,钮晓红,张莉.化痰解凝糊超声导入联合抗结核化疗治疗结节型颈淋巴结核30例临床观察［J］.江苏中医药,2017,49(5)：43-44.

[14]　肖红丽,李东海,孙乐栋,等.火针治疗寻常疣 300 例临床观察[J].新中医,2010,432(8)：110 - 111.

[15]　田磊,徐宁.病灶清除加腔内填塞换药治疗脓肿、溃疡型淋巴结核[J].临床军医杂志,2009,10(5)：884 - 885.

[16]　钮晓红.常见病中医外治法[M].北京：中国医药科技出版社,2017,10.

[17]　沈爱民.中国科协学会学术部.结核病新型诊断技术的应用[M].北京：中国科学技术出版社,2015.

[18]　章明徐.Treg/Th17 细胞对结核的诊断价值及高通量检测结核免疫分子谱的应用[D].第三军医大学第三附属医院野战外科研究所检验科硕士论文,2015.

[19]　邓国防,雷建平.结核病相关免疫细胞和细胞因子[J].中国防痨杂志,2008,10(30)：456 - 458.

[20]　王永生,杨倩舒.颈淋巴结核患者外周血和组织中 T - bet 表达检测[J].中国热带医学,2014,14(5)：513 - 515.

[21]　张国英,钮晓红,徐卫平,等.淋巴结核患者外周血 CD4$^+$ CD25 high FoxP3$^+$ 调节性 T 淋巴细胞以及血浆 IFN - γ 和 IL - 10 水平及其临床意义[J].检验医学,2015,30(1)：31 - 35.

[22]　薛祖洪,刘灿均,周明先,等.T 淋巴细胞亚群及细胞因子检测在结核病诊治中的应用[J].实用临床医药杂志,2011,15(1)：121 - 122.

[23]　唐神结,肖和平.结核病免疫研究进展[J].国际内科学杂志·国外医学内科学分册,2002,9(29)：369 - 371.

[24]　卜晓霞,罗跃娥,王文洁,等,猫爪草提取物体外抗菌活性研究[J].辽宁中医杂志,2014,41(9)：1945 - 1946.

[25]　Nakayama-Hosoya K. Epigenetic repression of interleukin 2 expression in senescent CD4$^+$ T cells during chronic HIV type 1 infection [J]. J Infect Dis, 2015,211(1)：28 - 39.

[26]　周敏,李凫坚,黄丽琴,等.消瘰合剂Ⅰ号联合西药治疗颈淋巴结核患者 43 例疗效观察[J].中医杂志,2014,55(19)：1606 - 1608.

第十二章

中西医结合治疗思路

近几年,西医强调精准治疗,结核病也越来越重视基因诊治。中医药个体化诊治也强调因人因证治宜,这也是和西医精准治疗密切相关的一种体现。

随着耐药结核杆菌的出现、化疗所带来的不良反应等问题的产生,淋巴结结核在中西医结合临床治疗中存在许多难点和困惑,譬如做好控制传染源如何找到潜伏感染人群,又如何控制,儿童免疫缺陷合并儿童淋巴结结核病的诊疗方案,如何规范化序贯使用丹剂,等等。淋巴结结核初起多无症状,或无结核中毒症状,特异性不强,且不典型,又由于肾上腺皮质激素与免疫抑制剂过度应用后临床表现常被掩盖,在诊断上容易误诊。唐神结在总结肺外结核诊疗难点与困惑上同时强调,影像学部分诊断也无特异性,不典型居多,且多种疾病并存;细菌学诊断阳性率低,IGRAs和 TST 均不能用于活动性结核病的诊断;介入学及病理学诊断因取材不充分,或报告模棱两可,而存在困惑;鉴于血清学试验的高假阳性和假阴性率,建议不能用于肺结核和肺外结核病的诊断。诸如此类,都是目前科研工作者在工作中经常遇到的难点与困惑。尤其是如何使诊疗水平更加提高,减轻患者经济负担,缩短疗程,减少并发症的发生等,需要梳理一下中西医结合之诊治思路。有没有更好的方法在抗痨的同时既能调节人的免疫功能,又能减轻毒副作用呢? 中华医学宝库正需要我们去开发。

一、中西医结合内外合治

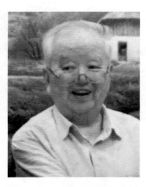

治疗瘰疬名家徐学春以中医为主,重视中西医结合治疗淋巴结结核。徐氏外科传人徐晓明总结其父学术经验,归纳如下:提出了瘰疬之病,虽现于体表,其根在脏腑;完善了瘰疬辨证施治及致病因素;在诊断上强调全面诊察,重视局部 8 个特征;辨证施治明确分为"十证十法";注重鉴别诊断;治疗原则强调重视整体与局部、扶正与祛邪的关系。治外不遗内,尤重外治;护理与治疗相结合;保健预防,提倡食疗;总结开发验方专方专药;调制治疗瘰疬、骨痨系列外用丹药制剂;成功研制"徐氏炼丹罐"并传承炼丹术。

图 12 - 1　南京市中西结合医院(原钟山医院)瘰疬科、骨痨科创始人徐学春(1928—2011)

结核病的治疗,内服中药主要是通过调节机体免疫、改善消除病灶,抑或是减轻结核病化疗过程中出现的毒副反应(如骨髓抑制、消化道反应、肝肾功能异常等)及改善抗结核化疗中出现的并发症和顽固的结核中毒症状。所以,辨证施治仍是中医治疗的核心精髓,虽然补虚和杀虫是治疗结核病的总则,但是精准的辨证和合理的组方用药才是疗效的重要保障,本书附篇中许多医家的经验及临床验案,能为我们提供借鉴和指导。

唐汉钧认为,颈淋巴结结核证治难点是非一证一型简单独立发生,应注重诸证参合致病。临床常见肝郁痰凝、痰瘀互结与阴虚火旺证合致,或肝郁痰凝、痰瘀互结与气血两虚证相合致病等,不一枚举。使疾病缠绵,临证变得颇为复杂,辨证用药需更加精准,方可收效。治疗淋巴结结核除了在中医辨证论治基础上,还应采用各种有效的外治法。中医外治淋巴结结核肿块未溃时可外用阳和解凝膏掺黑退膏合用外敷;一旦脓熟则需配合手术治疗,手术时应注意切口宜大,以防潜行空腔形成;术后早期可用七三丹或五五丹促使坏死组织脱落,其后序贯八二丹、九一丹、红油膏提脓祛腐、腐去肌生,再用生肌散、白玉膏收口。

随着三氧化二砷注射液得到世界公认,外治法呼唤出台诸如丹剂等制剂的使用规范。阙华发呼吁外治法阵地不能日渐萎缩,特色技术及特色制剂的传承不能后继乏人,其优势与特长在正趋消亡的当下,应出台保护措施及使用规范。

徐学春关于淋巴结结核外用丹剂提出必须掌握五要:一要保持引流通畅;二要不同的症状以不同的剂型用之;三要注意丹药药量防止汞中毒;四要注意对结核性溃疡、窦道不宜收口过快;五要避开神经、血管,同时勿伤面部容貌(用法详见十一章第二节丹剂篇)。

运用丹剂外治溃疡、窦道型淋巴结结核必须考虑其安全性问题。

曹玉娥、陈红风等关于九一丹血、尿汞的临床试验观察,给药 1 个月,九一丹组家兔状况良好,未发现与受试物明显相关的死亡。给药期间血、尿汞浓度明显增高,停药后浓度下降较为迅速。停药 3 个月,尿液中汞含量基本恢复正常水平。

陈荣明,许芝银报道,每日外用制剂中红升丹的含量不超过 0.1 g 可能是比较安全的。陈荣明、潘立群临床观察表明,成人较长时间外用升、降制剂,每日外用九一丹、五五丹、白降丹的剂量分别不超过 1.00 g、0.20 g、0.07 g,对人体无明显的毒副作用。

唐汉钧认为,鉴于当下对中医药丹剂毒性、安全性尚待评估而受控,仅有九一丹,而非定量施用,制约了外用丹剂药发展,适度改用虫类药制剂外用将是有意义的探索。

徐大成等总结徐学春学术经验"外用换药三部曲"为:开始换药——寻根探源,换药过程——搔刮引流,换药结束——收口宜缓,不宜急。

(1)寻根探源:用探针仔细寻找原发病灶,即用探针先顺着病灶的四壁向病灶的里深探寻。在探针行进过程中,当手感阻力一直较小,转动探针 1 周,有坏死组织剥脱下落感时,为行进于病灶组织内;当手感阻力较大时,为触到正常组织的标志,多为原发病灶的源头。需注意探查相邻病灶,尤其是胸锁乳突肌下方的深层淋巴结病灶,有无与之相通。

(2)搜刮引流:刮扒引流贯穿于换药全过程。搜刮,是用刮匙将病变组织强行刮除的一种治法。它既可加速腐肉脱蚀,为丹剂与病变组织接触创造良好条件,从而缩短疗程;又可减少丹剂的用量,以防中毒。若年轻体壮、气血充盛者,刮扒务尽,有利逐邪安正;若年老体弱、气血不足者,刮扒不可太频太猛,以免伤正留邪。深层组织一定要保持引流通畅,使得邪有出路;否则,邪遏于内,不得外泄,必致脓毒内攻外窜或旁注,经久不愈。此外,要保持窦道、瘘管的引流通畅,必须做到两点:一是置于病灶的内口、上口用丹药量应少于病灶的外口、下口,以防形成烧瓶状管口,造成引流不畅。二是对过分迂曲、深长、过大的窦道、瘘管要辅以皮片或皮管,以加强引流,必要时,先用皮片或皮管单独引流。

(3)收口宜缓不宜急:一是指换药的疗程不可太短。瘰疬性溃疡、窦道、瘘管属结核杆菌感染者,病灶常易反复,特别是体质差患者,更是如此。换药疗程过短,病菌很难杀灭,病灶很难除净。二是指疮口近愈时，仍需细致探寻有无遗漏。如若难以确定，宁可延缓收口，也不急于收口而造成闭门留寇之患。临床发现，局部病灶倘仅仅残存 0.3 cm 大小的病变组织，有时也会引起病灶蔓延。

如何使用降丹减轻机体疼痛是临床难题。导致疼痛的主要原因为氯化高汞水解生成的盐酸，是一强刺激物。而氯化亚汞难溶于水，又可缓缓释出汞离子，刺激性小，如果提高白降丹中氯化亚汞的百分比，对机体的刺激性会变小，相反，提高氯化高汞的百分含量，对机体的刺激性会变大，杀菌作用也将增强。因此，根据需要，适当改变两者在组成中的百分比应是可取的。通过与局麻药利多卡因制剂或某些具有麻醉性质的中药合用、配伍会有效缓解疼痛。

钮晓红等分析结核性窦道局部病因病机可用"毒、腐、瘀、痰、虚"五个字来概括，故外以化腐祛瘀治疗结核性窦道疗效突出。

西医抗结核药应用要做到合理、规范、足量、全程用药，及时注意副作用及不良反应，定期做各种常规、生化检查，手术选好最佳时机。

二、提倡多学科交叉

多学科诊疗模式（multidisciplinary team，MDT）源于 20 世纪 90 年代，美国率先提出了这个概念，即由来自普外科、肿瘤内科、放疗科、放射科、病理科、内镜中心等科室专家组成工作组（临床多学科综合治疗团队），针对某一疾病，通过定期会议形式，提出适合患者的最佳治疗方案，继而由相关学科单独或多学科联合执行该治疗方案。

诚如肖和平认为，多学科的治疗是整个治疗成功的关键。在临床实践中常遇到患者及其家属在分别听取了结核科、呼吸内科、普外科、放疗科、介入科等多个专家的意见后，发现自己面临着化疗、放疗、手术、介入以及其他多种不同的治疗选择。而临床医生也面临着同样的困惑。淋巴结结核的诊断已十分明确，治疗上强调多学科一体化中西医结合治疗，这样更有助于治疗、有利于健康。制定临床诊疗合理化最佳方案，争取做到有序、规范、合理、高效。

三、选好最佳手术时机

古代医家王维德在手术学方面趋向保守，批判陈实功学术思想，强调瘰疬禁刀针，述割瘰疬如割韭菜，割去一茬，又生一茬。主张消为贵，托为畏。高秉钧《疡科心得集》亦认为："至于痰核、瘿瘤、瘰疬、马刀之疾，俱由湿胜生痰，痰胜生火，火胜生风，风极而患作矣，皆成于内蕴七情，外感六欲，宜清痰降火之剂，宣热败毒之药，既盛必用外消，始觉行以艾灸，切勿妄行勾割。"在此方面，唐汉钧认为，外科手术要注意手术适应证：脓熟需切开引流；抗结核时间较长，副作用较大且耐药，症状不缓解，药物保守治疗效果不显；病变深在，口服药物不能直达病所；特殊人群不能耐受西药及中药汤剂口服；除外淋巴肿瘤、转移癌需做病理学检查以鉴别诊断者均为适应证。

合理筛选淋巴结结核患者，合理把握手术时机非常关键，由结节型向脓肿溃疡型阶段发展，通过手术方法有效阻断，通过外科手术可以使病灶切除，以免窦道发生，缩短疗程，从而治愈淋巴结结核。

如何选择手术时机？国外学者观点，每周随访痰菌数量，痰菌数量开始下降至低点后再次回升时即为痰菌数量最低，此时手术效果最佳。我们临床观察至少 3 种以上敏感或未曾使用过的抗结核药物，联合使用 4~6 周，纵隔淋巴结结核联合使用抗结核药物 2~3 个月，通过外科手术治疗,死亡率和并发症率都在可接受的范围内。

多数学者认为体表淋巴结结核结节型争取手术完全切除;脓肿型不主张单纯切开引流,需做病灶(脓液、干酪坏死物质、肉芽组织、脓腔壁、受累淋巴结等)清除手术,术中要彻底清除病灶,防止病变物残存,也是防止术后复发的最关键因素。

四、治疗耐药结核病应顾护脾胃

WHO 报告 2016 年全球新发新增利福平耐药(RR-TB)60 万例,其中耐多药(MDR-TB)结核病患者 49 万例。可见临床耐药问题颇为棘手。

耐药结核病可分为:单耐药结核病(mono-resistant tuberculosis, MR-TB),结核病患者感染的结核分枝杆菌体外 DST 证实对 1 种一线抗结核药物耐药的结核病。多耐药结核病(poly-resistant tuberculosis, PDR-TB),结核病患者感染的结核分枝杆菌体外 DST 证实对 1 种以上一线抗结核药物耐药(但不包括同时对异烟肼和利福平耐药)的结核病。耐多药结核病(multidrug-resistant tuberculosis, MDR-TB),是指结核病患者感染的结核分枝杆菌体外 DST 证实至少同时对异烟肼和利福平耐药的结核病。广泛耐药结核病(extensively drug-resistant tuberculosis, XDR-TB),是指结核病患者感染的结核分枝杆菌体外 DST 证实除至少同时对异烟肼和利福平耐药外,还对任何氟喹诺酮类药物产生耐药,以及 3 种二线注射类药物中至少 1 种耐药的结核病。利福平耐药结核病(rifampicin resistance-TB, RR-TB),是指结核病患者感染的结核分枝杆菌体外 DST 证实对利福平耐药的结核病,包括任何耐利福平的结核病,MR-TB、PDR-TB、MDR-TB 和 XDR-TB 等。

国内有学者发现超过 40% 的 MDR-TB 患者是近期传播造成的,而且 MDR-Mtb 较敏感菌株更容易传播。传播才是造成耐药的主要原因。由于耐药的产生使其病程长,病情复杂,并发症率高,死亡率高,药物治疗后复发率增高,药物治疗疗程延长,经济负担增加,传染性增强,控制传播难度也加大。

在提倡多学科治疗的同时考虑到患者的全身营养状况是否耐受,所以中医认为治外必本于内,内治顾护脾胃。

徐学春认为,儿童淋巴结结核尤其注重脾胃,如经验方消瘰膏的使用,老年人更需强调补肾健运脾胃,阴平阳秘,精神乃至。

大量的现代基础研究证明,多种补肾中药具有整体调节人体神经内分泌免疫网络的作用,经过合理组方的抗结核中药,可促进内源性细胞因子(CK)的分泌,并用反馈机制来精密地双向调节人体免疫功能这把双刃剑,达到治愈结核病和免疫重建。介导结核病免疫的 T 淋巴细胞依其分泌细胞因子的不同而分为 Th1/Th2 细胞。Th1 型 CK 如 IL-2、IL-12、IFN-γ、TNF-β 等,促进细胞免疫;Th2 型 CK 如 IL-4、IL-5、IL-9、IL-10 等,它们大多抑制细胞免疫。两者在体内的动态平衡,调节了人体免疫系统平衡。

唐汉钧临床灵活运用李东垣的"脾胃论"思想,用药以调脏腑为主,强调健脾以生肌。若脾弱肝旺,兼顾脾胃用白术、茯苓、谷芽、麦芽等。阴虚痰凝,则用药不宜滋腻,无论清热、软坚、凉血总离不开化痰散结。常用程钟龄消瘰丸为主方,化痰软坚多用象贝母、姜半夏、海藻,老痰顽痰用海浮石,痰结未化用六君子汤合补肾药物,虚证期以培土补中、补气养血法为主,后期遵守"生肌之法,当先理脾胃,助气血为主,则肌肉自生"(《外科理例》),注重内法"消、托、补",反对滥用寒凉药物,顾护脾胃。《外科正宗》如是说:针对无六经形症、膜外肉里肌肤间痰核、瘰疬提出"养气血、调经脉、健脾和胃、行痰开郁,不必发表攻里"。

夏公旭传承徐学春炼丹等学术经验,总结结核病耐药的一个重要原因是患者经过长时间化疗后产生副反应所致脏腑生理功能受损、正气不足,常发生脾胃虚弱、食少纳差或肝脾(胃)不和、肝肾阴亏等证候。治疗中顾护脾胃能减少耐药的发生,治疗耐药结核病也必须从调理脾胃入手,增强体质才能提高抗病力。

五、减轻化疗带来的毒副反应

注意肝损伤并适时治疗:有学者统计导致肝损伤药物中,传统中药占 23.00%,抗感染药物(含抗结核药)占 17.60%,抗肿瘤药物占 15.00%,激素类药物占 14.00%,心血管药物占 10.00%,非甾体抗炎药占 8.70%,免疫抑制剂占 4.70%,镇静和神经精神药物占 2.60%,其他 4.40%。

就抗结核药物所致肝损伤(antituberculosis drug-induced hepatic-injury,ADIH)的发生机制,现有学说一般认为主要有免疫机制和非免疫机制。

免疫机制认为抗结核药可使体内组胺蓄积引发 I 型变态反应,也可作为半抗原形成免疫复合物,引发 II、III、IV 型变态非免疫机制,主要涉及药物在肝内代谢的三相反应,这类肝损伤的发生与用药剂量密切相关,如异烟肼、利福平、吡嗪酰胺、氨硫脲、乙硫异烟胺、丙硫异烟胺有明显的量效关系,这些药物及其代谢产物可造成肝细胞直接损害和间接损害反应而致肝损伤。抗结核药所致肝损害发生机制相当复杂,无论何种机制,最终对肝细胞造成两种结果:① 干扰肝细胞内代谢过程,导致肝内胆汁淤积,脂肪变性和坏死。② 通过毒害肝细胞基本结构,破坏肝细胞,最终导致肝细胞坏死,活性代谢产物导致分子病变。

治疗中肝肾功能异常、肝肾损伤必须高度重视,并适时治疗。保肝护肾也成为中西医结合治疗淋巴结结核的难题,怎样避免中西药毒性,减少副反应,增加协同治疗作用是亟待进一步研究的课题。

六、注重预防、饮食、起居护养

感染结核分枝杆菌毒力的大小取决于自身抵抗力强弱。中医认为忧悲伤肺,一定要保持乐观、心胸豁达,切忌忧虑悲伤,防止情志忧伤,更勿生闲气,消除焦虑、抑郁、孤独心理。对于育龄期妇女因抵抗力下降更应注意养护。结核病是慢性消耗性疾病,注意加强食疗。应加强摄入能量、蛋白质、维生素、纤维素饮食,如鱼、蛋、瘦肉、豆制品、菠菜、油菜、白菜、萝卜、木耳、蘑菇、梨、枇杷、橘子等。忌食一些生风动火大发的食物,如老鹅、公鸡肉等,多食川贝甲鱼、海带肉冻、桂圆参蜜膏等。

在中西药物治疗的同时,还应重视养生预防:每日早晚开窗通风,室内保持空气清新,经常去室外树林或公园活动,多吸新鲜空气。戒烟忌酒,早睡早起。劳逸结合,起居规律。

七、免疫治疗下的思考

免疫力低下已成为急切的全球健康问题。树立科学养生观,通过增强自身免疫力,对改善健康,预防及治疗疾病有相当的成效。

雷建平对免疫治疗展望和开展结核病免疫治疗研究,提出要注意以下几点:① 需要寻求既增强 Th1 型免疫力又增强细胞毒途径免疫力的免疫治疗剂。Th1 免疫途径和细胞毒免疫途径互相补充、互相影响,但却不能互相替代。Th1 型免疫途径终点环节是增强吞噬细胞吞噬和杀灭结核分枝杆菌的作用,这是抵抗结核免疫的重要方面,但却不具有清除靶细胞和持留菌的能力;细胞毒免疫途径终点环节是促进靶细胞凋亡、坏死或通过穿孔素-颗粒溶素途径杀灭靶细胞内外结核分枝杆菌,有清除靶细胞和持留菌的能力,但也不能替代吞噬细胞吞噬和杀灭结核分枝杆菌的功能。所以,我们需要寻求满足两方面要求的免疫治疗剂。② 需要进一步选择适合于免疫治疗效果考核的细胞因子。细胞因子用于结核病的免疫治疗,却不能忽视其双刃剑的效果。目前发现颗粒溶素能够直接杀灭结核分枝杆菌;穿孔素-颗粒溶素途径能直接杀灭靶细胞内的结核分枝杆菌,有可能减少靶细胞坏死和减少组织病理性损伤。鉴于 3 条细胞毒途径均有穿孔素的参与,应当考虑将穿孔素作为免疫治疗效果考核参数的可能性。③ 充分应用好卡介苗:由于疫苗 DNA 的转化效率有限,也不能在宿主体内自我复制,其效果还是弱于活疫苗的。免疫因子治疗更是存在激发作用有限、时程短、价格昂贵的问题。在已经问世的抗结核病疫苗中,还没有哪一种疫苗能达到卡介苗同样效果,更不用说超过卡介苗。增强卡介苗免疫原性的研究也在进行之中,在比卡介苗疗效更好的疫苗问世之前,在开展新疫苗研究的同时,应充分应用好卡介苗。④ 正确认识免疫治疗的副反应。活菌苗、灭活菌苗、细菌代谢产物或提取物、各类细胞因子,对于接受免疫治疗的患者来说都是异体蛋白,从理论上说,任何异体蛋白的使用都有发生变态反应的可能性,而且分子量越大发生变态反应的可能性越大,种属差异性越大发生变态反应的可能性也越大。要找到没有副反应的抗结核疫苗几乎是不可能的,寻找副反应小的疫苗是我们的努力方向。⑤ 应当重视免疫治疗的时机选择:同一种疫苗在不同的时机使用,有可能产生完全相反的结果,一种是诱导抗结核保护性免疫,而另一种则可能是加重病理性损伤。选择时机,就是避开疾病变态反应的高峰期,选择可能增强保护性免疫的诱导期进行免疫治疗,以期达到尽可能减弱炎症损伤反应,同时尽可能增强保护性免疫反应的效果。⑥ 免疫治疗与化疗联合应用的必要性:一方面是结核分枝杆菌耐药机制,另一方面则是人体免疫机制未能有效清除靶细胞和持留菌(含休眠菌)。两者互相补充,但不能互相替代,至少在目前还没有发现两种方法之间可以互相替代。

此外,利用药食同源的中药来调整亚健康状态下的免疫功能低下,例如香菇、枸杞子、党参、薏苡仁、冬虫夏草、西洋参等。西医学研究也表明,中草药多糖是中药调节免疫力的物质基础,如香菇多糖、银耳多糖、茯苓多糖、虫草多糖等,这些中药多糖成分可制成健康食品,全面调整和发挥机体自身的免疫功能和适应力,起预防及治疗疾病的作用。

八、免疫重建

免疫重建是通过干细胞移植技术,将可塑性免疫原始细胞输入机体,补充免疫细胞、恢复或增强机体细胞免疫功能的免疫治疗方法。用于移植的造血干细胞主要来自骨髓和胚肝细胞。一方面造血干细胞移植相当于免疫器官的移植;另一方面骨髓间叶细胞、干细胞能分化成呼吸上皮细胞,恢复损害的肺组织。因此,造血干细胞移植可重建机体的造血、组织修复与免疫功能。

雷建平指出,由于免疫制剂滥用,促使结核感染者发病和促使结核患者病情加重的情况也较为多见。所以需要有多中心、远期随访以进一步阐明研究确实效果。

免疫重建之路漫漫,中西医结合治疗淋巴结结核也在路上。

(赵有利　苏战豹)

参考文献 ....

［1］ 徐大成,徐学春.外治瘰疬性溃疡、窦道、瘘管的经验[J].中医外治法,1992,2:9-10.

［2］ 雷建平.重新审视结核病免疫治疗研究[J].中华临床医师杂志(电子版),2010,4(7):908-915.

［3］ 赵有利,唐汉钧.唐汉钧治疗颈淋巴结结核临床经验[J].中华中医药杂志,2017,11(11):4981-4984.

第十三章

淋巴结结核饮食预防与护理

第一节 饮 食

结核是一种慢性消耗性疾病,因此患者对营养要素的需求加大,所以必须加强能量的摄入以补充机体之能量消耗。

结核对蛋白质的消耗很大,而蛋白质是修补人体组织的重要营养素,利于病灶愈合。故结核患者在增加高蛋白食物的摄入的同时,尤其还应注重维生素等物质的摄入,如瘦肉、水产品、蛋、乳等优质蛋白质及维生素 A、B、C、D 等多种维生素。且需足够的膳食纤维和水可维持人体的酸碱平衡、保持大便通畅、防止毒素被肠胃吸收,因此,结核患者应多吃富含膳食纤维的蔬菜及水果、粗粮等。

为此,综合刘宇、王荣华等对结核病患者在日常饮食中总结报道,应坚持"四高一低七忌"的饮食原则。

一、四高一低七忌

1. 高热能 结核病患者大多素体阴虚潮热,低热盗汗,消耗热量,可以通过加餐补充。除通常的一日三餐外,可增加 1～2 餐副餐,选择糕点、粥汤类,但不能影响下顿正餐的食欲。尽量进食糖类,这样既能补充热能又可节约蛋白质。

2. 高蛋白 结核患者因受结核杆菌的作用,组织器官往往有干酪样坏死,组织蛋白大量溶解破坏,结核病灶的修复也需要蛋白质,故需选食优质蛋白以补充机体蛋白的损失,诸如鱼虾、瘦肉、母鸡肉、禽蛋、鸭肉、甲鱼、奶、豆类及豆制品都是富含优质蛋白的食品。患者应多食牛奶及奶制品,因为牛奶中含酪蛋白和钙多,且质量好,吸收率高,更有益于结核病灶的钙化和愈合。

3. 高维生素 结核病人群应重点补充维生素 A、B、C、D。维生素 A 能增强人体的免疫力,维生素 D 能促进钙的吸收,维生素 C 有利于病灶的愈合和血红蛋白的合成,而 B 族维生素则可加快人体的代谢过程,有促进食欲的作用,维生素 B_6 还能对抗由于使用异烟肼治疗而引起的副作用。

新鲜蔬菜和水果是人们摄取维生素的主要来源,乳、蛋、动物内脏等富含维生素 A,酵母、花生、豆类、瘦肉等富含维生素 B_6。因此,结核病患者应多吃上述食物。此外,该病患者应经常进行日光浴,多参加户外活动,以增加体内的维生素 D。必要时在医生指导下服用维生素片,如维生素 B、鱼肝油丸等。因结核病灶的修复钙化需补充大量的钙,故钙、磷等矿物元素不可缺,这类食品有奶类、海产品、骨头汤等。煮骨头汤时最好加点食醋,以利钙、磷的溶解和人体吸收,可加速结核病灶的钙化。

4. 高膳食纤维和水　肺结核病患者应多吃富含膳食纤维的蔬菜、水果及粗粮,多饮水。

5. 低脂肪　结核病患者饮食宜清淡可口、营养丰富、容易消化,脂肪不宜过多,要避免吃油炸、油腻食物。脂肪虽可提供较多的热量,但会增加消化系统特别是肝脏的负担,降低食欲,影响进食量,还会滋腻生痰。

另外,还要注意饮食调配,做到食物多样化,荤素搭配以及色、香、味俱全。这样的饮食调配可以刺激患者食欲,增加饮食量,保证营养物质的足量摄入,促进机体获取丰富营养。患者每日不必限定 3 餐,也可以是 4 餐或 5 餐,少食多餐有助于消化,尤其老年患者更应如此。

6. 忌辛辣刺激　辛辣及刺激性食物、调味品(如胡椒、辣椒、花椒等)不宜用,因为这些食物有生痰助火作用,容易刺激引起咯血和病灶扩大,加重病情。

7. 忌烟酒　吸烟会增加对呼吸道的刺激,易导致或加剧咳嗽;饮酒能使血管扩张,加重患者咳嗽、气喘、咯血等症状。因此,肺结核患者必须戒烟忌酒。

8. 服异烟肼时忌吃无鳞鱼　能引起过敏的鱼类一般为无鳞类和不新鲜的海鱼、淡水鱼。无鳞鱼类有金枪鱼、鲐鲅鱼、马条鱼、竹荚鱼、鱿鱼、沙丁鱼等,不新鲜的海鱼指带鱼、黄花鱼等,淡水鱼指鲤鱼等。在用异烟肼治疗结核病过程中,食用这些鱼类易发生过敏症状,轻者头痛、头晕、恶心、皮肤潮红、结膜轻度充血,重者颜面潮红、灼热感、心悸脉快、口唇和面部麻胀感、荨疹样皮疹、恶心、呕吐、腹痛、腹泻、呼吸困难、血压升高,甚至发生高血压危象和脑出血,国内外均有引起死亡的报道。原因是异烟肼是一种单胺氧化酶抑制剂,上述鱼类组织胺含量又很高,因而缺少大量的有效的单胺氧化酶将其氧化,造成组织胺大量蓄积,引起上述症状。不但在服异烟肼期间不能吃含组织胺高的鱼类,停药 2 周后,也要禁食这些鱼。食用其他鱼类,在烹调时再加入适量山楂,然后清蒸或红烧,或加一些醋,可降低组织胺含量,如发生中毒反应,应迅速送往医院抢救。

9. 服用异烟肼时忌食含乳糖的食品　乳糖能完全阻碍人体对异烟肼的吸收,使之不能发挥药效。

10. 口服利福平时忌食牛奶　口服利福平同时进食牛奶,1 小时后药物吸收甚少,而空腹服药后 1 小时血中药物浓度就可达高峰,故服用利福平期间,切勿同时进食牛奶等饮料,以防降低药物的吸收。

11. 忌食茄子　结核病患者在抗结核治疗中食茄子容易过敏。随机抽样研究结果发现,吃茄子一组患者全部在 40～60 分钟出现不同程度的过敏反应,如颜面潮红、皮肤瘙痒、烦躁、全身红斑、胸闷等过敏反应。结核患者吃茄子后发生此种情况,轻者可服抗过敏药物治疗,并在一段时间内不再吃茄子及其他同类食物,严重者应请医生抢救治疗。

12. 服用异烟肼时不宜吃海鲜等　服用异烟肼时不宜吃海鲜、动物肝脏、扁豆、茄子、香蕉、菠萝、啤酒、葡萄酒等。因这些食物中含有丰富的酪胺,酪胺需体内的单胺氧化酶来分解,而异烟肼恰恰是单胺氧化酶的抑制剂,它可使单胺氧化酶的活性降低,从而使酪胺在体内不能被分解而蓄积,容易引起中毒,出现颜面潮红、头痛头晕、腹痛腹泻、恶心呕吐、皮肤瘙痒、全身红斑、心情烦躁、血压升高等症状。

二、解释发物

无论中医还是西医都谈及注意饮食,如有的药品与茶、奶、酒、醋酸、海鲜、柚子等相互作用。

中医则强调忌口或忌食发物,所谓"发物",即是大发食物,具有发热、发表、开腠理、走串行气、生风动火作用。

一般按发物的性能分为六类:

一为发热之物,如薤、姜、花椒、胡椒、羊肉、狗肉等。这类食物能助热动火,伤津劫液。发热口渴,大便秘结,热性体质及结核病阴虚火旺之人不宜食用,高血压患者应忌口。

二为发风之物,如虾、蟹、香蕈、鹅、鸡蛋、椿芽等。这类食物多有升发、散气、火热之性,能使邪毒走窜,如茄子、木耳、猪头肉等。同时有荨麻疹、湿疹、中风等疾病者不宜吃。

三为助湿热之物,如饴糖、糯米、猪肉等。这类食物多具有黏滞、肥甘、滋腻之性,如糯米、醪糟、米酒、肥肉、面食等。脾胃虚弱、痰湿体质者应忌食。

四为冷积之物,如西瓜、梨、柿等各种生冷之品。这类食物多具寒凉润利之性,能伤阳生寒,影响脏腑运化,如冬瓜、四季豆、莴笋、柿子等。寒湿体质或脾胃虚弱的人要慎食,过食会造成胃虚冷痛、肠鸣腹泻。

五为动血之物,如海椒、慈姑、胡椒等。这类食物多活血散血,能动血伤络,迫血外溢,如羊肉、菠菜、烧酒、海椒、胡椒等。患有月经过多、皮下出血、尿血等人忌食。

六为发滞气之物,如羊肉、莲子、芡实等。这类食物具有滞涩阻气、坚硬难化之性,如大豆、芡实、莲子、芋头、红薯等。积食、诸痛者不宜食。

值得一提的是以上为所释"六类发物"不是结核病患者所禁食食物,而是在某阶段慎食。需因人、因体质、因证而异,科学配置、均衡饮食。忌口不是忌食,不能因忌口而致营养不良,使病情加重。

中医学认为,淋巴结结核发展到气阴不足型和阴虚火旺型,本着"虚则补之"的原则,结核病患者宜吃滋阴养肺的食品,忌吃香燥伤阴耗气之物;宜吃清淡益气食品,忌吃辛辣刺激性食物;宜吃高蛋白营养滋补品,忌吃油腻熏炸之物;宜吃新鲜乳类、禽蛋、瓜果和豆制品,忌烟酒、公鸡、老鹅、猪头肉、猪手、羊蹄等温热大发之物。可选用一些滋阴清热的食物,如鳗鱼、鳖、墨鱼、鸭蛋、甘蔗、黑木耳、山药、豆浆、香蕉、梨、西瓜、苦瓜、冬瓜、黄瓜、番茄、萝卜等。若肺结核,常伴有咳嗽、咳痰、痰中带血等症状,此时除了给予营养丰富的饮食外,还可选用杏仁、海蜇、百合、莲子、藕、梨、白木耳、核桃等止咳化痰、养阴润肺的食物。此外,患者应少吃菠菜,因为菠菜含丰富的草酸,极易与钙形成草酸钙而影响钙吸收,不利于病灶组织钙化愈合。

三、常用药膳

在坚持抗结核治疗原则的基础上,辅以药膳,可提高治疗效果。以下介绍几款药膳。

莲子百合瘦肉汤:百合、莲子各 30 g,瘦肉 200~250 g,三样一齐放进瓦煲加水煲汤,盐少许调味。

百合黄精粥:百合、山药、黄精各 30 g,煮粥食用,每日 1 次,补肺健脾。

黄精粥:黄精 30 g,洗净煎取浓汁后,加入粳米 100 g 煮粥,粥成后加入白糖食用。适用于脾胃虚弱、体倦无力、食欲不佳、干咳无痰或咳血者。

沙参粳米粥:北沙参 15 g 捣碎,与 50 g 粳米、适量冰糖同入砂锅内,加水 500 ml,煮至参烂米开花,粥面有油为度,分早、晚 2 次,温热服用。

鸡蛋银耳浆:鸡蛋 1 个打入碗内,银耳 3 个泡开与 500 g 豆浆同煮,煮好时拌入鸡蛋浆和白糖食用。

黑豆红枣粥:黑豆、黄芪各 30 g,红枣 10 枚,同入内煮 1 小时,以水将完为好。早、晚分服,主治肺结核盗汗。

猪肺花生煎：猪肺1具洗净切块，同花生米100 g共入锅内，文火炖1小时。每日2次，每次1大碗，食肺吃花生米，治肺燥咳嗽带血。

川贝甲鱼羹：甲鱼1只、川贝母15 g、鸡清汤1 000 g，将甲鱼洗净切块放入蒸钵中，加入鸡汤、川贝母、料酒、花椒、姜、葱，上笼蒸1小时，调味即成，佐餐食用。

海带肉冻：海带、猪肉皮等量，将海带泡软、洗净、切细丝，猪肉皮洗净、切细小块，共放锅内，加适量水，放入八角、茴香等调味品，用文火将海带、猪肉皮煨酥，加适量食盐调味，盛入盘中，晾冷成冻，佐餐食用。

桂圆参蜜膏：党参250 g、沙参125 g、桂圆120 g、蜂蜜适量，将以上3味以适量水透发后，加水煎煮，每20分钟取煎液1次，将3次煎液混合，再用文火煎熬浓缩至稠黏如膏时，加蜂蜜至沸停火，冷却备用。每次1汤匙，每日2次，用温开水冲服。

总之，结核患者在坚持服药的同时，应注意日常生活中的饮食调理，这样才有利于身体的早日康复。

第二节　预　防

结核分枝杆菌在革兰染色时非常不易着色，经过特殊的抗酸染色，菌体呈红色，故称为抗酸杆菌。本菌在外界环境中对干燥、寒冷抵抗力较强，在干燥痰内可存活6～8个月，在0℃以下可存活4～5个月，对湿热抵抗力较弱，煮沸5分钟或阳光暴晒2小时即可杀灭，紫外线灯照射30分钟可杀死物体表面的结核杆菌，对溶脂的离子清洁剂敏感，如2％来苏儿、5％苯酚、3％甲醛、10％漂白粉、70％～75％乙醇。

淋巴结有包膜，淋巴结结核有时很难找到"活菌"，而为菌阴性淋巴结结核。但其感染性不容忽视。结核病具有传染性，尤其是肺结核。对肺外结核仍强调病重在预防。

传染病的预防和控制，重在做好3个方面：一是控制传染源，防止传播给其他人；二是切断传播途径，也就是使引起传染病的病原体（如细菌、病毒等）没有渠道向周围传播；三是保护好健康人群，最常用的方式就是预防接种，使健康人不受到感染。就结核病而言，由于是经过呼吸道传播的，而人都需要呼吸，因此要切断传播途径几乎是不可能的。在保护健康人群方面，目前主要的是用卡介苗进行预防接种。而卡介苗对预防儿童结核，尤其是儿童结核性脑膜炎、儿童粟粒性肺结核效果明显，但对成人结核效果不好。因此，预防和控制结核病的关键措施就是控制传染源。

结核病的传染源是肺结核病患者，主要是排菌的肺结核患者，潜伏感染者是没有传染性的。要控制传染源就必须发现、治疗和管理肺结核患者。发现结核病患者是控制传染源的前提。发现越早，就越能减少对周围的传播和扩散；治疗并治愈肺结核患者是控制传染源的关键。它不仅能使患者尽快恢复健康，更重要的是，只有尽早地规范化治疗，才能有效地消除肺结核患者的传染性，保护周围人群免受结核感染；管理肺结核患者是控制传染源的根本。如肺结核的治疗需要较长时间，在这段时间内，只有加强管理，包括督促和指导患者按时服药、按时复查、及时发现并处置治疗过程中可能出现的毒副反应，督促患者注重治疗过程的规范化等，才能有效保障患者的治疗效果，同时还可避免耐药结核的发生。同时，通过加强管理，规范肺结核患者的卫生行为，减少传播风险。

　　在上述基本防治策略的同时,以下几个方面也是预防和控制结核病发生与流行不可忽视的重要策略:一是实施卡介苗接种,提高接种率,降低儿童感染风险;二是开展爱国卫生运动,加强室内环境的通风换气,提高环境空气质量;三是开展体育运动,提高广大民众的自身免疫能力;四是倡导健康向上的生活方式,养成良好的卫生习惯和卫生行为等。

第三节　护　　理

　　淋巴结结核是结核分枝杆菌侵犯淋巴结而发生的一种继发性疾病,是一种慢性消耗性传染病,具有病程长、恢复慢、易反复等特点,可导致患者出现渐进性体力丧失及肺功能下降等症状,使患者在社会活动中受到限制。导致患者常常出现急躁、灰心、焦虑等消极情绪,有些患者还会拒绝治疗,从而延误病情。因此,在对淋巴结结核患者的护理过程中,护理人员除了着重对患者的伤口进行护理等常规护理外,同时还要对其进行健康教育、饮食指导、心理护理、生活起居护理等,从而促进患者伤口愈合,缩短疗程,提高效果。

一、入院常规护理

　　1. 一般护理　患者在入院后,护理人员要主动和患者进行交流,为患者进行医院环境的介绍,叮嘱患者陪护和访视制度,了解患者的年龄、职业等基本信息,为患者提供身体和心理状态评估。低龄患者需要家人陪护的,可以安排家属陪护,以缓解患者恐惧感,消除紧张情绪。

　　2. 健康宣教　结核性疾病服药治疗时间较长,患者治疗依从性较差,因此,在临床护理中,护理人员要向患者讲明联合-适量-规律-全程服药的重要性和必要性,让其清楚药物的用法、用量、可能产生的不良反应症状、预防性措施等,在保证患者安全用药的同时提高临床治疗效果。

　　3. 饮食指导　结核病是一种慢性消耗性疾病,需要的恢复周期长,因此常处于营养状态不佳状态,出现体重轻、体质弱的现象,需要为患者提供比较全面的营养支持。鼓励患者摄入高热量、高营养、高维生素食物,确保患者的身体营养需求得到充分满足。此外,可以采取静脉补充脂肪乳、白蛋白等营养类药物的方法提升患者抵抗力,促进其病情恢复。

　　4. 心理护理　淋巴结结核由于病程长、恢复慢,且对患者的日常社交生活造成一定影响,患者易出现灰心、焦虑等消极心理问题,因此在护理过程中要加强对患者的心理护理,消除患者的消极、紧张情绪,减轻患者的恐惧感,并可以让已恢复的患者现身说法,从而增强患者战胜疾病的信心。

　　5. 生活起居护理　嘱患者平时注意休息,并指导进行适当的锻炼以增强体质,督促其养成良好的卫生习惯。

二、围手术期护理

　　1. 心理疏导　由于淋巴结结核患者对疾病和手术知识知晓甚少,因此,术前大部分患者容易出现恐惧和焦虑的心理状态,此时应对患者进行健康宣教,与他们一起共同参与到医生的手术方案分析中去,使患者在详细了解治疗过程及知晓可能出现的结果、预后情况后,以平和的心态接受手术。并叮嘱手术注意事项,为患者及其家属进行疑问的解答,引用成功病例来消除患者的顾虑,提升患者的治疗信心。

2. 术前准备　认真完善各项术前准备、评估患者健康及手术耐受状况,为医生确定手术及麻醉方案提供参考。

3. 术前常规准备　手术区备皮后,遵医嘱做好各项术前检查和术前准备,术晨测体温、脉搏、呼吸、血压、血氧饱和度,术前半小时给予留置导尿管。

三、术后护理

1. 生命体征监测　术后患者均进入监护室,全身麻醉患者取去枕平卧位4～6小时,头偏向一侧,以防呕吐物引起吸入性肺炎和窒息,给予禁饮食,术后第1日进流食,第2日进普食。局部麻醉＋强化的患者禁饮食4～6小时后进流食,次日进普食。持续动态血压、血氧饱和度监测,2～3 L/分持续吸氧4～6小时,保持留置导尿管通畅,每2小时放尿1次。次晨拔除,并给予尿道外口护理。

2. 切口护理　保持切口处敷料清洁、干燥、无渗出,发现敷料有渗出液时及时更换,防止切口感染。

3. 引流管的护理　术后患者手术区各腔低位放置引流管,体外接负压吸引球,将引流管妥善固定,避免打折、弯曲、受压,下床活动时可随身携带引流装置,嘱患者活动时注意保护引流管及负压吸引球,不能拉伸。始终保持负压吸引球呈负压状态,使手术腔隙的前后壁紧密贴合,以充分吸引皮下积液和积血,促进切口愈合。观察引流液的量、颜色、性状;患者术后24小时内每小时观察1次,引流液均为鲜红色的血性液体,术后第1日,引流液一般为150～200 ml,术后第2日为50～70 ml,第3日为10～20 ml。及时倾倒引流液,负压吸引球充盈后及时倾倒,发挥负压引流管的吸引作用。当引流液少于20 ml时,即可拔除引流管,均于术后48～72小时拔除。

4. 雾化吸入　术后3日常规生理盐水雾化吸入,促进排痰,预防肺部感染。

5. 拆线　根据患者切口愈合情况,于术后6～8日拆线。

四、伤口换药护理

1. 体位　协助患者采取一个既舒适又能充分暴露伤口的体位。

2. 伤口评估　观察并记录患者伤口处敷料的颜色、气味、渗出液的性状和量,以及伤口周围皮肤的情况;触摸伤口周围组织的肿胀程度和范围;测量伤口的大小和深度;观察并记录患者伤口的愈合情况。

3. 处理伤口的方法　先用碘伏对患者伤口周围的皮肤进行消毒(有碘过敏者禁用),再用小刮匙将脓腔内的脓液和干酪样坏死组织清理干净,然后用无菌生理盐水清洗伤口。待清洗完毕后,用无菌干棉球将伤口处残留的生理盐水擦干,然后将浸满药液(拔脓祛腐、敛疮生肌的中药)的纱条放到脓腔的最底部,以便引流脓液,最后用无菌敷料对伤口进行包扎;患者每周换药3次。此外,对于窦道较深和脓液较少的患者,可在局麻下进行清创术,刮除脓腔内难以引流的干酪样坏死组织,以便促进伤口愈合。

4. 注意事项

(1) 在换药过程中,医护人员要严格执行无菌操作,彻底清除患者伤口处的溃疡面和窦道内的坏死组织,保证窦道内引流通畅。此外,医护人员在操作时要动作轻柔,不能用力过猛,以免增加患者的痛苦。

(2) 医护人员要根据患者伤口的深浅度,选择放置引流条的位置。引流条不宜放置过深或过浅,若是放置过深会阻碍肉芽组织的生长,若是放置过浅会导致引流不畅,从而有利于细菌的繁殖。因此,医护人员在放置引流条时,要为肉芽组织留出一定的生长空间。此外,在换药前,医护人员还要从患者伤口的最底部进行探查,以保证其伤口是由内向外愈合的。

（3）医护人员在换药时需配戴帽子、口罩和手套,以免发生感染。在操作过程中,还要将其他患者隔离,防止交叉感染。此外,沾有患者污染物的敷料需统一进行焚烧处理。

五、出院指导

嘱患者按医嘱规律用药,定期复查血常规及肝、肾功能,若有异常时,要及时与医生联系或来院复诊,以便调整治疗方案。

六、抗结核药物的不良反应及护理

由于抗结核药物治疗原则为联合用药,患者1次服药量较多,易出现不良反应,因此在应用抗结核药物前要建立良好的护患关系,认真听取患者的主诉,详细询问患者有无药物和食物的过敏史,鼓励患者讲出服药后的感受。同时做好用药指导,使患者了解抗结核药的副作用及表现,以便于其自我检测。严密观察服药后的反应,发生不良反应时及时报告医生进行干预治疗,减轻不良反应的后果。在发生不良反应时,患者多会出现恐惧心理,应陪伴并安慰患者,消除其恐惧心理,使其主动配合治疗。结合王秀华、聂非非等详细总结报道如下。

（一）全身反应

1. 临床表现　服用抗结核药后,少数患者可出现不良反应。表现为过敏性休克、喉头水肿、瘙痒、皮疹,进而发展为剥脱性皮炎,同时伴有高热、黄疸、腹泻、血尿等。

2. 护理

（1）发现不良反应后,遵医嘱停用所有正在服用的药物（既往长期服用的药物除外）及食物,去除一切可能引起不良反应的因素。

（2）伴有高热的患者,做好高热的护理。

（3）检测肝、肾功能,检查血、尿常规,及时发现不良反应。

（4）遵医嘱应用相关药物,以提高机体应激水平及减少过敏介质的合成,减少组织液渗出、水肿,减轻瘙痒等症状。

（5）做好生活指导,建议患者穿着宽松的棉质衣服,避免使用刺激性的洗涤剂,皮肤瘙痒时勿用手搔抓,避免皮肤感染。

（二）胃肠道反应

1. 临床表现　由于抗结核药物治疗原则为联合用药,患者1次服药量较多,易刺激胃肠道,常出现纳差、恶心、呕吐、腹泻。

2. 护理

（1）定期检测肝功能,注意观察并区分肝损害所致的胃肠道反应。

（2）有些抗结核药物空腹服用胃肠道反应大,可遵医嘱改为饭后服用（利福平不能改）或分次服用。对于不能耐受口服给药的患者,可遵医嘱改为静脉给药。

（3）对于给药后即刻发生呕吐的患者,注意观察其呕吐物是否混有药物,如混有药物,注意补服。对于胃肠道反应严重的患者,遵医嘱给予胃黏膜保护剂及止吐药。

（4）对于腹泻的患者,注意观察粪便性状,是否为水样便、脓血便和柏油样便以及排便次数,排除进食不洁食物及菌群失调的可能,并检测水及电解质的情况,遵医嘱给予相关药物治疗。

(5) 做好饮食指导,根据患者口味给予清淡、富含营养、易消化食物,对发生呕吐的患者,指导患者少食多餐和食用易消化食物。

(三) 肝、肾损害

在抗结核药引发的不良反应中,肝、肾损害最常见。一般多发生在治疗的最初 2 个月,个别也可发生在 6 个月时,应引起足够重视。

1. 临床表现　抗结核药物主要经肝、肾脏代谢,故较常见转氨酶升高、蛋白尿,偶见黄疸,极少数发生肾衰竭,可见于全身反应的一部分,也可能单独存在。

2. 护理

(1) 观察抗结核药物引起的肝、肾功能损害症状,并及时通知医师。

(2) 去除病因,遵医嘱停用导致肝、肾功能损害的药物。

(3) 卧床休息,减少消耗,减轻肝、肾负担。

(4) 遵医嘱每日补充足够的液量和热量。

(5) 如肝功能轻度异常,可遵医嘱用肝损害小的药物替代肝损害大的药物。

(6) 遵医嘱应用护肝的药物,促进肝细胞恢复。

(7) 当出现急性肾损害时应选用透析疗法,以尽快排出有害物质,保护肾功能。重症肾损害患者可出现大量蛋白尿,导致低蛋白血症,遵医嘱给予静脉补充白蛋白,以改善营养状态。

(8) 给予正确的饮食指导,做好饮食护理,指导患者每日进食优质(动物)蛋白,尽可能不食用植物蛋白(如豆制品)。肝损害患者易出现腹胀,注意不食用产气食品。

(9) 定期监测肝、肾功能变化。

(10) 做好心理护理,告知患者积极配合肝损害的治疗,待肝功能恢复正常后加用肝功能损害小的抗结核药物继续治疗,帮助患者进行心理调适,增加战胜疾病的信心。

(四) 血液系统症状

1. 临床表现　多表现为白细胞、血小板降低。轻症者可无症状,或仅表现为疲乏无力、多汗、失眠、头晕;严重者可有不同程度的贫血和不同部位的出血倾向,偶有急性溶血性贫血。

2. 护理

(1) 卧床休息,减少耗氧量,缓解疲乏等症状。

(2) 白细胞减少,感染概率增加,有条件的应对患者采取保护性隔离,住单人房间,加强病房消毒,减少探视,严密监测体温,必要时预防性给予抗生素。

(3) 血小板降低时应注意预防出血,嘱患者少活动、慢活动,协助做好生活护理,如患者出现头痛、恶心等症状,应警惕颅内出血,及时处理。

(4) 当患者出现严重造血功能障碍时,需遵医嘱少量输新鲜血或成分血以尽快缓解症状。

(5) 定期检查血常规。

(五) 神经、精神系统反应

1. 临床症状　异烟肼、丙硫异烟肼可引起各种各样的神经、精神系统表现,如兴奋、失眠、嗜睡、抑郁、狂躁,严重者可致精神分裂症。异烟肼还可致末梢神经炎。

2. 护理

(1) 在应用异烟肼、丙硫异烟肼等抗结核药前有无精神、神经系统方面的病史,向患者讲解隐瞒病史可造成的严重后果,使患者配合。

（2）做好用药后的病情观察，发现患者出现精神异常及时报告医师，特别是发现患者有自杀倾向时应加强护理，去除危险因素，及时与家属联系。

（3）一旦患者出现精神症状，应遵医嘱停药。严重者可加用抗抑郁或躁狂的药物。

（4）对于异烟肼所致的末梢神经炎，可遵医嘱补充 B 族维生素，如维生素 B_6（10 mg，每日 3 次，口服）、腺苷钴胺（肌内注射）等以缓解症状。

七、特殊人群护理

（一）儿童患者护理

儿童淋巴结结核是小儿常见的一种结核病，以婴幼儿及学龄前儿童最为多见。全身各组淋巴结皆可发生结核，最多见的是支气管淋巴结结核。

1. 心理护理　患儿入院后，护理人员主动和家属进行交流，为家属介绍医院环境、陪护和访视制度，患儿年龄小，需要安排家属陪护，缓解患者恐惧感，消除紧张情绪，满足患者的心理需求。

2. 饮食护理　由于结核病患儿的消化功能较弱，应进食一些清淡可口、营养丰富且容易消化的食物。待患者的食欲恢复后，可选择高蛋白、高热量及高维生素饮食，以满足机体的需要，增强机体的抗病能力，可用夏枯草煲猪瘦肉食疗。

3. 用药护理　向患儿家长说明早期、全程、联合、规律用药的重要性和必要性及可能发生的不良反应的变现。坚持药物治疗的同时严密观察患儿用药后的不良反应，如有不适，通知医生立即处理。

4. 生活起居护理　有明显症状者应卧床休息，居住环境应阳光充足，空气流通，空气新鲜。加强隔离，避免与传染麻疹、百日咳等疾病患儿住同一病室，防止交叉感染。

5. 健康教育　结核疾病服药治疗时间较长，患儿治疗依从性较差，因此，在临床护理中，护理人员要向患儿家属讲明联合-适量-规律-全程服药的重要性和必要性，让其清楚药物的用法、用量、可能产生的不良反应症状、预防性措施等，在保证患儿安全用药的同时提高临床治疗效果，使家长帮助患儿配合治疗护理，促进病情恢复。护理人员还要对患儿及家属进行健康宣教，让其养成良好的卫生习惯，比如不能随地吐痰或对着别人咳嗽，打喷嚏时用手帕掩住口鼻等。另外，指导患儿适当锻炼、注意休息，劳逸结合也非常重要。

6. 疾病护理　需要手术的患儿做好术前、术后护理和健康指导；有并发症的做好相应护理，包括眼睛、黏膜、皮肤及管道的护理等；儿童结核易出现淋巴及血行播散，需按时对患儿进行全面的检查和症状观察，以及时发现其他脏器结核的可能，给予积极的预防和治疗。

7. 出院指导　嘱患儿家长按医嘱规律用药，定期复查血常规及肝、肾功能，若有异常时，要及时与医生联系，以便调整治疗方案。

（二）老年患者护理

随着社会的老龄化，老年淋巴结结核患者逐渐增多。由于老年人机体免疫力、抵抗力低下，各脏器功能减退，以及老年人大多具有基础病，再加上反应迟钝及性格特征改变，所以老年淋巴结结核患者常常表现为病情重、迁延难愈、营养不良、心理障碍等，针对以上特点，为促进老年淋巴结结核患者的恢复，耐心的心理护理和基础护理尤为重要。

1. 心理护理　因淋巴结结核是传染性疾病，病情迁延难愈，加上长期服药，患者易出现紧张焦虑的心理，要用通俗易懂的语言耐心告知患者，淋巴结结核可防、可控、可治，缓解患者恐惧感。主动与患者沟通交流，倾听患者诉求，给予精神安慰和心理支持，帮助患者树立战胜疾病的信心，必要时安排家属陪护以消除紧张情绪,满足患者的心理需求。

2. **饮食护理** 淋巴结结核是一种慢性消耗性疾病,老年患者容易发生营养不良,饮食应以优质蛋白和新鲜蔬菜水果为主如乳类、蛋制品、豆制品、鱼类、大蒜、百合等,忌食辣椒、生葱、胡椒等刺激性食物。

3. **用药护理** 老年患者服药依从性差,又常因记忆力减退忘记服药,部分患者还合并其他疾病服药较多,导致药物代谢能力下降等原因,容易出现药物不良反应,因此做好患者服药管理和监测药物不良反应非常重要。护士要告诉患者和家属早期、联合、适量、规律、全程的用药原则及药物的剂量、用法、毒副作用等注意事项,护士发药时要送药到手,看到患者服药后再离开,请家属配合监督患者服药,并观察服药后效果和不良反应。如有不适,通知医生立即处理。

4. **生活起居护理** ① 病室安静整洁,阳光充足,空气新鲜,床单卫生舒适,患者尽量卧床休息。② 生活要有规律,注意劳逸结合,适当进行锻炼,防止下肢静脉血栓。③ 经常用温水擦洗患者身体,做好皮肤护理,口腔异味者加强口腔护理,衣服、鞋袜要宽松舒适。④ 注意呼吸道隔离,接触者戴口罩,病房每日进行消毒。⑤ 鼓励患者每日进行2～3次有效咳嗽,对卧床患者给予翻身叩背,必要时雾化吸入帮助患者排出痰液。

5. **健康教育** 向患者讲解淋巴结结核的治疗护理,取得患者配合。告知患者注意不要正对他人咳嗽或打喷嚏,咳嗽或打喷嚏时用手帕、纸巾等遮住口鼻;不要随地吐痰,应把痰液吐到特定容器,并对痰液和容器进行消毒处理;尽量减少到公共场所,参与公共活动;服药一定要按规范要求,以取得最大治疗效果和最小副作用;患者用过的衣被要经常清洗并在太阳下暴晒;还应劝患者戒烟禁酒,加强营养。

6. **疾病护理** 需要手术的患者做好术前、术后护理和健康指导;有并发症的做好相应护理,做好患者的皮肤、黏膜、排痰和管道的护理等,预防并发症发生;老年患者抵抗力弱,服药依从性差,容易发生并发症,要严密观察患者病情变化,及时发现处理异常情况,预防并发症,一旦出现并发症,要给予积极的治疗和护理。

(三)妊娠患者护理

1. **心理护理** 妊娠合并淋巴结结核患者心理压力增大,担忧抗结核药物对胎儿的影响以及对疾病本身的担忧,与患者做好沟通,耐心解释。根据患者不同的性格、文化素养与患者交流,注意掌握与患者沟通的技巧,在心理上给予安慰,减轻其恐惧、焦虑心理。

2. **一般护理** 鼓励进食营养丰富、高蛋白、高热量、高维生素及容易消化的食物,以抵抗疾病的消耗和增强机体的抗病能力。禁食辛辣刺激性食物。此外,患者还应该忌酒戒烟,提高治疗效果。对于怀孕早期因抗结核需要终止妊娠患者,观察抗早孕药物的不良反应。另外,鼓励患者进食高蛋白、易消化的饮食。对于需行人工流产的患者,应密切观察生命体征,定时准确测量体温、脉搏、呼吸、血压,以免人工流产所造成的体内内分泌紊乱、免疫力降低以及精神打击所带来的危害。另外,需辅以营养支持治疗。对于妊娠患者,在抗结核治疗同时加强对胎儿的监测。指导其定期产检,以便尽早发现异常胎儿。妊娠合并淋巴结结核妇女产后不建议哺乳。

3. **健康教育** 结核病病程长、易复发、有传染性。向患者说明坚持抗结核治疗的重要性,必须遵循早期、联合、适量、规律、全程的治疗原则。治疗过程中定期检查肝、肾功能,血、尿常规,观察药物的不良反应。向患者详细介绍各种药物的剂量、用法、疗效及可能出现的副作用。劳逸结合,避免过度劳累。适当锻炼,提高身体素质,增强抵抗力。养成良好卫生习惯,勿随地吐痰及对着别人咳嗽,打喷嚏时应掩住口鼻。

（四）合并其他疾病患者护理

1. 合并艾滋病患者护理

（1）健康宣教：向患者及家属进行知识宣教，讲解结核病及艾滋病的预防和控制，疾病的传播途径，日常生活的注意事项，如戒烟酒、饮食注意营养、劳逸结合等。指导患者服药，讲解药物的副反应。

（2）心理护理：艾滋病患者往往心理焦躁、忧郁、悲观、厌世甚至有自杀倾向。密切观察患者的心理变化，注意倾听患者诉说，建立良好的信任关系，帮助他们树立起对生活的信心和希望，鼓励其积极抗病毒治疗。精神因素也可导致免疫力低下，因此心理护理对于此类患者尤为重要。

（3）饮食方面：艾滋病与淋巴结结核均为慢性消耗性疾病，因此，饮食营养很重要，需为患者提供高蛋白、高热量、富含维生素的饮食。

（4）术前准备：手术通知单上必须注明艾滋病诊断，并安排在感染手术间内进行手术，尽量把室内不用物品移出手术间，手术床用一次性中单双层完全覆盖，手术拒绝参观。

（5）术中配合：术中穿一次性防水无菌手术衣，戴防护眼镜，戴两副无菌手套，严格遵守无菌操作技术。手术人员的主要传播途径是针刺伤，因此在手术操作中采用非接触技术，同时提醒手术医生注意，避免传递器械时造成伤害。如不慎被针刺或锐器割伤，要立即完成挤血-冲洗-消毒-包扎-上报的程序。术中取下的标本，术后盛放在防渗漏的标本袋内，并注明感染标志。静脉穿刺置管时，选用安全型留置针，最好是无血外渗性操作；手术用的锐器全部放在锐器盒内，并注明感染标志；手术取麻醉下行颈淋巴结清扫术；若地面被血液、体液污染，应立即用含氯消毒液擦拭；术中人员不得随意离开手术间。

（6）术后处理：器械装入密闭容器外贴感染标志后送供应室统一处理；针头、刀片、缝针用钳子或镊子移入不易刺破锐器盒内，然后统一进行处理；一次性物品装入双层污物袋，将感染标志贴于袋外，送入医院医疗垃圾指定地点集中处理。术间内的所有物品用含氯消毒液彻底擦拭，房间用循环风紫外线消毒机消毒。

2. 合并糖尿病患者护理　控制患者饮食，同时应注意饮食营养。淋巴结结核是慢性消耗性疾病，饮食上要求是高营养、高热量以增强机体抵抗能力，而糖尿病需严格控制饮食，帮助其科学饮食是疾病治疗的关键。协助患者三大营养素合理摄入，结合适当运动治疗，定时监测血糖。疾病治疗时，需耐心向患者讲解药物的不良反应。治疗结束后，需要对患者进行定期、长期、规律随访。

3. 合并高血压患者护理　在淋巴结结核护理的基础上注意患者血压方面的情况。饮食宜低盐、低脂、高蛋白饮食，同时戒烟酒。指导患者适当休息，保证充足睡眠，适当安排和缓的运动如散步等，但不宜剧烈运动。对于失眠或精神紧张者，应积极予以心理护理。另外，在患者用药治疗时注意每日监测血压，以防血压骤降导致脑部供血不足。某些降压药物可造成体位性低血压，指导患者改变体位时动作宜缓慢，当出现头晕、眼花、恶心、眩晕等不适时，立即帮助其平卧以增加回心血量，改善脑部血液供应。对于此类患者治疗后需做好长期随访工作。

（周红琴　董　芬　邢海冬）

参考文献

［1］　邓英丽.艾滋病合并颈淋巴结结核患者的局部处理及护理［J］.全科护理，2012，10（8）：2154-2155.
［2］　林艳荣，汤卓，黄绍标，等.HIV/TB双重感染的临床诊断［J］.广西医学，2012，34（11）：1494.

［3］ 杨元柱.艾滋病合并颈淋巴结结核诊治的临床进展［J］.医药前沿,2014,7：241.

［4］ 张保霞.艾滋病患者合并颈淋巴结核行颈淋巴结清扫术的护理配合及其防护［J］.全科护理,2010,8(12)：3237.

［5］ 王志红.对30例颈部溃疡型淋巴结核患者进行伤口护理的体会［J］.《求医问药》下半月刊,2011,12：332.

［6］ 刘丽娟.颈淋巴结核患者的护理效果观察［J］.中国继续医学教育,2017,12：249.

［7］ 刘辉.淋巴结结核手术患者护理中健康教育的应用效果探讨［J］.中国医药指南,2017,15(3)：207.

［8］ 沈林英,吴梅,张惠峰,等.颈部溃疡型淋巴结核合并糖尿病的护理体会［J］.护士进修杂志,2010,25(21)：2014-2015.

［9］ 苗玉莲.对颈淋巴结核患者的护理体会［J］.中外健康文摘,2011,8(14)：329-330.

［10］ 罗琼,付友琴,胡春莲.颈淋巴结核病灶清除术并发淋巴漏的观察及护理［J］.中国临床护理,2010,2(3)：225-227.

［11］ 张淑云.淋巴结核患者1例的心理疏导及术后护理［J］.临床合理用药杂志,2010,3(7)：115.

［12］ 黎孔琼.1例淋巴结核致窦道患者的护理［J］.中国民康医学,2012,24(5)：636-637.

［13］ 汪学智,王琳,夏凡,等.肺结核患者营养不良程度和细胞免疫状态的关系［J］.临床肺科杂志,2010,15(8)：1132-1133.

［14］ 陈璐,韩秀霞,汪求真,等.肺结核患者膳食营养与健康知识知晓情况调查分析［J］.中国食物与营养,2011,17(3)：75-79.

［15］ 杨彦.结核患者营养护理干预的效果研究［J］.当代护士：专科版,2013,5(3)：6-8.

［16］ 王秀华,聂非非.结核病护理新进展［M］.北京：北京科学技术出版社,2017,1.

第十四章

颈部淋巴结结核

第一节 概 述

颈部淋巴结结核(cervical tuberculous lymphadenitis,CTL)是指结核分枝杆菌侵入颈部淋巴结所引起的慢性特异感染性疾病。以颈部淋巴结肿大为特征,好发于颈、项、颌、颏、锁骨上窝等部位。受累部位依次为颈后三角、颌下、颈前三角及颈深上淋巴结。易感人群包括既往有结核病病史或结核病接触史患者,幼儿、青春期、老年人、营养不良者有上呼吸道感染、口腔部慢性炎症、溃疡或龋齿、尘肺和糖尿病病史患者、胃切除术后、艾滋病病毒感染者或长期使用免疫抑制剂等人群。患者多为儿童和青壮年人,且以女性居多。

淋巴结结核病占肺外结核的 14.3%～57.3%,高居首位。以体表淋巴结结核最为典型,而体表淋巴结结核又以颈部淋巴结结核最为常见,占体表淋巴结结核的 68%～90%,占肺外结核的 80%～90%。

因其结核成块,累累如串珠状,中医学称之为瘰疬,俗称鼠疮、疬子颈等;锁骨上淋巴结结核中医称缺盆疽,成脓破溃形成窦道的淋巴结结核病俗称鼠瘘等。瘰疬一词始见于《黄帝内经》,西医于 1676 年怀斯曼(Wiseman)才对该病做了详细描述。

第二节 局 部 解 剖

一、颈部界限与骨性标志

颈部呈圆柱状,于头部与躯干之间,其上界是下颌骨及其两侧下颌骨角与乳突尖端再经枕骨下缘到第 1 颈椎水平;下界为胸骨上切迹及其两侧锁骨上缘经肩锁关节到第 7 颈椎棘突的连线,除此骨性边界外,颈前部尚可摸到骨性标志。

1. 舌骨 呈半环状软骨,其上缘有左右两侧突起,称为舌骨角。舌骨位于颈上部正中的下颌骨水平,上连咽,下接甲状软骨。舌动脉途经舌骨角向上走行。

2. 甲状软骨 位于颈部正中,舌骨下方由左右两侧软骨板形成的一块大软骨体。男性的两块软骨板呈直角向前凸出连接,形成喉结。两侧软骨板的上缘间呈现凹陷,称为"甲状软骨切迹",其两侧水平位为两侧颈动脉分叉处。

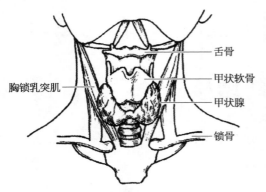

图 14-1 颈前部骨性标志示意图

胸锁乳突肌
舌骨
甲状软骨
甲状腺
锁骨

3. 环状软骨　位于甲状软骨下方,在两者之间有环甲膜相连。

4. 气管软骨　为一串 C 形,缺口向后的软骨环构成,在各软骨环之间由环韧带连接在一起,后方的缺口为平滑肌和结缔组织构成的膜状壁。颈段的气管位置浅,下行于颈前正中,可在环状软骨下缘到胸骨上切迹处摸及。在 2～4 气管软骨的前面有甲状腺峡部,其两侧为甲状腺腺叶,邻近颈部大血管,其后方为食管。(图 14-1)

二、颈部的筋膜和肌肉

颈部筋膜的划分并不统一,各层筋膜间常有分有合。在临床上可将其分为颈浅筋膜和颈深筋膜两层。颈部筋膜的层次常是手术解剖面的标志之一。

1. 颈浅筋膜　颈部的浅筋膜内有颈阔肌、浅静脉和皮神经。浅静脉有颈前浅静脉、颈外浅静脉。皮神经有枕小神经、耳大神经、颈横神经、锁骨上神经。

2. 颈深筋膜　颈深筋膜包括固有筋膜,上附于下颌骨,下附于舌骨与胸骨切迹,分为浅层、深层、脏器层和椎间筋膜。

3. 颈部肌肉　颈部肌肉包括颈浅肌群(颈阔肌、胸锁乳突肌),舌骨上、下肌群,颈深部肌群。

三、颈部解剖分区

1. 颈前三角区　又称颈内三角区。位于颈部正中线两侧,由胸锁乳突肌前缘与下颌骨下缘为界围成的分区。该区又以二腹肌和肩胛舌骨肌上腹为界,分为颏下三角、颌下三角和上颈动脉三角及下颈动脉三角的四个小区。(图 14-2)

(1)颏下三角:由两侧二腹肌前腹和舌骨围成的三角。

(2)颌下三角:由下颌骨与二腹肌前、后腹围成的三角。

下颌下三角位于下颌骨下缘二腹肌前腹和二腹肌后腹之间。在三角内有 1 个腺体、2 条血管、2 条神经,即下颌下腺、面动脉、舌神经、舌下神经和舌动脉。面动脉和舌神经位于下颌下腺浅部上缘的深面,舌下神经和舌动脉位于下颌下腺浅部下缘的深面,面动脉分支进入腺体,舌神经通过下颌下腺神经节支配腺体,两者与下颌下腺关系密切。

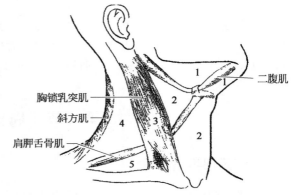

图 14-2 颈部解剖分区示意图

1. 颌下颏下区
2. 颈前正中区 } 颈前区
3. 胸锁乳突肌区
4. 肩胛舌骨肌斜方肌区 } 颈侧区
5. 锁骨上窝

(3)上颈动脉三角:由二腹肌后腹、肩胛舌骨肌上腹与胸锁乳突肌上段前缘围成的三角。

(4)下颈动脉三角:由颈正中线、肩胛舌骨肌与胸锁乳突肌下段前缘围成的三角。

颈动脉三角位于胸锁乳突肌前缘、肩胛舌骨肌上腹和二腹肌后腹之间。二腹肌后腹是该三角内血管神经定位标志。在二腹肌后腹深面有 6 条纵行结构,即 3 条颈部大血管和后 3 对脑神经。3 条颈部大血管在二腹肌后腹深面并列走行,从后向前有颈内静脉、颈内动脉、颈外动脉,后3 对脑神经即副神经、迷走神经、舌下神经。副神经于颈内静脉和颈内动脉之间出现,经颈内静脉浅面向后走行,舌下神经行于颈内静脉和颈内动脉之间出现经枕动脉下方向前走行,迷走神经行于颈内静脉和颈内动脉之间后方的沟内。

2. 颈后三角区　位于左右两侧,由胸锁乳突肌后缘、斜方肌、锁骨上缘围成,又称颈外三角区。该区又被肩胛舌骨肌下腹分界为枕三角区和锁骨上三角区。

(1) 枕三角区:由胸锁乳突肌中上段的后缘、斜方肌前缘与肩胛舌骨肌下腹围成的三角。内有副神经和颈丛皮神经。副神经定位于胸锁乳突肌后缘上、中 1/3 交点至斜方肌前缘下、中 1/3交点的连线上。行于封套筋膜深面或与该筋膜形成的鞘内,颈丛皮神经与胸锁乳突肌的后缘中点浅出又称神经点。有枕小神经、耳大神经、颈横神经和锁骨上神经。枕小神经沿胸锁乳突肌后缘走行,耳大神经伴颈外静脉走行,颈横神经于胸锁乳突肌垂直向前走行,锁骨上神经有 3 支,与副神经粗细相似,在副神经上方无任何血管神经称安全区。

(2) 锁骨上三角区:由锁骨上三角位于锁骨外侧段上缘、肩胛舌骨肌下腹和胸锁乳突肌后缘之间围成的三角。前斜角肌是该三角内血管神经定位标志。在前斜角肌表面有纵行的膈神经和横行的锁骨下静脉和锁骨下动脉的 2 个分支:肩胛上动脉和颈横动脉,2 条血管将膈神经紧紧缠绕并固定在前斜角肌的表面,前斜角肌后方有臂丛和锁骨下动脉的第 2 段。

3. 胸锁乳突肌区　是胸锁乳突肌所占据及所覆盖的区域。在胸锁乳突肌的深面有颈鞘,颈鞘内有颈内静脉、颈总动脉、颈内动脉和迷走神经。在颈鞘的浅面行环状软骨高度有颈襻,颈襻发出的分支进入舌骨下肌群各肌的下部,在颈鞘深方有颈交感干,颈交感干和颈鞘之间隔有椎前筋膜即颈深筋膜的深层。

4. 颈前甲状腺区　甲状腺表面有 2 层被膜。外层称假被膜,由颈内脏筋膜形成,又称甲状腺鞘。内层称真背膜,即甲状腺外膜,又称纤维囊。内外两层被膜之间称囊鞘间隙,有丰富的血管和甲状旁腺。在甲状腺侧叶内面和峡部后面,假被膜形成甲状腺悬韧带将甲状腺固定在喉上。在甲状腺上极有甲状腺上动脉、喉上神经,神经行于血管后内侧即腺体处,两者分离。在甲状腺下极有甲状腺下动脉和喉返神经,血管由外向内水平走向腺体,神经由下向上垂直走向腺体,在甲状腺下极相交。在甲状腺的侧叶外缘中点有甲状腺中静脉、腔大壁薄,在甲状腺下方有甲状腺奇静脉丛和甲状腺最下动脉。

四、颈部的血管

1. 动脉

(1) 颈总动脉:颈总动脉的体表投影位于下颌骨与乳突的中点至胸锁关节间的连线,左侧颈总动脉起自主动脉弓,右侧颈总动脉起自无名动脉(头臂干)分叉处,两者均在胸锁关节后方,斜向下颌角,沿着气管、食管、喉部外侧上行至甲状软骨上缘,分为颈外动脉和颈内动脉。颈总动脉外侧有颈内静脉和迷走神经,三者均包裹于颈动脉鞘内,颈交感干亦紧贴于鞘的后面上行。

(2) 颈外动脉:先位于胸锁乳突肌上端前缘的深面,后到达上颈动脉三角内,再向下颌骨走行,穿过腮腺分为颌内动脉和颞浅动脉,颈外动脉在上颈动脉三角处分出甲状腺上动脉、舌动脉、咽升动脉、面动脉及其扁桃腺分支、颌外动脉、枕动脉等。动脉迂曲上行经下颌腺后面走行,绕过下颌骨下缘在嚼肌前面到达面部,供应颅外软组织的血供。

（3）颈内动脉：自颈总动脉分出，垂直上升到达颅底，经颈动脉管进入颅腔，主要分布于脑组织与视觉器官。颈内动脉与颈外动脉之间无侧支循环，故若颈内动脉结扎后，会发生脑软化等血液供应障碍性疾病。

（4）甲状颈干：起自锁骨下动脉第1段，由其发出甲状腺下动脉、肩胛上动脉、颈横动脉和颈浅动脉、颈升动脉，分布于颈部下、中段。在颈总动脉分为颈外动脉和颈内动脉，分叉处即颈内动脉起始部有稍膨大处为颈动脉窦，窦壁上有特殊的感觉神经末梢为压力感受器；颈总动脉分叉处后方有一个扁椭圆形的小体为颈动脉小球，是化学感受器，两者有调节压力和呼吸的作用，刺激这两处的压力感受器即向中枢发出神经冲动，可反射性地引起心率减慢、血管扩张，使血压下降。当血液中的二氧化碳浓度升高时，会反射性地促使呼吸加深、加快。

（5）椎动脉：为左、右锁骨下动脉的第1分支，自第1至第6颈椎椎骨横突孔相连的骨管中上行，绕寰枢椎上关节突后由枕骨大孔进入颅腔，在脑桥的下缘与对侧椎动脉汇合，形成基底动脉。

2. 静脉

（1）颈前与颈外静脉：均位于颈浅筋膜浅层，颈前静脉由颏下三角沿颈部中线下行至锁骨上方，向外斜入颈外静脉，颈外静脉与其交叉下行，在锁骨三角处汇入颈内静脉或锁骨下静脉。

（2）颈内静脉：起始于颅内硬脑膜窦，下行的起始段先与颈内动脉伴行至胸锁关节后方偏外侧处，与锁骨下静脉汇合成无名静脉，由于颈内静脉壁附着于颈动脉鞘，并与颈深筋膜深层和肩舌骨肌中间腱相连，使静脉管腔经常保持开放状态，有利于头颈部的静脉回流，但当颈内静脉受到损伤时，因管腔不能闭合，加上胸腔内负压的影响，会吸引静脉血导致空气栓塞的可能。

颈内静脉的颅内属支有硬脑膜窦及进入窦内的静脉，收集脑膜、脑、颅骨、视觉器官等处的静脉血，最后经乙状窦注入颈内静脉。

颈内静脉的颅外属支包括：① 面静脉，在目内眦处，起自内眦静脉，下行于舌骨大角处，汇入颈内静脉。② 下颌后静脉，其前后两支分别注入面静脉和颈外静脉，再入颈内静脉。③ 甲状腺上静脉和中静脉，汇入颈内静脉。

（3）面总静脉：由面后静脉前支与面前静脉汇合而成。为颈内静脉属支，于舌骨大角对侧汇入甲状腺上静脉及舌静脉的血流均流入面总静脉。

（4）胸导管：自后纵隔上行至颈左侧，在第7颈椎高度，先转向前，上、外朝颈动脉后方行走，至前斜角肌内侧缘后，弯向下方注入锁骨下静脉与颈内静脉汇合处的静脉角中。

五、颈部的神经

1. 颈部神经丛　颈部神经丛由第1、2、3、4颈神经前支构成，并各接受来自颈上交感神经节的灰交通支，位于胸锁乳突肌上段深面、中斜角肌和肩胛提肌起始部的前方，分为深、浅两支。

（1）深支：为颈丛的肌神经支，发出运动支到颈部诸肌和膈神经。

（2）浅支：为颈丛的皮神经支，于胸锁乳突肌后缘中点穿出后，走行于颈浅筋膜与颈深筋膜浅层之间，分出枕小神经、耳大神经、颈横皮神经和锁骨上神经。

2. 迷走神经　迷走神经位于颈内静脉和颈总静脉之间的后方，在颈动脉鞘内垂直下降到颈根部。

3. 舌下神经　舌下神经先位于颈内动脉和颈内静脉深面下行，到下颌骨水平稍上方处向前行，越过颈内动脉和颈外动脉处，分出舌下神经降支和甲状舌骨肌支，越过舌骨舌肌和颏肌进入舌肌。

4. 副神经　副神经在胸锁乳突肌后缘中、上 1/3 交界处,乳突尖下约 4 cm 处穿出,斜向后下行经颈后三角,约在锁骨上方 5 cm 处进入斜方肌深面支配此肌。副神经周围有颈深淋巴结排列。

5. 膈神经　膈神经起始于第 3～5 颈神经根,而主要来自第 4 颈神经,在前斜角肌浅面走行到颈根部入胸,直接贴在前斜角肌表面为其标志。

六、颈部淋巴结群分布

颈部淋巴结非常丰富,分成相互关联的若干组(链),引流相应区域的器官和结构。在淋巴结结核患者中,以颈部淋巴结结核最为多见。一般分浅淋巴结和深淋巴结,浅淋巴结沿浅静脉排列,深淋巴结沿深血管及神经排列。

为适应临床应用将颈部淋巴结按部位分为颈上部、颈前区及颈外侧区 3 部分(图 14 - 3)。

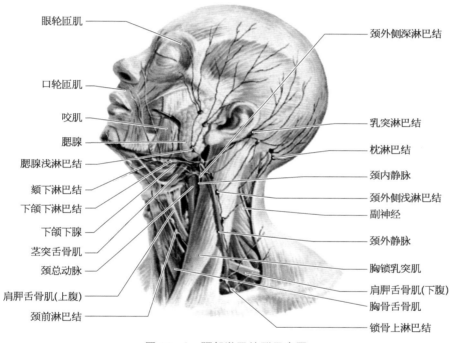

图 14 - 3　颈部淋巴结群示意图

1. 颈上部淋巴结　多为收纳头部淋巴管的淋巴结,位置表浅,沿头颈交界线排列呈环形。该区淋巴结又分 5 组。

(1)枕淋巴结:位于枕血管、神经附近,收纳枕区及项上部皮肤的淋巴,注入颈外侧浅、深淋巴结。

(2)乳突淋巴结:又名耳后淋巴结,收纳颞、顶、乳突区及耳郭的淋巴,注入颈外侧浅、深淋巴结。

(3)腮腺淋巴结:收纳面、耳郭、外耳道的淋巴,注入颈外侧浅淋巴结及颈深上淋巴结。

(4)下颌下淋巴结:收纳眼、鼻、唇、牙及口底的淋巴,注入颈深上淋巴结及下淋巴结。

(5)颏下淋巴结:收纳颈部、下唇中部、下颌切牙、口底及舌尖等处的淋巴,注入下颌下淋巴结及颈内静脉二腹肌淋巴结。

2. 颈前区淋巴结　位于舌骨下方,两侧胸锁乳突肌、颈动脉鞘之间的淋巴结,后界为椎前筋膜,并以颈筋膜浅层分为浅、深两组。

（1）颈前浅淋巴结：沿颈前静脉排列，收纳舌骨下区的淋巴结，注入颈深下淋巴结或锁骨上淋巴结。

（2）颈前深淋巴结：颈前深淋巴结又分为5组。

喉前淋巴结：位于舌骨下方的叫甲状舌骨淋巴结，收纳声门裂以上喉的淋巴；位于环甲膜前方的叫环甲淋巴结，收纳喉的声门下区及甲状腺的淋巴；它们分别注入颈深上淋巴结、下淋巴结。

甲状腺淋巴结：位于甲状腺上方，收纳甲状腺的淋巴，注入颈深上淋巴结。

气管前淋巴结：位于颈部气管前外侧，收纳甲状腺及颈部气管的淋巴，注入气管旁及颈深下淋巴结，并与纵隔淋巴结相交通。

气管旁淋巴结：沿喉返神经排列，又名喉返神经淋巴结，收纳甲状腺、喉、气管与食管的淋巴，注入颈深下淋巴结。

咽后淋巴结：位于咽后间隙内，上组位于鼻咽部后方及外侧，收纳鼻腔后部、鼻窦、中耳、腭后及鼻咽部的淋巴，注入颈深上、下淋巴结。

3. 颈外侧区淋巴结　以颈筋膜浅层分为颈外侧浅、深淋巴结两组。

（1）颈外侧浅淋巴结：沿颈外静脉排列，收纳枕、耳后及腮腺淋巴结引流的淋巴，注入颈深上、下淋巴结，也可注入锁骨上淋巴结。

（2）颈外侧深淋巴结：是颈部最为集中、涉及范围最广、关系复杂的淋巴群。位于颈筋膜浅层、胸锁乳突肌与椎前筋膜间，从斜方肌前缘至颈动脉鞘间的锁骨上方，沿颈内静脉、副神经及颈横血管排列，又分3组淋巴结。

副神经淋巴结：沿副神经全程排列，多位于神经的下内方，收纳枕、耳后及肩胛上的淋巴，注入颈深上淋巴及锁骨上淋巴结。

锁骨上淋巴结：沿颈横血管排列，故又名颈横淋巴结，为颈部淋巴结的集中转运站，收纳副神经淋巴结、胸上部、乳房和上肢引流区的淋巴，注入颈深下淋巴结，或直接注入胸导管、右淋巴导管。左侧斜角肌淋巴结，又名魏尔啸（Virchow）淋巴结，是胃及食管下部癌转移时，最先累及的颈部淋巴结，位于左静脉角处，肿大时在锁骨上缘和胸锁乳突肌后缘交角处即可触及。

颈内静脉淋巴结：上起颅底，下至颈根部，沿颈内静脉全长排列，并以肩胛舌骨肌为界分为颈深上淋巴结和颈深下淋巴结，颈深上淋巴结收纳枕、乳突、鼻咽、腭、扁桃体及舌引流来的淋巴，注入颈深下淋巴结。颈深下淋巴结收纳颈深上淋巴结及颈上部淋巴结引流来的淋巴，其输出管变粗，注入右淋巴导管、胸导管（左侧），或直接注入静脉角。

七、肿大淋巴结分组

对肿大淋巴结按美国癌症联合会（AJCC）和美国耳鼻喉头颈外科学会根据影像学表现修订后的淋巴结分组标准进行分组，目前分成下列几个组：颈外侧深部淋巴结群、颈前淋巴结链、颏下-颌下淋巴结链、腮腺组、咽后组。（表14-1）

表14-1　颈部淋巴结群

名　称	数　目	位　置	引流范围	流　向
颈前浅淋巴结	1～2	沿颈前浅静脉排列	舌骨以下、颈前部皮肤肌肉	颈内静脉、颈横淋巴结
颈前深淋巴结	5～13	喉气管甲状腺附近	喉声门以下、气管、甲状腺	颈内静脉淋巴结

(续表)

名　称	数　目	位　置	引流范围	流　向
颈外侧浅淋巴结	1～5	沿经外侧静脉排列	枕、乳突、耳下淋巴结	颈外静脉淋巴结
颈外侧深淋巴结	25～65	沿颈内静脉颈总动脉排列	颈外侧、颈前浅淋巴结乳突、腮腺、颏下-颌下等淋巴结输出管	颈淋巴干、胸导管右淋巴导管、锁骨下
咽后淋巴结	1～3	咽上部及咽部外后方	鼻腔、腭部中耳、扁桃体、咽等	颈外侧深淋巴结

1. 颈外侧深部淋巴结群　分为 3 组。

(1) 颈横淋巴结链：又称锁骨上淋巴结链，位于锁骨上区，与锁骨平行，呈水平走行。接受颈后三角淋巴结链、颈深淋巴结链、锁骨上淋巴结、前上胸壁和颈前外侧皮肤的引流，最后进入静脉系统。

(2) 颈后三角淋巴结链(脊副淋巴结链)：该淋巴结链沿副神经分布，位颈后三角区内，接受枕部、乳突、头皮、外侧颈部淋巴引流，然后进入颈横淋巴结链。

(3) 颈深淋巴结链：伴颈内静脉，位于颈动脉鞘内。按部位高低分成上、中、下 3 组，上组与中组以舌骨平面为界，下组与中组以环状软骨为界。舌骨和环状软骨作为骨性标记，在 CT 图上清楚显示。颈深淋巴结链接受腮腺、咽后、颌下和颏下等淋巴结引流，形成颈淋巴干，引流入锁骨下静脉或颈内静脉，在左侧进入胸导管，而后进入静脉系统，可引起淋巴结结核。其顶点(最高部位)为颈二腹肌淋巴结，为下颌骨角处。该链的最低部位为魏尔啸(Virchow)淋巴结。

2. 颈前淋巴结链　分浅、深 2 组。

(1) 浅组：为颈前静脉组，沿颈外静脉走行，位于颈部浅层筋膜间隙中，引流颈前部的皮肤和肌肉的淋巴。

(2) 深组：为食管旁淋巴链，位于气管旁、甲状腺后方的食管气管沟内。

3. 颏下-颌下淋巴结链　分颏下组和颌下组。

(1) 颏下组：位于下颌角下方，二腹肌前支的前方，接受颏、唇、颊、口底、舌的淋巴引流，然后引流入颌下组，最后进入颈深上淋巴结组。

(2) 颌下组：位于颌下三角的后外侧，邻近颌下腺，接受前半面部结构、皮肤、口腔等处的淋巴引流。

4. 腮腺组　分腺内组和腺外组。两组淋巴结均位于腮腺间隙内，主要引流前额和颞部皮肤、后颊、龈和颊黏膜淋巴，最后进入颈深淋巴结组。

5. 咽后　位于咽后间隙，分内侧组和外侧组。

(1) 内侧组：靠近中线，接受鼻咽、口咽的淋巴引流，然后进入高位颈深淋巴结链。

(2) 外侧组：位于咽后间隙的外侧，颈内动脉的内侧，椎前肌肉的前方，接受鼻咽、口咽的淋巴引流，然后进入高位颈深淋巴结链。

根据影像学表现，颈部分区如下(图 14 - 4)。

Ⅰ区：包括颏下及下颌下区的淋巴结群，又分为 A(颏下)和 B(下颌下)两区。(图 14 - 5,14 - 6)

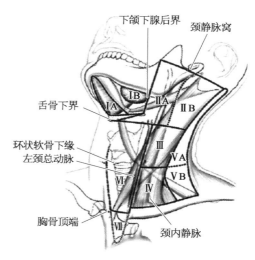

图 14 - 4　影像学颈部分区示意图

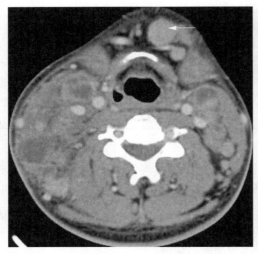 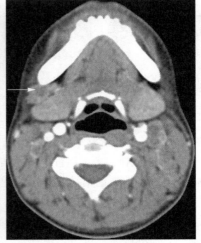

图 14-5　ⅠA 区淋巴结　　　　　　　　图 14-6　ⅠB 区淋巴结

Ⅱ区：前界为茎突舌骨肌，后界为胸锁乳突肌后缘上 1/3，上界颅底，下界平舌骨下缘。主要包括颈深淋巴结群上组。以在该区中前上行向后下的副神经为界分为前下的 A 区和后上的 B区。（图 14-7，14-8）

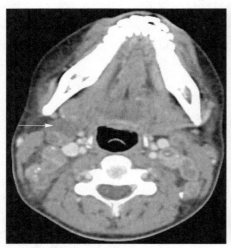 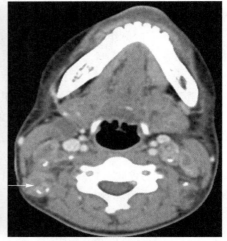

图 14-7　ⅡA 区淋巴结　　　　　　　　图 14-8　ⅡB 区淋巴结

Ⅲ区：前界为胸骨舌骨肌外缘，后界为胸锁乳突肌后缘中 1/3，下界为肩胛舌骨肌与颈内静脉交叉平面（环状软骨下缘水平），上接Ⅱ区，下接Ⅳ区。主要包括肩胛舌骨肌上腹以上的颈深淋巴结群中组。（图 14-9，14-10）

Ⅳ区：为Ⅲ区向下的延续，下界为锁骨上缘，后界胸锁乳突肌后缘下 1/3 段。主要包括颈深淋巴结群下组。（图 14-11，14-12）

Ⅴ区：即颈后三角区及锁骨上区，前界邻接Ⅱ、Ⅲ、Ⅳ区后界，后界为斜方肌前缘。以环状软骨下缘平面（即Ⅲ、Ⅳ区分界）分为上方的 A 区（颈后三角区）和下方的 B 区（锁骨上区）。包括颈深淋巴结副神经链和锁骨上淋巴结群。

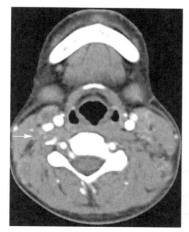

图 14 - 9 Ⅲ区淋巴结

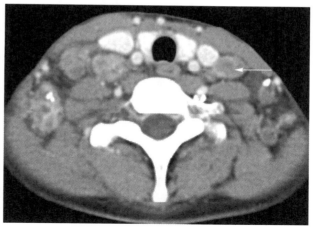

图 14 - 10 Ⅳ区淋巴结

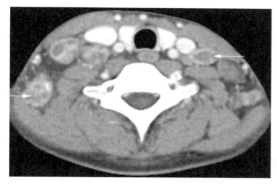

图 14 - 11 Ⅳ～Ⅴ区淋巴结

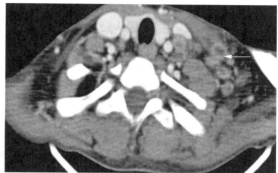

图 14 - 12 Ⅴ区淋巴结

Ⅵ区:带状肌覆盖区域,上界为舌骨下缘,下界为胸骨上缘,两侧颈总动脉为两边界,包括内脏旁淋巴结群。(图 14 - 13,14 - 14)

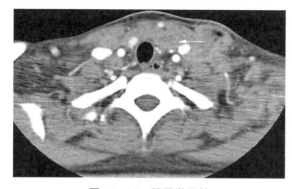

图 14 - 13 Ⅵ区淋巴结

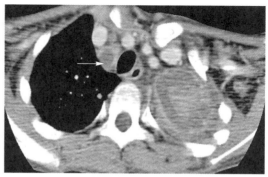

图 14 - 14 Ⅶ区淋巴结

Ⅶ区:为胸骨上缘至主动脉弓上缘的上纵隔区。

咽后组、颊组、腮腺内、耳前、耳后、枕下组淋巴结不包括在上述分区内。(图 14 - 15,14 - 16)

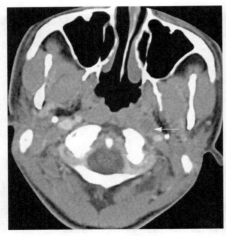 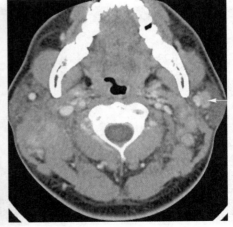

图 14-15　咽后组淋巴结　　　　　　图 14-16　腮腺组淋巴结

颈部正常淋巴结直径一般在 0.3～1.0 cm，咽后组正常淋巴结直径一般小于 0.7 cm，其异常标准应缩小到 1.0 cm。位于颈上部的淋巴结，出现假阳性的概率高于颈下部的淋巴结，因为咽和口腔部炎症可以引起引流区域的淋巴结继发炎症反应，所以，颈上部的正常淋巴结往往较颈下部的淋巴结大些。

第三节　发病机制

结核杆菌侵入机体后，除肺内表现外，体表淋巴结结核也是常见的侵犯方式。主要累及颈部、腋窝、腹股沟及胸壁软组织，以颈部最为多见。上颈部淋巴结结核多由扁桃体、龋齿、鼻咽部等处结核杆菌侵入引起，而下颈及锁骨上结核灶多由肺部结核病变所致。结核杆菌侵入处常无病变发生，当人体抵抗力下降时，结核杆菌通过侵入处的淋巴管向周围蔓延，或肺部结核病变通过纵隔及气管旁淋巴结向上侵及颈部。以颈静脉链下组（Ⅳ区）、上组（Ⅱ区）及中组（Ⅲ区）为好发部位。颈部淋巴结结核病变好发部位为颈静脉链下、中组及颈后三角组。可能与这些区域接受来自颌面部、鼻咽喉部、耳部及颈部主要区域的集合淋巴管有关。经血行感染的只占极少数。临床表现多不典型，原发部位隐蔽，易与颈部其他疾病混淆。微生物感染、药物、环境污染物、组织损伤、免疫反应和肿瘤等刺激均可引起淋巴结肿大。

临床分 4 型：Ⅰ型，结节型或肉芽肿型，起病缓慢，一侧或双侧有 1 至数个淋巴结肿大，质较硬，散在可活动，无粘连。Ⅱ型，为受累的淋巴结内见多个肉芽肿性病灶。Ⅲ型，为浸润型，淋巴结结构消失，中央见大片融合的干酪样坏死区，周边多表现为明显的淋巴结周围炎，与周围组织有粘连，移动受限。Ⅳ型，为脓肿型，肿大的淋巴结中心软化，病变相互融合呈团块状影。脓肿自行破溃或切开引流，创口经久不愈形成窦道。

病理可分为 4 个阶段。

第一阶段：淋巴组织增生，淋巴结内形成结核结节或肉芽肿。病理表现为多发结核性肉芽肿结节，此时其内尚无坏死或仅出现微量坏死，结核性肉芽肿血供丰富。临床Ⅰ型为结节型或肉芽肿型。

第二阶段：淋巴结灶内干酪样坏死液化，中央见大片干酪样坏死，淋巴结包膜未坏死，与周边尚无粘连。

第三阶段：淋巴结包膜破坏，互相融合，合并淋巴结周围炎。临床Ⅲ型则为浸润型。

第四阶段：干酪样物质穿破至周围软组织形成冷脓肿或窦道。临床Ⅳ型则为脓肿型。

病程中同一病例各种病理改变以其中1个或2个阶段病理改变为主，各种阶段病理改变混合存在，其病理学特点决定影像学淋巴结改变多样的特点。淋巴结结核病理学特点为影像学与其他各种原因所致淋巴结肿大提供鉴别诊断依据。

第四节　临床表现

多发生于青少年，30～40岁以下患病者占80%以上。颈部淋巴结结核好发于儿童及青壮年，尤其以年轻女性多见。主要表现为单侧或双侧颈部无痛性肿块，以胸锁乳突肌前、后缘为好发部位。肿大淋巴结呈串珠样改变。初期，肿大的淋巴结较硬，无痛，可推动。病变继续发展，发生淋巴结周围炎，使淋巴结与皮肤和周围组织发生粘连；各个淋巴结也可相互粘连，融合成团，形成不易推动的结节性肿块。晚期，淋巴结发生干酪样坏死、液化，形成寒性脓肿。脓肿破溃后，流出豆渣样或稀米汤样脓液，最后形成经久不愈的窦道或慢性溃疡；溃疡边缘皮肤暗红、潜行，肉芽组织苍白、水肿。上述不同阶段的病变，可同时出现于同一患者的各个淋巴结。患者抗病能力增强和经过恰当治疗后，淋巴结的结核病变可停止发展而钙化。少部分患者可有低热、盗汗、食欲不振、消瘦等。

1. 好发部位　最常见于颈外侧区，单侧或双侧，右侧多于左侧，颈上部多于颈下部，尤其沿胸锁乳突肌的前缘、后缘及深面，以中段居多，呈串珠样成串排列或葡萄样成堆排列，大小不等，形态各异，病变程度不一；其次为锁骨上窝区和颌下区。尤为一提的是单个、孤立存在的淋巴结也可表现为淋巴结结核，于切除标本中可见不同病变阶段的淋巴结。

2. 临床表现

（1）全身表现：全身症状较少，有或无结核中毒症状，如乏力、盗汗、食欲不振、午后低热、消瘦等。HIV阳性患者的全身症状较阴性者多见，或伴有其他部位症状，肺结核、骨结核、颅内结核等。

（2）局部表现

初期：一枚或数枚大小不等的淋巴结肿大，缓慢增大，质地中等偏硬，互不粘连，皮色不变，按之坚实，推之能动，不热不痛，初期一般无全身不适。

中期：随着感染加重渐渐发生淋巴结周围炎，可有轻微发热，胃纳不佳；继而淋巴结相互粘连，融合成团，与皮肤和周围组织也产生粘连，形成固定结节，结核增大，皮核粘连。有的结核之间互相融合成块，推之不动，渐感疼痛。如皮色渐转暗红，按之微热及微有波动感者，为内脓已成；已破溃的淋巴结容易发生继发感染，因而引起急性炎症症状。干酪样的淋巴结可以破溃侵入颈内静脉，导致结核杆菌播散至机体远处（关节、骨）而引起严重的并发症。

后期：淋巴结经干酪样变、液化而形成寒性脓肿；继之破溃脓水清稀，形成经久不愈的窦道或溃疡，夹有败絮样物，排出混有豆渣样碎屑的稀薄脓液。创口呈潜行性（空壳），四周紫暗，往往此愈彼溃，可形成窦道。窦道口或溃疡面具有暗红色、潜行的皮肤边缘和松弛、苍白的肉芽组织。日久不愈，可有潮热骨蒸，咳嗽盗汗等肺肾阴亏之证；或面少华色，精神倦怠，头晕，失眠，经闭等气血两亏之证；或腹胀便溏，形瘦纳呆等脾虚失运之证。若先由肺肾阴亏所致者，则此等全身症状初期即表现明显。若脓水转厚，创口肉色鲜红者，为即将收口。

临床上不同阶段的结核病变的淋巴结经常同时出现,预后一般良好,但每因体虚而复发,尤以产后更为多见。

上述不同阶段的病变,可同时出现于同一患者的各个淋巴结。如前所述,患者抗病能力增强和经过恰当治疗后,淋巴结的结核病变可停止发展而钙化。

3. 临床分型 结合卢水华总结颈部淋巴结结核临床表现将其分为5型。

(1) 结节型(nodal CTL):发现淋巴结肿胀后,病程不久,即可先后出现一枚或数枚淋巴结肿大,富有弹性,与周围无粘连,可移动,有轻微的自觉痛或轻压痛,皮肤不红,无波动感。

(2) 浸润型(infiltrative CTL):有明显的淋巴结周围炎,与周围组织有粘连,肿大的淋巴结活动受限,自觉痛与压痛增强,有时可触及大小不等的肿大淋巴结,呈串珠样或较大的肿块,皮肤微红,无波动感。

(3) 脓肿型(abscess CTL):肿块逐渐软化,有波动感,有的已形成单纯的局限性脓肿,可有较剧烈的疼痛,皮肤发红,有自溃倾向。

(4) 溃疡型(ulcerative CTL):病变未得及时治疗,脓肿型自溃或切开引流后切口未愈,形成溃疡或瘘口,有脓液或干酪样坏死物排出。

(5) 硬化型(sclerosis CTL):发病后经过较长阶段,肿大淋巴结的弹性消失,触之较硬,大小不一,可活动,无疼痛,为稳定型或治疗后的愈合表现。

颈部各区淋巴结结核大体观(图14-17)。

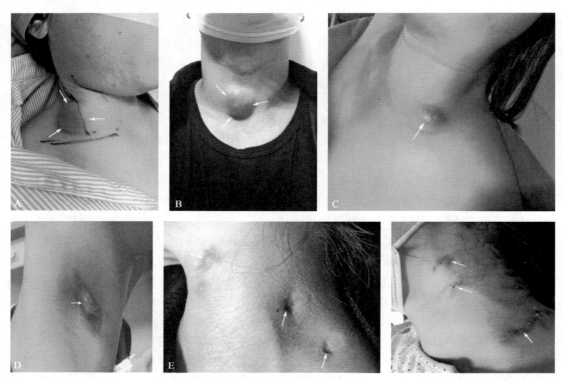

图 14 - 17 颈部各区淋巴结结核大体观

A、B. 患者颈部类圆形的肿块(箭头),隆起处皮肤呈暗红色;C、D. 患者颈部肿块处皮肤破溃,表面可见少量脓性分泌物(箭头);E、F. 颈部淋巴结结核窦道愈合后形成皮肤瘢痕(箭头)

第五节　临 床 诊 断

　　根据结核病接触史、局部体征,特别是已形成寒性脓肿,或已溃破形成经久不愈的窦道或溃疡时,多可做出明确诊断。目前大约 60% 颈部淋巴结结核患者均患有肺结核,必要时可作胸片或胸部 CT,明确有无肺结核。如仅有颈淋巴结肿大,而无寒性脓肿或溃疡形成,可行 B 超引导下行肿大淋巴结穿刺细胞学检查或活检来明确诊断,必要时给予手术切除活检明确诊断。对小儿患者,结核菌素试验能帮助诊断。如仅有颈部淋巴结肿大,无寒性脓肿或溃疡形成,诊断有一定的困难。

一、临床诊断

　　(1)患者大多为儿童及青年人,可有肺结核病史或结核接触史;或伴有慢性结核中毒症状,常有口腔部慢性炎症、龋齿或溃疡的病史。

　　(2)查体可发现颈部淋巴结肿大,结核病变的淋巴结常多个出现在颈部、腋下的一侧和双侧或颌下、颏下、锁骨上。

　　(3)初期肿大的淋巴结质地中等,相互分离,可移动,多发性,大多孤立,即使部分融合也呈串珠状,无疼痛,血常规大多正常,合并感染时白细胞、中性粒细胞可增高;渐渐发生淋巴结周围炎,淋巴结相互粘连,融合成团,与皮肤和周围组织粘连。无混合感染时触诊无热无痛,软化后有波动感,穿破皮肤后易形成窦道、坏死肉芽及干酪样脓液。混合感染后,局部出现红、肿、热、痛。

　　(4)晚期淋巴结干酪样变,液化而成寒性脓肿;继之破溃,形成不易愈合的窦道和溃疡,排出混有豆渣样碎屑的稀薄脓液,窦道口或溃疡面呈暗红色、潜行的空腔。

　　(5)B 超显示中央有坏死和(或)液化;无血流增强,X 线胸片显示肺部或纵隔有活动性、非活动性病灶,CT 示边缘环形强化中央密度减低。

　　(6)痰涂片、淋巴结穿刺脓液中 ZN 染色找到抗酸杆菌,灵敏度仅 22.9%～40.8%,特异度高达 92.4%～99%,涂片阳性率 30% 左右,结核杆菌培养是诊断其感染的金标准(培养阳性率 30%～67.2%)。

　　(7)血清学诊断:血沉、CRP 增快,结核抗体阳性。

　　(8)PPD5U 结核菌素皮试阳性或强阳性结果可供参考。

　　(9)斑点酶联免疫吸附试验(Dot‐ELISA)、γ‐干扰素释放试验有助于诊断;PCR 灵敏度、特异度均高可快速诊断,存在假阳性、假阴性;XpertMTB/RIF 是半巢式实时荧光定量 PCR 体外诊断,针对 rpoB 基因 81bp 利福平耐药核心区间诊断。

　　(10)淋巴结活检灵敏度高达 96% 以上,特异度稍低(78.5%)。而针吸组织细胞学检查应用较活检更为广泛。穿刺或活检病理可见干酪状、中央区干酪样坏死,周围有上皮细胞、淋巴细胞和朗汉斯巨细胞。淋巴结干酪样坏死,有网状内皮细胞增生和排列不规则的朗汉斯巨细胞聚集。

二、辅助诊断

(一)结核菌素试验

　　在小儿多数呈阳性反应,有的甚至出现局部水疱或坏死;但成年人可阳性或阴性,但阴性并不能排除本病。

（二）X线检查

如发现淋巴结钙化，肺部或其他部位的结核病变，则有助于诊断。

（三）CT检查

表现为淋巴结肿大，密度较低（25～40 Hu）。强化扫描时中央密度减低，边缘呈密度增强的环形影（101～157 Hu）。中央密度减低区提示为干酪样坏死，且减低程度与坏死液化程度呈正相关，边缘密度增强为炎症充血的结果。特征性改变可归纳为4型（Lee法）：Ⅰ型表现为密度均匀的软组织肿块，占10％～15％；Ⅱ型表现为中央密度减低，边缘增厚，伴有环形脂肪层的肿块影，占15％～25％；Ⅲ型表现为中央多个密度减低区，边缘增厚，伴有环行肿块影的脂肪层减少，占55％～70％；Ⅳ型表现为较大密度肿块，边缘增强，淋巴结结构破坏，占15％～20％。

（四）淋巴结活检

早期淋巴结肿大不明显，无软化，为明确诊断可做淋巴结穿刺活检，淋巴结软化可抽取脓液。穿刺物可同时做涂片抗酸染色和培养结核杆菌、涂片HE染色细胞学检查、切片组织学检查。

常用的活检方法有细针穿刺法、粗针穿刺法和切除活检法。镜下发现呈数量不一聚集的类上皮细胞、朗格汉斯细胞、干酪样坏死具有诊断意义。抗酸染色找到结核杆菌则可确诊。

（五）超声检查

超声检查具有无创性、可靠性等明显优势，以下详细阐释二维超声、弹性成像及介入性超声、超声萤火虫成像及激光消融等检查方法和治疗手段。

1. 扫查方法　患者采取仰卧位，肩部垫高使头后仰，充分暴露颈部。为了使颈部淋巴结的检查更全面，可采用"S＋1"4步扫查法（图14-18）：S形又分为3步，第1步将探头置于下颌体下方扫查，检查颏下和颌下淋巴结（Ⅰ区），向上侧动探头时需尽量使回声波朝颅骨方向倾斜以显示被下颌体掩盖的一些颌下淋巴结；第2步沿下颌横向和纵向扫查，显示腮腺淋巴结，从腮腺下方开始，沿颈内静脉和颈总动脉走行自上而下横向扫查，直至颈内静脉与锁骨下静脉的汇合处，依次检查颈内静脉淋巴链的上（Ⅱ区）、中（Ⅲ区）和下（Ⅳ区）3个区域的淋巴结，并配合使用纵向和斜向扫查，评估淋巴结与颈总动脉和颈内静脉的关系；第3步探头向后侧移横向扫查，显示锁骨上淋巴结，在胸锁乳突肌和斜方肌间，即沿副神经走行方向自下而上横向扫查，直至乳突，显示颈后三角淋巴结（Ⅴ区）；S形检查法结束后，把探头置于颈前区，舌骨上方，完成最后"1"的扫查，即第4步，从颈前区舌骨上方向下至胸骨上窝，依次显示喉前淋巴结、气管前淋巴结和气管旁淋巴结（Ⅵ区）及部分胸骨上窝淋巴结（Ⅶ区）。

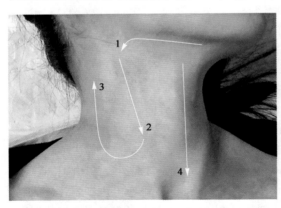

图14-18　颈部淋巴结"S＋1"4步扫查法示意图

检查时要观察淋巴结各种特征，包括其所在位置、数量、包膜、淋巴门、皮质厚度、皮质回声、髓质形态、髓质回声、淋巴结边界、与周围组织关系及血流情况，并测量淋巴结的大小，在淋巴结长轴切面上测量最大长径（L）及最大短径（S）并计算两者比值（L/S）

若超声所见为多发、增大、多个圆形或椭圆形淋巴结聚集成团，回声增强，轮廓清楚，内部干酪样坏死、钙化或透明性病变。呈现强回声，84％可见淋巴结结核；冷脓肿则质地不匀，呈现出不均匀的低回声液性暗区；低密度包块为结节内部囊性坏死;特异性肉芽组织及干酪样所包绕呈现薄层回声;周围组织急性炎症呈现融合趋势。具体可分为:① 增殖结节型:声像图表现为淋巴结肿大,呈卵圆形,长径大于横径,内部呈低回声,光点分布均匀,包膜完整,后方有增强效应。② 干酪样脓肿型:肿大淋巴结呈椭圆形,其长径(L)明显大于横径,内部为无回声区,可见较多实性点状回声漂浮,单均匀分布,包膜完整。③ 混合型:肿大淋巴结似呈椭圆形,形态不甚规则,内呈混合性回声,有强回声沉积于包膜上,使薄膜略向外凸起。④ 无反应性结核在超声下反应无明显特征。

此外,测量淋巴结长径(L)和前后径(S),计算 L/S 比值;采用彩色多普勒血流图(CDFI)及能量图(DPI)观察淋巴结内及周边血流情况;采用脉冲多普勒(PWD)测量淋巴结门髓质干动脉血流峰值速度(V_{max})及阻力指数(RI)等有助于其鉴别良、恶性,对诊断有重要参考价值。

颈部正常淋巴结最大短径(S)常<5 mm,目前临床上大多以淋巴结最大短径(S)不小于5 mm作为淋巴结增大的依据,但有部分淋巴结的体积很小,常极难显示或不能显示,例如正常情况下甲状腺的引流淋巴结几乎不能显示,在发生桥本甲状腺炎、亚急性甲状腺炎等甲状腺炎性疾病时往往可以显示,表明淋巴结已有炎性增大,但此时测量其长、短径可能均未超过5 mm,因此淋巴结是否增大并无确切统一的数值标准。L/S 比值是判断淋巴结肿大的重要参考指标。正常淋巴结的形态多为卵圆形或扁圆形,长短径比值 L/S 常≥2,而淋巴结结核、转移性淋巴结、淋巴瘤等恶性淋巴结疾病 L/S 多<2,但需注意颌下及颈内静脉二腹肌处淋巴结,因该处淋巴结体积相对较大,L/S 常<2,呈椭圆形或近圆形,分析原因可能为这两个区域淋巴结本身就远远大于颈部其他区域淋巴结,该区域淋巴结主要引流咽部和扁桃体的淋巴液,而口咽部作为开放性结构,发生炎症的机会和频率都较大,从而导致该区域淋巴结长期处于增生状态。由此可见,判断淋巴结有无异常,除了参考测量数值外,还要考虑到不同位置淋巴结的特点并结合其他有价值的声像图改变。

腋窝、腹股沟及老年人正常淋巴结内脂肪组织较多,故皮质薄,髓质宽,若上述淋巴结皮髓质比例失调,如皮质宽而髓质薄,则说明淋巴结内部可能已经发生了病变,假如以颈部正常淋巴结宽皮质、窄髓质的标准来判断上述淋巴结一般极易漏诊。

2. 二维及彩色多普勒超声

(1) 分布规律:颈部淋巴结结核常为多发,可呈"串珠状"排列于颈部大血管周围。约80%的颈部淋巴结结核发病区域在Ⅱ、Ⅲ、Ⅳ、Ⅴ区,10%左右的病例发病在Ⅰ区,Ⅵ、Ⅶ区较少见(图14-19)。同一患者可累及多个区域。

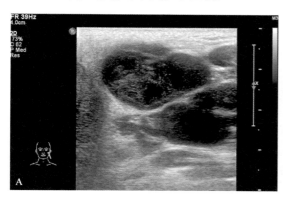
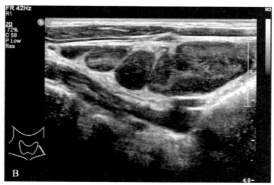

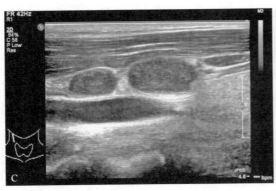
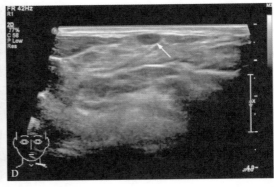

图 14-19 颈部淋巴结结核

A. Ⅰ区肿大淋巴结；B. Ⅲ区及Ⅳ区肿大淋巴结，呈"串珠状"；C. Ⅰ区及Ⅱ区肿大淋巴结；D. 淋巴结位于Ⅴ区（箭头）

（2）大小与形态：结核分枝杆菌侵入淋巴结生长繁殖，由于其毒力强弱及淋巴结内部的免疫应答差异，导致淋巴结结核的大小可相差悬殊。增殖期淋巴结多可增大，最大长径可＞30 mm，脓肿形成时甚至可达 50～80 mm。当淋巴结结核愈合时，淋巴结体积可缩小，常以短径缩小明显。

颈部淋巴结结核以 $L/S<2$ 者多见（图 14-20），原因可能为结核分枝杆菌在被感染的淋巴结内呈破坏性生长，造成淋巴结内部正常结构的损毁，当结核分枝杆菌毒力较强或机体免疫力较低下时，可较快发生干酪样病变及液化坏死，造成内部压力增高，呈膨胀式生长，故形态发生改变呈类圆形或圆形。而 $L/S\geqslant2$ 者多为感染早期，淋巴结内部结构尚无明显破坏，故原有形态保持较完整。

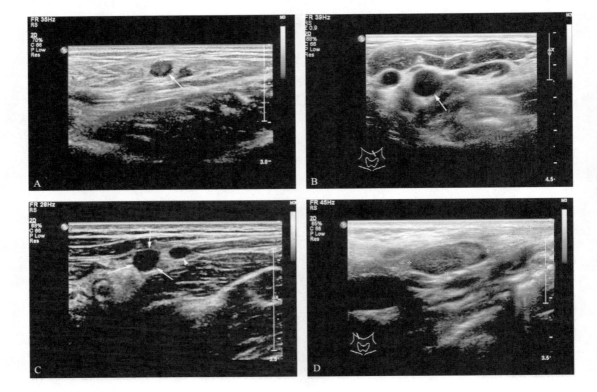

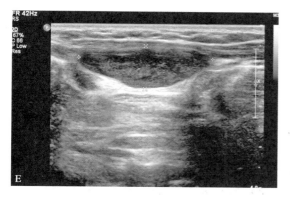

图 14‑20 颈部淋巴结结核大小与形态

A、B. 淋巴结呈类圆形(箭头)，$L/S<2$；C. 淋巴结呈圆形(箭头)，另一枚呈类圆形(三角形箭头)，L/S 均 <2；D、E. 淋巴结呈椭圆形，$L/S>2$

测量淋巴结大小时需注意：因淋巴结结核易发生粘连或融合，为避免将 2 枚淋巴结判断为 1 枚而影响治疗前后对大小形态的评估，测量时需注意相连淋巴结间的切迹，可以以切迹一侧淋巴结包膜做延长线勾勒出淋巴结外形，再测量淋巴结的最大长径(L)(图 14‑21)。

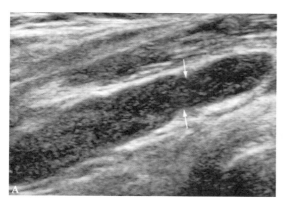
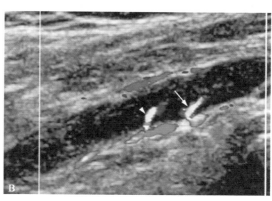
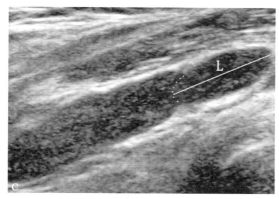

图 14‑21 淋巴结结核测量

A. 右颈部淋巴结结核，多个淋巴结粘连，测量时寻找切迹(箭头)，切迹为相邻淋巴结的分界；B. 2 枚淋巴结各自的血流信号，来源于淋巴门(箭头、三角形箭头)；C. 可沿其中 1 枚包膜勾勒出延长线测量淋巴结最大长径(L)

（3）内部回声

皮质、髓质及淋巴门：在淋巴结结核病变早期声像图中皮质、髓质及淋巴门可无改变，表现为皮质回声均匀，髓质回声可见，淋巴门多可显示。随着病情进展，皮质增厚，回声减低，髓质消失，如髓质存在也常为细窄或呈偏心分布，淋巴门不能显示。后期结核分枝杆菌侵犯范围的扩大，使皮质的浸润及髓质淋巴窦结构遭到破坏，淋巴结内结构杂乱，无法辨认皮质、髓质及淋巴结门(图 14‑22)。

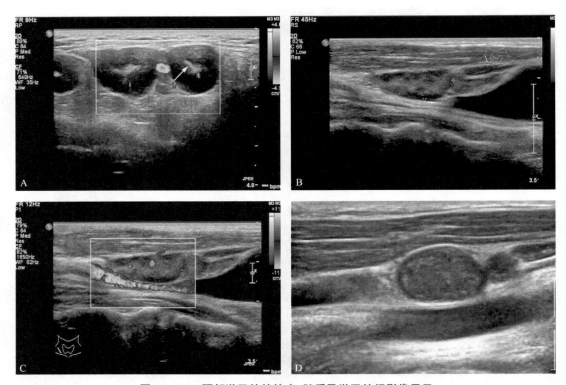

图 14 - 22　颈部淋巴结结核皮、髓质及淋巴结门影像显示

A. 皮质增厚,髓质呈带状高回声(箭头);B、C. 淋巴结髓质形态不规则,局部呈低回声,皮、髓质分界不清,髓质部彩色血流信号杂乱;D. 淋巴结内结构杂乱,淋巴门不显示,无法辨认皮质、髓质及淋巴门

　　无回声:无回声常首先出现在中央区域,单发或多发,形态可不规则,范围大小不一,后期范围扩大或可相互融合。无回声内有时可见点状、絮状等回声及强回声,探头加压可见移动现象。

　　淋巴结结核常出现无回声区,与液化坏死形成有关。无回声多见于淋巴结中央,原因可能与结核分枝杆菌首先到达位于淋巴结中央处的髓质区有关,淋巴结中央结构比边缘区域更早被破坏,形成肉芽肿、干酪样坏死,继而发生液化坏死。

　　淋巴结中央无回声伴边缘环状低回声是淋巴结结核的特征性超声显示(图 14 - 23)。环状低回声厚薄不一,厚度多在 1～3 mm。环状低回声是一层特殊的肉芽肿组织,由增殖的上皮样细

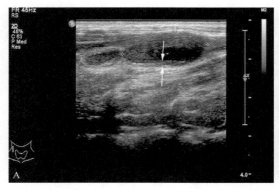

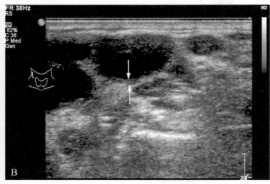

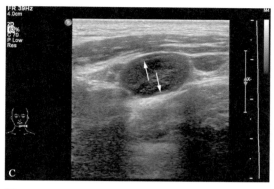
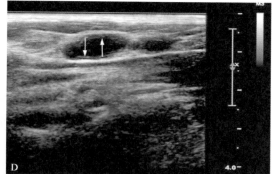
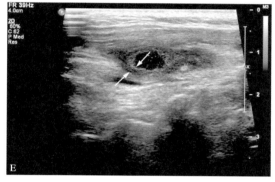

图 14-23　颈部淋巴结结核

A. 右侧颈部淋巴结中央无回声区,边缘可见厚薄不一的环状低回声(箭头);B. 淋巴结内见大面积无回声区,可见环状低回声(箭头);C. 淋巴结内可见大面积无回声区,透声差,边缘见环状低回声(箭头);D. 2 枚淋巴结内均见无回声区,边缘可见环状低回声(箭头);E. 淋巴结中央无回声,边缘呈环状低回声(箭头)

胞、朗汉斯巨细胞、淋巴细胞和浆细胞构成。

高回声:淋巴结内发生干酪样坏死和纤维化是形成高回声的病理基础。高回声大小形态各异,常为不规则形(图 14-24),若病程进一步发展,高回声区的回声可逐渐增强,后期形成强回声的钙化灶。

强回声(钙化):多呈粗钙化,最大长径多>2 mm,除了粗钙化外,微钙化也偶然会出现在淋巴结结核中。钙化形态具有多样性,多呈点状、片状、弧形或团状(图 14-25)。

钙化是淋巴结干酪样坏死机化或透明变性的反映,有学者认为钙化代表了淋巴结结核的治疗或复发过程中反复感染及愈合的阶段,钙化的出现时间、大小和形态与病程及抗结核药物应用有关。

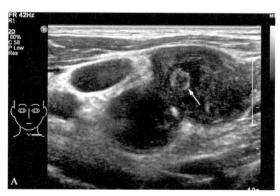
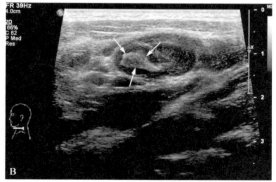

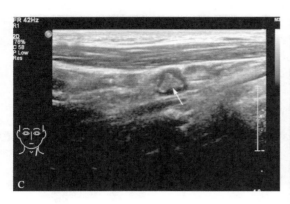

图 14 - 24　颈部淋巴结结核

A. 颈部淋巴结内可见类圆形高回声(箭头);B. 淋巴结内可见形态不规则的高回声(箭头);C. 淋巴结内可见三角形的高回声(箭头)

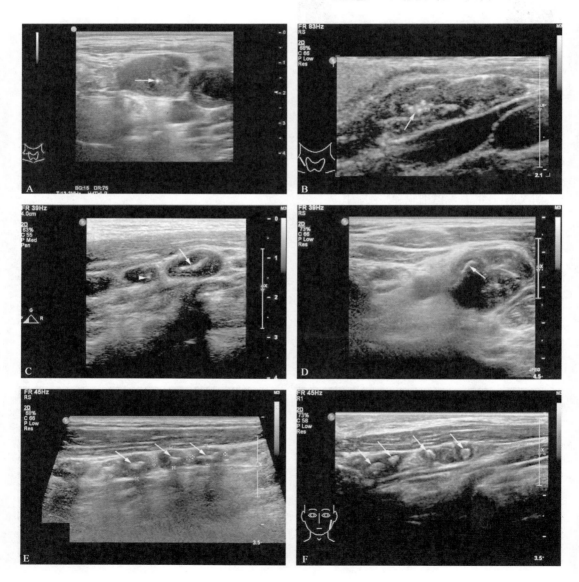

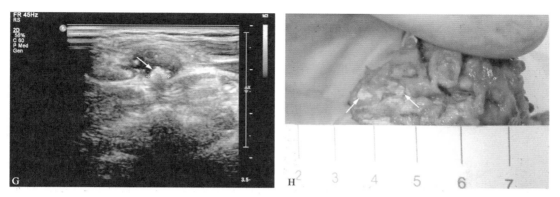

图 14-25　颈部淋巴结结核

A. 淋巴结内见微钙化,最大长径<1 mm(箭头);B. 淋巴结内见多枚点状强回声(箭头),较大 1 枚最大长径为 1 mm;C. 1 枚淋巴结内见条状强回声(箭头),另 1 枚内见点状强回声(三角形箭头);D. 淋巴结内见弧形强回声(箭头),最大长径为 5 mm;E、F. 多枚淋巴结中央见条状或团状强回声(箭头),最大长径均>2 mm;G. 淋巴结边缘区见 4 mm 的强回声(箭头);H. 淋巴结结核大体标本,可见多处钙化灶(箭头),质硬,呈黄色

（4）边界淋巴结结核易发生淋巴结周围软组织炎

超声表现：① 相邻淋巴结粘连,表现为淋巴结边界模糊不清,包膜不平整。如发生破溃则包膜的线状强回声消失。② 当周围软组织内出现反应性水肿时,表现为淋巴结周围软组织增厚伴回声增强,约有 50% 淋巴结结核可伴有周围软组织回声增强,渗出较多时软组织内可有条状或不规则无回声(图 14-26)。

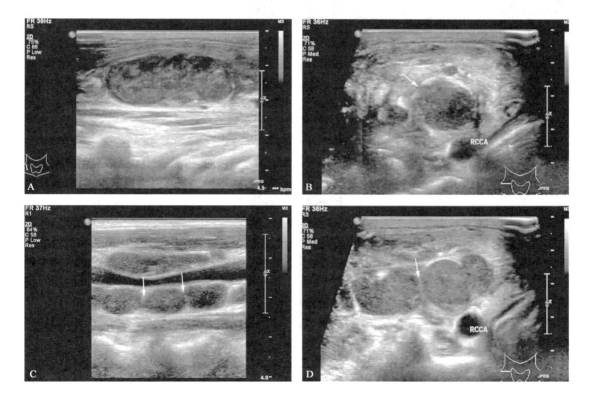

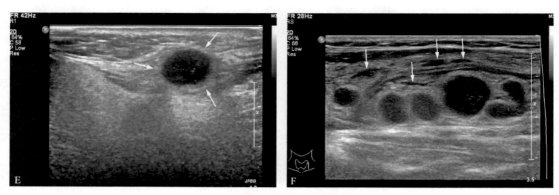

图 14-26　颈部淋巴结结核

A. 淋巴结包膜不完整,凹凸不平;B. 局部包膜线状强回声消失(箭头),周边软组织增厚伴回声增强;C、D. 颈部见数枚淋巴结,边界不清,相互粘连(箭头);E. 淋巴结周围软组织增厚伴回声增强(箭头);F. 周围软组织内可见不规则无回声区(箭头)

(5)融合:约 60% 的淋巴结结核可发生融合。融合是指 2 个或者多个淋巴结相邻处包膜破坏,淋巴结内物质可有相互渗透,多见于淋巴结结核后期病变(图 14-27)。

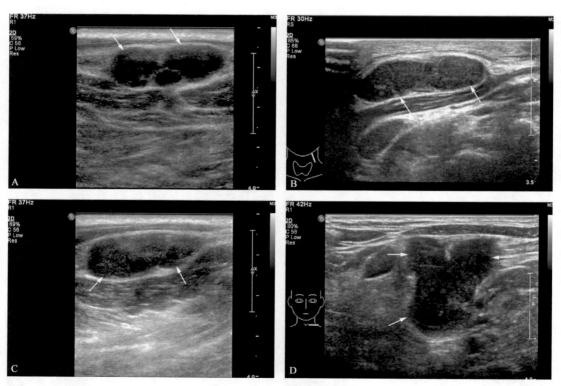

图 14-27　颈部淋巴结结核

数枚淋巴结(箭头)相互融合,形态不规则,相邻处包膜消失

（6）淋巴结周围脓肿：当淋巴结结核发生液化性坏死时，淋巴结内部张力增高，淋巴结包膜可受侵、破坏，干酪样及液化坏死物经破损处流至周围软组织，形成淋巴结周围结核性脓肿，位于皮下时，常称皮下脓肿。常表现为病变淋巴结周围无回声或混合回声，形态呈不规则形，边界不清，探头加压可见脓肿形态改变，无回声区内可见密集点状等回声、高回声及强回声有移动现象（图14-28～14-31）。由于脓肿周边软组织多伴有炎性反应，常在脓肿边缘及周边见点状、条状彩色血流信号。

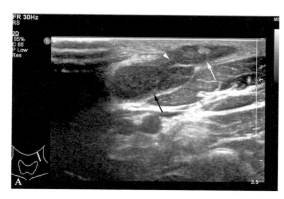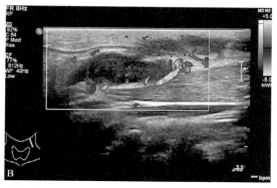

图 14-28 颈部淋巴结结核伴皮下脓肿

A. 左颈部淋巴结（黑箭头）近皮肤侧包膜中断，见条状低回声（三角形箭头）与皮下脓肿（白箭头）相通，脓肿内见点状高回声；B. 病灶边缘及周边可见点状、条状彩色血流信号

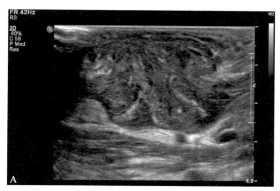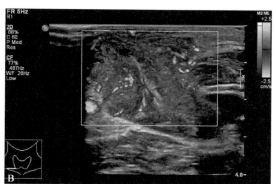

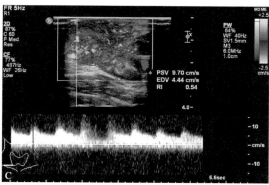

图 14-29 颈部淋巴结结核伴皮下脓肿

A. 右侧颈部见一混合回声病灶，内见絮状高回声及散在点状、片状强回声；B. 病灶内彩色血流信号丰富，以病灶边缘区明显；C. 病灶内测得动脉血流频谱

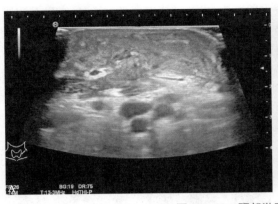
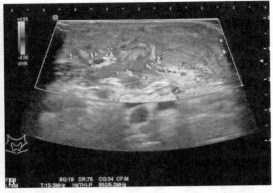

图 14 - 30　颈部淋巴结结核伴皮下脓肿

A. 左侧颈部皮下见混合回声病灶,回声杂乱;B. 病灶内见条状彩色血流信号,边缘明显

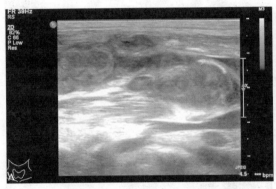
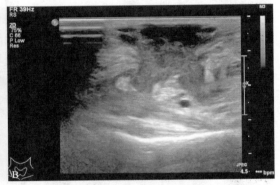

图 14 - 31　颈部淋巴结结核伴周围及皮下脓肿

患者男,27 岁,右颈包块 2 个月余,有 HIV 感染史。A. 淋巴结互相融合,淋巴结周围见多个混合回声;B. 同一患者颈部皮下软组织内见透声差的无回声区

(7) 窦道:淋巴结结核周围脓肿穿透皮肤后形成窦道,皮肤表面可有瘢痕(图 14 - 32、14 - 33)。窦道是颈部淋巴结结核的常见超声表现之一。窦道呈不均低回声、无回声或混合回声,以后者多见,形态多样,可呈条状、烟斗状、"工"字形,边界不清晰,病灶内有时可见强回声的钙化灶。

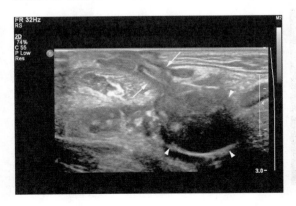

图 14 - 32　颈部淋巴结结核窦道形成

颈部皮下条状低回声(箭头),内回声不均匀,病灶侧向皮下软组织延伸至皮肤,另一侧与深部病变淋巴结相连(三角形箭头)

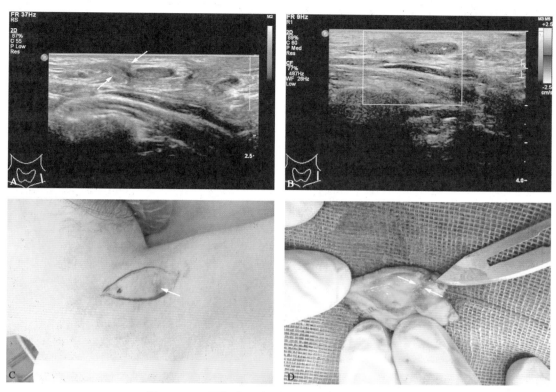

图 14 - 33　颈部淋巴结结核窦道声像图及大体标本

A. 左颈部皮下见淋巴结,条状低回声延伸至皮肤(箭头);B. 淋巴结内部血流信号较丰富,而窦道内无彩色血流信号;C. 患者左侧颈部皮肤见红色隆起(箭头);D. 窦道内为灰白色纤维组织(箭头)

（8）血流：淋巴结结核血流分布以边缘型为主,中央型、混合型及无血流型少见(图 14 - 34)。① 边缘型,血流信号位于淋巴结边缘或包膜处。② 中央型,血流分布在淋巴结中央区域,分布紊乱,可与淋巴门血管相连。③ 混合型,中央及边缘均显示血流信号,分布紊乱。④ 无血流型,淋巴结内无血流信号。判断淋巴结结核血流分布类型时须注意,当淋巴结结核融合时常易误判为中央型血流,实为融合淋巴结相邻处残留包膜上的血流信号(图 14 - 34D)。

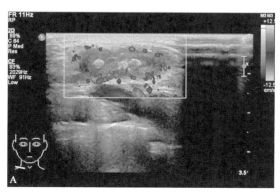

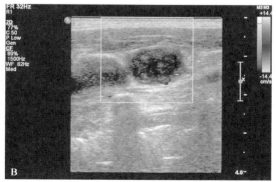

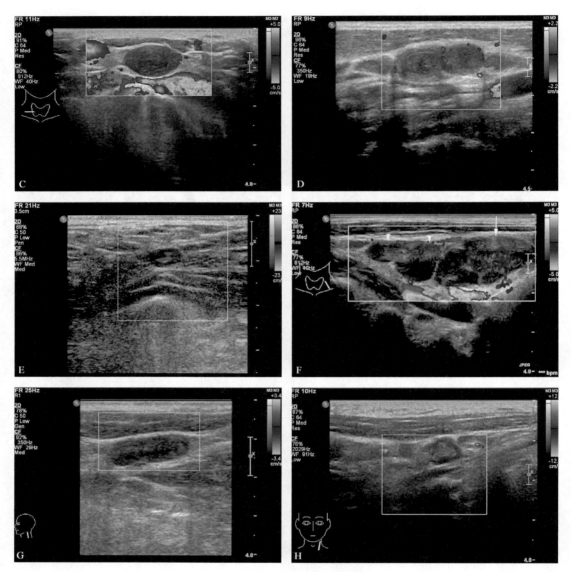

图 14 - 34　颈部淋巴结结核血流

A～D. 边缘型血流；E. 中央型血流；F. 左颈部数枚肿大淋巴结，其中较大 1 枚（箭头）为混合型血流，其余 2 枚为边缘型血流（三角形箭头）；G、H. 无血流型

3. 超声造影　详见第六章第五节内容。

4. 超声弹性成像　根据弹性成像图中病灶显示的颜色不同，将淋巴结结核弹性成像表现分为 1～4 级。1 级：整个病变淋巴结显示为均匀的绿色；2 级：病变淋巴结显示为蓝绿相间的马赛克状；3 级：病变淋巴结中央区显示为绿色，边缘显示为蓝色；4 级：整个淋巴结显示为蓝色（图 14 - 35）。

弹性成像图中表现以蓝色为主的淋巴结，所见病理大体标本多质地较硬，淋巴结内为肉芽肿及大量干酪样坏死组织。在弹性成像图中表现以绿色为主的淋巴结，所见病理大体标本多质地较软，淋巴结内为少量干酪样坏死及大片的液化坏死区。

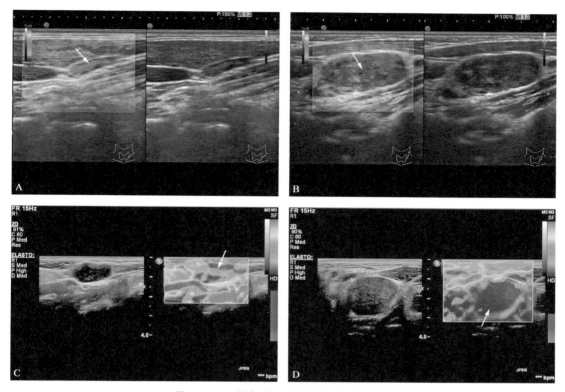

图 14 - 35 颈部淋巴结结核超声弹性成像

A. 1 级,弹性图显示为均匀的绿色(箭头);B. 2 级,弹性图显示为蓝绿相间的马赛克状(箭头);C. 3 级,弹性图中淋巴结中央区显示为绿色,边缘显示为蓝色(箭头);D. 4 级,弹性图中整个淋巴结显示为蓝色(箭头)

5. 三维成像 二维超声只能单平面测量淋巴结大小,特别是当淋巴结形态不规则时,常不能准确反映淋巴结体积,而三维成像技术可以通过获取感兴趣区的容积数据,在 3 个正交平面上对图像进行重建,观察淋巴结大体形态,测算出淋巴结容积(图 14 - 36)。

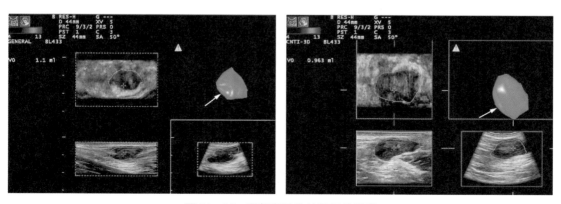

图 14 - 36 颈部淋巴结结核三维超声

为淋巴结的三维成像,在 3 个平面(横切面、纵切面及冠状切面)用轨迹法勾勒淋巴结面积,测得淋巴结容积值分别为 1.10 ml 及 0.96 ml

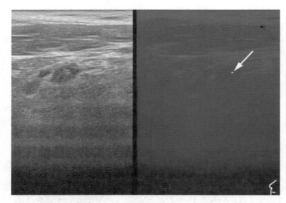

图 14 - 37 超声萤火虫成像技术

二维图像淋巴结内隐约可见局部回声增强,而利用萤火虫成像技术,淋巴结内出现亮点(箭头),为淋巴结结核内的微钙化

6. 超声萤火虫成像技术 萤火虫成像技术(microPure imaging)是一项专门探测表浅组织微钙化的应用技术,其生成可将背景完全"黑化"而微小钙化得以凸显,并将此图像与原始图像复合,依据肉眼对颜色的敏感度将复合图"蓝化",因此,视为一幅将微小钙化醒目显示的特殊影像。淋巴结结核内钙化以粗钙化多见,但也有部分淋巴结可表现为微钙化,应用萤火虫成像技术可更清晰显示淋巴结内钙化的数量及分布情况(图 14 - 37)。可提高淋巴结结核内微钙化的检出率。

7. 介入性超声

(1) 超声引导下穿刺活检:超声引导下淋巴结穿刺针吸细胞及组织活检已成为确认淋巴结性质的最直接、最简便的方法。操作时应注意:① 靠近大血管周围的淋巴结,如果无法避开,应先从大血管边缘穿过,拨开或压迫大血管后,对目标淋巴结进行穿刺。② 组织活检时,每个淋巴结推荐穿刺 3 针以上,选取淋巴结不同区域进行取材(图 14 - 38)。③ 如穿刺物中有坏死组织或脓液

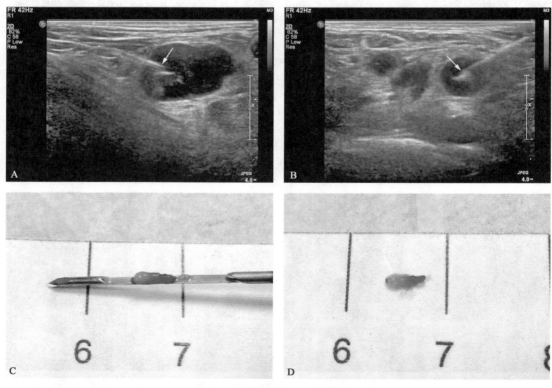

图 14 - 38 颈部淋巴结结核穿刺活检术

患者,男,23 岁,右颈部淋巴结肿大 1 个月余。A、B. 分别对肿大的 2 枚淋巴结行超声引导下粗针穿刺活检(箭头示穿刺针);C、D. 组织条呈暗红色(箭头)

时可行细胞学涂片检查(图14-39)。④ 对结核性脓肿穿刺的原则是高位穿刺点、斜向路径、无菌操作。高位是指选择脓肿触诊波动阳性最明显的上方作为穿刺点,以免穿刺点较低,脓液在重力作用下顺针道流出。斜向路径是指不能垂直进针进入脓肿,而是斜向通过脓肿外正常软组织后进入脓肿,如此进针,穿刺后针道可自行闭合,不易形成窦道,降低感染风险。无菌操作是避免引起脓肿混合感染的重要前提。⑤ 多发或坏死范围较大的淋巴结结核可在穿刺前选择超声造影进行评估,选择目标淋巴结及取材区(即增强区)进行穿刺活检术(图14-40),特异性高,能有效提高病理诊断的阳性率。超声造影后穿刺也可以有效地避免穿刺路径上的血管损伤,从而能够减少并发症的发生。

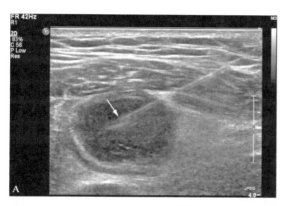
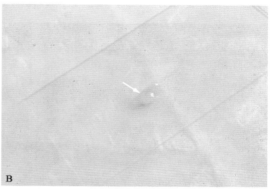

图14-39　颈部淋巴结结核穿刺活检术
A. 超声引导下颈部淋巴结结核细针穿刺抽吸活检(箭头示穿刺针);B. 抽出的淡黄色脓液(箭头)

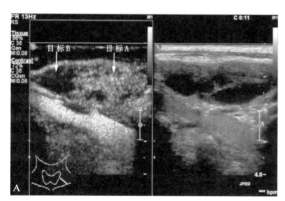
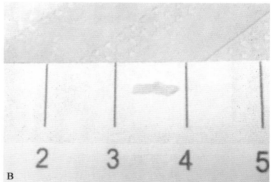

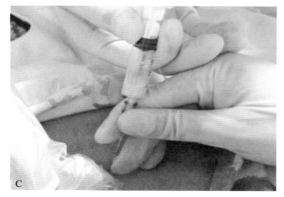

图14-40　颈部淋巴结结核穿刺术
A. 运用超声造影选择不同增强类型的2个区域为穿刺目标,分别为目标A及目标B;B. 对目标A区域进行穿刺所得组织,呈灰白色;C. 对目标B区域进行抽吸活检,抽出黄色脓液

（2）超声引导下注药治疗：淋巴结结核较易形成液化性坏死，因有完整的纤维包膜，加之淋巴结肿大后淋巴管运输路径受阻，口服或静脉给药很难在淋巴结内聚集达到杀菌浓度。与此同时，淋巴结中坏死物质的排出和吸收也受到一定影响。超声实时引导下可精准的将穿刺针穿入淋巴结内，抽出脓液，并可注入抗结核药物（如异烟肼 100～200 mg 或利福平 300 mg）进行局部治疗，结合全身抗结核治疗常可加快病灶吸收。如淋巴结内或淋巴结周围脓肿内液体较浓稠时，可使用静脉留置针，直径为 2 mm，应尽可能抽净脓液，再注入抗结核药物，1 周内治疗 1～2 次，视反应程度适当调整治疗周期（图 14-41）。对包膜完整的淋巴结结核也可运用封闭式注药治疗方法，围绕其周边封闭，药物不向中心注入，注意不要遗漏淋巴结深部的周边位置。如有包膜破坏

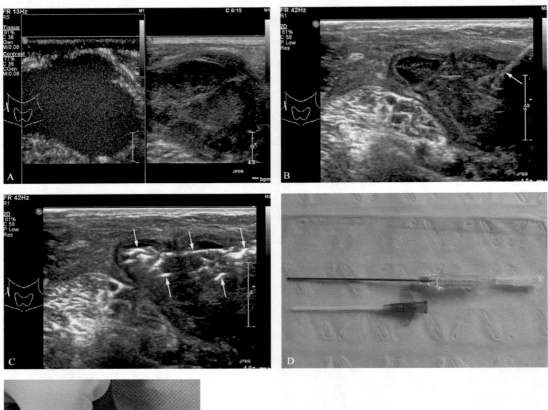

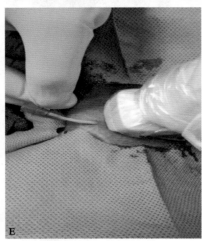

图 14-41　颈部淋巴结结核抽液注药治疗术

A. 超声造影示淋巴结内部呈无增强；B. 针尖（箭头）位于脓肿内；C. 向脓肿内注入异烟肼 100 mg（箭头）；D. 穿刺抽液所用的静脉留置针；E. 超声引导下抽液示意图

可先沿病灶边缘注入药物,后向中心注入适量药物。封闭间隔时间常为 5 日,据病变吸收情况可封闭 2～5 次。

（3）经皮颈部淋巴结结核激光消融：激光消融治疗是指在超声引导下经皮穿刺向淋巴结内插入光导纤维,采用低功率激光,将光能转化为热能,引起组织凝固炭化的一种介入治疗方法,具有安全、微创、有效等优点。对一些不适合手术治疗或手术后复发的淋巴结结核患者可作为内科治疗的有效补充(图 14 - 42)。

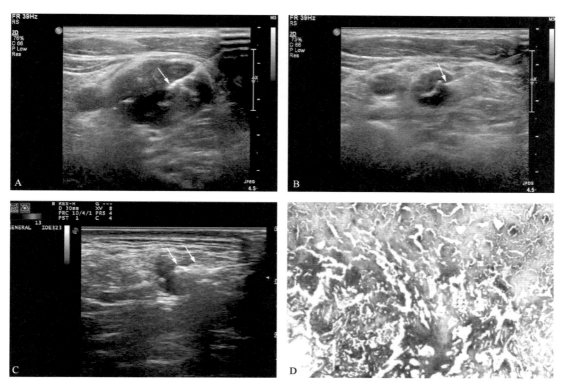

图 14 - 42　颈部淋巴结激光消融术及术后病理

A、B. 激光光纤(箭头)位于淋巴结内;C. 在激光作用后,淋巴结内出现气化的强回声;D. 激光消融 1 个月后组织活检,镜下见组织深染,形态扭曲,正常结构消失,形成碳化(HE×40)

第六节　鉴 别 诊 断

本节根据颈淋巴结病变部位、形态、大小、边缘、活动度、病灶内部强化的改变来鉴别其性质,并与局部肿物相鉴别,侧重临床症状及影像学检查结果。由于淋巴结结核鉴别诊断已在第八章对 27 种与其相关性疾病进行详细阐述,尤其侧重病理学研究,故以下凡与之重复者皆不赘述。

为了方便与颈部肿块、囊肿、包块类临床常见疾病鉴别诊断,列表 14 - 2 加以梳理归纳。从颈部淋巴结结核与淋巴结肿大性相关疾病、颈部分区常见肿块性疾病、颈部包块先天性囊肿性疾病、口腔、颌面、涎腺、甲状腺、软组织、骨源性、神经源性、血管源性、皮肤源性等几大方面疾病进一步鉴别诊断。以下列举 60 余种相关常见的疾病,旨在与体表常见肿物之鉴别诊断。

表 14 - 2 颈部淋巴结肿大性疾病鉴别表

疾　病	病　史	淋巴结性质	病　因
急性（化脓性）淋巴结炎	小儿多见发热、疼痛，起病急，局部红肿，易化脓	触痛，波动感，白细胞增高	口腔或面部感染
慢性淋巴结炎	有或无急性淋巴结症状，较软，炎症史，一般无全身症状	可活动，有或无触痛	口腔或面部可能有感染病灶
坏死性淋巴结炎	多见于青壮年，女性略多于男性，呈亚急性，持续高热，可见脾肿大	触痛，质地中等，白细胞不升高或轻度下降	口腔或面部可能有感染病灶
淋巴结结核	多见于青年及女性，春季易发，有或无结核病史，一般无全身症状	触痛，可活动或周围粘连，常数个结节融合，有波动感，穿刺处豆渣样，汤液样液体或破溃成瘘	有或无结核病史，结核菌素试验阳性
淋巴结转移癌	多发于中老年人，有原发癌症史	质地硬，固定，无触痛或少数找不到原发灶	影像学或组织活检确诊
淋巴瘤	早期多无明显全身症状，有弹性感、坚实	常可发现 2 组或 2 组 HD 以上淋巴结肿大，超声发现肝、脾大及胸、腹腔淋巴结肿大	晚期消瘦、乏力、无触痛，细胞组织学可确诊

一、鉴别颈部常见淋巴结肿大

（一）淋巴结炎症性疾病

1. 急、慢性淋巴结炎　Ⅰ型淋巴结结核和淋巴结炎鉴别有一定困难，因为两者影像上表现相似。慢性淋巴结炎多由口腔、鼻咽部慢性炎症引起，受累淋巴结直径多为 0.5～1 cm，边界清，质地较软，颈淋巴结结核直径多≥2 cm，质地为中等或硬者占 80.8%。

Ⅱ型及Ⅲ型的淋巴结结核应与化脓性淋巴结炎鉴别，后者其肿大的淋巴结常为单发，环状均匀强化、壁厚，且无明显壁结节和钙化，而淋巴结结核常为多发，可出现分隔状强化。

在淋巴结肿大前，往往有引流部位的炎症反应，如牙周炎、咽炎、扁桃体炎等，但在原发病灶消失后，鉴别有一定困难。特点是受累淋巴结少，体积小，多能找到原发感染灶，抗炎治疗有效；结核菌素试验一般为阴性。病理上常见有淋巴结反应性增生，淋巴结反应性增生主要可分为非特异性反应性淋巴滤泡增生、血管滤泡性淋巴结增生及免疫母细胞性淋巴结病三大类，临床上以第 1 种最为多见，多继发于各个脏器的炎症，预后好，肿大的淋巴结随局部或全身性疾病治疗而恢复正常形态或消退。

其超声表现明显：① 淋巴结体积增大，多数呈外形规则的卵圆形，少部分为近圆形，L/S多≥2，包膜完整。② 皮质均匀弥漫性增厚，包绕髓质，常呈低回声的 C 形结构围绕髓质。③ 髓质位置居中，与一侧或一端门部回声相延续（图 14 - 43A）。④ CDFI 示淋巴门显示动静脉主干向髓质中央有规则地自然分布，呈树枝状（图 14 - 43B）。其主干与淋巴结长轴面趋于平行，被视为反应性增生淋巴结血流特征之一。⑤ 超声造影：自淋巴门开始的树枝状灌注，后整体高增强（图 14 - 43C）。淋巴结结核因淋巴结内部结构常被破坏，髓质多不能显示，可出现液化的无回声及钙化的强回声，超声造影多为环状或不均匀增强，常不显示淋巴结内的树枝状灌注的血流信号。

2. 非结核性分枝杆菌淋巴结炎　主要侵犯上颈和下颌淋巴结，多由瘰疬分枝杆菌所致。特别好发于 5 岁以下的儿童，多数不伴肺内结核病变，需与结节型和溃疡型 CTL 鉴别。抗结核药物治疗效果差，经久不愈，外科治疗效果好。确诊需病理学或细菌学支持。病理诊断详见第八章。

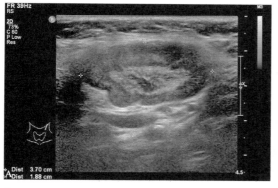
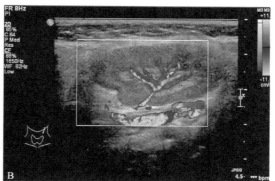
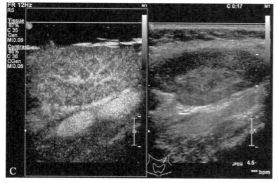

图 14 - 43　淋巴结反应性增生超声造影

A. 左侧颈部淋巴结呈椭圆形,淋巴门可显示,皮、髓质分界清;B. 自淋巴门进入的树枝状彩色血流信号;C. 超声造影见淋巴结皮质呈均匀增强

3. 传染性单核细胞增多症　传染性单核细胞增多症是由 EB 病毒引起的淋巴细胞增生性皮肤病,以左侧颈后组多发,中等硬度,不粘连、不化脓,有压痛。发热、咽峡炎、淋巴结肿大、皮疹伴血中淋巴细胞增多为临床特征,淋巴细胞计数升高,可达 50%～90%,并可出现异形淋巴细胞,嗜异性凝集试验阳性高达 80%～90%。

多见于儿童与青少年。大多数患者有淋巴结肿大,全身淋巴结多可累及,以颈后三角区为最常见,质地中等,无明显的压痛,持续于热退后数周消退,可伴有肝、脾肿大。病理诊断详见第八章。

4. 组织细胞坏死淋巴结炎　组织坏死性淋巴结炎(histiocytic necrotizing lymphadenitis, HNL)又称 Kikuchi 病(菊池病)。约占淋巴结活检病例的 5%,可能与 EB 病毒感染有关,为自限性病变,预后良好。临床表现似上呼吸道感染,浅表淋巴结多发肿大,以颈部多见,可有局部压痛。

多见于青壮年,女性略多于男性,呈亚急性经过,持续高热,应用抗生素无效,白细胞不升高或轻度下降,应与含干酪样的 CTL 相鉴别,主要依据病理。病理诊断详见第八章。

超声声像图表现为多发性颈部淋巴结肿大,卵圆形或圆形,皮质可向心性增厚或淋巴结整体呈低回声,皮、髓质分界不清。有时可在淋巴结边缘区见片状低回声或无回声区。如坏死为微灶性,二维超声常不易显示。CDFI 示血流分布多为中央型或混合型(图 14 - 44)。有学者对 6 例组织坏死性淋巴结炎进行超声造影检查,其中 1 例存在散在的局灶性无增强,另 1 例呈不均匀增强,但二维超声均未发现坏死液化。

组织坏死性淋巴结炎淋巴结内不易出现钙化,血流信号以中央型多见,这可作为与淋巴结结核的鉴别点,对部分鉴别困难的病例,可结合临床表现并观察淋巴结的大小及内部回声变化情况综合判断,必要时行超声引导组织活检。

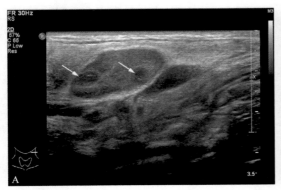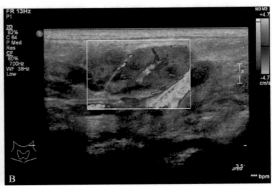

图 14 - 44　组织坏死性淋巴结炎

A. 左侧颈部肿大淋巴结，L/S<2，淋巴结门不显示，边缘见 2 处低回声（箭头）；B. 混合型血流信号

　　HNL 有自限性，抗生素治疗无效，多为对症治疗持续高热者，首选肾上腺皮质类激素，白细胞降低者应用升白胺。国外学者报道关于 HNL 的治疗原则倾向于轻症患者予消炎、止痛等对症治疗，以减轻患者不适，全身症状较重或有广泛淋巴结受累的患者建议足量激素规范化治疗，必要时联合使用免疫抑制剂。

　　中医针对该病以辨证为主，主要从风热痰毒、湿毒蕴结、热蕴少阳、痰热互结、热耗津伤等证候有区别地加以处理。

　　5. 其他细菌、病毒、寄生虫等感染

　　（1）马尼尔非青霉菌病：是一种高致病性条件性真菌，多发生于东南亚及中国南部等气候湿热地区，免疫力低下者为易感人群。85％发生于 AIDS 患者，已成为 AIDS 的临床诊断指征之一。马尼尔非青霉菌感染人类常侵犯单核-吞噬细胞系统，进而引起单核巨噬细胞丰富的器官，如淋巴结、肝、脾等，形成肉芽肿性、化脓性、无反应性及坏死性病变。声像图表现为多发性淋巴结肿大，L/S 多<2，淋巴结门不显示，髓质回声常消失，内部回声减低，不均匀，可有无回声区，可出现融合，内部彩色血流信号减少或消失，超声造影可见淋巴结不均匀增强，内部可见无增强区。鉴别诊断常需结合病史，有流行病地区居留史的患者需高度考虑该病可能性。实验室培养时要注意延长培养时间，以尽量避免诊断失误率。

　　（2）奴卡菌病：是由奴卡菌引起的一种少见但严重的感染，主要致病的是星形奴卡菌，属放线菌属，为机会性病原菌，可引起亚急性或慢性化脓性疾病。通常易发生于免疫功能低下者，如肿瘤患者、器官移植、长期使用免疫抑制剂者。奴卡菌可经呼吸道、皮肤伤口和消化道入侵，也可经血流播散至全身，引发淋巴结肿大及全身各器官病变。声像图表现为淋巴结肿大，常为多发性，髓质结构不清或消失，皮质回声均匀性减低，但超声造影常表现为不均匀增强。

　　（3）星座链球菌感染：是一种机会致病菌群，可导致人体各器官组织的化脓性感染，尤其在宿主免疫功能降低或有基础疾病的情况下。星座链球菌易感器官比较广泛，可导致淋巴结炎、心内膜炎及人工瓣膜心内膜炎、化脓性心包炎、脑脓肿、胸锁关节炎、腹膜炎、肝脓肿、脓胸、肺炎、肺脓肿等。声像图表现为单发或多发的淋巴结肿大，部分淋巴结大小可正常，内可见无回声区，但很少出现钙化。但如可引起周围组织化脓性炎症，难与淋巴结结核相鉴别。

　　（4）猫抓病：又称良性淋巴网状细胞增生症，是由汉赛巴尔通体（一种革兰氏阴性小杆菌）引起的一种感染性疾病，其病原体主要通过猫等家畜的接触或抓、咬破皮肤所引起。见于儿童和青年，临床特征为原发性皮肤损害,以局部及引流区淋巴结肿大为主要特征,一般为良性自限性疾病。通常于原发损害 1~2 周后出现,为局限性或单侧,以头颈、腋窝、腹股沟等处常见。肿大的淋巴结初起较结实,有压痛,一般数周或数月后可消退,少数可化脓。但少数患者可出现严重全身性损害,如肉芽肿性肝炎、肝脾肿大、神经炎及脑膜脑炎等,整个病程 1~4 个月。病理诊断详见第八章。

(5)布氏杆菌病:有长期发热,多呈弛张热,部分呈波浪形,最具特殊性为多个关节酸痛、睾丸炎、出汗,多有病牛羊接触史。血清凝集试验有助于诊断。

(6)风疹:风疹病毒引起的常见呼吸道传染病,多见于小儿,淋巴结肿大与皮疹同时出现,具有诊断意义。发热 1~2 日后皮疹迅速布满躯干及四肢、手掌及足底。常无疹淋巴结肿大,最常见于耳后、枕骨下、颈后部为其特征。皮疹一般持续 3 日后消退,肿大的淋巴结常需数周后才能完全恢复。

(7)麻疹:多见于小儿,起初有发热及上呼吸道卡他症状、麻疹黏膜斑(koplik spots)为本病早期特征。发热 3~5 日时出疹,手心、足底亦有疹出,疹时全身淋巴结可肿大。

(8)猩红热:淋巴结肿大多在颈部及颌下,全身皮肤呈猩红色斑疹,并在消退后脱屑,有草莓舌、咽峡炎,咽拭培养常有乙型 A 组链球菌生长。

(9)恙虫病:为恙虫病立克次体感染,传播媒介恙螨,幼虫叮咬处出现丘疹成水疱后破裂,中央坏死,结褐色痂,称焦痂。焦痂附近淋巴结肿大,压痛、不化脓,全身表浅淋巴结轻度肿大,皮疹常于第 5~7 日出现,斑疹或斑丘疹胸背腹部较多,部分病例可有肝、脾肿大,自然病程 3 周左右,有外斐氏反应,变形杆菌 Oxk 抗原凝集试验阳性可确诊。

(10)钩端螺旋体病:常有腓肠肌疼痛及压痛,咯血、黄疸,局部淋巴结肿大占 20%,全身淋巴结肿大 15%,最常见为腹股沟淋巴结,其次为腋窝淋巴结,钩端螺旋体凝集溶解试验超过 1:400 效价为阳性,有较高特异性和灵敏性。

(11)弓形虫病:称弓形体病,为人兽共患疾病。弓形虫为孢子纲球虫目原虫,其终宿主为猫及猫科动物,鸟类、哺乳类动物及人为中间宿主。人的感染与吞食未煮熟的肉类或饮用感染性卵囊污染的水和食物有关,病情轻重不一,局限性者以淋巴结炎为最多见,常累及颈及腋下淋巴结,大小不一,无压痛常伴低热等全身症状,确诊有赖于病原及免疫学检查。

6. 颈部放线菌病 多沿下颌边缘形成坚韧而不能移动的浸润,后可红肿、软化,逐渐破溃形成若干瘘管,分泌带有硫黄样颗粒的稀薄脓液,显微镜下可查到放线菌。

7. 巨淋巴结增生症 影像学特征较显著,呈多个结节,大小不一,大的可达 5 cm 以上,平扫时密度均匀,增强扫描病变有类似血管的显著强化,较易鉴别。

(二)淋巴结肿瘤性疾病

1. 淋巴瘤 是原发于淋巴结和结外淋巴组织的恶性肿瘤,根据肿瘤细胞的起源,分为霍奇金淋巴瘤(HL)和非霍奇金淋巴瘤(NHL)两类,我国以后者多见,占 70%~80%。淋巴瘤可导致全身各区域淋巴结肿大,大多数患者首发部位在颈部及锁骨上淋巴结。多为全身无痛性淋巴结肿大,除颈部淋巴结肿大外,腋窝、腹股沟等处的淋巴结也肿大,呈进行性发展,伴有深部淋巴结肿大及肝、脾肿大。可较早出现压迫症状,如声音嘶哑、呼吸困难、吞咽困难、Horner 综合征等,也可侵犯淋巴结外的组织器官,如扁桃体、鼻咽部、胃肠道、肝、骨骼、皮肤等,常有长期发热、消瘦、贫血等全身症状。

颈部淋巴瘤在 CT 图像上多为双侧边缘清晰的肿大淋巴结,内部密度均质,液化坏死少见,增强扫描呈轻中度的均匀强化。可以相互融合,融合的淋巴结外缘多光整。而淋巴结结核发展到相互融合这一期,周围组织的受累则是特征性改变,这是两者的重要鉴别点。MR 图像上,淋巴结在 T1WI 为等或略低信号,在 T2WI 和 T2 压脂图像上为高信号,增强扫描大多数为均质强化,个别可以见到薄壁状强化。DWI 为高信号。

超声表现:多发,淋巴结体积增大,圆形或椭圆形,L/S 常<2,边界多清晰,可发生融合。淋巴结内部回声显著均匀减低,甚至接近无回声,很少发生淋巴结内坏死及钙化。CDFI 示彩色血流信号丰富,多为混合型血流。超声造影的增强模式及强度与淋巴瘤病程、发展阶段和治疗过程有关,早期以先于周围组织的快速增强为主,造影剂自淋巴门及包膜下灌注,后快速扩散至整个淋巴结,整体弥漫性高增强,呈雪花样(图 14-45)。经过放化疗的淋巴瘤可有局部无增强区或整体无增

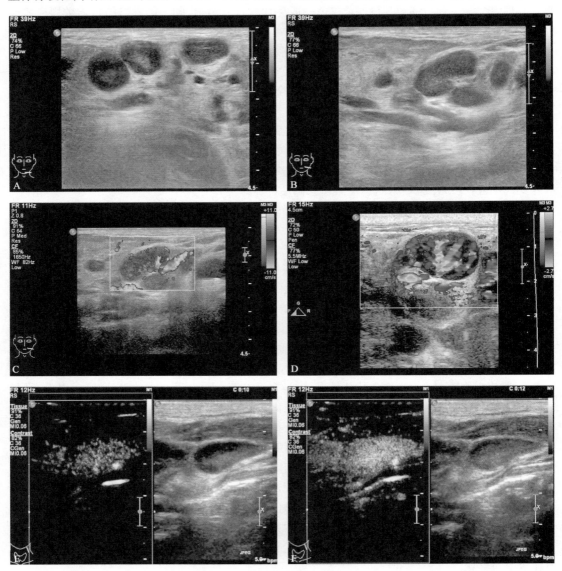

图 14-45　颈部淋巴瘤超声造影

A、B. 左侧颈部见数枚圆形、椭圆形淋巴结,L/S<2,呈极低回声,部分近似无回声;C、D. 淋巴结内见丰富彩色血流信号,呈混合型血流;E、F. 淋巴结呈快速整体弥漫性高增强

强,可能因局部肿瘤血管被破坏,出现区域性缺血性坏死,导致造影剂局部灌注缺损或整体无灌注。

淋巴瘤淋巴结活检病理学检查可确诊。病理学详见第八章病理学诊断篇。

2. 肿瘤转移　口腔、鼻、咽、喉、甲状腺、肺、消化道等恶性肿瘤均可转移至颈部淋巴结,肿大淋巴结质地坚硬,生长快,无压痛,活动性差。转移淋巴结多发于上颈部,可表现均质强化,也可以表现为边缘强化及中央坏死区。结核性淋巴结常失去淋巴结正常结构,相互融合成团状,并与邻近的肌肉等组织粘连,伴有周围肌肉脓肿,皮下脂肪层会出现渔网状改变,周围皮肤常增厚及破溃,转移性淋巴结则少见此征象。与淋巴结结核相比,多数转移性淋巴结的环状强化的壁较薄,而淋巴结结核则比较厚。若以颈部淋巴结肿大为首发表现,具体应经淋巴结穿刺或活检病理学检查。

甲状腺乳头状癌转移性淋巴结:① 淋巴结内常有钙化灶,多位于淋巴结边缘,呈微钙化(<2 mm),这种微钙化为沙砾体,是一种具有多发倾向的嗜酸性同心圆状结构的球形钙化小体,是甲状腺乳头状癌的特征性表现和诊断依据。② 71%~87.5%的甲状腺乳头状癌转移性淋巴结整体或局部出现高回声,其产生的机制为乳头状癌所产生的甲状腺球蛋白的沉积和微钙化的形成。③ 可出现囊性变,以边缘区域多见,有时可完全囊性变,表现为整个淋巴结呈厚壁囊肿样改变。囊变区可为透声性较好的无回声,亦可透声较差,内见粗细不均的条带状分隔,其发生机制可能与角蛋白分解、胶质或碎屑聚集有关。④ CDFI与超声造影多表现为血供丰富,走行紊乱,超声造影可见淋巴结内不均匀增强,可见不规则无增强区。

3. 慢性淋巴细胞性白血病　全身广泛性淋巴结肿大,颈部较明显。肿大淋巴结质硬,无弹性,无压痛,晚期互相粘连成串成块,无移动性,直径可达 2~3 cm,常伴有肝、脾肿大。多表现为血象异常,通过骨髓穿刺可确诊。

4. 浆细胞瘤

(1) 多发性骨髓瘤:为浆细胞异常增殖的恶性肿瘤,多见于 40 岁以上中老年。临床主要表现为骨痛、病理性骨折、贫血、免疫球蛋白异常。诊断主要为 3 个方面:① 骨骼有溶骨性损害。② 骨髓中异常浆细胞(骨髓瘤细胞)浸润>10%。③ 血或尿中出现大量 M 蛋白,多发性骨髓瘤常有髓外浸润而引起淋巴结肿大,骨髓瘤晚期可在血中出现大量骨髓瘤细胞,常>20%,绝对值>$2.0×10^9$/L,称为浆细胞白血病。

(2) 原发性巨球蛋白血症:为分泌大量 IgM 的浆细胞样淋巴细胞恶性增生性疾病,发病年龄多在 50 岁以上,临床表现为贫血、出血、肝脾淋巴结肿大及由于血黏度增高引起的神经症状、视力障碍、雷诺现象、血管栓塞症状等。血清电泳出现 M 成分,免疫电泳证实为单克隆 IgG,骨髓中有典型的浆细胞样淋巴细胞浸润可以确诊。

(3) 重链病:为一类浆细胞或异常淋巴细胞恶性增生并产生大量单克隆重链和重链片段的疾病。发病多在 40 岁以上。临床表现各异,但多有淋巴结肿大,持续蛋白尿,无骨骼损害征。诊断主要靠血清免疫电泳及有关物理化学特性而定。

5. 组织细胞增多症

(1) 恶性组织细胞病:常表现为高热、贫血、出血、淋巴结肝脾肿大、全血细胞减少、全身衰竭,诊断主要靠反复骨髓涂片及淋巴结活检,寻找形态各异的异常组织细胞和多核巨噬细胞,该病应与反应性组织细胞增多相鉴别,后者为数量增多而形态正常的组织细胞。

(2) 组织细胞增生症:又称朗格汉斯组织细胞增多症,为一组少见的病因不明的病理上主要以分化较好的组织细胞增生为特征的疾病。病变累及肝脾淋巴结、肺、骨髓、皮肤等。根据细胞分化程度又分为 3 型：① 勒-雪（Letterer - Siwe 病）多于 1 岁以内发病,高热、红色斑丘疹、呼吸道症状、肝脾淋巴结肿大为主要表现。② 韩-雪-柯（Hand - Schuller - Christian）病多见于儿童及青年,颅骨缺损、突眼和尿崩症为三大特征。③ 骨嗜酸性肉芽肿多见于儿童,以长骨和扁平骨溶骨性破坏为主要表现。本症诊断及分型要根据临床放射及病理检查综合考虑,有条件证实组织细胞为朗格汉斯细胞则诊断更为确切（详见第八章）。

（三）囊肿性疾病

囊肿性疾病如颏下皮样囊肿、甲状腺舌管囊肿和瘘、胸腺咽管囊肿和瘘、颈部囊状淋巴管瘤、颈动脉体瘤等。

（四）皮肤及皮肤附属器肿瘤及免疫系统疾病

如单纯口周疱疹、耳部冻疮、系统性红斑性狼疮、类风湿性关节炎、白塞综合征等导致的淋巴结肿大,结节病、弓形虫病、淋巴结组织细胞增生症、Kawasaki 病、HIV 合并淋巴结结核等均可见淋巴结肿大。

1. **钙化上皮瘤** 又称毛母痣瘤,属于皮肤的良性肿瘤。青年女性多见,好发于面、颈及上肢。皮损为无症状的皮下结节,直径 0.5～3 cm,质地坚硬,可与皮肤粘连,但基底可以移动,表面呈皮肤色或淡红蓝色,常单发。

2. **鳞状上皮癌** 简称"鳞癌",是常见的皮肤恶性肿瘤之一。鳞癌常在一些皮肤病基础上发生,包括慢性溃疡、烧伤瘢痕、盘状红斑狼疮、慢性放射性皮炎、着色性干皮病、HPV 长期感染等,也有的由光线性角化转变而来。常见于 50 岁以上老年人,好发于头面、手背等暴露部位,也可见于非暴露部位。病变初起为暗红色斑块、结节,或溃疡,继而明显增生呈菜花状或乳头状,随后损害向四周扩展,中央常破溃形成溃疡,基地部浸润,触之较硬,边界不清,溃疡底部高低不平,易出血。可坏死结痂,腥臭明显。若进一步向深部侵袭可达肌肉或骨骼,伴有明显疼痛。鳞癌早期仅局部症状,如果通过淋巴道转移,晚期患者可出现发热、消瘦等全身症状。

3. **恶性黑色素瘤** 是一种黑素细胞来源的高度恶性肿瘤,多发生于皮肤,好发于男性,男女发病率比为 3：2,且男性患者死亡率较高。主要有 4 种重要亚型。

（1）恶性雀斑样痣黑素瘤：常见于老年慢性日光暴露的皮肤,表现为慢性增长的不对称斑疹,呈现不均匀的灰色或黑色,边界不规则。

（2）浅表播散型黑素瘤：最常见,以中年患者为多,多见于非暴露部位,好发于男性的躯干和女性的四肢。初发损害多为小的色素斑直径很少超过 2.5 cm,边缘不规则或呈锯齿状,部分呈弧形,其特点为颜色多变而不一致,可呈黄褐色、褐色、黑色,同时混有灰白色。

（3）肢端黑素瘤：常见于手指或足趾以及负重部位,足底最为好发。皮损早期表现为边缘不规则、边界不清的斑块损害,逐渐发展为蓝色或黑色的结节,可有溃疡发生。甲下黑色素瘤可表现为病甲出现纵行色素带或黑色条纹,甲周色素沉着。

（4）结节性恶性黑素瘤：好发于头颈、躯干部。一开始即为黑色或青黑色隆起的斑块或结节,生长迅速,可发生溃疡或形成蕈样、菜花状肿物。

（五）变态反应性淋巴结肿大

1. **反应性淋巴结炎** 某些药物或生物制品可引起机体发热、皮疹、淋巴结肿大等,由普通化学药物引起者称药物热,如肼屈嗪、甲基多巴、异烟肼、苯妥英钠等;各种疫苗等生物制品引起者称血清病。

2. **成人 Sail 病** 成人患少年型类风湿关节炎,主要表现为寒战、高热、肝脾淋巴结可轻度肿大,并有一过性红色斑丘疹,而肌肉及关节痛并不明显,少数可并发多发性浆膜炎(心包炎、胸膜炎等),白细胞增多,中性粒细胞为主,血沉快但找不到明显感染灶,查血中类风湿因子、抗核抗体、狼疮细胞等均阴性,抗生素治疗无效,大量水杨酸治疗或并用肾上腺皮质激素治疗有较好效果,除个别患者数年后可发生关节畸形外,其余多数预后良好,但可复发。

3. 变应性亚败血症 又称作 Wissler - Fanconi 综合征。多见于儿童,主要表现为长期反复发热,反复发作的一过性、多形性皮疹及关节症状,淋巴结肝、脾肿大,白细胞增高,血沉快,临床上类似败血症,但血骨髓培养阴性。抗生素治疗无效而皮质激素有效,诊断本病须排除败血症、风湿热及类风湿关节炎,本症与成人 Sail 病的区别在于本病多见于儿童,关节症状轻,很少引起关节畸形。

4. 急性坏死增生性淋巴结病 青少年多见,主要表现为高热,颈、腋下、肺门等处淋巴结肿大,表浅淋巴结有压痛,一过性白细胞减少,抗生素治疗无效,皮质激素治疗有效,病理检查示淋巴结广泛凝固性坏死,周围有反应性组织细胞增生,无中性粒细胞浸润,预后良好。

5. 系统性红斑狼疮(SLE) 多见于中青年女性,有长期不规则发热,典型皮疹、关节症状,多器官损害症状,白细胞降低,免疫学异常等,部分病例伴局部或全身淋巴结肿大。

(六) 其他淋巴结肿大

1. 结节病 为病因不明的多系统肉芽肿性疾病。淋巴结肿大可达核桃大小、质硬、不粘连,肿大的淋巴结可在颈部、滑车上、腋窝,并易侵犯深部淋巴结。X线可显示结节样肺泡炎,肺门及纵隔淋巴结肿大,皮肤 Kveim 试验阳性,结核菌素皮试阴性。这一点可与肺门淋巴结结核及淋巴瘤鉴别。淋巴结活检示上皮样细胞肉芽肿,但无干酪样变。

2. 脂肪沉积症 常见的有 Niemann - Pick 病、Gaucher 病多发于婴儿及儿童两种病。临床很相似,均有原因不明的肝、脾淋巴结肿大,骨损害神经系统症状,全血细胞减少,诊断及鉴别主要靠骨髓及脾穿刺物中找到特殊的泡沫细胞(Niemann-Pick's 细胞)和葱皮样细胞(Gaucher's 细胞)。后者亦可在慢性粒细胞性白血病、Hodgkin 病及多发性骨髓瘤的骨髓片中找到,但其均不缺乏溶酶体体酶,此项可资鉴别。

二、鉴别颈部分区常见肿块

以颈部分区进行鉴别诊断与前者有交叉,相同者不赘述。

表 14 - 3 颈部分区常见肿块鉴别表

部 位	单 发 肿 块	多 发 肿 块
颈前正中区	甲状腺疾病、甲状腺舌管囊肿	
颌下颏下区	颌下腺炎、颏下皮样囊肿	急、慢性淋巴结炎
颈侧区	胸腺咽管瘤、囊状淋巴管瘤、颈动脉体瘤、血管瘤	急、慢性淋巴结炎,淋巴结结核
锁骨上窝	转移癌(左侧称 Virchow 淋巴结)	淋巴结结核
颈后区	脂肪瘤、纤维瘤	急、慢性淋巴结炎
腮腺区	腮腺炎、腮腺混合瘤、恶性肿瘤、沃辛瘤(腺淋巴瘤)	

(一) 颌下三角区

1. 慢性淋巴结炎 ① 临床上表现为颌下区无痛性肿块,时大时小、反复肿大的发作病史,无腺体导管阻塞症状。② 肿块位置表浅,数日可能有多个,呈串珠状,可活动,腺体导管口黏膜正常。③ 结核性淋巴结炎还可以有血沉加快,OT 试验阳性,可有低热、盗汗,试验性抗结核治疗有效。

2. 涎石病及慢性颌下腺炎　① 临床上两者多并存或互呈因果关系,以中年男性多见,表现为颌下腺肿大,质地变硬,并且多为单侧受累。② 症状:涎石病最早出现的症状为阻塞症状,在进食时,尤其以进酸性食物时腺体肿大、胀痛,称之为涎绞痛。慢性颌下腺炎早期颌下区不适或轻微疼痛,口腔内常感有咸味,待颌下腺导管阻塞时,亦可发生涎绞痛。③ 检查:肿大之腺体可有压痛,颌下腺导管口常有红肿,挤压腺体有时可有脓性或黏稠性分泌物自导管口溢出,口底扪诊可触及呈条索状的导管,或可扪及导管内的结石。④ X 线检查或造影,阳性结石 X 线咬合片可显影,阴性结石在碘油造影时可见导管充盈缺损或造影剂不连续。慢性颌下腺炎时碘油造影常表现为导管外形不整齐、扩张或狭窄,分支导管扩张,形成所谓雪花状或葡萄状的影像。

3. 颌下腺囊肿和舌下腺囊肿　颌下腺囊肿较舌下腺囊肿少见,而一些舌下腺囊肿的肿胀却可以表现在口外颌下区,应当加以注意,其鉴别点如下:① 仔细观察口底有无肿胀,用手指轻压颌下区肿块,如口底出现有波动感的囊肿,即可确定为舌下腺囊肿。② 两者穿刺液淀粉酶试验均为阳性,但以舌下腺囊肿的液体较为黏稠。③ 有时如无法在术前确定囊肿来源,可于手术中观察囊肿与二腺体内的关系,最后确诊。

4. 颌下淋巴管瘤　淋巴管瘤按其组织结构和临床特性可分为毛细管型、海绵型和囊肿型 3 种,发生于颌下区多为海绵型淋巴管瘤。① 位置靠近颌下三角后缘,患处明显肥大畸形,多为无痛性肿胀。② 早期质地柔软,压迫可有部分回缩,但体位试验阴性。晚期肿块可变硬。③ 穿刺有时可抽出清亮透明的淋巴液,不含胆固醇结晶,淀粉酶试验阴性,以之与鳃裂囊肿、颌下腺囊肿鉴别。

5. 颌下腺肿瘤　① 发病年龄在 50 岁上下,恶性者年龄更大一些。症状多为无痛性,肿块呈进行性增大。病程数月至 20 年以上不等,但恶性者很少有超过 2 年以上的,低度恶性的黏液表皮样癌或恶性混合瘤病程可稍长一些。② 恶性肿瘤多于良性肿瘤(55∶45),良性肿瘤中 95% 为多形性腺瘤,恶性肿瘤中 35% 为腺样囊性癌,其次为恶性混合瘤,黏液表皮样癌各占 20% 左右,其余 25% 为表皮样癌、腺癌、未分化癌和腺泡细胞癌等。③ 颌下腺恶性肿瘤除病程较短,晚期可有疼痛外,其临床表现与良性肿瘤相似,临床上诊断有一定困难,抽吸进行活检鉴别肿瘤良恶性的准确率仅达 70% 左右,确诊多靠病理冰冻切片检查。

(二)颈动脉三角区

1. 颈动脉体瘤　① 较少见。在颈动脉分叉处出现无痛单个肿块,生长缓慢,常有数年病史。② 检查见肿块位置较深,质地较硬,可左右移动但不能上下移动。在肿块上可扪及传导性搏动。听诊时可闻及杂音,压迫颈总动脉肿块不缩小,部分病例肿块可向咽部突出。③ 颈动脉造影可见颈内、外动脉分叉部角度增大,角的顶端由锐角变为钝角。④ B 超、CT 检查在确诊时具有重要意义,特别是 CT 检查,可清楚显示肿瘤与颈动脉的位置关系。

2. 颈动脉瘤　① 极为罕见。可见于颈总动脉分叉处或颈内、颈外动脉干。② 肿块不能被拉动,有明显搏动感及杂音,压迫其近心端动脉,肿块可缩小。③ 颈动脉造影可见患部呈囊性扩大。B 超显示与颈动脉相连的囊性影像,CT 检查更有助于确诊。

3. 神经源性肿瘤　包括神经鞘瘤、神经纤维瘤、神经纤维肉瘤、损伤性神经瘤等。具有沿神经走行分布的特点,平扫多为低密度,增强后可见不均匀强化或边缘强化,神经源性肿瘤绝大多数为单发,边缘光滑,对周围结构主要是推压而无明显侵犯。CT 为略低密度,增强扫描明显强化,可以均质强化,也可以在中心看到不强化的坏死区域。MRI 在 T1WI 上为略低信号,T2WI 为明显高信号,中心坏死为更高信号。增强扫描可均质强化,有中心坏死则表现为不强化的低信号区域。单发可能是与淋巴结结核的鉴别点之一,其二是如果有中心坏死的淋巴结结核,周围组织和肌间隙多受累,神经源性肿瘤则基本上没有周围组织的受累。

4. 神经鞘瘤　① 临床上以中年人多见,表现为圆形或卵圆形,初起时质地坚韧,长大后容易黏液变,质地变软。② 触诊时肿块可沿神经轴左右移动,但不能上下移动,较大的肿瘤可有囊肿样感觉。本区的神经鞘瘤多来自迷走神经,如来自感觉神经可有压痛和放射痛。③ 穿刺可抽出陈旧性血性液体,不凝固。

(三) 颈侧区

1. 囊性肿块

(1) 鳃裂囊肿:颈侧区亦为好发部位,详见与先天囊肿性疾病鉴别篇。

(2) 囊性水瘤:① 临床上以儿童多见,尤其以 2 岁以内男性幼儿好发,本病 90％在颈侧部,生长缓慢,无自觉症状。② 触诊有波动感,但体位试验阴性,透光试验阳性。③ 穿刺可吸得清亮的淋巴液。

(3) 海绵状血管瘤:① 本病属先天性疾患,临床上如位置表浅,可使表面皮肤呈蓝色或紫色,如位置深则皮肤颜色正常。② 触诊肿块边缘不清,既有压迫性,又有回复性的特点,仔细扪诊有时在肿块内可触及绿豆大小的静脉石,体位移动试验阳性。③ 穿刺可吸得可凝固的血液。

2. 实质性肿块

(1) 转移癌:在颈部出现实质性、位置较固定的肿块,应高度怀疑转移癌的可能,一般 80％肿块是恶性肿瘤,80％的颈部恶性肿瘤是转移性的,80％颈部转移性肿块始发于锁骨以上区域。及时准确地寻找原发灶,对早期治疗、提高病患生存率十分重要。

(2) 鼻咽癌转移性淋巴结:常发生在Ⅱ区、Ⅲ区及Ⅴ区,初起时多为单侧,继之出现双侧转移。鼻咽癌转移性淋巴结声像图表现与颈部淋巴结结核颇为相似,多表现为偏低回声或不均匀低回声,L/S 多<2,皮质不均匀增厚,髓质不清或消失,皮髓质分界不清,因两者都易形成坏死,故淋巴结内常可出现无回声,但鼻咽癌转移性淋巴很少出现淋巴结周围炎、脓肿及窦道。超声造影显示淋巴结不均匀增强,常出现动脉样搏动性增强。

3. 颈部异位甲状腺　甲状腺发育和下降过程中如发生异常,甲状腺的位置可发生相应变化,称为异位甲状腺。异位甲状腺多位于颈部前方,声像图上常表现为等回声结节,边界多清晰,正常情况下内部回声均匀。CDFI 示结节内彩色血流信号常丰富。

(四) 腮腺区

腮腺区肿块应与腮腺、唾液腺炎性及肿瘤相鉴别。

1. 鳃裂囊肿　见"鉴别颈部先天性囊肿性疾病"。

2. 腮腺混合瘤　又称多形性腺瘤(pleomorphic adenoma),是临床上较为常见的唾液腺肿瘤之一,占据了整个唾液腺肿瘤的 80％ 左右,10％在颌下腺。多见青壮年,位于耳垂下方,可伸向颈部,可部分发生囊性变而间有较软的结节,与皮肤和基底组织不粘连,可推动,生长缓慢。恶变时可迅速增大,粘连固定,可破溃,出现疼痛或面神经麻痹,并在邻近出现淋巴结转移。其往往是指一种含有腮腺组织和黏液以及软骨样组织的腮腺肿瘤。腮腺混合瘤一般主要来源于腮腺上皮,变异肌上皮成分,与黏液和软骨样组织混合。腮腺混合瘤往往多发于腮腺,其次为腭部及颌下腺。且一般无明显自觉症状,生长过程缓慢,病程可达数年甚至数十年之久。

3. 沃辛瘤（Warthin tumor） 1991 年 WHO 唾液腺肿瘤分类中正式起用该名称,又称腮腺腺淋巴瘤。在腮腺肿瘤中,腺淋巴瘤发病率仅次于腮腺多形性腺瘤,占涎腺良性肿瘤的 6%～10%,其来源于腮腺上皮及腮腺内和腮腺周围淋巴结。本病首先由 Albrecht 和 Arzt 在 1910 年报道,1929 年由 Warthin 命名为乳头状淋巴囊腺瘤,该肿瘤 95% 以上发生于腮腺,极少数见于颌下腺,男女比例在 1.6∶1 到 10∶1,有多灶性和双侧涎腺发病特点。

（1）病因：较多承认的理论是腮腺内和其周围的淋巴结在其胚胎发育过程中有唾液腺组织卷入后发展为此类肿瘤,偶有家族性发病的报道,有文献报道 85% 的腺淋巴瘤患者有长期吸烟病史。腺淋巴瘤的发病是否与病毒感染相关,目前仍有很多争议,有学者认为腺淋巴瘤不是一种肿瘤而是自身免疫疾病。

（2）病理：① 肉眼所见：肿瘤呈圆形、卵圆形或扁圆形,表面光滑或呈分叶状,包膜完整,质较软,可有囊性感,内含浆液或黏液样物质,可见细小乳头,呈灰白色。② 显微镜下所见：肿瘤由上皮成分和淋巴样组织构成,上皮细胞排列成双层,内含有嗜酸性颗粒的高柱状细胞组成,核深染,位置近细胞顶端,排列整齐;外层为立方形,可为单层,也可多层,排列杂乱。腺管和囊腔内通常含有嗜酸性分泌物或无定形物,可有胆固醇结晶的裂隙、少量的炎细胞、巨噬细胞组成,伴有少量浆细胞浸润,含有许多生发中心。淋巴样组织中出现轻度或局灶性纤维变性,可完全由纤维组织代替,有的可伴有炎细胞浸润和局灶性坏死。③ 免疫组化：细胞角蛋白（keratin）反应强阳性,浆内充满棕黄颗粒。叶间导管和瘤间质内呈中反应,Myoglubin 无反应。

（3）诊断：腮腺腺淋巴瘤临床表现为无痛性肿块,诊断以下为其特点：① 肿瘤生长缓慢,无明显症状。临床表现肿瘤多数是圆形或椭圆形,直径多为 3～5 cm,周界清楚,表面光滑或呈分叶状,活动,质地较软,可有弹性。② 本病多为 50 岁以上男性。③ 好发部位多位于腮腺后下极。④ 常有消长史。以上提示我们,对于 50 岁以上者,腮腺后下极部位的肿物应首先考虑本病,及早发现,以免误诊。本病病理诊断可确诊。腺淋巴瘤剖面呈灰红或暗红色,常有大小不等的囊腔,腔内有乳头突入,含有黏液或胶冻样物,或为棕色干酪样物,如不熟悉其肉眼所见的特点,术中常可误诊。因此,应掌握肿瘤的形态学特征,以之与结核、囊肿相鉴别。

腺淋巴瘤具有一般良性肿瘤的 CT 及 MRI 特征：边界清楚、光整;全部有完整包膜,在 CT 及 MR T1WI、T2WI 上都表现为与周围腺体及病灶内部略有差异的一稍低密度或低信号的薄环;病灶通常呈椭圆形、圆形,亦可呈分叶状或哑铃形;大小变化很大;病灶最大径＞2 cm 时,其内部密度或信号不均匀,CT 表现为无强化的小片状稍低密度区,MRI 表现在 T2WI 呈高信号,在 T1WI 呈低或等或高信号;不伴有颈部淋巴结肿大。

（4）治疗及预后：腮腺腺淋巴瘤生长缓慢,一般体积不大,周界清楚,与皮肤无粘连,面神经不受累,因此手术易于剥离,很少复发,恶性变者极罕见。腮腺腺淋巴瘤的治疗方法以手术切除为主。

4. 流行性腮腺炎 是由腮腺炎病毒引起的急性呼吸道传染病。临床以发热和腮腺肿痛为特征,其主要病理反应是非化脓性炎性反应。各种唾液腺体及其他器官均可受累,形成合并症。流行性腮腺炎是小儿常见的急性呼吸道传染病,其病原体为流行性腮腺炎病毒。该病毒属黏液病毒类,系 RNA 病毒,对腺体和神经组织有亲和力。除对腮腺外,临床特征以腮腺的非化脓性肿胀为特征,伴发热及轻度全身不适,儿童患者易并发脑膜脑炎,流行性腮腺炎属于副黏病毒,从患者的唾液、血液及脑脊液中,均可分离出病毒。传染源为早期患者及隐性感染者,主要传播途径为呼吸道飞沫传染。在腮腺肿大前数日至整个腮腺肿大期间，均有传染性。患者多为儿童，病后有持久的免疫力。冬、春季为发病高峰，而腮腺的其他季节可见散发。在集体儿童机构中，易于暴发流行，大多数发生于学龄前或学龄期儿童。来苏、乙醇等可于2~5分钟内将其杀灭，紫外线照射下半分钟死亡，但对低温具有相当抵抗力。本病总的预后良好。感染后可获得持久的免疫力，一生中患2次者少见，本病属自限性疾病，大多预后良好，极少引起死亡，但合并心肌炎、重症脑膜炎者预后欠佳。

5. 急性化脓性腮腺炎　是儿科常见的疾病之一，多由于机体抵抗力及口腔生物学免疫力降低，口腔内细菌经腮腺导管逆行性感染而致腮腺出现炎症性病变，多由金黄色葡萄球菌引致。患儿可有高热，腮腺部位红肿、压痛，且挤压后可见脓液自腮腺管口流出。周围血象中白细胞总数和中性粒细胞百分数均增加。

6. 腮腺结核　多数发生在腮腺淋巴结内，只有少部分发生在腮腺实质内，是大涎腺少见的感染性疾病，表现为肿块型时呈单一、光滑、圆形、活动、边界清楚，无痛或轻压痛，有的数个淋巴结融合，触之呈结节状、缓慢生长的包块。腮腺结核目前尚无特异性辅助检查手段，腮腺造影片根据导管移位及腺泡充盈的变化，反映病变的存在是间接的，腮腺导管受压移位，腺泡充盈缺损规则，不易与良性肿瘤鉴别；当腮腺腺实质有破坏或腺体发生炎症性病变时，难与腮腺恶性肿瘤区别。B超检查可以提示肿块的质地、边界关系，但腮腺淋巴结核及淋巴结炎均有内部回声减低，甚至接近无回声的特点。细针抽吸细胞学检查安全、简便、经济，能迅速做出诊断，但也有其局限性，针吸组织是肿块的某一点，获取组织较少，易漏诊。

（五）颈前区

1. 甲状腺结节　主要包括甲状腺瘤、结节性甲状腺肿及甲状腺恶性肿瘤等，发病率较高。甲状腺作为最大的内分泌腺体，能够合成甲状腺激素，调节机体内代谢，若甲状腺合成不足，则会使血中甲状腺激素的浓度下降，减弱其对垂体的分泌抑制作用，促进垂体TSH分泌的增加，导致甲状腺肥大增生。早期发现并鉴别其良恶性具有重要的临床意义，其中前两者是良性病变，后者是恶性病变。大多数患者没有明显症状或表现为颈部肿块，多数是体检时发现。结节大小不等，可为单发或多发；形状可为圆形，类圆形或不规则形；恶变时迅速增大，可压迫周围组织，出现呼吸困难、声音嘶哑、吞咽困难等症状。

2. 甲状腺功能亢进症（hyperthyroidism，简称甲亢）　是指甲状腺腺体本身产生甲状腺激素过多而引起的甲状腺毒症，其病因主要是弥漫性毒性甲状腺肿（Graves disease，GD）、多结节性毒性甲状腺肿和甲状腺自主高功能腺瘤（Plummer病）。

3. 桥本氏病　是一种自身免疫性疾病，其基本病理变化为甲状腺滤泡萎缩破坏，滤泡腔内胶质含量减少，间质内大量淋巴细胞浸润，并有突出生发中心的淋巴滤泡形成，引起甲状腺功能损害。由于甲状腺损害程度不同，病程长短不一，临床表现及实验室甲状腺功能检查可有很大的差异。大部分患者血清甲状腺免疫球蛋白升高，但部分患者血清甲状腺免疫球蛋白正常，甲状腺的淋巴管很发达，淋巴回流沿颈内静脉最终回流到颈深下淋巴结群，形成肿大的淋巴结。

（六）颈后区

脂肪瘤　是一种常见的良性肿瘤，可发生于任何有脂肪的部位，一般多发生于躯干、四肢及腹腔等部位。脂肪瘤和周围组织之间的境界很清楚，其质地较软，生长缓慢，大多体积都较小。患者年龄多较大，儿童较少见，其外观为扁圆形，大小不等，长轴与皮肤平行，质地柔软。很少恶变，手术较易切除。

三、鉴别颈部先天性囊肿性疾病

颈部淋巴结结核与颈部先天性囊肿性疾病都为颈部的包块，虽不同质但临床上需相鉴别。

（一）鳃裂囊肿

鳃裂囊肿（branchial cleft cyst）又称为颈部淋巴上皮囊肿（cervical lymphoepithelial cyst），一般位于颈上部近下颌角处，胸锁乳突肌上 1/3 前缘。其组织发生来源于鳃裂或咽囊的上皮剩余，但也有人认为其发生与胚胎期陷入颈部淋巴结内的涎腺上皮囊性变有关。

鳃裂囊肿是常见的鳃裂畸形，属于软组织囊肿，其形成与胚胎发育过程中鳃弓的出现有关。胚胎 3～7 周是鳃弓发育为头颈部重要结构的关键阶段，在胚胎发育第 3 周，头部两侧各出现 5 对鳃弓，由外胚层形成各鳃弓之间的内陷形成鳃裂，由相对应内面的内胚层形成咽囊。鳃裂囊肿较为接受的发病机制是鳃裂闭合不全，上皮残留所致。鳃裂囊肿通常以下颌角和舌骨为标志分类。发生于下颌角以上及腮腺区者，多源于第一鳃裂，表现为颈侧上部逐渐肿大的肿块；发生于下颌角与舌骨之间颈上部者，为第二鳃裂来源，多位于胸锁乳突肌中部前缘，表现为颈侧中部逐渐肿大的包块；而位于颈中下部或锁骨附近者，则为第三、第四鳃裂起源，表现为颈侧下部逐渐肿大的包块，是一种由中胚层胚胎残余发展而来的原发性囊性占位，罕见胚胎残余向恶性方向分化。发病年龄集中在 20～40 岁，无明显性别差异，部分病变因合并感染而发现。

鳃裂囊肿多见于青壮年，肿块生长缓慢，质地柔软，有波动感，但无搏动，可有时大、有时小的变化，还可伴有皮肤瘘口，患者多无自觉症状，如发生上呼吸道感染时，肿块可骤然增大，并可有疼痛，且向腮腺区放射；穿刺液多为黄绿色或棕色清亮液体，多数含胆固醇结晶，继发感染后穿刺液则呈脓性；囊肿破溃后可引起长期不愈，形成鳃裂瘘。肉眼观察可见囊肿内含有黄绿色或棕色清亮液，或含黏稠胶样、黏液样物质。镜下见囊壁内衬复层鳞状上皮，伴或不伴角化，部分囊肿可内衬假复层柱状上皮，纤维囊壁内含大量淋巴样组织，可形成淋巴滤泡。鳃裂囊肿常合并腮瘘管。病理表现囊壁内衬复层鳞状上皮，纤维囊壁内含大量淋巴组织（图 14-46）。初次手术的鳃裂囊肿可行摘除手术治疗。

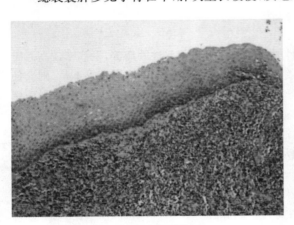

图 14-46　鳃裂囊肿
囊壁内衬复层鳞状上皮，纤维囊壁内含大量淋巴组织（HE×100）

（二）鳃裂瘘

根据鳃裂瘘管的胚胎发育来源不同，可分为以下 4 种类型。

1. 第一鳃裂瘘管　临床上较少见，其外瘘口多位于下颌角的后下方，靠近胸锁乳突肌上端的前缘，舌骨以上平面的颈侧皮肤上，内瘘口位于外耳道的软骨部或耳郭的前方或后方，鼓室及咽鼓管，瘘管在咽鼓管的下面，腭帆张肌的后面，颈动脉或茎突咽肌的前面走行，有的靠近面神经干走行。

2. 第二鳃裂瘘管　临床上较常见，外瘘口多位于胸锁乳突肌前缘的中、下 1/3 交界处，瘘管自外瘘口穿通颈阔肌，沿颈动脉鞘上行，穿过颈内、颈外动脉之间，经舌咽神经、茎突咽肌和舌下神经的浅面,到达扁桃体窝上部,内瘘口位于此处。

3. 第三鳃裂瘘管　较少见,外瘘口位于胸锁乳突肌前缘的下部,与第二鳃裂瘘管的外瘘口位置相似,瘘管穿过颈阔肌的深部,穿过颈内动脉的后面,沿迷走神经的浅面上行,跨过舌下神经,止于梨状窝的内瘘口。

4. 第四鳃裂瘘管　少见,外瘘口与第二鳃裂瘘管相似,瘘管穿过颈阔肌深部,沿颈动脉鞘下降到胸部,再自锁骨下动脉或主动脉弓下方上升到颈部,止于食管上端的内瘘口。

鳃裂瘘临床表现:第一鳃裂瘘管主要表现为耳内流脓,下颌角后下方有包块,压之耳内分泌物增多,继发感染可出现疼痛、发热等症状。第二、第三、第四鳃裂瘘管在胸锁乳突肌前缘有瘘口,有时瘘口很细,如针尖或小凹陷,该处常有少许分泌物,患者常觉口内有臭味。

鳃裂窦、瘘需手术治疗,注意内外瘘口的处理,多次复发者注意防范手术风险。尤其对重要的解剖结构的辨认和保护,第一鳃裂囊肿或瘘注意保护面神经,第二鳃裂囊肿或瘘注意保护副神经,第三、第四鳃裂囊肿或瘘及多次手术者可考虑采用功能性颈淋巴结清扫方法,第四鳃裂瘘畸形或波及甲状腺可能需一并切除甲状腺。

(三)甲状舌管囊肿

甲状舌管囊肿(thyroglossal tract cyst)是甲状舌管残余上皮发生的囊肿。为颈部最常见的发育性囊肿,常位于颈部中线或近中线处有一结块,下有蒂柄,按捏肿块蒂柄,边界清楚,触之有波动感,能随吞咽而上下活动。囊内容物为清亮黏液样物质。囊内壁可衬假复层纤毛柱状上皮或复层鳞状上皮,常见两者的过渡形态,纤维囊壁内偶见甲状腺或黏液组织。在颈前破溃后初有少量脓液,但无败絮样物,而后流出唾液样黏液,久不收口,即使疮口暂时愈合,而后又会破溃复发。

其属于软组织囊肿是胚胎期发育第4周,第1对咽囊之间,咽腔腹侧壁的内胚层向下方陷入,形成甲状腺中叶始基,随后逐渐向下间质内伸展,起始点处留下的舌盲口是甲状舌管退化不全而形成的先天囊肿,通常位于颈部中线、舌骨下,呈圆形,直径2~3 cm,表面光滑无压痛。检查时囊肿固定,不能向上及左右推移,但吞咽或伸舌时肿块向上移动为其特征。大而浅表的囊肿透光试验阳性,较小的囊肿可扪到一条索带连接舌骨。在青春期,由于囊内分泌物潴留或并发感染,囊肿可破溃形成瘘管,瘘管可向上延伸,紧贴舌骨前后或穿过舌骨直达盲孔,由瘘口经常排出半透明黏液,经过一段时间后,瘘管可暂时愈合而结痂,不久又因分泌物潴留而破溃,这样时发时愈,在瘘口上方可扪及一条向舌骨方向潜行的索带组织。病理表现,内壁衬覆假复层纤毛柱状上皮,纤维囊壁内见甲状腺组织。(图14-47)

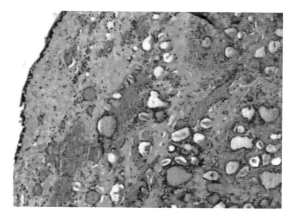

图14-47　甲状舌管囊肿囊

内壁衬覆假复层纤毛柱状上皮,纤维囊壁内见甲状腺组织(HE×100)

致病原因,常由于甲状舌骨不完全闭合所引起,多位于下颌区及胸骨上凹之中线部。在出生后第1年有此症者占30%,在4岁前出现者占45%。直径1~3 cm,可紧贴于较深部的组织,吞咽时与舌骨可同时移动,常可发生感染。囊肿较窦道更为常见,但两者也可同时出现,反复感染可使囊肿破裂。

先天性甲状舌管囊肿及瘘管又名颈前正中囊肿及瘘管,是在甲状腺发生过程中,甲状舌管未退化或未完全退化消失而产生的。可发生于自舌盲孔至胸骨上切迹之间的任何部位。甲状舌瘘管的内瘘口位于舌盲孔,外瘘口在颈前正中线上或稍偏一侧。囊肿位于舌骨下方时,连接囊肿和舌盲孔之间的瘘管可经舌骨前、舌骨内或舌骨后走行,以从舌骨后走行者多见。

甲状舌管囊肿临床表现:位于舌骨以上的较小囊肿可无症状,囊肿增大时才有舌内发胀、咽部异物感、发音不清,检查见舌根部有一圆形隆起。位于舌骨以下、甲状舌骨膜之前的囊肿较为多见。患者常无明显症状,检查可见颈前皮下有半圆形隆起,表面光滑质韧有弹性,与皮肤无粘连,可随吞咽上下活动。穿刺囊肿可抽出半透明或混浊、稀稠不一的液体。

甲状舌瘘管临床表现:外瘘口常位于颏下与甲状软骨之间的颈前正中线上或稍偏向一侧。瘘口可有分泌物外溢,如有继发感染则有脓液外溢。从外瘘口注入美蓝,如为完全性瘘管,可见舌盲孔处有美蓝流出。经瘘口注入美蓝不仅有助于诊断,还有利于手术中能将瘘管完全切除。

瘘管或囊肿 X 线碘油造影有助于明确诊断。但应与鳃裂囊肿、皮样囊肿及异位甲状腺相鉴别。① 多见于小儿和青年。颈前舌骨平面下有圆形肿块,表面光滑,界限清楚,囊性感,皮肤无粘连,随吞咽上下移动。沿舌骨方向可触及索状物,张口伸舌时可觉肿块回缩上提。② 囊肿继发感染时,局部红肿触痛,自行破溃或切开引流后,可形成经久不愈的瘘。③ 黏液性分泌物,常含柱状和鳞状上皮细胞。

应与异位甲状腺相鉴别。手术切除治疗。

四、与软组织肿瘤相鉴别

淋巴结结核应与颈部的软组织肿瘤,如脂肪瘤、纤维瘤、纤维组织细胞瘤、嗜酸性粒细胞增生性淋巴肉芽肿、平滑肌瘤等肿块相鉴别。

1. 嗜酸性粒细胞增生性淋巴肉芽肿　为嗜酸性粒细胞增生性淋巴肉芽肿,1948 年木村哲二在日本报道过此病,又称木村病(Kimura disease)。该病是一种罕见的,病因不明的,以淋巴结、软组织和唾液腺损害为主的慢性炎性疾病。是一类多发于亚洲中年男性人群的临床少见疾病。该病几乎都发生于青壮年,年龄多在 20～40 岁,发病率男女比例在(10～60):1。该病病因尚未明确,可能与自身免疫、过敏、肿瘤、昆虫叮咬或寄生虫感染等有关,免疫反应伴随疾病全程。

Kimura 病患者血清中 IgE、TNF-α、L-4、L-5、L-13 的水平增高,病变组织中大量的 EOS 浸润,肥大细胞增生。EOS 释放可抑制组织胺释放,认为可能为自身免疫性疾病。属于活性 $CD4^+T$ 辅助细胞及 TH2 细胞免疫失调,引起 IgE 介导的 I 型过敏性疾病。I 型变态反应可能为其主要的致病机制。

(1)病理改变:病变肿块无被膜,与周围组织无明显界限,镜下见毛细血管大量增生,血管内皮细胞肿胀并明显增生,导致管壁增厚甚至管腔阻塞。血管内皮增生区内有大量的淋巴细胞和嗜酸性粒细胞浸润,淋巴滤泡形成,有时形成生发中心,可以发现大量的嗜酸性粒细胞,并且有小血管和纤维组织增生。受累的淋巴结内淋巴滤泡增生活跃,生发中心扩大。嗜酸性粒细胞浸润于皮质、髓质及被膜下,严重者淋巴结结构消失,可出现具有不连续生长中心的淋巴结,可从网状真皮层延伸至筋膜层和肌层。毛细血管增生并非其特征性改变,增生的血管呈块状交通,血管内皮细胞呈扁平状,无空泡,无上皮样或组织细胞,常出现淋巴滤泡,活跃的生发中心经常见到,间质纤维化常见。

(2)临床表现:皮肤瘙痒及色素沉着发生率为 40%～100%。多发生于肿块处的皮肤,可有斑点状皮疹和渗出,也可见搔痕、脱屑、变厚、粗糙,严重者局部糜烂、溃破,也有全身瘙痒者。皮肤瘙痒及色素沉着发生率为 40%～100%。多发生于肿块处的皮肤,可有斑点状皮疹和渗出,也可见搔痕、脱屑、变厚、粗糙,严重者局部糜烂、溃破,也有全身瘙痒者。

(3)诊断:目前木村病的诊断缺乏统一的诊断标准,结合相应临床表现和血液检查可考虑此病,诊断主要依据活组织病理检查。实验室检查特点为:① 外周血象中嗜酸粒细胞比例和计数明显升高,指标与肿块的消长基本呈动态平行关系,并先于肿块复发前上升。故上述指标的检测可作为临床观察疗效、估计预后的客观指标。② 血清 IgE 水平明显升高。③ 骨髓穿刺:发现骨髓中嗜酸粒细胞也明显升高,主要为晚幼和成熟阶段。④ 影像学检查无特异性。

(4)治疗:手术切除加放疗是目前最有效的方法,手术切除的标本进行病理学检查,可以明确诊断。对于单发、肿块较小、部位易切除的病变,主张手术治疗。对于病变范围大、多发、界限不清或局部浸润以及术后复发的病例主张首选放射治疗。本病对放疗敏感,放疗是国内外公认的首选疗方法,有效率达 90% 以上。放射治疗后病灶内毛细血管内皮转化为正常,嗜酸粒细胞消失,淋巴细胞显著减少。

2.脂肪瘤　见前。

五、中医鉴别诊断

中医鉴别诊断过程体现了中医对该病及与其他相类疾病认知的全面性和久远性,也是中医对瘰疬鉴别诊断病历书写不可缺少的部分。

1.颈痈　虽亦生于颈之两侧,但发病甚快,起即寒热交作,结块形如鸡卵,漫肿坚硬,焮热疼痛易消,易溃,易敛。

2.臀核　可由头面、口腔等部破碎或生疮引起,一般单个,在颔下、颏下、颈部结核如豆,起发迅速,压之疼痛明显,很少化脓。

3.肉瘿　多生于结喉正中处,其结块能随吞咽动作而上下,终不破溃。

4.失荣　生于耳前后及项间,初起结核形如栗子,顶突根收,按之石硬,推之不移,溃破之后创面如石榴样,血水浸淫。常有鼻咽癌原发病灶。

5.上石疽　虽生于颈项两旁,但其肿块大如桃李,坚硬如石,多单个发生。一般经 4～6 月溃破,脓液中无败絮样物,收口较快。病情缠绵,终年难愈,不缩小,亦不溃破。

第七节　治　疗

一、中医治疗

(一)辨证治疗

1.肝郁痰凝证

证候:本病初期多见以一侧或双侧颈项部、颌下、颏下、耳后等部位可及结节数枚,单发或成串状分布,绿豆到豌豆大小,质地中等或偏硬,稍有压痛,活动度可,与皮肤及周围组织无粘连,舌质红,苔薄白,脉象弦细。常因肝气郁结,气滞伤脾,脾失健运,痰湿内生。

治法:疏肝理气,解郁化痰。

方药：柴胡清肝汤加味。柴胡、郁金、黄芩、半夏、象贝母、猫爪草、海藻、百部、桔梗、龙葵、连翘、天花粉、红枣、生甘草等。

2. 痰瘀互结证

证候：常见于瘰疬初、中期。证见肿块如馒或坚硬难消，质地中等或偏硬，活动度差，触痛不显，界限尚可，三五成串，基底部可融合成团，皮温初期如常，后期或偏高；或脓成较慢，波动感不明显。兼见手足欠温，大便时溏，妇女月经愆行，经量少，经色紫暗；或有血块，舌质淡，苔薄白，边尖或有瘀斑，脉沉紧或滑涩。至后期可夹杂败絮样稀薄物质，溃后不易愈合，舌质暗红或降，苔薄黄，脉弦滑或细数。常因邪毒阻于局部气血经络，津液失布，炼液为痰，痰凝瘀血相互搏结。

治法：化痰散结，活血祛瘀。

方药：小金丹合芩连二陈汤或自拟化痰祛瘀煎加三猫汤。夏枯草、象贝母、生牡蛎、玄参、丹参、三七、猫爪草、泽漆（猫眼睛草）、猫人参、姜半夏、陈皮、莪术、红枣、生甘草。偏寒者，加白芥子、鹿角片；偏热者，加全瓜蒌；偏痰火者，加石膏、丹皮等。以活血化瘀为主，可重用丹参、莪术，量达 30 g。

3. 阴虚火旺证

证候：常见于瘰疬中后期。证见迁延日久，肿块融合，皮核粘连，脓肿形成，皮色暗红，有波动感，形体消瘦，潮热盗汗，舌质红，少苔，脉象细数。后期损及肝肾出现肝肾阴虚；抑或阴虚火旺、肺津不足，肺痨染易出现肺肾阴虚证。此阴虚二证常相兼致病，均可导致阴虚火旺证。而阴虚火旺证亦可加重肺肾、肝肾阴虚，如此出现恶性循环，使病程长，迁延不愈，遂成顽疾。兼见溃久不愈，干咳少痰，痰中带血，腰膝酸软，脓液稀薄，五心烦热，潮热盗汗，舌质红，少苔，脉象细数。

治法：托毒透脓，补肺肝肾。

方药：知柏地黄汤合秦艽鳖甲散加味。黄精、熟地、知母、黄柏、丹皮、地骨皮、秦艽、鳖甲、南沙参、麦门冬、白及、桔梗、百合、龟板、皂刺、红枣、生甘草等。

4. 气血两虚证

证候：多见于瘰疬后期。证见疮口脓出清稀，夹败絮物，形体消瘦，面色无华，精神倦怠，舌质淡，舌苔薄，脉象细。

治法：益气养血，生肌收口。

方药：香贝养荣汤化裁。八珍汤合香附、象贝母、黄芪、陈皮、桔梗等。若余毒未尽，应用托里消毒饮加金银花、连翘、徐长卿等。

（二）分期治疗

1. 初期　疏肝养血，解郁化痰，方以逍遥散合二陈汤加减。常用药物柴胡、当归、赤芍、白芍、夏枯草、海藻、陈皮、半夏、百部、黄芩、丹参。肝火偏胜者，加生山栀、黄芩。

2. 中期　托毒透脓。上方加生黄芪、皂角刺、炙山甲。

3. 后期　肺肾阴亏者，滋肾补肺，方以六味地黄汤加减。常用药物党参、生地、山药、山茱萸、茯苓、南沙参、麦冬、地骨皮、生牡蛎（先煎）、百部、黄芩。咳嗽，加象贝母、海蛤壳。

气血两亏者，养营化痰，方以香贝养营汤加减。常用药物党参、焦白术、茯苓、炙甘草、当归、白芍、熟地、川芎、制香附、象贝母。兼脾虚失运者，加山药、广木香、砂仁（后下）。

不论已溃未溃，可经常配用小金片，每次 4 片，每日 3 次；或芩部丹片，每次 4 片，每日 3 次；或石吊兰片（成药）每次 4 片，每日 3 次；或内消瘰疬丸、消瘰丸或芋艿丸均为 9 g，分 2 次口服，或夏枯草膏 15 g（开水冲服）。如病情减轻时，亦可单独使用上述成方，代替煎剂。

（三）外治法

1. **初期**　用阳和解凝膏掺黑退消贴之,2～3 日换药 1 次。

2. **中期**　如脓成未熟,改用千捶膏。脓熟宜切开排脓,并必须达到有充分引流的程度。

3. **后期**　一般初用五五丹或七三丹;次用二宝丹药线引流,红油膏外敷;腐脱新生改用生肌散、生肌白玉膏。久溃不敛,亦可用猫眼草膏或狼毒粉纳入创口。窦道深者,亦可用千金散腐蚀 5～7 日,再按一般处理。疮口呈空壳或漏管者,需做扩创或挂线手术,再按一般处理。

鉴于部分含汞丹剂,可采用动物类药局部外用,早期常用蜈蚣、全蝎、蛤蚧、天龙等药研细末。腐肉已尽、生肌长皮期可外用水蛭粉,成药代表有脉血康胶囊内容物,去掉胶囊直接应用超微细粉局部外敷,收口期用生肌散外扑。长皮期可选用象皮粉(北京春风)加蛋黄油适量外敷。

其他外治法详见第十一章第一、二节外治法篇。

二、西药治疗

不同类型的淋巴结结核有不同的治疗方法,但在抗结核药物治疗方面的要求是一致的,可以说正规系统的抗结核药物治疗是所有类型颈部淋巴结结核治愈和防止复发的根本,更是外科手术治疗的必要前提条件。目前认为化疗对淋巴结结核的治疗是有效而可靠的,多数以淋巴组织增生、形成结节或肉芽肿为病理改变的初期肿胀型淋巴结结核是可以治愈的(约占 70%),主要化学药物常用的药物有异烟肼、利福平、吡嗪酰胺、乙胺丁醇、左氧氟沙星、阿米卡星和链霉素等。

应用化疗应遵照以下 5 条原则:① 早期:一旦确诊立即用药。② 联用:联合应用 3 种或 3 种以上抗结核药物以保证疗效和防止产生耐药性,减少毒副作用。③ 适量:根据患者千克体重给予治疗量。④ 规律:切忌遗漏和中断。⑤ 全程:抗结核化学药物治疗对结核的控制起着决定性的作用,合理的化疗可使病灶全部灭菌、痊愈。传统的休息和营养起着辅助作用。

根据淋巴结病变不同程度,疗程应为 12～18 个月,推荐化学药物治疗方案为 3HREZ/9 - 12HRE 或 3HREZLfx/9 - 12HRELfx(H:异烟肼,R:利福平,E:乙胺丁醇,S:链霉素,Z:吡嗪酰胺,Lfx:左氧氟沙星)。CTL 的治疗总则是以全身抗结核治疗为主,结合外科手术等局部治疗的综合治疗。

1. **全身治疗**　原则:① 适当注意营养和休息。② 全身抗结核治疗。

淋巴结核的化疗疗程至少 1 年,是最重要的治疗。推荐方案为,强化期 2～3 个月,应用 HRE(S)Z(括号内为可替代药品);巩固期 9～10 个月,应用 HRE,每日用药。由于肿大的淋巴结内有大量的干酪样坏死,Z 在坏死的酸性环境中可发挥强大的杀菌作用,因此必要时强化期可适当延长至半年。国外一般多采用 9 个月方案,如 2RHZ/7RH,2HRE/7RH;6 个月短化方案也已用于临床。Campbell 报道 6 个月方案(2RHZ/4RH,51 例)和 9 个月方案(2RHZ/7RH,56 例及 2RHE/7RH,50 例)的对比研究,结果显示在淋巴结消失速度、残留淋巴结百分比、淋巴结液化和窦道形成数目方面,3 组均无明显统计学差异,说明 6 个月方案与 9 个月方案有同样疗效。

由于我国 CTL 患者就诊晚,病情重,多数来自农村,抗结核药物的正确应用率低,督导化疗多数难于实现,因此应采用较长疗程。对 CTL 采用 12 个月疗程,选用 2HRZE(S)/8HRE/2HR 方案,不同分型结合不同的局部治疗方法,以提高治愈率。

单纯型不应用抗生素,不做淋巴结局部的任何处理。浸润型初期加用抗生素 1～2 周,淋巴结局部不做处理,注意保护皮肤。脓肿型抗生素应用在 2～4 周,同时局部穿刺抽液、冲洗,局部用药或手术切除,不做切开引流。溃疡型先清洁换药,后行手术病灶清除。

若 CTL 为复发结核病,则选用以前未应用的抗结核药物和新的化疗方案,有条件时根据药物敏感试验。

2. 局部治疗　一般根据下列原则:① 摘除缝合,对于少数局限的、较大的、能推动的淋巴结,可考虑手术切除。这是既简单,又收效快的疗法,术前抗结核治疗 1～2 周,术中完整切除淋巴结并缝合切口,术后继续抗结核至少 6 个月。② 局部封闭,结核性脓肿尚未形成时,以 5% 异烟肼溶液 6 ml 加 1% 普鲁卡因溶液 4 ml,注射于淋巴结周围,做局部封闭,可以增加局部药物浓度,加强治疗效果,每周 2 次。③ 穿刺冲洗,对于已形成寒性脓肿但尚未穿破者,若表面皮肤完整,可潜行性穿刺抽脓。从脓肿周围的正常皮肤进针,尽量抽尽脓液,然后向脓腔内注入 5% 异烟肼溶液或 10% 链霉素溶液反复冲洗,并留适量于脓腔内,每周 2 次。有混合感染者用卡那霉素代替链霉素。目前已不主张穿刺抽脓,可直接敞开换药或行病灶清除术。④ 敞开换药,对于久治不愈的窦道或溃疡型淋巴结结核,若无严重的混合感染存在,可实行敞开换药,用锐匙刮除坏死肉芽及干酪样物,切口不作缝合,置入利福平药捻、异烟肼、链霉素或结核膏药捻,每周 2 次或按需换药,直到愈合。

三、手术治疗

有相当一部分颈淋巴结结核患者化疗效果欠佳,因为这些患者的淋巴结受到结核感染后,淋巴结纤维包膜增厚、水肿及坏死,由于血供欠佳、淋巴管炎症堵塞等原因,导致全身抗结核药物难以进入病灶内达到有效的杀菌浓度,特别是随着耐药结核分枝杆菌的增多,而使得病灶内的结核分枝杆菌更难以被杀灭,结核分枝杆菌不断作用于淋巴结、真皮深层或皮下组织,而发生干酪样坏死、液化及皮肤破溃,故而较重类型的淋巴结结核现在日趋增多。因此,目前越来越多的学者主张采用以手术治疗为主的综合治疗。

肺外结核以颈部淋巴结结核为最常见且预后较好,单纯颈部淋巴结结核表浅易于发现,早期诊断、早期治疗及必要的局部处理其治愈率几乎 100%。深部淋巴结结核,如纵隔淋巴结结核及腹内淋巴结结核,由于容易漏诊或误诊,常常出现并发症后才开始就诊,影响治疗效果,部分并发症需要手术治疗。

（一）适应证

经抗结核治疗 3～6 个月效果不佳者;脓肿形成,经药物治疗不能控制者;脓肿形成,合并混合感染者;窦道形成,经治疗 3 个月不愈或反复发作者;瘘口或和瘢痕形成影响外观者;非结核分枝杆菌感染,如胞内分枝杆菌等感染,药物治疗无效者。目前认为除了抗结核药物能治愈的初期肿胀型(结节型)淋巴结结核外,其他各种类型的淋巴结结核均应考虑手术治疗。

（二）相对禁忌证

从未经过任何抗结核药物治疗的或治疗时间不足 2～3 周的淋巴结结核,原则上暂时不主张手术治疗;巨大的浸润型淋巴结结核,无液化,粘连重,界限不清,解剖关系不明确,估计目前无法手术切除者,可暂时不考虑手术治疗(对颈部解剖熟悉也可考虑手术治疗);待经过一段时间的抗结核、抗炎或局部治疗后,如果肿物明显缩小,粘连减轻,解剖边界清楚或肿物已明显液化,此时手术条件更成熟,风险相对明显较低。

（三）手术方法

在同一病灶内,可以有不同时期的病变淋巴结,干酪样坏死与浸润可以同时存在,术前用药是防治病变术中扩散和术后复发的重要措施之一。因此,手术前即使是已有脓肿形成,也应先行规则的抗结核药物治疗 1～2 个月。若脓肿合并有混合感染，应先行切开引流，结合抗炎、抗结核治疗，待病变有所控制后再行病灶清除术。

1. 麻醉　可采用局部麻醉或颈神经丛封闭，前者适合于局限病灶，后者用于较广泛的病灶。在胸锁乳突肌中上 1/3 向内、向上进针，针头感触及骨骼，然后向外退 0.2 cm，注入 1% 普鲁卡因或 0.75% 利多卡因 15 ml，注药前要回抽针心，观察有无回血，无血液后再注入药物。

2. 手术操作　在消毒前以干棉花球堵塞外耳道，以免消毒液流入耳道。令患者做憋气动作，显露颈部浅静脉，如颈外静脉、颈前静脉等，再以甲紫溶液等染料标出静脉走向，便于避开血管。切口部位的选择对手术的顺利进行起着很重要的作用，可选择横切口，优点是创伤小，手术视野暴露较好，解剖关系清楚，且顺颈部皮纹，术后瘢痕较不明显，尤其适合于锁骨上、胸锁乳突肌前缘、颌下及耳后淋巴结核。也可选择斜形或 Y 字形切口，组织创伤面较大，术后颈部瘢痕明显，此切口用于横切口难以暴露手术视野及病灶的患者。

对于单个表浅淋巴结结核，在肿大淋巴结基底部汇入麻药 5 ml 左右，使淋巴结隆起及固定，切开皮肤及颈阔肌，直达淋巴结外膜，轻轻挤压肿大淋巴结即突出于皮肤表面，两头结扎出入血管与淋巴管，全层缝合皮肤。对于较深的淋巴结结核，颈部淋巴结可分为七区，具体如前图 14 - 2。

3. 颈部淋巴结清扫术及注意事项　首先将胸锁乳突肌从其锁骨及胸骨上缘稍上处切断、缝扎，然后向后上稍加分离，并使胸锁乳突肌下端留一小的残端，做遮盖以后将被结扎、切断的颈内静脉断端之用。尽量靠近肩胛处切断并缝扎肩胛舌骨肌的后腹。打开颈动脉鞘，清除暴露颈内静脉、迷走神经及颈总动脉。游离颈内静脉，在距锁骨下静脉 1 cm 以上将颈内静脉切断并双重结扎或缝扎。切勿将迷走神经或膈神经与血管同时钳住或结扎。

左侧颈淋巴结切除还应注意避免损伤胸导管。胸导管自下而上出胸腔后，在颈部成弓形向左外方行走，高出左侧锁骨 3～4 cm。位于膈神经及前斜角肌内缘之前，颈总动脉、颈内动脉及迷走神经之后，注入左侧颈内静脉，汇入左侧锁骨下静脉处。因解剖变异甚多，有时弓部位置很低，手术中不能看见，有时也可高出锁骨达 5 cm。如意外损伤胸导管，应寻找破裂处，用细丝线做结扎，否则流出的乳糜留积在创口内，凝结成乳糜块，使皮瓣水肿、变硬，影响创口愈合，且可形成乳糜漏，使患者发生严重营养障碍。万一破裂处很小而找不到漏口时，可采用局部加压包扎，等待漏口自行愈合。

切断并结扎颈内静脉后，继续向深层分离直至斜角肌的浅面，此时可发现由外上向内下走行于前斜角肌表面的膈神经和向外下走行于中、后斜角肌表面的臂丛神经，颈横动、静脉横贯其上，在看清臂丛神经的情况下分别切断并结扎。在斜方肌前缘之前将胸锁乳突肌提起继续向上钝性分离，连同椎前脂肪、结缔组织都需自颈深筋膜的深层予以分离。沿斜方肌前缘向上分离时常遇到数支小动、静脉，应缝扎止血。在斜方肌的中、下 1/3 前缘处发现副神经后，将其切断、缝扎。解剖时需注意保护颈总动脉、迷走神经、膈神经和臂丛神经干。此时，将肩胛舌骨肌自舌骨附着处切断。甲状腺中静脉横行于颈总动脉的表面，汇入颈内静脉的前壁，需用细丝线结扎切断。沿颈总动脉表面向上分离并逐次切断第 IV、III 及 II 颈丛神经的浅层分支，伴随的血管应电凝或结扎。将二腹肌后腹向上拉起，保留舌下神经主干，切断舌下神经降支，在尽可能高处切断颈内静脉并双重结扎或缝扎。若在二腹肌后腹的平面有受侵淋巴结，因其位置高，需在近颅底处结扎颈内静脉，操作较困难，可将茎突舌骨肌及二腹肌后腹切断后再结扎。副神经近端在颈内静脉后方通过，予以切断、结扎。在靠近乳突尖处再次切断胸锁乳突肌。视情况可切除腮腺下端，在中线稍外侧暴露下颌舌骨肌和二腹肌前腹，切断并双重结扎面动、静脉。将下颌舌骨肌后缘向前拉开,暴露下颌下腺导管,将其钳夹后剪断、缝扎,此时须注意保护位于其上方的舌神经和下方的舌下神经。至此,颈阔肌与颈深筋膜深层之间的淋巴组织已被切除,检查切缘,缝合腮腺下端的包膜。放置引流管之后分层缝合颈阔肌、皮下组织和皮肤。病灶清除后,虽留有死腔,但只要放置细的硅胶管引流,加压包扎,使创口紧贴,不留死腔,创口就可愈合。

对于存在窦道、瘘管的患者,往往深部有干酪样坏死的淋巴结结核病灶,常规清除病灶,不须切除瘘管,效果亦很好。

锁骨上淋巴结结核脓液往往在胸锁乳突肌的锁骨端下方流向胸骨上窝,穿破皮肤在胸骨上窝出现瘘口,这时需要切断部分胸锁乳突肌纤维,才能开阔手术视野,此处有小血管穿过,需缝扎处理,注意勿伤及下方的颈横动脉。

(四) 病灶清除术

病灶清除术是治疗 CTL 最可靠最有效的方法之一。

1. 适应证　浸润型 CTL,经 4 周三联以上规则抗结核治疗,病变无明显吸收或发展者;脓肿型 CTL,经规则抗结核治疗,炎症有所吸收,但残腔较大,难于闭合者;溃疡型 CTL,有经久不愈的窦道,形成支撑者;复发型 CTL。对结节型 CTL,一般不首选手术治疗,但若结节>2 cm,在抗结核中可产生中央坏死,或不能与其他疾病鉴别时,也应手术处理。

2. 术前准备　各项化验符合手术要求;心电图检查;B 超或 CT 确定范围;排除其他部位,尤其是肺部活动性结核病灶;抗结核 3 周以上,病情稳定;有混合感染时要抗感染治疗。

3. 手术步骤　选择以脓肿为中心的直切口或梭形切口,尽可能选择隐蔽部位;抽吸脓液,刮除脓肿壁坏死组织,至创面出现散在小出血点为止;沿窦道进入深层组织,找出肿大淋巴结、坏死组织及肉芽,一并切除,并注意将整个创腔完全敞开,避免遗留;用碘伏浸泡 5~10 分钟,或用 2%碘酊涂布→70%乙醇脱碘→生理盐水冲洗,也可用双氧水冲洗和甲硝唑浸泡;折叠缝合肌层及皮下组织,细导管引流或不引流,根据情况选择或不选择皮内缝合。

4. 术后处理　加压包扎 48~72 小时;观察有无渗血或出血;抗炎抗结核治疗;第 9~14 日拆线,若愈合不佳,可敞开换药。

5. 注意事项　手术适应证要明确,术前准备要充分,病灶清除要彻底,抗结核治疗要标准。任何治疗方法都不能缩短抗结核药物治疗的疗程。

此外,据陈红兵、宋言峥对结节型、浸润型、脓肿型、溃疡窦道型外科手术技巧总结补充如下:① 结节型:起病缓慢,一侧孤立或双侧多个淋巴结肿大,质硬,散在而活动,无粘连。其病理改变大都以结核性肉芽增殖和干酪坏死为主。孤立性结节型淋巴结结核行淋巴结切除术即可,多发性结节型应行区域性淋巴结清除术。国内大多数学者认为在淋巴结结核的增殖阶段,即出现脓肿以前的时期内,最适于手术切除,而且也是该种类型淋巴结结核的最佳治疗方法。术中应力求由肿大的淋巴结被膜外将其完整的剥离切除,避免病灶破碎污染手术视野。创面要冲洗干净,根据术腔的大小决定是否需要放置负压引流管,逐层缝合,切口部加压包扎。手术效果好,可抑制由结节型向脓肿型发展,术后切口愈合时间短,瘢痕小,美观,治愈率高。② 浸润型:肿大的淋巴结融合成团,有明显的淋巴结周围炎与周围组织皮肤粘连,中心部软化即出现干酪样坏死。病理改变大都以干酪样坏死为主。术前要经过充分的抗结核、抗炎或局部治疗,可行病灶清除术+区域淋巴结清扫术。病灶清除要彻底(位于重要神经及血管部位,为防止误伤可以保留淋巴结外膜),根据术腔的大小放置负压引流管,缝合切口,加压包扎,术后 3~5 日拔除引流管,切口大多能一期愈合,治疗效果良好。③ 脓肿型:肿大淋巴结中心软化,逐渐扩大或突然增大,有波动感,从而形成寒性脓肿;若继发感染,则局部出现红、肿、热、痛等急性炎症表现。此种类型淋巴结结核的治疗方法目前尚不统一,有的主张应立即行切开引流术,包括早期破溃的脓肿亦应当做切开引流术,即彻底刮净脓腔内干酪样坏死物质,然后放入无菌纱条或者抗结核药浸泡的纱条引流,每隔2～3日换药1次,直至伤口愈合为止。也有主张先行脓肿切开排脓保护周围皮肤,为下一步行病灶清除术做准备,每日行脓腔换药,待抗结核治疗2周后行脓肿病灶清除术,即梭形切除受侵的皮肤,彻底清除脓液、干酪样坏死物质、肉芽组织及受累的软组织,同时清除区域肿大的淋巴结,术腔彻底止血,并用碘伏浸泡3～5分钟,生理盐水、5%碳酸氢钠反复冲洗,确保创口清理干净,置多孔负压引流管,逐层缝合,切口部加压包扎。术后3～5日拔管,10～12日拆线。应当根据颈部淋巴结肿大的范围、脓肿的整体大小、皮下软组织的破坏程度和皮肤的受侵范围及术前有无抗结核、抗感染治疗等具体情况来决定采用何种手术方法。如果脓肿巨大(独立),皮下软组织破坏严重,缺损很多,并且有广泛的皮肤受侵,等不具备术中缝合乃至术后一期愈合的条件,给予单纯切开引流为宜。如果脓肿较大(多个脓腔),区域淋巴结明显肿大,皮下软组织破坏较重、缺损不太多,又具有一定程度的皮肤受侵和感染现象,经过抗结核和抗感染2周后,就应考虑病灶清除术＋区域淋巴结清扫术,如果病灶清除彻底、令人满意,则放置负压引流管,缝合切口,加压包扎,术后3～5日拔除引流管,病灶清除不理想时给予部分缝合,局部引流换药治疗,但经过短时间换药处理后都能完全愈合。④ 溃疡窦道型:溃疡大多是诊断或用药期间脓肿自行破溃所致,此种类型淋巴结结核主张在抗结核治疗的前提下行病灶清除术,即一次性彻底清除溃疡深部的干酪样坏死物质和肉芽组织,同时切除周围受累及的肿大淋巴结,术腔严格止血及冲洗,置多孔负压引流管,溃破处的皮肤行梭形切除,逐层缝合,切口部加压包扎。溃疡窦道型大多是脓肿自行破溃或切开排脓后长期换药经久不愈所致,此种窦道一般都比较深,很可能还有数个小的窦道分支并且走向复杂,其内肯定会有病变物质堆积,存在窦道的盲端(经常与坏死淋巴结相通)反复感染,不断侵袭,波及窦腔周围的淋巴结,因此,该种类型的淋巴结结核主张行窦腔内病灶清除加窦道切除术,并同时对窦道周围受累的淋巴结行区域性清扫。病变组织必须清除干净,严格止血,冲洗创面,逐层缝合,尽量缩小残腔。术后充分引流和加压包扎极为重要,拆线时间要适当延长。

(五) 注意事项

(1) 术前必须进行3～4周以上的正规系统抗结核治疗,这是根据结核性淋巴结炎的病理演变规律和治疗效果来制订的,它能进一步明确在手术窗口期施行手术,确保手术疗效。对于合并感染者,还需要同时应用有效的抗生素进行治疗,否则切口术后很难一期愈合,疾病也很容易复发及传染。

(2) 颈部肿物需要做视诊和触诊检查,可初步判定肿物的大小、数量、硬度和活动度。此外肿物做CT或MRI检查更是必需的,能够进一步了解肿物的整体大小、数量、液化程度以及与周围组织结构(血管、神经、气管、腺体等)的关系,对于明确肿物的类型、切口的选择、制订手术方案、评估手术风险均有重要意义。

(3) 术者应当对颈部的局部解剖结构关系十分清楚,对颈部淋巴结结核的好发部位也应知晓,以尽量避免手术中发生不必要的血管、神经、腺体等重要组织结构的损伤。

(4) 手术时要彻底清除病灶(脓液、干酪样坏死物质、肉芽组织、脓腔壁、受累淋巴结等),防止病变物残存,这是防止术后复发的最关键因素。注意无菌操作、防止脓液污染,术腔可用碘伏等杀菌剂浸泡3～5分钟;创面要严格止血,生理盐水及5%碳酸氢钠反复冲洗,置入多孔负压引流管,逐层缝合,尽量不留死腔,必要时可游离带蒂肌瓣或肩胛舌骨肌填充。

(5) 术后引流管负压吸引和切口部加压包扎也相当重要,对于缩小或消灭残腔、减少渗液、防止感染、促进切口愈合,均有重要作用。一定观察引流液量及颜色,有无活动性出血及淋巴漏的发生,拔管时间可适当延长至5～7日,甚至局部再另行包扎、加压。

(6) 术后要继续给予合理的抗结核和抗感染治疗,特别是抗结核治疗时间应当坚持9个月以上。对于耐多药的淋巴结结核应根据耐药情况或参考既往用药情况选择3种以上敏感的药物治疗18个月以上,这对于防止术后复发有重要作用。

还有学者认为,颈淋巴结结核系统抗结核治疗同肺结核,方案推荐使用2HRZE/10HR,疗程推荐1年以上。淋巴结结核因有完整的包膜或脓腔,全身抗结核药物不易穿透而使组织中的药物难以达到有效的杀菌浓度。淋巴结结核是可以治愈的(约占70%),但也有一部分化疗效果欠佳,虽然经过规范的抗结核化疗,仍有20%转为寒性脓肿。单纯抗结核药物治疗颈部淋巴结结核病程较长,结合手术治疗可明显缩短病程,减少复发。

结节型肿块应争取手术完全切除;脓肿型不主张单纯切开引流,因创口难以愈合,易形成窦道或复发,穿刺抽液后脓腔内注入抗结核药冲洗,在药物控制的基础上再考虑手术切除;溃疡瘘管型处理同上,待炎症局限后将结核病变组织全部清除。有学者主张采用以手术治疗为主的综合治疗,对结节型、浸润型和窦道型采用病灶清除术加局部淋巴结清扫术是最有效的手术方式,结节型是手术最佳手术。吴常青对38例巨大脓肿型颈淋巴结结核患者均采用脓肿病灶清除术治疗,残腔内置包裹利福平粉的止血纱布,即可止血又可起药物缓释作用。术后按2HRZE/10HRE方案规范抗结核治疗,所有病例均临床治愈。另有学者研究了超声电导在治疗颈淋巴结结核中的应用。超声电导仪的工作原理是通过电致孔、超声空化等手段,在皮肤、组织和细胞膜之间形成特定的人工生物通道,使药物直接进入病变的器官和组织,并在局部迅速形成高浓度浸润区,直接发挥药物的治疗作用。它的优势是给药速度快,药物直达病变组织,并形成药物高浓度区,促进药物向细胞内转运,提高生物利用度,减少药物用量,有效避免全身不良反应,药效维持时间长等。在孙翠萍等人的研究中,使用超声介导中药渗入辅助治疗颈淋巴结结核取得了一定的疗效,值得临床推广。

(六) 临床分型问题

以往颈淋巴结结核多依据局部病变的形态进行分型,如分为结节型、炎症浸润型、脓肿型和溃疡瘘管型等。本病多数病例以颈部肿块为主要表现,但临床症状可有较大差异,如病程差异较大,可2周至数年不等;5%～10%的病例伴有结核中毒症状;尚有一部分病例除颈部表现外,其他器官也有活动性结核病变。有学者参照肺结核的分型,根据不同的发病机理和临床表现对本病提出如下分型。

1. **颈部原发型**　结核杆菌从口咽入侵,在上颈部淋巴结形成病灶。此型以青少年居多,可短期内在颌下、颏下或颈动脉三角处出现较大肿块,病程2周至6个月不等。部分病例颈部出现肿块前有咽痛发热、牙痛拔牙病史,其中1例下颌外伤拔牙后2周,颏下出现较大淋巴结,术后诊断为淋巴结结核。血沉可加快,亦可正常。本组属此型者23例,其中3例小儿胸片表现为原发综合征,故应属多发性原发综合征。

2. **肺结核淋巴扩散型**　肺部存在活动性结核,经肺门纵隔淋巴结扩展至颈根部。本组属此型者7例,均为浸润型肺结核并锁骨上淋巴结结核,其中6例为互相融合的小结节状淋巴结肿大,1例为寒性脓肿,血沉均异常。

3. *血行播散型*　结核原发感染后发生第 1 次即早期血行播散时，多数患者可无症状，儿童则偶可出现结核性败血症，导致颈部淋巴结亦受累。颈淋巴结结核作为血源性肺外结核的一部分而存在，当其他部位的肺外结核症状典型、诊断明确，虽有颈淋巴结结核，亦多不列入本病范围加以讨论。本组属此型者 4 例均系儿童患者，因其他部位的结核诊断不明，经颈淋巴结活检而确诊。

4. *残留病灶型*　新发的颈淋巴结结核经过自愈过程，仅在颈部某部位形成个别肿大的淋巴结。此型均为成年人，无全身症状，血沉和胸片均正常，肿物多属无意中发现，较长时间无明显变化，相当部分病例为排除各类新生物而求诊。

对颈部原发型者的治疗，部分学者认为应采用 1 年至 1 年半的化学治疗较为可靠，亦有学者主张采用手术治疗。我们认为，此类病例在短暂抗结核治疗的基础上，彻底切除病灶可显著缩短疗程，避免药物的副作用。对于残留病灶型，手术则为最简捷的治疗方法。无合并感染的颈淋巴结结核，手术切口多能一期愈合。

四、并发症处理

（一）伤口血肿

术后颈部血肿的发生率为 4%～5%，出血常在术后 24 小时内发生（58%～60%），其中以小动脉出血、引流管堵塞、创面渗血等原因，临床表现为颈阔肌皮瓣隆起，从负压引流管周围向外流血，负压引流瓶内血性引流液急剧增多或引流液极少，局部压力较大导致患者出现呼吸困难等表现，为防止术后颈部血肿，术中应彻底止血，术后 24 小时内应密切观察颈部伤口肿胀及渗血情况，防止患者躁动及剧烈呕吐，一旦发现颈部血肿，若经保守治疗无效，应立即打开伤口，清除血块，重新进行止血。

（二）伤口感染

淋巴结核手术常为Ⅳ类切口，因此感染概率较大，临床表现局部红、肿、热、痛及伤口脓性分泌物，给予加强局部换药及抗炎治疗，必要时拆线引流，局部分泌物进行细菌培养，选用敏感抗生素。

（三）淋巴、乳糜漏

颈部淋巴管组成丰富，有较粗大的左、右颈干及胸导管，且交通支丰富，术中损伤往往难以避免。

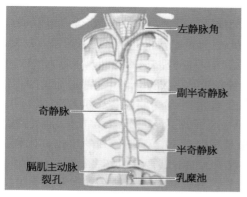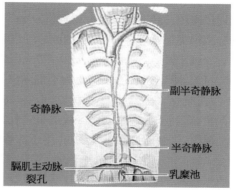

图 14-48　淋巴回流

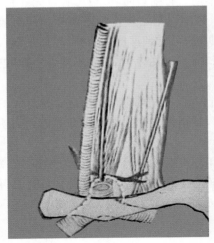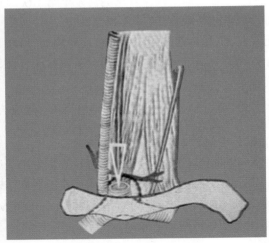

图 14-49　颈静脉角

淋巴管疾病病理改变一是水肿，即肢体、脏器等淋巴、乳糜瘀滞；二是淋巴或乳糜漏，即体表、浆膜腔等淋巴或乳糜漏出、积液表现。

乳糜微粒是人体内转运三酰甘油的重要形式，乳糜是三酰甘油和少量胆固醇酯作为内核，外包一层由亲水基团的磷脂、蛋白质和游离胆固醇所形成的外膜。乳糜微粒合成后进入固有膜内的中央乳糜管，经肠壁淋巴网、肠系膜淋巴管、肠淋巴干及胸导管进入血液循环。

在正常情况下，当进食脂肪类食物后，脂肪在肠内乳化吸收，肠道吸收的乳糜液经肠淋巴干、乳糜池、胸导管进入左静脉角，引流区域的淋巴干内即呈现乳白色，饥饿时变浅淡或清亮。由于解剖上变异，肠淋巴干有时汇入左右腰淋巴干，最低可到第 4 腰椎水平。

临床手术时，可能在腹壁切口、盆腔、腹股沟，甚至在下肢见到充盈的乳白色液体的淋巴管。在不应出现乳糜的部位出现了乳糜，表现乳糜液发生反流。乳糜反流时常沿各淋巴干向远侧发生。

此外，结核性炎症瘢痕改变了局部淋巴系统结构；淋巴液内凝血酶原只相当于血浆中的1/10，淋巴管断端难以愈合；结核性淋巴结炎合并非特异性炎症术后创面渗液多、炎性反应重等均是造成术后淋巴漏出的原因。术中对易出现淋巴漏区域淋巴结清扫时，不主张使用电刀锐性分离，特别是双颈颈静脉角区淋巴结，在游离至淋巴结门区时应连同周围组织如肌肉和筋膜组织，进行缝扎或结扎。术中应仔细检查有无淋巴漏，对发现的或可疑的淋巴漏区域，应采取缝扎漏区及周围组织，而不主张结扎或点扎。因为毛细淋巴管管壁由内皮构成，无基膜和周细胞，而淋巴管壁结构类似小静脉，无较厚的胶原纤维和肌层，管壁脆性大、易于点扎、切割。对发现的粗大淋巴管如颈干及胸导管，如能分离可考虑采取结扎，不能分离仍需缝扎。术后对 24 小时引流量＜200 ml 且颜色较清的，多考虑为毛细淋巴管漏合并炎性渗液。淋巴漏液量不多，采用控制饮食（但不主张禁食，可适当给予低脂、高蛋白、高维生素饮食，给予静脉高营养支持，减少淋巴液的形成和漏出，有利于愈合）、创面区域加压包扎、保持通畅的引流、避免渗液淤积、消灭残腔、减少淋巴液的漏出，必要时考虑敞开创口，给予油纱条填塞引流等措施，有较好的疗效。对术后 24 小时引流量＞200 ml 或颜色为乳白色的，多考虑为较粗大的淋巴管破裂，主张暂禁食，给予输液维持水电质平衡及尽早手术探寻瘘口，缝扎破口，肩胛舌骨肌填塞，缝合周围肌肉和筋膜组织，增加组织张力，缝合后观察 5～10 分钟以确定无淋巴漏，创面区域加压、包扎。如局部组织水肿明显不能缝扎者,给予大量胶原蛋白海绵填塞后,再予油纱布填塞,创面区域加压、包扎,2～3 日换油纱 1 次,效果较好。

有学者统计颈淋巴结清扫术后乳糜漏的发生率为 1%～3%。发生原因除术中解剖变异、手术操作不当之外,术后处理不当也是一重要因素,术后若放置负压引流管或引流不畅,易造成皮下空腔、积液,继而引发胸导管或淋巴导管破裂。乳糜漏 90% 发生在左侧,发生右侧不足 10%。术后 1～2 日因没有进食,乳糜液量少且呈浅黄色,且创面渗出液多,故易被忽视。术后发现引流管中出现混浊乳白色液,即应首先考虑乳糜漏。即使引流液未见乳白色,原本较少量淡血性或黄色的引流液突然增多、混浊,进食后更加明显者也应考虑乳糜漏。检测方法:引流液三酰甘油检测,如>1.13 mmol/L 也可以明确诊断。颈部乳糜漏若得不到及时有效控制,可能导致乳糜胸形成。尽管发生率极低,但是一旦发生,后果严重,死亡率达 50%,一般认为,如胸腔引流量<400 ml/24 h,可通过禁食、静脉营养得到控制。顾国胜等学者总结:

1. **处理原则** ① 立即禁食,改静脉肠外营养。禁食可保持胃肠道充分休息,明显减少淋巴液的产生和丢失,缩短闭合时间。② 注射生长抑素。抑制胃液、胰液的分泌,抑制胃和胆囊的运动,从而抑制肠道吸收。此外,生长抑素还有使内脏器官血管收缩,减少其血流量作用,进而减少经肠道吸收入的组织间质的液体量,最终可减少颈部乳糜液的流量,促进瘘口闭合。③ 局部处理,可采用保守治疗,如保守治疗无效,需手术探查。

2. **保守治疗方法** ① 保持引流通畅,对乳糜漏实行有效负压很关键。有人主张白天持续负压引流,晚上保持正压状态;也有学者采取强负压(-35～-55 kPa),认为强负压有利于促进排液,闭塞淋巴管,组织贴合和愈合,说法不一。② 外加压,即用棉球或纱布做成有一定硬度的球状物,置于颈静脉角相应的锁骨上窝,再用阔胶布或绷带外加压。③ 其他如使用滑石粉等硬化剂可刺激机体产生免疫反应,导致无菌性炎症,促进皮肤与创面粘连等。另有学者采用纤维蛋白凝胶局部注射也有效预防和治疗。还有学者报道,从引流管向腔内注入 50% 葡萄糖溶液 20 ml 左右,有助于乳糜漏愈合,但此举应严密预防感染。

一部分经内科治疗无效的浅表淋巴结结核患者需行浅表淋巴结结核病灶清除术,术前抗结核治疗最少 3～7 日,合并炎症者抗炎治疗,使用颈丛麻醉、全身麻醉或硬膜外麻醉,手术中依据病灶范围采用保留重要神经、血管及肌肉组织的区域淋巴结清扫;对术中发现淋巴漏的患者立即缝扎淋巴管破口,并观察 5～10 分钟,以确定无明显淋巴液外漏;术毕留置引流管或引流片。术后常规抗炎、抗结核治疗,计算引流量并观察其颜色。对怀疑淋巴漏者行乳糜试验判定是否为淋巴漏,如确定为淋巴漏通过饮食控制,充分引流,加压、包扎 2～3 日无效者,再次局部麻醉下敞开伤口找到漏点行点扎或缝扎术,术后仍留置引流片或引流管,仍未愈者敞开伤口纱条填塞换药。

3. **讨论** 表浅淋巴结结核出现淋巴漏区多位于颈部颈静脉角区及腹股沟区,与该区域淋巴系统解剖及回流有关。颈部淋巴管组成丰富,有较粗大的左、右颈干及胸导管且交通支丰富,术中损伤难以避免。腹股沟区淋巴系回流较单一,自下向上回流阻力大,淋巴管内淋巴液压力大,术后易于出现淋巴漏。此外结核性炎症瘢痕改变了局部淋巴系统结构;淋巴液内凝血酶原只相当于血浆中的 1/10,淋巴管断端难以愈合;结核性淋巴结炎合并非特异性炎症术后创面渗液多、炎性反应重等均是造成术后淋巴漏的原因。对此,总结此类手术体会如下。

(1) 术中对易出现淋巴漏区域淋巴结清扫时,不主张使用电刀锐性分离,特别是双颈颈静脉角区淋巴结,在游离至淋巴结门区时应连同周围组织,如肌肉和筋膜组织,进行缝扎或节扎。术中应仔细检查有无淋巴漏,对发现的或可疑的淋巴漏区域,应采取缝扎漏区及周围组织,而不主张结扎或点扎。因为毛细淋巴管管壁由内皮构成,无基膜和周细胞,而淋巴管壁结构类似于小静脉,无较厚的胶原纤维和肌层,管壁脆性大,易于切割。对发现的粗大淋巴管如颈干及胸导管,如能分离可考虑采取结扎,不能分离仍需缝扎。术中妥当处理是避免该并发症的重要环节。

(2) 术后出现淋巴漏的患者应区别对待,依术后前 2 日淋巴漏液的量及颜色区分。对 24 小时引流量小于 150 ml 且颜色较清的,多考虑为毛细淋巴管漏合并炎性渗液,淋巴漏液量不多,采用控制饮食(但不主张禁食,可适当给予低脂、高蛋白、高维生素饮食,给予静脉高营养支持,减少淋巴液的形成和漏出,有利于愈合)、创面区域加压包扎、保持通畅的引流、避免渗液淤积、消灭残腔、减少淋巴液的漏出,必要时考虑敞开创口纱条填塞引流等措施,有较好的疗效。

(3) 对术后 24 小时引流量>150 ml 或颜色为乳白色的,多考虑为较粗大的淋巴管破裂,主张及早手术探寻瘘口,缝扎破口及周围肌肉和筋膜组织增加组织张力,缝合后观察 5~10 分钟以确定无淋巴漏。如术后超过 3 日时间,不主张行手术缝扎,因此时组织充血水肿明,显脆性大,线结易于切割滑脱。有文献报道主张采用保守治疗,无效时再手术缝扎可治愈该并发症,可能因其研究对象为肿瘤合并淋巴结转移的淋巴结清扫术,创面多无菌;而有学者认为结核性淋巴结炎多合并非特异性感染,创面区有菌,发现早期就应手术缝扎,有较好的疗效。此外,报道有 1 例患者术后出现乳白色淋巴漏,量不多,第 2 日在手术缝扎前夜给予高脂肪饮食,术中清楚地找到了胸导管的多个破口,准确地缝扎后治愈,值得推荐。

(4) 有文献报道采用硬化剂局部注射等方法治疗淋巴漏,但多用于腹股沟区淋巴漏,尚未见有报道用于颈静脉角区,且因操作困难,疗效不肯定,有一定不良反应(如过敏等),未予以采用。

总之,颈淋巴结结核病灶清除术后合并淋巴漏在临床外科中难以避免,需要我们引起重视,分析其出现的原因并采取有效的处理方案,可降低该并发症的发生率,缩短患者的住院时间,减轻其生理、心理及经济上的负担。

(四) 下颌缘支神经损伤

面神经下颌缘支行走路线长,位置变异大。据解剖学统计,大部分下颌缘支行走于下颌骨下缘之上,只有不到 1/5 的位于下颌骨下缘之下,其最低点离下颌骨下缘不超过 1 cm,而常规颌下切口距下颌骨下缘之下约 1.5 cm,因此,手术切口不会直接损伤下颌缘支。临床实际操作中,颌下入路手术过程造成下颌缘支损伤的情况并不少见,是该类手术常见并发症之一。据文献报道发生率多在 11%~20% 之间,甚至更高,病例损伤概率平均 16%。下颌缘支神经损伤概率按疾病类别的不同,手术后差别较大。颌下淋巴结结核手术粘连较重,翻瓣层次不清,以及在下颌缘支分布区域的解剖层次内过多进行电凝、钳夹等也是下颌缘支损伤不可忽视的因素。手术时皮肤切口选择在距下颌骨下缘 1~1.5 cm 处,手术刀片切开表皮后,用电刀切开皮肤全层,后用电刀在距下颌下缘 1.5~2.0 cm 处切开颈阔肌层,保留其下的颈深筋膜浅层,在此平面上用电刀仔细将皮肤颈阔肌瓣膜剥离至下颌骨下缘后,打开颈深筋膜浅层仔细辨认下颌缘支加以保护。这种切口可以在不过分用力牵拉的情况下,使手术视野更显开阔,更利于下颌缘支的辨认,同时还可使术后颌下切口瘢痕更隐蔽。术后面神经下颌缘支损伤临床表现为说话或用力张口时口角歪向健侧,无口角下垂、鼓腮漏气、流口水或进食时流饭等症状。治疗可予神经营养药(甲钴胺),有助于神经的恢复,坚持每日热敷及往后上方向按摩。如果神经为挫伤,一般 2~3 周内恢复,若神经断裂,80% 患者将在 3~6 个月内恢复。

(五) 副神经损伤

副神经由副神经核发出神经纤维,出颈静脉孔,下行于颈内动静脉之间,向后外方在胸锁乳突肌上分支,支配胸锁乳突肌,继续行于胸锁乳突肌深面,结合颈 3、4 神经纤维,形成副神经,继续向后外于胸锁乳突肌后缘近中点处出胸锁乳突肌,浅行于颈后三角区阔筋膜下,分支支配斜方肌。副神经于颈后三角区部分位置表浅(图 14-50,14-51),周围淋巴组织丰富,为淋巴结炎症、结核及肿瘤多发区,故该部位淋巴结手术时易发生副神经损伤,损伤后出现肩关节上抬及外展功能障碍,耸肩受限。副神经损伤强调早期手术探查及治疗(3 个月内),损伤时间在 3 个月内手术吻合可取得较好效果,12 个月后手术效果较差,神经吻合术后恢复不理想。肩关节功能严重障碍,可行肩胛提肌移位代替斜方肌做常规肩关节功能重建。重建失败可做背阔肌瓣移位代替斜方肌行肩关节功能重建,同样可取得较好的手术效果。

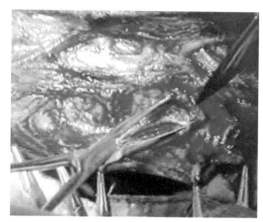
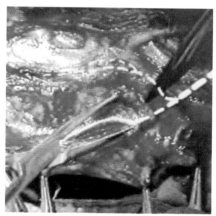

图 14-50　副神经

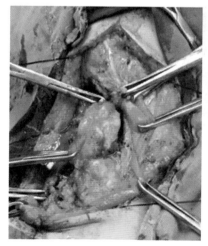
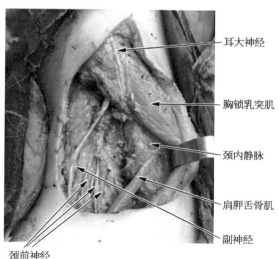

耳大神经

胸锁乳突肌

颈内静脉

肩胛舌骨肌

副神经

颈前神经

图 14-51　手术中显露并保护神经

五、护理

详见第十三章。

第八节 典型病例

病例1 徐某,男,26岁,2011年8月14日初诊。

病史:2009年患左肺结核,后发现右侧颈部上、中、下各起1肿块,渐增大5个月。皮色紫红肿胀2个月,纳谷欠佳,消瘦,无低热盗汗,舌淡红,边有齿痕,苔薄,脉细滑。右颈2处肿块,1处直径约15 mm,另一处范围60 mm×20 mm×10 mm,触痛。

诊断:瘰疬(右侧颈淋巴结结核)。

辨证:脾虚生痰,热毒内蕴。

治法:健脾化痰,清热解毒。

方剂:黄芪30 g,太子参15 g,淮山药15 g,茯苓15 g,陈皮6 g,炒谷芽15 g,炒麦芽15 g,玄参15 g,浙贝母15 g,煅灶蛎30 g,蒲公英15 g,黄芩15 g,金银花15 g,连翘10 g,重楼15 g,甘草5 g。

水煎服,日1剂,早、晚分服。

外治:局麻下行右侧颈淋巴结结核脓肿清除术,清创后,填入二号丹油纱条,祛腐提脓止血,刮出败絮样组织,送病检,报告提示,符合结核性肉芽肿。

复诊(2011年8月16日):瘰疬创面,脓液黏稠,肉芽新鲜,改用加味一号丹,隔日1次换药,连续换药3次后,再改二号丹换药,提脓生肌。40日后,疮口渐愈,继用中药巩固治疗6个月,回访1年未复发。

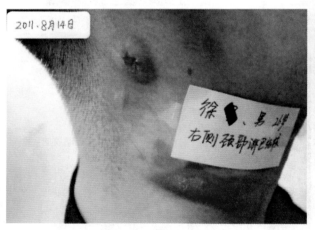
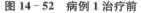

图14-52 病例1治疗前

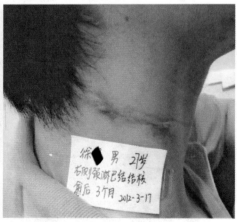

图14-53 病例1治愈后

按语:从多年临床观察,瘰疬溃疡型创口若单用西药抗痨或手术脓肿切排,病灶难愈合或愈后易于复发。唯有中西药结合,外治以丹药换药收口可降低复发率。此外,无论肿核未溃或已溃者,停西药抗痨后,仍需坚持口服中药丸、膏滋类巩固治疗1年以上,更有利于防止病情复发。

病例2 胡某,女,37岁,2006年11月20日初诊。

病史:患者2年前发现患肺结核,就诊于某慢性病院,经抗痨治疗病情康复。9个月前发现右侧颈部生1肿核,酸痛,伴午后潮热,自觉乏力,经市、区两级慢性病院确诊为"右颈淋巴结结核",予中西药治疗 9 个月肿块未消,近半个月肿核皮色转红并破溃 1 周。体温 36.8℃,右颈见 1 包块破溃,约 2 cm×2 cm,触痛,呈哑铃型空腔状,脓液清稀,夹有干酪样坏死物,纳可,二便尚调,舌红,苔薄黄,少津,脉细弦。

诊断:右颈瘰疬并溃疡。

辨证:气郁痰凝,久瘀化腐。

治法:益气养阴,清热解毒;化痰祛瘀,托毒生肌。

方剂:黄芪 30 g,太子参 30 g,淮山药 30 g,玄参 20 g,浙贝母 15 g,炙僵蚕 15 g,重楼 15 g,猫爪草 15 g,夏枯草 15 g,梓木草 15 g,黄芩 10 g,陈皮 6 g,煅牡蛎 30 g,甘草 6 g。

水煎服,每日 1 剂,每剂煎 2 次分服。

外治:在常规消毒局麻下行颈部淋巴结结核脓肿切排术,刮出大量稀薄脓液及干酪样坏死物,提取部分坏死物送病理检查。清创后,用二号丹换药,3 日后改用加味一号丹隔 2 日换药 3 次,经内外兼治 45 日,创口愈合。嘱继服西药抗痨治疗 6 个月,改中药丸与膏服用 2 年,巩固疗效,随访 4 年未见复发。

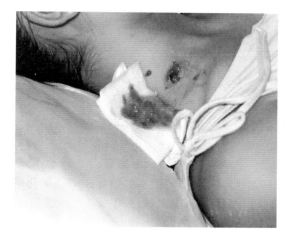
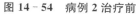

图 14-54　病例 2 治疗前

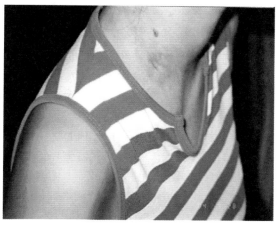

图 14-55　病例 2 治愈后

病例 3　某患,男,57 岁,2011 年 10 月 28 日初诊。

病史:右颈部锁骨包块溃破 2 日,伴触痛。1 年前发现右锁骨上起鸡蛋大小包块,就诊被收住院行手术摘除包块,术后病理检查提示淋巴结结核,住院 40 余日后出院,嘱带抗痨药巩固治疗 6 个月,定期复查。服药 2 个月肝功能异常,停服抗痨药物,刻诊大便溏,日行两三次,纳可,寐安,舌淡红,苔白,脉弦滑。右锁骨上包块 2 cm×1.5 cm,表皮潮红,肿胀,有绿豆大小破溃口,流脓血,右颈、左颈可及黄豆大小多个包块,质中,活动。

诊断:瘰疬(右锁骨上淋巴结结核并溃疡)。

辨证:脾虚失运,痰瘀阻滞,热盛肉腐。

治法:健脾化痰,托毒排脓。

方剂:黄芪 30 g,党参 15 g,白术 10 g,茯苓 15 g,莲子 15 g,淮山药 15 g,红枣 10 g,重楼 15 g,山海螺 15 g,田七 10 g,炒谷芽 15 g,炒麦芽 15 g,陈皮 6 g,炙甘草 6 g。

5 剂,水煎服,日 1 剂,煎 2 次分服。

外治：清创后给予加味一号丹换药，创周敷清消膏一号，将干酪样坏死组织病理科检验。

复诊(2011 年 10 月 30 日)：内外兼治后创口疼痛减，大便次数减少，较前成型，舌淡红，苔白，脉滑，内治同前，外治仍予加味一号丹，油纱条换药，创周敷清消膏一号。

2011 年 11 月 30 日病理检查结果为干酪样坏死，结合临床病史符合结核病理学改变，经过 3 个月内服中药、外用丹药治疗，创口愈合，治疗期间肝功复查未见异常，随访 2 年未复发。

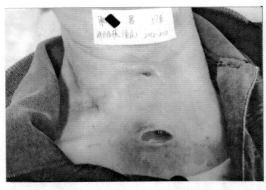

图 14-56　病例 3 治疗前

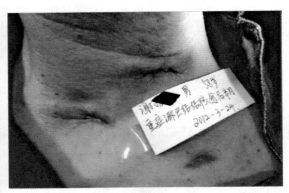

图 14-57　病例 3 治愈后

病例 4　夏某，女，27 岁，2013 年 9 月 24 日初诊。

病史：患者 1 年前发现颈右侧寒性肿块，初如白果大小，无触痛，未加重视，最近加重，经针吸细胞学穿刺考虑结核感染。为系统治疗，由门诊拟"颈右侧淋巴结核"收住入院。刻下无发热，无头痛，体倦乏力，食少纳差，二便调，夜寐安，未见明显消瘦，舌质淡，舌苔白，脉象弦涩。结核抗体阳性，结核菌素纯蛋白衍生物 PPD（＋＋＋＋），全胸片提示左肺结核，复查胸部 CT 左上肺结核伴两肺播散可能。专科检查颈右侧Ⅳ、Ⅴ区可触及多枚淋巴结肿大，大者直径约 2.5 cm，质地中等，活动度差，皮色如常，皮温不高，无触痛，未及明显波动感。西药抗结核治疗：0.9％氯化钠注射液 500 ml＋利福平 0.45 g 静滴，每日 1 次，异烟肼 0.3 g，每日 1 次，乙胺丁醇 0.75 g，每日 1 次，口服。

诊断：瘰疬、肺痨（颈右侧淋巴结核、肺结核播散型）。

辨证：痰瘀互结。

方剂：党参、玄参、丹参、梓木草、羊乳、砂仁、茯苓、黄芪、猫爪草、牡蛎、夏枯草、三七。

每日 2 次，每次 25 ml，口服。

嘱其每月复查 1 次肝肾功能，注意观察视力有无变化，忌食发物。

二诊(2013 年 10 月 20 日)：化验肝功能、肾功能、血常规，未见异常，自觉食少纳差，肿块较前明显缩小，直径约 2.0 cm，质中，活动，舌质淡，苔薄白，脉弦滑。前方加白及 15 g，五味子 20 g，白术 20 g，继服 1 个月。

三诊(2013 年 11 月 24 日)：化验生化各项指标未见异常，无视力模糊，原来多枚肿块触及，现为 1 枚，直径约 1.5 cm，质中偏软，活动，无触痛，月经量多，舌质淡，苔薄白，脉弦。酌减三七至 2 g，继服 3 个月。

半年后随访颈部肿块已完全消散，胸部 CT 示肺结核稳定。

病例 5　某患，女，19 岁，2016 年 12 月 22 日初诊。

发现双侧颈部包块 3 年，伴皮肤反复破溃流脓，诊断为"双侧颈部淋巴结结核伴感染"。入院后给予 HREZLfx 抗结核治疗,于 2017 年 1 月 4 日全麻下行右侧颈部淋巴结结核病灶清除术＋区域淋巴结清扫术,术后伤口给予一期缝合及负压引流(术后 3 日拔出负压引流管,术后 9 日拆线),其伤口一期愈合。于 2017 年 4 月 27 日在全麻下行左侧颈部淋巴结结核病灶清除术＋区域淋巴结清扫术,术后伤口给予一期缝合及负压引流(术后 3 日拔出负压引流管,术后 9 日拆线),其伤口一期愈合。术后病理示慢性肉芽肿性炎伴坏死,考虑结核。

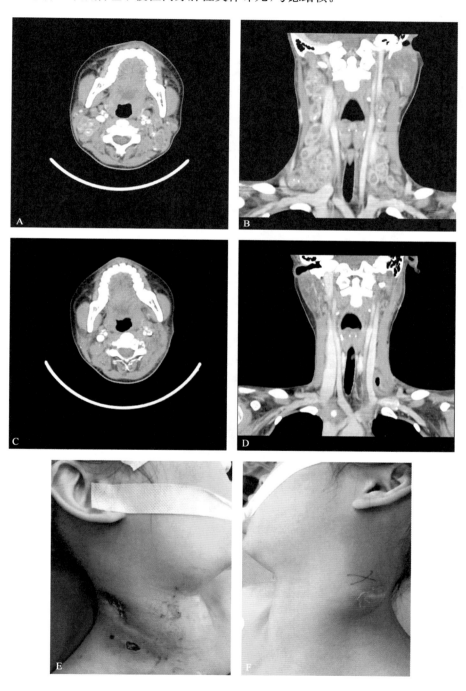

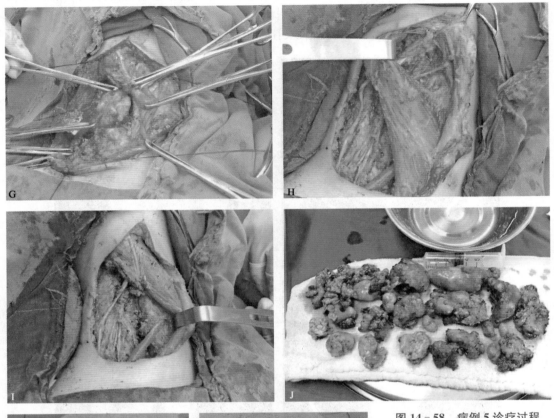

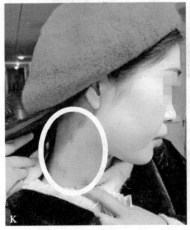

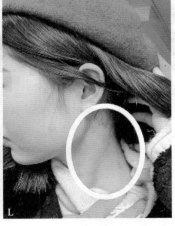

图 14-58 病例 5 诊疗过程

A、B. 双侧颈内静脉淋巴结上、中、下及颈后三角淋巴结组、左侧腮腺内、左侧咽后、上纵隔淋巴结组见多发大小不一的淋巴结影,其内密度不均,内见小结节状钙化灶,部分钙化呈小环形改变,部分淋巴结节融合,周围部分脂肪间隙消失。增强扫描增大的淋巴结呈不均匀强化,以边缘强化为主,部分呈分隔样强化;C、D. 双侧颈部淋巴结病灶清扫后,双侧颈部肿大的淋巴结行病灶清除术后,双侧肿大的淋巴结大部分已清除,仅右侧(Ⅱ区)残存少许肿大的淋巴结。左侧胸锁乳突肌肿胀,周围脂肪间隙密度增高、模糊,以内侧为主,局部少许积气;E、F. 术前;G. 术中去除病灶;H. 清除病灶;I. 病灶清除术后;J. 术后标本;K、L. 术后恢复

病例6 某患,男,19 岁,2017 年 10 月 17 日初诊。

右颈部包块 2 个月余,曾在院外给予 HREZ 抗结核治疗 2 个月余,其间患者对吡嗪酰胺过敏,遂停用。入院诊断为"右侧颈部淋巴结结核",给予 HRELfx 抗结核治疗,于 2017 年 10 月 23 日全麻下行右侧颈部淋巴结结核病灶清除术+区域淋巴结清扫术,术后伤口给予一期缝合及负压引流(术后 3 日拔出负压引流管,术后 9 日拆线),其伤口一期愈合。

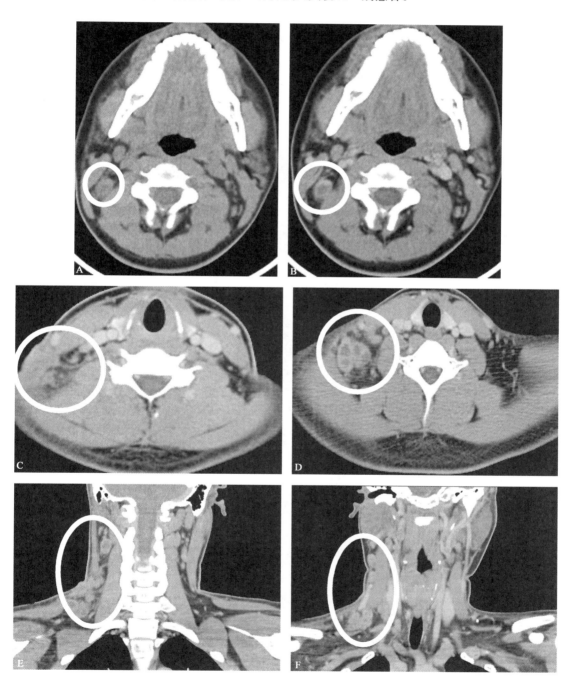

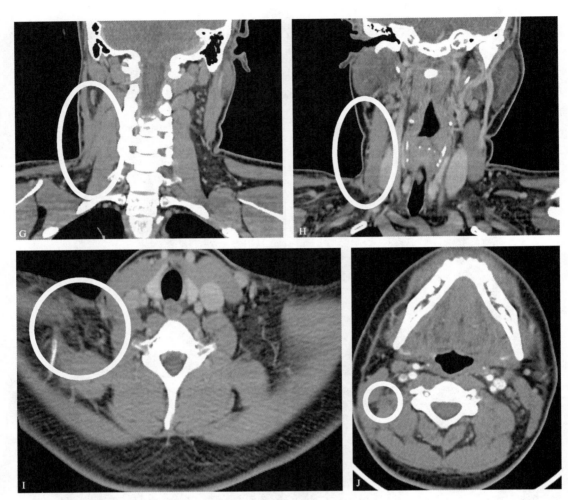

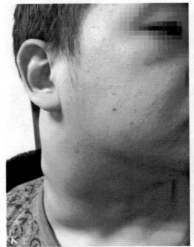

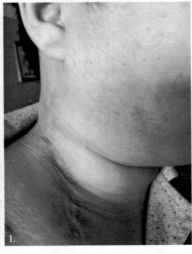

图 14-59　病例 6 诊疗过程

A、B 术前 CT；C、D. 右侧颈内静脉淋巴结上、中、下及颈后三角淋巴结组、右锁骨上窝可见多发软组织密度影，多数平扫呈等密度，右侧胸锁乳突肌内侧淋巴结内部密度欠均匀，呈稍低密度，周边可见等密度的壁，淋巴结边界较清楚，周围脂肪间隙存在；E、F、G、H. 增强后多数呈结节状强化，部分中心见少许无强化区，部分呈环形强化。该病例以Ⅰ型为主，右侧锁骨上区及胸锁乳突肌后方淋巴结内较多干酪坏死物，增强后环形强化为主，表现为Ⅱ型；I、J. 术后5月复查 CT 见右侧颈部肿大淋巴结明显吸收、缩小，以Ⅰ型表现为主。增强后以均匀结节状均匀强化；K. 术前 L. 术后伤口5个月

病例7　某患，女，54岁，2017年4月25日初诊。

发热、咳嗽、咳痰4个月，右颈部包块逐渐增大2个月，曾在院外给予局部切开引流术。入院诊断为"右侧颈部淋巴结结核"，给予HREZ抗结核治疗，于2017年5月11日全麻下行右侧颈部淋巴结结核病灶清除术＋区域淋巴结清扫术，术后伤口给予一期缝合及负压引流（术后3日拔出负压引流管，术后9日拆线），其伤口一期愈合。

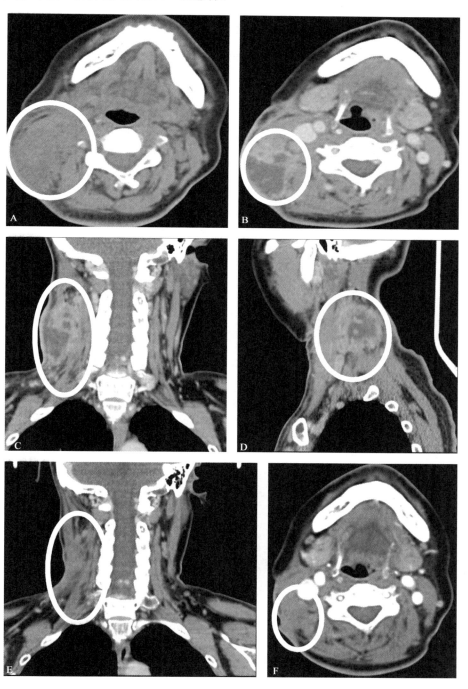

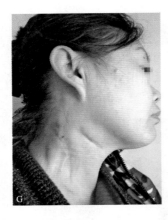

图 14‑60 病例 7 诊疗过程

　　A、B. 右侧颈内静脉淋巴结上、中、下组及颈后三角淋巴结组可见多发结节状、团块状软组织密度影,平扫呈等及稍低密度,内部密度欠均匀,与邻近软组织分界不清。右侧胸锁乳突肌受压推移;C、D. 右侧颈部病变呈不均匀强化,以边缘强化为主,肿大的淋巴结包膜破坏、融合粘连,周围可见炎性浸润,脂肪间隙模糊、消失;E、F. 术后 3个月 CT 示右侧颈部肿大淋巴结明显吸收、缩小,以Ⅰ型表现为主。增强后呈均匀节状均匀强化;G. 术后 3 个月

病例 8 某患,女,54 岁。

　　发热、咳嗽、咳痰 4 个月,右颈部包块并逐渐增大 2 个月,痰涂片(＋＋＋)。入院诊断为"右侧颈部淋巴结结核",给予 HREZ 抗结核治疗 1 个月,择期全麻下行右侧颈部淋巴结结核病灶清除术,术后伤口给予一期缝合及负压引流,其伤口一期愈合。

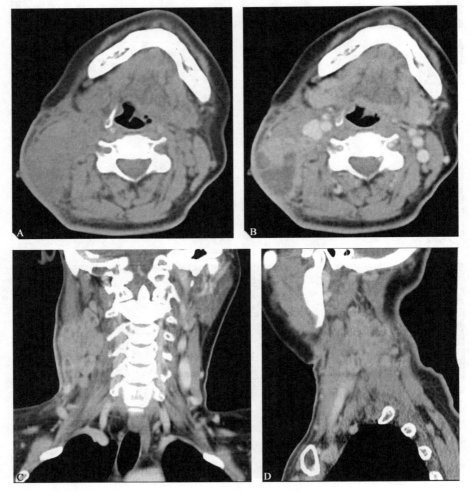

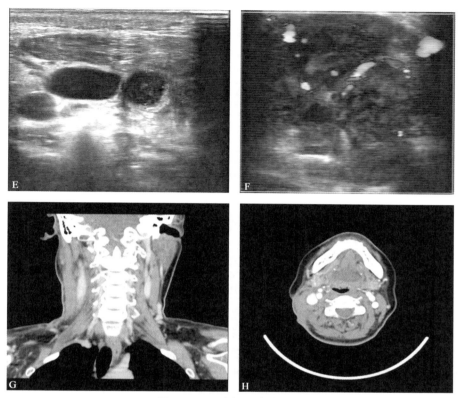

图 14 - 61　病例 8 诊疗过程

　　A. 右侧颈内静脉淋巴结上、中、下组及颈后三角淋巴结组可见多发结节状、团块状软组织密度影,平扫呈等及稍低密度,内部密度欠均匀,与邻近软组织分界不清。右侧胸锁乳突肌受压推移;B、C、D. 增强及 MRI 示右侧颈部病变呈不均匀强化,以边缘强化为主,肿大的淋巴结包膜破坏、融合粘连,周围可见炎性浸润,脂肪间隙模糊、消失;E、F. B 超示双侧颈部对比探查,右侧颌下、颈血管旁、胸锁乳突肌周围可探及数个淋巴结回声,淋巴门结构消失。较大者位于颌下,内部可探及点状或短线状血流信号。右颈侧部中份可探及前后径约 1.9 cm 的不均质低回声包块,边界不清,内可见稍强回声,低回声间杂,可见少许透声差的暗区,加彩后可见少许条状血流信号。右颈侧部中可见不均质低回声包块,在 CT 增强后呈较明显强化,表明炎性肉芽肿成分较多;G、H. 术后 3 个月 CT 见右侧颈部肿大淋巴结明显吸收、缩小,以Ⅰ型表现为主。增强后以均匀结节状均匀强化

（赵有利　段　亮　杨高怡　杨李军　徐晓明　潘伟人　穆　晶）

参考文献

[1]　严碧涯,端木宏谨,宋文虎,等.结核病学[M].北京:北京出版社,2003:645 - 647.
[2]　汤中文,倪正义.浅表淋巴结结核病灶清除术合并淋巴漏 66 例的原因及处理[J].实用临床医学,2010,11(2):42 - 43.
[3]　李亮,李琦,许绍发,等.结核病治疗学[M].北京:人民卫生出版社,2013,5.
[4]　杨元柱.艾滋病合并颈淋巴结结核诊治的临床进展[J].医药前沿,2014,7:241.
[5]　车勇.202 例体表淋巴结结核手术治疗及疗效观察[J].中华结核和呼吸杂志,1992,15(4):249.
[6]　马玙,朱莉贞,潘毓萱.结核病[M].北京:人民卫生出版社,2006:292.
[7]　张敦容.现代结核病学[M].北京:人民军医出版社,2000:387.
[8]　田磊,徐宁.病灶清除加腔内填塞换药治疗脓肿、溃疡型淋巴结结核[J].临床军医杂志,2009,10(5):884 - 885.
[9]　林擎天.普通外科临床解剖学[M].上海:上海交通大学出版社,2015:3.
[10]　张朝佑.人体解剖学[M].北京:人民卫生出版社,1998.
[11]　王怀经,张绍祥.局部解剖学[M].北京:人民卫生出版社,2013.

第十五章

腋窝部淋巴结结核

第一节 概　述

　　腋窝部淋巴结结核是结核分枝杆菌侵入腋窝淋巴结所引起的慢性特异性感染性疾病。在表浅淋巴结结核中发病率仅次于颈部,占体表淋巴结结核的10％～15％。初期以腋窝部孤立的淋巴结肿大为特征,常不伴随全身结核中毒症状,发病以单侧腋窝多见;中期多表现为1至数枚渐进增大的无痛性肿块,伴多组淋巴结受累,形成淋巴结周围炎,并且逐渐干酪样变,坏死液化后形成寒性脓肿;后期肿块溃破,有豆渣样物、败絮物流出,溃疡、窦道形成,继发感染时伴有局部疼痛。腋窝淋巴结结核多为身体其他部位结核,如肺结核、胸壁结核及乳腺结核的继发感染。好发于青壮年及婴幼儿,女性多见。由于腋窝淋巴结是乳腺癌的常见转移部位,因此对女性患者更应该给予重视和关注,减少漏诊、误诊的发生。

　　儿童腋窝淋巴结核是一种由结核杆菌侵入或由于卡介苗注射不当所致腋下淋巴结感染的慢性特异性疾病,多发于左腋下,且有接种卡介苗史,与机体的免疫力下降有关(详见第十九章特殊人群淋巴结结核)。

　　因其结块形长坚硬,甚至连及缺盆及胁下者,中医称为马刀或腋疽,最早见于《五十二病方》。《医宗金鉴·外科心法要诀》记载:“发于肬肢窝正中,初起之时,其形如核。由肝、脾二经,忧思恚怒,气结血滞而成。”又称此证为腋疽、米疽、疚疽。

第二节 局部解剖

　　腋窝位于胸外侧壁和上臂之间,呈锥形。由顶、底及四壁所构成,前壁为胸大肌、胸小肌和胸锁筋膜;后壁为肩胛下肌、大圆肌和背阔肌;后壁诸肌的浅面有胸长神经和位于其前2 cm与之伴行的胸外侧动脉;外侧壁为肱骨近侧段的内侧面,其前内侧有肱二头肌短头和喙肱肌,内容为臂丛神经分支和腋动脉及其分支、腋静脉及其属支腋淋巴结和疏松结缔组织所构成,每边都有一串淋巴结,正常情况下腋淋巴结位于腋血管及其分支或其属支周围的疏松结缔组织中;底部由腋筋膜组成,顶部向上延伸进入颈后三角肌形成颈腋管,内含腋部血管和臂丛神经;上口为一三角形间隙,由第1肋骨(内侧)、锁骨(前)和肩胛骨上缘(后)围成。颈根部的固有筋膜包被着臂丛神经和腋血管,形成筋膜鞘,即腋鞘,经此口从颈部进入腋腔(图15-1)。

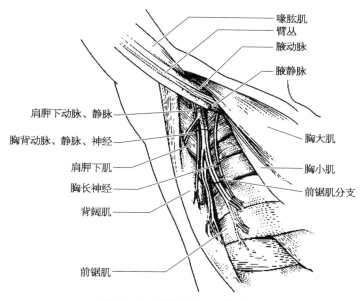

图 15 - 1　腋窝肌肉、血管、神经

1. 解剖分组　腋窝淋巴结单侧 15～20 个,收纳来自上肢、胸壁、背部和乳房的浅、深淋巴液。解剖学分为 5 个群组(图 15 - 2)。

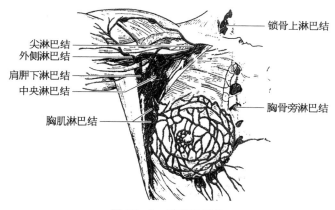

图 15 - 2　腋窝淋巴结

(1)外侧群:位于腋静脉后侧,沿腋静脉远侧端排列,收纳上肢的浅、深淋巴管的淋巴液,手和前臂的感染首先累及此群淋巴结。

(2)前群:位于前锯肌外缘,沿胸外侧血管排列,收集胸前外侧壁及乳腺外侧的淋巴液。

(3)后群(肩胛下淋巴结):位于腋后壁,沿肩胛下血管和胸背部神经排列,收纳肩胛区、胸后壁和背部的淋巴管的淋巴液。

(4)中央群:是最大的一群淋巴结,位于腋窝底的脂肪组织中,收集前 3 群的淋巴结输出液,也是乳腺癌易转移的部位。

(5)腋尖群:位于胸小肌上缘和锁骨间,紧贴腋静脉排列,收集中央群及附近的淋巴液。腋

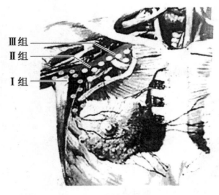

Ⅲ组
Ⅱ组
Ⅰ组

图 15-3　腋窝淋巴结临床分组

窝淋巴结的淋巴管形成锁骨下干,右侧汇入右淋巴导管,左侧汇入胸导管。

2. 临床分组　据腋区淋巴结所在位置与胸小肌解剖关系将其分为 3 组(图 15-3)。

(1) Ⅰ组(Level Ⅰ):胸小肌外侧组。主要为腋窝淋巴结前群、外侧群、后群、中央群及胸肌间淋巴结。

(2) Ⅱ组(Level Ⅱ):胸小肌后组。主要为腋窝淋巴结中央群,位于胸小肌后方部分。

(3) Ⅲ组(Level Ⅲ):胸小肌内侧组。主要为腋窝淋巴结尖群。

3. 胸壁淋巴结群　分肋间淋巴结、椎前淋巴结、胸骨旁淋巴结,这些淋巴群中只有肋间中间淋巴结位于腋前线附近的肋间隙内,沿肋间血管排列,结少而圆,各肋间隙有 0～2 枚淋巴结,第 2～3 肋间淋巴结的输出淋巴管有的沿肋间臂神经走行,注入腋窝淋巴结前群或中央群,第 3～5 肋间淋巴结的输出淋巴管,沿肋间臂丛神经走行注入腋前淋巴结群,胸壁癌肿或结核病菌可经此处途径向腋淋巴结转移。肺结核的扩散遵循解剖学规律,局部淋巴结如同过滤器可以滤除淋巴液中的有害物质。

因此,腋窝淋巴结结核病的来源途径要考虑从第 2～3 肋间淋巴结及第 3～5 肋间淋巴结的输出淋巴管的淋巴引流可达腋窝淋巴前群和中央淋巴群。

4. 腋腔内血管神经分布　如图 15-4,15-5。

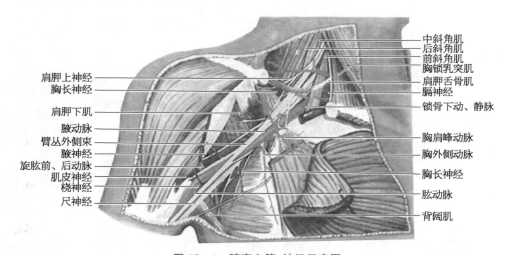

肩胛上神经
胸长神经
肩胛下肌
腋动脉
臂丛外侧束
腋神经
旋肱前、后动脉
肌皮神经
桡神经
尺神经

中斜角肌
后斜角肌
前斜角肌
胸锁乳突肌
肩胛舌骨肌
膈神经
锁骨下动、静脉
胸肩峰动脉
胸外侧动脉
胸长神经
肱动脉
背阔肌

图 15-4　腋窝血管、神经示意图

(1) 腋动脉:锁骨下动脉在越过第 1 肋骨外侧缘以后移行为腋动脉,腋动脉在背阔肌下缘移行为肱动脉。腋动脉以胸小肌为标志将其分为 3 段,即从起点至胸小肌上缘为第 1 段,胸小肌覆盖的为第 2 段,由胸小肌下缘至背阔肌下缘的为第 3 段。腋动脉行程中发出 6 个分支,胸上动脉、胸肩峰动脉、胸外侧动脉、肩胛下动脉、旋肱前动脉、旋肱后动脉。

(2) 腋静脉:在血管神经束中腋静脉位于腋动脉的前内侧,在背阔肌下缘处由肱静脉延续而来,至第 1 肋骨外侧缘处向上移行为锁骨下静脉。腋静脉是上肢静脉的主干,除收纳与腋动脉分

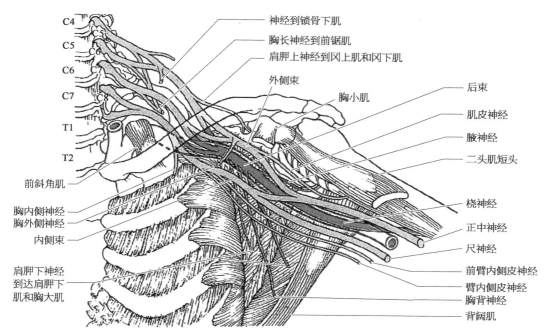

图 15 - 5　腋窝神经示意图

支伴行的静脉外,主要接受头静脉和贵要静脉等浅静脉的汇入。

（3）臂丛神经及其分支：臂丛的短神经（胸长神经,胸外侧神经和胸内侧神经,肩胛下神经、胸背神经,锁骨下肌神经）和臂丛的长神经。

　　臂丛的短神经：① 胸长神经：发自臂丛神经锁骨上部神经根部（C5~C7）,经臂丛后方入腋腔,沿前锯肌表面下行,约在胸外侧动脉后方 2 横指处,分支支配前锯肌。该神经损伤后,由于前锯肌瘫痪,导致肩胛骨脊柱缘起,叫作翼状肩,患者的上肢不能高举过头。② 胸外侧神经（胸肌神经）：起自臂丛外侧束（C5~C7）,穿锁胸筋膜,支配胸大肌。③ 胸内侧神经：起自（C8,T1）臂丛内侧束,穿行于腋动、静脉间,再穿过胸小肌,分布于胸小肌和胸大肌。④ 肩胛下神经：（C5、C6）2~3 支,从后束发出,行于肩胛下肌前面,支配肩胛下肌和大圆肌。⑤ 胸背神经：起于（C5~C7）后束,与肩胛下动脉和胸背动脉伴行,支配背阔肌。⑥ 锁骨下肌神经：（C5、C6）,细小,由上干发出,先行于颈外静脉的后外方,继经锁骨下动脉与锁骨下静脉之间,进入锁骨下肌,支配该肌。

　　臂丛的长神经：臂丛长神经从各束发出后,行向自由上肢,支配各该部的肌肉和皮肤。由外侧束发出的有肌皮神经和正中神经外侧根,前者斜向下外方,穿过喙肱肌进入臂部。由内侧束发出者由外侧向内侧排列为正中神经内侧根、尺神经、前臂内侧皮神经和臂内侧皮神经。正中神经内侧根在腋动脉第三段的前外侧与外侧根汇合,进入臂部；尺神经在腋动脉的内侧,进入臂部。由后束发出的有腋神经和桡神经。腋神经伴旋肱后动脉穿四边孔至三角肌深面；桡神经在腋动脉后方,经大圆肌、背阔肌的前面进入臂部。

第三节　发病机制

一、中医病因病机

中医认为，忧思郁怒，肝火内生，灼津为痰，气滞痰凝；或肺痨染易，循经侵络致肺肾阴亏，痰火凝结；或因正气不足，接种卡介苗后，痨瘵毒邪趁虚而入，余毒旁注致痰火搏结，热盛肉腐以至本病。肝、脾、肺、肾的脏腑功能失调，痰浊、痰火凝结于腋下而成腋疽。久病正气亏虚，气血受损。《医宗金鉴·外科心法要诀》腋疽篇载："由肝、脾二经，忧思恚怒，气结血滞而成。漫肿坚硬，皮色如常，日久将溃，色红微热疼痛也。"

因此，本病脏腑功能失调为本，痰浊凝结为标。初起气血未虚，病邪在表属经，实证居多；久病气血亏虚，病邪在里在脏，虚证居多，亦有虚实互现、夹杂之证，当辨证论治。

二、感染途径

源于口腔、扁桃体者，先为颈上部淋巴结肿大，后有腋下淋巴结肿大；源于肺或支气管者，一般以锁骨上区淋巴结肿大为主，也可同时有腋下淋巴结肿大；源于卡介苗接种的，以左侧腋下淋巴结肿大突出。

此外，腋窝淋巴结结核的最大可能性为：① 肺周边部的结核病灶→胸膜→胸膜下淋巴管→胸肌→胸肌淋巴管→腋前淋巴结→腋窝淋巴结结核。② 直接扩散：结核病→胸膜→胸肌→胸壁肋间淋巴结→腋窝淋巴结→腋窝淋巴结结核。③ 结核杆菌到达胸膜下淋巴管的同时，也可注入肺门淋巴等进入全身淋巴液而到达腋窝，或是全身粟粒性结核的一部分。

三、西医病因病理

腋窝淋巴结结核多继发于原发性肺结核血行播散，亦可由肺门淋巴结结核、胸壁结核或发生于乳腺的原发结核病灶经淋巴管播散至腋窝淋巴结所致。婴幼儿接种卡介苗也可引起腋窝淋巴结结核。

病变过程：结核杆菌侵及淋巴结皮层窦内形成若干结核结节，继之结节相互增大并逐渐向淋巴中心蔓延，可波及整个淋巴结，受累淋巴结明显增大，炎症常累及淋巴包膜，出现淋巴结周围炎，易与相邻的淋巴结及其他软组织发生粘连，这些肿大的淋巴结可因结缔组织增生而呈纤维化，但大多数发生干酪样变性、坏死及液化而形成寒性脓肿。有的脓肿间穿通，彼此融合，有的向外溃破，形成窦道和溃疡。

其病理演变过程与颈部淋巴结结核相似，分为 4 个阶段，详见第十四章。

第四节　临床表现

临床上较常见到的是多个不同阶段的结核病病变的淋巴结肿大，初起期一般无全身症状，化脓期可有轻微发热，溃后极少数患者可有低热盗汗、食欲不振、消瘦等全身中毒症状。腋窝无痛性肿物或腋窝不适感，单侧发病多见。早期皮肤颜色并无改变（图 15-6）。

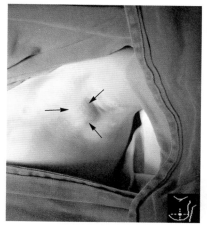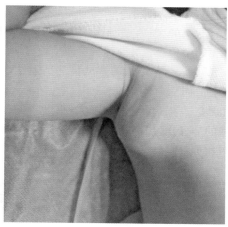

图 15 - 6　腋窝淋巴结结核大体观

患者左侧腋窝见 1 包块（箭头），皮肤颜色无改变

1. 初期　肿大的淋巴结较硬，相互分离，皮核无粘连，压痛不明显，推之可动，皮色不变，渐次肿胀。

2. 中期　随病变进展，淋巴结与皮肤和周围组织发生粘连，淋巴结亦可互相粘连融合成团，形成不易推动的结节性肿块。淋巴结发生干酪样坏死、液化，形成寒性脓肿。寒性脓肿破溃后易继发其他细菌感染；脓液性质发生改变，病变周围也有明显的急性炎症表现，经 1～3 个月，皮色微红，疼痛增加，有波动感，此期出现红、肿、热、痛类似急性炎症表现即为淋巴结结核合并感染。

3. 后期　随着病变进展，形成腋窝软组织结核性脓肿或形成窦道开口于皮肤表面时，可有皮肤色素沉着。部分患者可伴有结核中毒症状，如低热、盗汗、乏力、体重减轻等。脓肿破溃后，流出豆腐渣样脓液，形成慢性溃疡或窦道。溃疡边缘皮肤暗红，潜行肉芽组织苍白、枯萎，溃后脓水稀薄，夹有败絮样物质，疮形凹陷，四周坚硬不消，疮口呈空壳，潜行致腋底成瘘，多不穿破内膜，病程达数月、数年不易愈合。但由接种卡介苗后引起的疮面相对于收口较快，且未溃者，虽已成脓，可经吸收而愈。

第五节　临床诊断和鉴别诊断

一、临床诊断

（1）有结核病接触史，或儿童、幼儿有卡介苗接种不当史。

（2）腋下淋巴结肿大，逐渐形成不规则肿块，后期出现寒性脓肿，脓肿溃破后有豆渣样或败絮物流出，或形成经久不愈的窦道或溃疡。

（3）腋下淋巴结核未溃前，可做穿刺或局部组织活检，常能明确诊断。

二、辅助诊断

1. 实验室检查

（1）血常规检查：常无显著变化。晚期常有贫血，此时血红蛋白、红细胞计数降低，若合并感染者则白细胞计数常增多。

(2) 红细胞沉降率：早期常无明显改变,重症淋巴结结核或晚期的患者血沉增快、CRP 增快。

(3) 微生物学检查：对局部脓液做结核杆菌培养或动物接种常可发现结核杆菌而明确诊断。

2. 结核菌素试验　结核菌素试验常呈阳性,局部红肿直径＞2 cm 以上或中央有水泡,有较大的诊断价值。

3. CT 检查　表现为淋巴结肿大,密度较低(25～40 Hu)。强化扫描时中央密度减低,边缘呈密度增强的环形影(101～157 Hu)。中央密度减低区提示为干酪样坏死,且减低程度与坏死液化程度呈正相关,边缘密度增强为炎症充血的结果(图 15－7)。

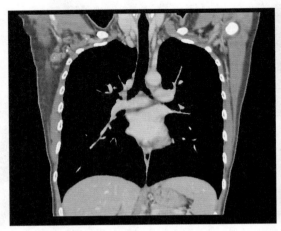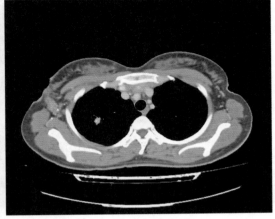

图 15－7　腋窝淋巴结结核 CT 成像

4. 淋巴结活检　腋部淋巴结结核未溃破前,尤其早期诊断较困难,可做穿刺活检或局部组织活检,常可明确诊断。淋巴结结核的 Ⅰ 期为淋巴组织样增生,形成结核结节和肉芽肿,大量淋巴细胞、类上皮细胞、朗格汉斯细胞。Ⅱ 期淋巴结中央出现干酪样坏死,淋巴结包膜破坏,但其周围的脂肪层尚存在。Ⅲ 期为淋巴结干酪样坏死范围扩大,淋巴结包膜破坏,多个淋巴结融合,其周围的脂肪层消失。Ⅳ 期为干酪样坏死物质破裂进入周围软组织,形成融合性脓腔。其他部位的结核病在大体检查和显微镜下观察也呈现相似的特征性转变。

5. 超声检查　超声检查时,也可以胸大肌、胸小肌以及腋静脉为定位标志将腋窝淋巴结分成腋下组淋巴结、腋中组淋巴结、腋上组淋巴结。腋下组淋巴结为胸小肌外侧淋巴结,包括外侧组淋巴结、肩胛下组淋巴结、中央组淋巴结及腋静脉淋巴结;腋中组淋巴结为胸小肌外侧缘淋巴结至胸小肌内侧缘之间的淋巴结,包括胸小肌背侧淋巴结及腹侧淋巴结、胸小肌深面的腋静脉淋巴结及胸大肌和小肌间淋巴结;腋上组淋巴结为胸小肌内侧缘至腋静脉入口处的淋巴结,即胸小肌内侧淋巴结和锁骨下淋巴结。

超声造影能够更加客观地反映出淋巴结内部微小血管灌注情况,而且比常规超声更加敏感,同时也能明显提高淋巴结内坏死的检出率,为腋窝淋巴结结核的诊断及治疗提供重要依据。综上所述,边缘环形增强合并分隔样增强或结节样增强是腋窝淋巴结结核超声造影常见表现。

(1) 检查方法：患者仰卧或侧卧,手臂外展或上举至头顶,充分暴露腋窝,首先对胸大肌、胸小肌以及腋静脉进行定位,锁骨下方区域所见肌肉组织为胸大肌、胸小肌,中间的带状高回声为胸大肌、胸小肌的分界,浅面为胸大肌,深面为胸小肌,然后根据肌纤维与周围软组织的回声差异明确胸小肌的内、外侧缘;彩色血流成像模式下,腋窝处胸大肌、胸小肌深面的粗大血流信号即为腋血管。确定三者的超声解剖位置后,按照五组腋窝淋巴结的顺序依次全面地做横向及纵向扫查。探头置于上臂内侧,沿腋静脉向腋窝顶部移动以扫查外侧群淋巴结和腋尖群淋巴结,再由顶部移动至腋窝内侧壁扫查中央淋巴结。探头转为纵向,以腋窝顶部为轴侧向扫描腋窝前壁的胸肌淋巴结和后壁的肩胛下淋巴结。

(2) 二维及彩色多普勒超声:腋窝淋巴结结核体积大小不等,平均最长径可达 20～30 mm,L/S 常<2,淋巴结内部呈不均匀低回声,皮髓质分界不清,髓质消失或偏心分布,部分可见强回声钙化灶,较多者可呈弥漫性分布。CDFI 示淋巴结内见点状、条状彩色血流信号往往分布于淋巴结边缘,也可无彩色血流信号(图 15-8～15-10)。如形成脓肿,出现不规则无回声区,内含有细点状或絮状回声,有时加压时可见移动现象。腋窝淋巴结结核易形成窦道(图 15-11),可能与腋窝皮下软组织结构疏松有关。

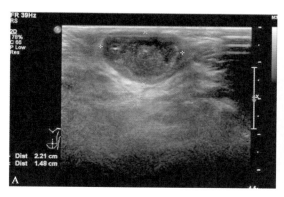
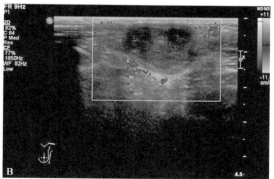

图 15-8　腋窝淋巴结结核(1)

患儿,男,3岁,发现左侧腋窝包块1周。A. 左侧腋窝见1枚肿大淋巴结,L/S<2,内回声不均匀,可见无回声区,透声较差;B. 未见彩色血流信号

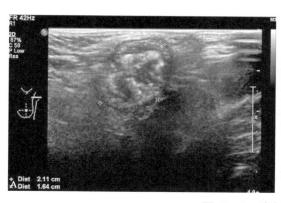
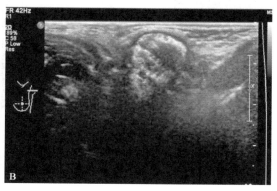

图 15-9　腋窝淋巴结结核(2)

患儿,男,18 个月,发现左侧腋窝包块1个月。左侧腋窝见1枚肿大淋巴结,L/S<2,回声杂乱,可见弥漫分布的强回声

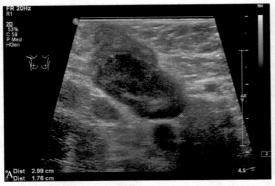
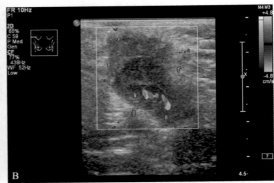

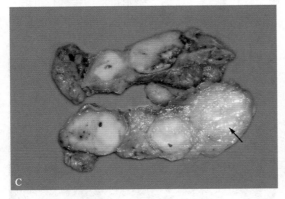

图 15-10　腋窝淋巴结结核(3)

A. 右侧腋窝见形态不规则低回声,似为2枚淋巴结融合,内回声不均匀,局部回声减低,边界不清晰;B. 淋巴结内彩色血流信号;C. 术后大体标本见病变淋巴结呈灰白色(箭头)

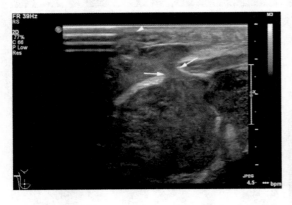

图 15-11　腋窝淋巴结结核窦道形成

右侧腋窝淋巴结结核形成脓肿,浅侧见条状低回声(箭头)向皮肤延伸形成窦道(三角形箭头)

（3）超声造影：腋窝淋巴结结核的超声造影与颈部淋巴结结核相似,也可分均匀增强型、不均匀增强型和无增强型：① 均匀增强型为病灶内的所有区域较均一的弥漫增强。② 不均匀增强型为病灶内各增强区分布不均匀,强度不一致。病灶的边缘及周边可见环形增强,内部呈无增强、蜂窝样增强、结节样增强或分隔样增强（图15-12～15-15）。③ 无增强型为病灶未见造影剂灌注,详见第十四章。

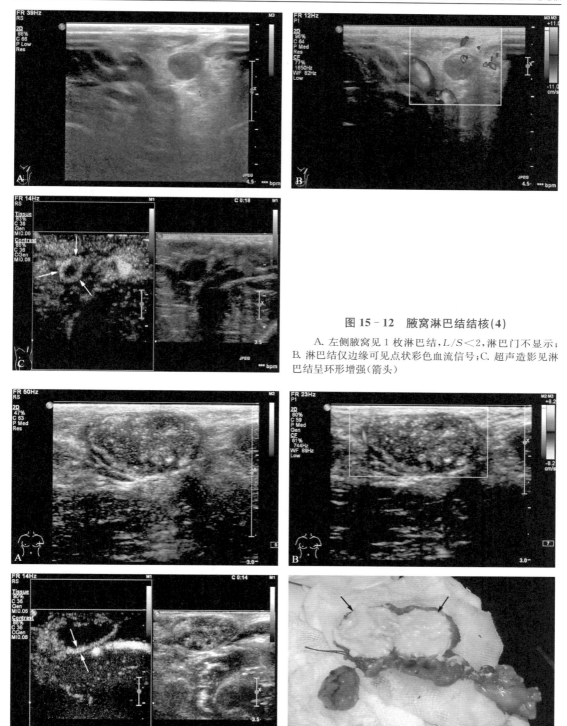

图 15-12 腋窝淋巴结结核(4)

A. 左侧腋窝见 1 枚淋巴结，L/S＜2，淋巴门不显示；B. 淋巴结仅边缘可见点状彩色血流信号；C. 超声造影见淋巴结呈环形增强（箭头）

图 15-13 腋窝淋巴结结核(5)

A. 左侧腋窝见 1 枚淋巴结，回声杂乱，内见多枚点状强回声及小片状无回声；B. 淋巴结边缘见条状彩色血流信号；C. 超声造影见淋巴结边缘及周边呈环形增强（箭头），内部无增强；D. 大体标本见干酪样坏死物，呈豆腐渣样（箭头）

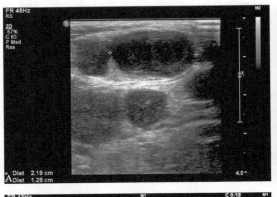

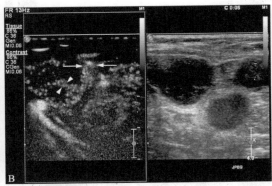

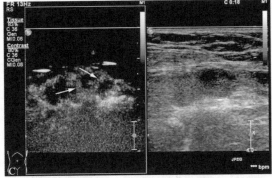

图 15‐14 腋窝淋巴结结核(6)

A. 左侧腋窝见数枚淋巴结,呈串珠样;B. 超声造影见淋巴结边缘环形增强(箭头),中央呈分隔样增强(三角形箭头);C. 另 1 枚见淋巴结中央见分隔样增强(箭头)

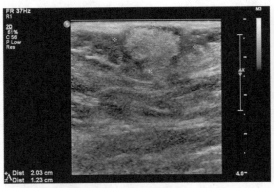

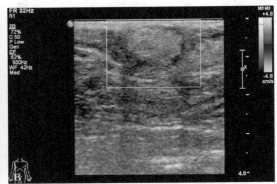

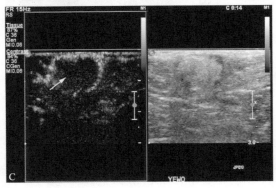

图 15‐15 腋窝淋巴结结核(7)

A. 右腋窝见 1 枚大小约 20 mm×12 mm 的淋巴结,内回声杂乱;B. 淋巴结未见彩色血流信号;C. 超声造影见淋巴结环形增强,内部呈无增强(箭头)

三、鉴别诊断

1. 急性、慢性、坏死性淋巴结炎 急性期常有发热不适,白细胞总数及中性粒多核白细胞增多,局部肿大淋巴结处有红、肿、热、痛,经抗生素治疗后很快消退。慢性淋巴结炎多长期稳定无变化,受凉感冒或上肢皮肤感染时,可稍增大,不久又缩小。组织坏死性淋巴结炎(图 15-16),详见第十四章。

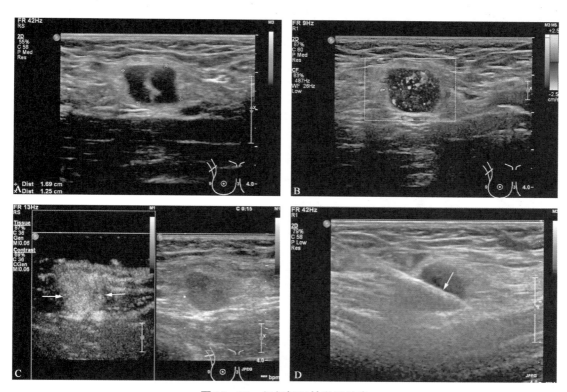

图 15-16 组织坏死性淋巴结炎

A. 右侧腋窝见 1 枚淋巴结,皮质增厚,髓质变窄;B. 淋巴结内彩色血流信号较丰富,分布紊乱;C. 超声造影见淋巴结呈快速弥漫性均匀增强(箭头),较二维超声所见略有增大;D. 超声实时引导下淋巴结组织活检(箭头示活检针)

2. 化脓性汗腺炎 是大汗腺的一种慢性化脓性炎症,常发于腋窝、外阴、肛门周围等大汗腺所分布区域。初起为单发或多发性的皮内或皮下豌豆大小的炎性硬结,之后化脓,形成有波动感的半球状脓肿,无中心脓栓。红肿明显,自觉疼痛,愈后遗留瘢痕。有的邻近硬结互相融合,呈条索样,破后形成瘘孔,愈后常呈增生性瘢痕。常伴有发热、全身不适,继发淋巴结疼痛肿大,患肢活动受限。好发于大汗腺分布区,腋窝多见。

3. 恶性淋巴瘤 为全身性疾病,可出现全身性淋巴结肿大,尤以腋下、腹股沟和纵隔淋巴结肿大多见,肝、脾也往往肿大。

淋巴瘤:发生于腋窝的淋巴瘤与颈部淋巴瘤超声表现类似,典型声像图表现为体积增大,L/S 常 < 2,呈圆形或椭圆形,边界清晰,病变后期淋巴结可融合,内部回声显著减低,甚至接近无回声,较少发生淋巴结内坏死及钙化(图 15-17,15-18),详见第八章及第十四章。

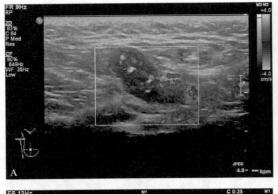
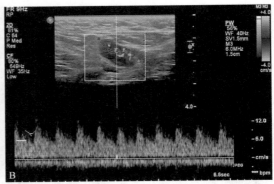

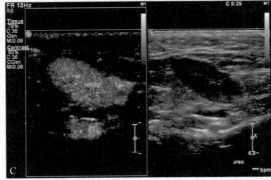

图 15 - 17　淋巴瘤

　　A. 右侧腋窝见 1 枚淋巴结,皮质增厚,内彩色血流信号丰富;B. 淋巴结血流频谱呈低阻型;C. 超声造影见淋巴结弥漫性均匀高增强

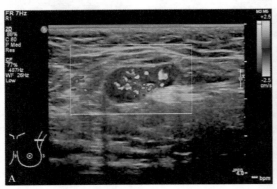
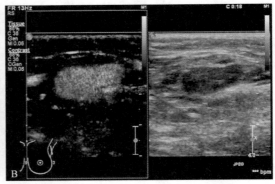

图 15 - 18　淋巴瘤

　　A. 左侧腋窝见 1 枚淋巴结,皮质增厚,淋巴结内彩色血流信号丰富,分布紊乱;B. 超声造影见淋巴结呈弥漫性均匀高增强

　　4. 腋部转移性癌　患者常有原发肿瘤病史或乳腺、肺部等相应部位发现原发病灶。腋部肿块进行性长大且质硬,易侵犯周围组织,一般不会液化成脓。病程进展迅速,全身情况较差,很快进入恶病质。不明者必要时可做活检以明确诊断。

　　乳腺癌转移性淋巴结:与腋窝淋巴结结核有时不易鉴别,后者一般易发生钙化,但部分乳腺癌转移性淋巴结也可伴有钙化(图 15 - 19),且可以与乳腺内病灶不同步,即乳腺内病灶无钙化,而转移性淋巴结内有钙化。鉴别困难者需超声引导下穿刺活检。

　　5. 腋窝脂肪瘤　腋窝皮下可触及松软包块,与深层组织不粘连,生长缓慢,B 超或 CT 可做

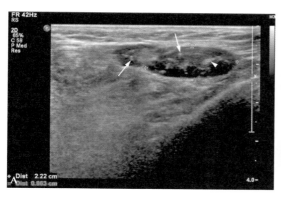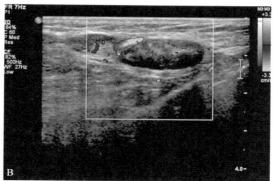

图 15－19　乳腺癌转移性淋巴结

A. 腋窝见 2 枚淋巴结,部分融合,皮质增厚,可见点状强回声(箭头)及不规则条状高回声(三角形箭头);B. 淋巴结融合处见条状彩色血流信号,淋巴结内部可见较杂乱的点状、条状彩色血流信号

出明确鉴别。

6. 皮脂腺囊肿合并感染　皮脂腺囊肿俗称"粉瘤",是指因皮脂腺导管阻塞后,腺体内因皮脂腺聚积而形成囊肿。于生长发育旺盛期的青年人常见。皮脂腺囊肿多为单发,偶见多发,形状为圆形、硬度中等或有弹性,高出皮面,表面光滑,推移时与表面相连但与基底无粘连,无波动感,皮肤颜色可能正常,也可能为淡蓝色,增大过快时,表面皮肤可发亮.有时在皮肤表面有开口,可挤出白色豆腐渣样内容物,感染时易化脓。

第六节　治　　疗

一、中医治疗

本病早期表现腋部淋巴结肿大,逐渐形成不规则肿块;中期以寒性脓肿为特点;后期形成溃疡、窦道,久治不愈。发病与肝郁脾虚、肺肝肾阴亏、先天不足、卡介苗接种不当密切相关。病变过程中,常易耗气伤血,但因有标本虚实之异,故应视其病证见机而做。或以祛邪为先,但求祛邪不伤正;或以扶正为主,但求扶正不留邪;或以标本同治,祛邪兼扶正,最后达到邪去正安的目的。总之,实证偏多者以疏肝理气、健脾化痰为法,虚证偏多者以补养气血、滋养肺肝补肾为治则。

(一) 辨证治疗

1. 肝郁痰火证

证候:由于忧思恚怒,肝气郁结,横逆犯脾,脾失健运,痰热内生,结于腋下脉络,遂成腋疽。肝郁化火,热盛肉腐,肉腐成脓,下烁肾阴,久则气血亏耗,失治而成瘰癧。证见结核增大,皮核粘连,有的结核相互融合,渐感疼痛,皮色渐转暗红,按之微热或微有波动感。伴轻微发热,胃纳不佳。舌淡红或舌红,苔薄黄,脉弦细数。

治法:养血清火,疏肝散结。

方药:柴胡清肝汤加减。柴胡 10 g,生地 10 g,当归 15 g,赤芍 10 g,川芎 10 g,连翘 15 g,牛蒡子 10 g,黄芩 5 g,生栀子 5 g,天花粉 5 g,甘草 5 g,防风 5 g。

2. 余毒化腐证

证候:因先天禀赋不足,生后未及时补养,精血素亏,肝肾不足,此时接种卡介苗,由于注射不当,则常常可致左腋下淋巴结肿大,形成腋疽。证见肿块数月,逐步融合,渐次渐软,与皮核粘连,皮色暗红,酸胀疼痛,按之应指。伴有全身低热、盗汗、纳差。舌质红,苔黄,脉象滑数或细数。

治法:托毒透脓,滋阴清热。

方药:托里透脓汤加减。黄芪 20 g,白术 10 g,当归 10 g,青皮 10 g,白芷 10 g,皂刺 10 g,炮山甲 5 g,升麻 5 g,甘草 5 g。

3. 肺肾阴虚证

证候:阴虚痨瘵,肺肾阴亏,以致阴虚火旺,肺津不能输布,灼津为痰,痰火凝结于腋下而成。证见结块累累如团块,移动性差,久则皮肤转暗红,成脓破溃,脓稀薄,形成窦道。伴身体羸瘦,咳嗽痰红,口干颧红,潮热盗汗,遗精、经闭。舌质红,光亮少津,脉细数。阴虚火旺证,证见腋部结核肿硬,或溃后脓水清稀,夹有败絮样物,脓液淋漓不尽,或疮面肉色灰白,四周皮色紫暗,不易收口,或形成窦道。伴有潮热盗汗,或伴有面色苍白,胃纳不香。舌质红,苔薄,脉细数。

治法:滋养肺肝肾。

方药:六味地黄丸合清骨散加减。熟地 20 g,生地 10 g,淮山药 10 g,丹皮 10 g,黄芩 9 g,知母 10 g,太子参 10 g,山萸肉 15 g,川贝母 10 g,沙参 10 g,甘草 10 g。

4. 气血两虚证

证候:因肝肾阴虚,阳亢化火,灼及肾阴,肾水亏耗,虚火上炎,势必水亏火旺,炼液为痰为病。《外台秘要》"肝肾虚热则痨",《外科证治全书》"肝肾虚损,气结痰凝而成"。证见破溃脓水清稀,夹有败絮样物,疮口经久不愈。伴面色少华,精神倦怠。舌质淡红,苔薄白,脉细。

治法:养营化痰。

方药:香贝养营汤加减。熟地 10 g,党参 10 g,白芍 10 g,茯苓 10 g,黄芪 20 g,当归 10 g,象贝母 10 g,白术 10 g,制香附 10 g,川芎 10 g,甘草 6 g。或人参养营汤加减:黄芪、党参、白芍、茯苓、黄芩、丹参、当归、焦白术、百部、甘草。

(二)外治法

本病外治亦很重要,初期宜外敷温经通络,活血散寒化痰之品;脓熟宜切开排脓;后期用提脓祛腐之品,脓尽则用生肌之药;疮面经久不愈,病变组织难以脱落伴有窦道形成者,用腐蚀药。

初期选用冲和膏、阳和解凝膏等外敷;中期仍可敷上述药物,已经液化成脓者,宜切开排脓;后期初用五五丹或七三丹,腐脱用生肌玉红膏。

1. 针灸疗法 针刺直接刺入肿大的结块,配肝俞、膈俞穴每日 1 次,对已成脓者不宜应用。

2. 拔核疗法 拔瘰丹或白降丹外用。

3. 石氏截根术 以臂臑穴割治为主。

其他外治法详见第十一章外治法篇。

二、西药治疗

1. 全身治疗 原则:① 适当注意营养和休息。② 全身抗结核治疗是最重要的治疗。

2. 用药　淋巴结核的化疗疗程至少1年。推荐方案为：强化期2～3个月，应用HRE(S)Z；巩固期9～10个月，应用HRE(括号内为可替代药品，H：异烟肼，R：利福平，E：乙胺丁醇，S：链霉素，Z：吡嗪酰胺)，每日用药。由于肿大的淋巴结内有大量的干酪样坏死，Z在坏死的酸性环境中可发挥强大的杀菌作用，因此必要时强化期可适当延长至半年。

三、手术治疗及围手术期治疗

（一）适应证

少数较大，不能内消者，或已液化成脓者可手术治疗。

（二）手术方法

采用静脉复合麻醉方式，于胸大肌外缘约2～3cm处行纵切口，以上臂下垂看不到切口为宜，皮肤破溃形成窦道者行梭形切除坏死皮肤及窦道口。彻底清扫腋窝胸肌组、外侧组、肩胛下组、中央组、尖组5组淋巴结。在清扫淋巴结过程中注意保护腋血管及臂丛神经、胸长神经、胸背神经及伴随血管。根据淋巴结粘连情况进行分离保护肋间臂神经，对于粘连严重无法分离的肋间臂神经则不予保留。对病变融合、液化不完全的病灶，可采用刮勺清除液化融合的脓肿病灶，对无明显液化的病变淋巴结则可通过精细的锐性解剖切除。有时病灶较小，与周围脂肪组织难以区分，应将病灶与脂肪一并切除。清扫5组淋巴结后，注意探查胸大肌、胸小肌间隙及深层有无病灶，特别是对于存在干酪样坏死并形成脓液的病灶有无窦道通向胸肌间隙及深层，清扫病变淋巴结及坏死病灶后，使用生理盐水充分冲洗术腔，仔细止血，放置潘氏引流管，切口用无菌敷料加压包扎。

由于腋窝部皮肤松弛，可在腋窝下部沿腋毛梭形分布区域外做U形切口并游离全层皮瓣，通过牵拉皮肤可获得良好的手术视野。对于结核脓液侵蚀皮肤导致的红肿，大部分仍有生机。对于有明显破溃、红肿的溃疡型病变，需沿皮纹方向做梭形切口，并尽量避开腋毛皮肤区域，以避免术后切口因张力增大而裂开。为了手术安全，切开引流术和勺刮为主的病灶清除术曾主要用于脓肿型和溃疡型淋巴结结核。目前，淋巴结清扫术、区域淋巴结清扫术和功能性区域性淋巴结清扫术逐渐被应用于以上两种淋巴结结核的外科治疗。但其切除范围较大，易造成腋窝空虚，腋窝畸形，甚至上肢功能受限。对于病灶的彻底清除，可将病变组织连同疏松组织大块切除。采用精细化解剖，紧贴病变纤维板样组织外壁锐性解剖，完整切除病变淋巴结。对于脓肿型淋巴结核，切开脓肿，将稀薄脓液吸出，干酪样坏死物质以刮匙尽量清除，探查有无窦道形成，必要时将窦道沿安全的间隙切开，开放引流。对于与神经关系密切的病变，可在保证无病灶残留的前提下在类纤维板组织层次内游离。由于腋窝淋巴结结核分布较广，手术创面大，可尽可能把成束的纤维结缔组织妥善处理，以减少小血管渗血和小淋巴管渗液。

术后日引流量约5ml并至少持续2日，确认无积液情况下可拔出引流管，予以伤口消毒及对症处理。

四、并发症处理

术后发生常见并发症包括血管、神经损伤，伤口愈合不良等。对于伤口愈合不良者，通常打开伤口，充分长期换药，大部分患者可愈合(参见第十四章颈部淋巴结结核并发症处理)。

五、护理

详见第十三章。

第七节　典型病例

病例1　某患,女,28岁,2009年10月26日初诊。

右锁骨上脓肿1周,腋窝肿块2个月余。门诊以"右锁骨上、腋窝淋巴结结核冷脓肿"收治入院后,右侧锁骨上经细针穿刺为"化脓性炎,倾向于结核",常规抗结核化疗(HREZ)4周后行右侧锁骨上、腋下病灶切除术+区域淋巴结清扫术。术后病理示淋巴结结核混合型。术后14日拆线,伤口一期愈合。随访1年未复发。

病例2　张某,女,31岁。

患者因"发现右侧腋窝乳腺包块1个月余,伴发红、疼痛1周"入院。入院前1个月,患者无明显诱因,发现右侧腋窝及乳腺外上部出现多个豌豆大小包块,伴疼痛,患者自行在当地医院抗炎治疗,包块稍缩小,未明确诊断。1周前患者右侧腋窝及乳腺包块明显增大,在当地医院穿刺后发红、疼痛,在我院门诊结核潜伏试验阳性,结核菌素检查阳性,门诊以"右侧乳腺及腋窝冷脓肿"收治入院。

入院查体示右侧腋窝及右侧乳腺外上象限近腋窝部扪及多个最大直径约10 cm,大小不等的包块,包块局部有红肿,部分皮肤破溃、渗液,包块边界不清,与周围组织粘连,双肺呼吸音清晰,未闻明显干湿啰音。辅助检查胸部16排CT平扫+增强+三维重建,考虑"右侧腋窝淋巴结结核"可能性大,脓肿形成,与右乳分界欠清。结核菌素检查阳性,结核潜伏试验阳性。

入院初步诊断"右侧乳腺及腋窝淋巴结结核,伴冷脓肿形成"。给予HREZ抗结核治疗2周后,全麻下行右侧乳腺及腋窝淋巴结结核病灶清除术+区域淋巴结清扫术。淋巴结术后病理示肉芽肿性炎伴干酪样坏死,考虑淋巴结结核。术后10日拆线,伤口一期愈合。半年后随访效果良好(图15-20,15-21)。

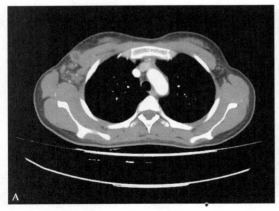
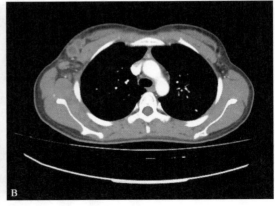

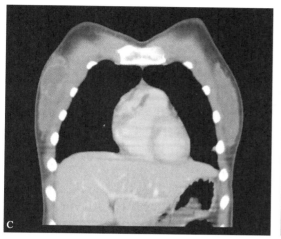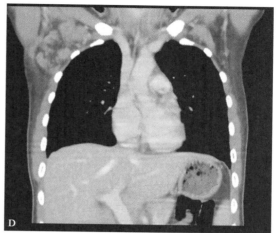

图 15－20　病例 2 手术前

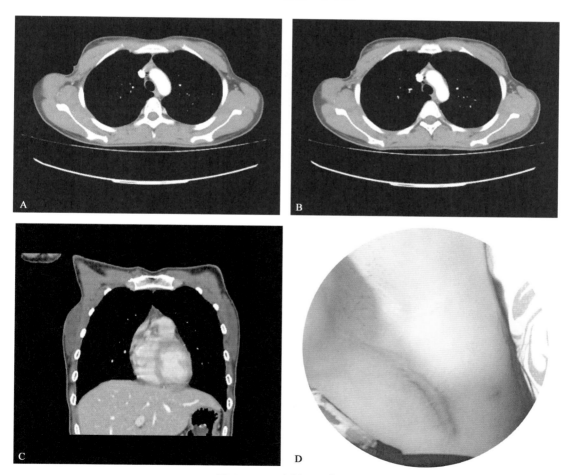

图 15－21　病例 2 手术后

（赵有利　段　亮　杨高怡　杨李军　杨　咏　范小涛）

参考文献

［1］ 齐凤鸣,靳民路,陈丽花.腋窝淋巴结结核的外科手术治疗[J].山西医药杂志,2016,45：826-827.

［2］ 梁子坤,白连启,洪征.外科治疗腋窝淋巴结结核的效果[J].中国医药导报,2016,13：72-75.

第十六章

腹股沟部淋巴结结核

第一节 概 述

　　腹股沟部淋巴结结核是结核分枝杆菌侵入腹股沟淋巴结所引起的慢性特异性感染性疾病，又称鼠蹊部淋巴结结核。在表浅淋巴结结核中发病率仅次于腋部，约占体表淋巴结核的 5%。腹股沟淋巴结结核较少见，近年来随着结核耐药、HIV 合并 TB 人群增多，腹股沟淋巴结结核有增多趋势。患者以青壮年人较为多见，发病前可有下肢骨关节结核病史，足、腿部外伤、感染生疮史。

　　中医称"股阴疽""赤施"。《外科大成》云："生股内阴囊之侧，形长微赤痛甚。"《医宗金鉴》载："股阴疽发大股中，阴囊之侧坚肿疼，七情不和忧愤致，溃后缠绵功难成。"并释："此证一名赤施，厥阴经，故名大股也。阴囊之侧，因偏在发生于股内合缝下近坚硬漫肿木痛，由七情不和，忧思愤郁，凝结而成。因在阴经，起长、溃脓，俱属迟缓，溃后尤见缠绵，收敛成功者甚少。"

第二节 局 部 解 剖

　　腹股沟区位于髂部，连接腹部、盆部和下肢，呈三角形，左右各一。上界是髂前上棘到腹直肌外缘，下界为腹股沟韧带。

一、腹股沟区腹壁结构

　　腹股沟区的腹壁层次由浅及深分为 7 层：皮肤、浅筋膜（camper 筋膜）、深筋膜（scarpa 筋膜）、肌肉层（腹外斜肌、腹内斜肌、腹横肌以及它们的腱膜）、腹横筋膜、腹膜外脂肪和腹膜（壁层）。

　　1. 腹外斜肌　腹外斜肌腱膜的纤维自外上方向下方行走，在耻骨结节的外上方分为上、下二脚，二脚之间形成一个三角形裂隙，即为腹股沟管的外环（浅环、皮下环）。在腹外斜肌腱膜深面，有两条呈平行的髂腹下神经和髂腹股沟神经于腹内斜肌表面行走，两者纤维可相互交叉相连，有时成为一条神经，行腹股沟疝修补术时，谨防损伤。

　　2. 腹内斜肌和腹横肌　在腹股沟区，腹内斜肌与腹横肌分别起自腹股沟韧带的外侧 1/2 与 1/3，两者的肌纤维都向内下行走，下缘成弓状，越过精索前、上方，都在其内侧折向后方，止于耻骨结节。

　　3. 腹横筋膜　在腹股沟区，腹横筋膜外侧与腹股沟韧带，内侧与耻骨梳韧带相连。在腹股沟韧带中点上方约 2 cm 处,腹横筋膜有一卵圆状裂隙,即为腹股沟内环。精索由此通过,腹横筋膜向下将其包绕,成为精索内筋膜,腹横筋膜在腹股沟内环内侧增厚致密,形成凹间韧带;而在腹股沟韧带内侧半,则覆盖股动、静脉,并伴随至股部,形成股鞘前层。

4. 腹股沟管　位于腹股沟韧带内侧下半部深面,是由外上斜向内下的肌肉筋膜裂隙,相当于腹内斜肌、腹横肌弓状下缘与腹股沟韧带之间的空隙。男性长 4~5 cm,内含精索;女性因骨盆较宽,耻骨联合较高,故稍狭长,内有子宫圆韧带通过。为方便描述腹股沟管,将腹股沟管分为前、后、上、下 4 个壁及内、外 2 个口。

(1) 前壁:浅层为腹外斜肌腱膜,深层有腹内斜肌的部分肌纤维加强。形成腹股沟管浅环(superficial inguinal ring),又称皮下环,即出口。

(2) 上壁:为腹内斜肌、腹横肌形成的弓状下缘。

(3) 下壁:为腹股沟韧带和内侧的腔隙韧带。

(4) 后壁:为腹横筋膜和内侧的联合腱,形成腹股沟管深环(deep inguinal ring),又称腹环,即入口。

(5) 内口:即腹股沟内环(腹环、深环),位于腹股沟韧带中点上方约 1 横指处,腹壁下动脉的外侧,是由腹横筋膜外突形成的卵圆形裂隙,是斜疝内容物的进出口。

(6) 外口:即腹股沟浅环,是腹外斜肌腱膜在耻骨结节外上方形成的三角形裂隙。

二、腹股沟区血管及 2 个重要三角

腹股沟韧带下的股部血管上续髂外动脉、髂外静脉,下接股动脉、股静脉,股疝多发生在该部血管鞘的内侧。股管后壁的陷窝韧带下有腹壁下动脉和闭孔动脉的吻合支,异常粗大,在嵌顿性股疝可能引起损伤。

在男性解剖中,输精管动脉紧附于输精管,迂曲走形为膀胱动脉分支,精索内动脉为腹主动脉分支,在精索前侧和蔓状静脉丛中央下行至睾丸,为睾丸动脉。精索外动脉(提睾肌动脉)是腹壁下动脉的分支,分布于精索鞘内组织。蔓状静脉丛是睾丸静脉和输精管静脉的回流血管,右侧直接回流至下腔静脉,左侧则惠路与肾静脉。切开腹横筋膜可显露腹壁下动脉及其分支。

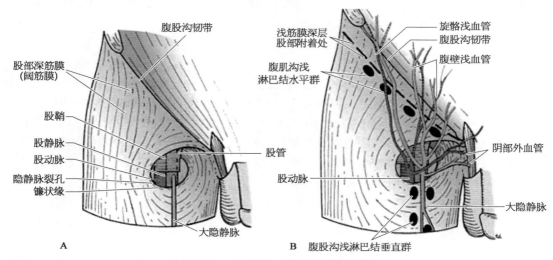

图 16 - 1　腹股沟血管、淋巴结关系图

1. 腹壁下动脉　腹壁下动脉构成海氏三角的外侧界,在手术中可作为鉴别腹股沟斜疝和直疝的标志。此动脉均在腹股沟韧带中、内 1/3 交界处起于髂外动脉,部分腹壁下动脉行程弯曲(10％),有些为高位弯曲,呈 S 形,有些为低位弯曲,呈 L 形,另有报道发现有发自腹壁下动脉的异常闭孔动脉。

2. 海氏三角　腹壁下动脉、腹直肌外侧缘和腹股沟韧带围成腹股沟三角,又叫海氏三角。三角的底(深面)是腹横筋膜和腹股沟镰,浅面正对腹股沟管前壁,因此,此处薄弱。如果腹直肌细窄,腹股沟三角扩大,当腹压增加时易形成直疝。

3. 死亡三角　由 Spaws 提出,又称 Spaws 三角,是指内侧为输精管,外侧为精索血管的三角形区域。它的重要性在于髂外动脉、髂外静脉位于其底部,由腹膜和腹横筋膜覆盖,术中应避免于此固定的大血管的损伤。

三、腹股沟区神经

腹股沟区有 5 条重要神经。

1. 髂腹下神经(iliohypogastric nerve)　在髂前上棘内前方约 2.5 cm 处穿过腹内斜肌,向内下方走行于腹外斜肌深面,然后在外环上方约 2.5 cm 处穿过腹外斜肌腱膜,离开腹股沟管。

2. 髂腹股沟神经(ilioinguinal nerve)　较髂腹下神经细,在其外下方,几乎与之平行,在腹股沟中与精索伴行,然后出外环,分布于阴囊或大阴唇。

3. 生殖股神经(genitofemoral nerve)　来自腰丛(L1～L2 神经),进入腹股沟管内环前分出股支和生殖支。股支进入股鞘,支配大腿近端前方皮肤的感觉,损伤会引起股三角区的感觉过敏。生殖支:穿过腹股沟管,在精索的后外侧穿出,分布于睾提肌和阴囊肉膜,提供提睾肌、阴囊和大腿内侧感觉的神经支配,损伤会引起射精障碍、射精疼痛感。

4. 股外侧皮神经(lateral femoral cutaneous nerve)　来自腰丛(L2～L3 神经),在髂耻束的下方通过髂肌的前面,提供大腿外侧皮肤感觉的神经支配,位置较表浅,较其他神经相比最容易损伤。

5. 股神经(femoral nerve)　是腰丛最大的分支,主要支配大腿前方皮肤和伸肌。位于较深的平面,通常不易损伤,但是要小心其细小分支的损伤。

四、腹股沟淋巴结

腹股沟淋巴结位于大腿根部,该组包括腹壁下淋巴结、旋髂淋巴结及耻骨淋巴结组。它接受下肢、脐以下腹壁及盆腔部分的集合淋巴管,其中腹壁下淋巴结接受腹外斜肌腱膜、腹直肌鞘、腹直肌的集合淋巴管,旋髂浅淋巴结接受髂前上肌下方、腹直肌与阔筋膜张肌的集合淋巴管,其输出淋巴管直接注入腹股沟淋巴结;旋髂深淋巴结接受该部位深层的集合淋巴管,输出淋巴管注入髂外淋巴结,然后再注入腹股沟淋巴结;耻骨淋巴结接受阴茎及阴蒂的集合淋巴管,其输出管直接入腹股沟淋巴结。该组淋巴结核较少见。以阔筋膜为界分为浅、深两群,称为腹股沟浅淋巴结及腹股沟深淋巴结。

1. 腹股沟浅淋巴结(superficial inguinal lymph nodes)

(1) 大小及形状:腹股沟浅淋巴结大小相差较大,右侧较左侧大。淋巴结大小与其数目成反比。右腹股沟 2～40 mm,左侧 2～28 mm,多呈现圆形或椭圆形。

(2) 数目:数目不恒定。王云祥统计 1969 年 50 例小儿标本见到该结有 4～11 个,多数为

6～9个。有学者认为随着年龄增长,腹股沟淋巴结数目有所减少,第一性征期7～12个,第二性征期4～12个,更年期4～11个,老年期3～7个。

(3)分群:各书关于腹股沟浅淋巴结的分群很不一致,多是将其分为2群、3群或4群,有的则分为5群或6群。为了便于临床在腹股沟淋巴结结核手术中参考,将各家的主要区分方法分别介绍如下。

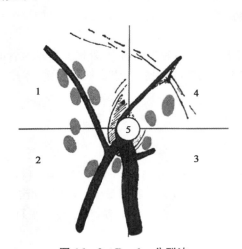

图 16-2 Daseler 分群法

1. 上外侧淋巴结;2. 下外侧淋巴结;3. 下内侧淋巴结;4. 上内侧淋巴结;5. 中央淋巴结

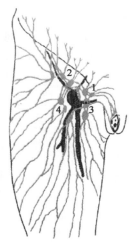

图 16-3 腹股沟浅巴结

1. 上群内侧部;2. 上群外侧部;3. 下群内侧部;4. 下群外侧部

王云祥将腹股沟浅淋巴结分为上、下2群,每群又分为内侧和外侧2部,所以相当于4群。上群位于腹股沟韧带的上方,与韧带平行排列。以大隐静脉注入股静脉处向上的垂直线为界限,可把上群分为内侧部和外侧部,也可称为上内侧群或上外侧群。据观察上群有2～6个结,多为2～4个(占87%)。腹股沟浅淋巴结的下群位于大隐静脉末端的周围,并以大隐静脉为界区分为内侧部和外侧部,也可称为下内侧和下外侧群。下群有2～7个结,多为3～5个(占79%)。

Daseler将腹股沟浅淋巴结分为5群,他是在大隐静脉注入股静脉处,作一相互垂直的水平线和垂直线,分出4个区,并将水平线与垂直线的交叉处视为第5区。各区分内的淋巴结分别称为上外侧淋巴结、上内侧淋巴结、下内侧淋巴结节、下外侧淋巴结及中央淋巴结。Daseler记载,上外侧淋巴结有0～8个,上内侧淋巴结有0～7个,下内侧淋巴结节有0～1个,下外侧淋巴结有2～3个及中央淋巴结有0～1个(出现率为15%)。

也有学者将腹股沟浅淋巴结区分为上、中、下3群。

(4)收受范围:腹股沟浅淋巴结收纳下肢浅层的大部分集合淋巴管,并收纳腹下部、臀部、外阴部以及会阴区浅层的集合淋巴管。其中,下肢浅层的集合淋巴管多是注入下群的外侧部,一部分注入下群的内侧部。外阴部(大、小阴唇及阴蒂)、会阴区以及肛管皮肤部和子宫底部的一部分集合淋巴管注入下群的内侧部和上群的内侧部。腹前壁及腹侧壁下部浅层的集淋巴管注入上群的内侧部,而腹后壁下部浅层的集合淋巴管则注入上群的外侧部,臀部外侧2/3浅层的集合淋巴管注入上群的外侧部,内侧1/3浅层的集合淋巴管注入上群的内侧部。

2. 腹股沟深淋巴结(deep inguinal lymph node) 也称为腹股沟下深淋巴结,位于髂耻窝内,在阔筋膜的深面,多沿股动、静脉的内侧面或前面排列,一部分沿外侧面及后面分布。

（1）数目和大小：腹股沟深淋巴结的数目很不恒定,有 1～6 个,平均为 2 个,即腹股沟深淋巴结比腹股沟浅淋巴结的数目少。腹股沟深淋巴结的大小也很不恒定,有时相差可达 10 倍,小的淋巴结常与较大的淋巴结相连结。

（2）分群：关于腹股沟深淋巴结的分群很不一致,按结的位置最多可分为以下 5 群。

Cloquet 结：也称为股环淋巴结,位于股环的直下方,紧贴股静脉的内侧壁,出现率为 39.8%,且仅有 1 个结,结较大。

隐股角淋巴结：位于大隐静脉注入股静脉处的下方,即在大隐静脉末端与股静脉间的角内,出现率为 87.8%,为腹股沟深淋巴结中最恒定的淋巴结。

内侧群：位于股静脉的内侧,出现率为 14.6%。

前群：位于股动、静脉的前面,出现率最低,为 8.1%。

外侧群：位于股动脉的外侧,出现率为 26.8%。

上述 5 群中以 Cloquet 结最为重要,因为下肢及外阴部的淋巴在注入髂外淋巴结之前,多经过该淋巴结,因此,外阴部癌及下肢癌的根治手术应清除该处淋巴结。

（3）收受范围：收纳下肢深部以及外阴部深层的淋巴。腹股沟浅淋巴结的输出淋巴管经过该淋巴结,或直接注入髂外淋巴结。腹股沟深淋巴结的输出淋巴管也注入髂外淋巴结。

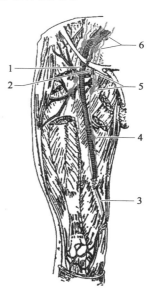

图 16 - 4　股前侧深淋巴管和淋巴结

1. 股动脉；2. 股静脉；3. 膝最上动脉；4. 股淋巴结；5. 腹股沟深淋巴结；6. 髂外淋巴结

第三节　发病机制

一、中医病因病机

情志不畅,肝郁气滞,肝郁伤脾,脾虚生痰,气滞挟痰凝结而成;或肝胆火旺,湿热下注,余毒旁窜,引动肝阴,炼液为痰,结核成块。晚期阴虚火旺,病久脓水淋漓导致气血亏虚。本病早期表现腹股沟部淋巴结肿大,质地中等,肿块渐次增大;中期可形成寒性脓肿;后期形成溃疡、窦道,久治不愈。

二、西医病因病理

腹股沟淋巴结结核多为足部感染、自身免疫性疾病及下肢皮肤、骨关节、会阴部、盆腔及腹腔等邻近脏器的结核病灶直接蔓延所致,也可由结核分枝杆菌经血行播散引起。原发病变中的结核分枝杆菌引流入腹股沟淋巴结,造成多个或多组淋巴结发生结核病病变,淋巴结可以产生坏死、干酪样变、结核性脓肿或增殖性改变。除了腹股沟淋巴结肿大外,还有发热、多汗、乏力、血沉增快等症状(发病机制详见第三章)。

第四节　临床表现

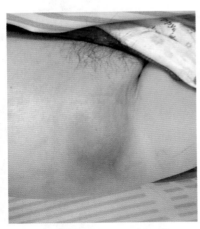

腹股沟部淋巴结结核常以腹股沟肿块就诊,查体可触及大小不一的肿块,活动度差,质地硬,无压痛。随着病变进展可形成皮肤破溃,破溃处色红伴少许渗液。

在一侧或两侧股内,结核如指头大1枚或数枚不等,皮色不变,按之坚实,推之能动,不热不痛。结核逐渐增大,皮核粘连,有的结核之间互相融合成块,推之不动,渐感疼痛,皮色渐转暗红,按之微热及有波动感者,为内脓已成。

溃后及全身症状,一般与瘰疬相同(图16-5)。

图16-5　腹股沟淋巴结结核

第五节　临床诊断和鉴别诊断

一、临床诊断

腹股沟淋巴结肿大,伴有发热、多汗、乏力、血沉增快等症状,多见于青壮年。常伴发肺结核,淋巴结质地不均匀,有的部分较轻(干酪样变),有的部分较硬(纤维化或钙化),且互相粘连,并和皮肤粘连,活动度差。这类患者结核菌素实验和血中结核抗体均阳性。

二、辅助诊断

1. 实验室检查

(1)血常规检查:常无显著变化。晚期常有贫血,此时血红蛋白、红细胞计数降低;若合并感染,则白细胞计数常增多。

(2)红细胞沉降率:早期常无明显改变,重症淋巴结结核或晚期的患者血沉增快、CRP增快。

(3)微生物学检查:取局部脓液做结核杆菌培养或动物接种常可发现结核杆菌而明确诊断。

2. 结核菌素试验　常呈阳性,局部红肿直径>2 cm或中央有水疱,有较大的诊断价值。结核菌素试验在小儿多数呈阳性反应,有的甚至出现局部水疱或坏死;成年人可阳性或阴性,但阴性并不能排除本病。

3. X线检查　如发现淋巴结钙化,肺部或其他部位的结核病变,则有助于诊断。

4. CT和MRI检查　表现为淋巴结肿大,密度较低(25~40 Hu)。强化扫描时中央密度减低,边缘呈密度增强的环形影(101~157 Hu)。中央密度减低区提示为干酪样坏死,且减低程度与坏死液化程度呈正相关,边缘密度增强为炎症充血的结果。

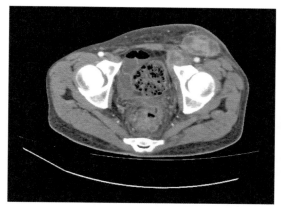
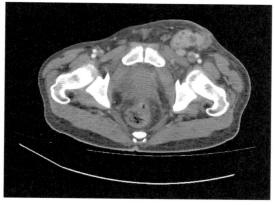

图 16-6　腹股沟淋巴结结核 CT

　　CT 显示淋巴结内病变凭借密度差异,具有明显局限性。MRI 表现更为丰富,结核分枝杆菌破坏淋巴结组织时,其内部结构破坏,正常信号特点也被破坏,结内信号杂乱不均,在 T2W1 和 STIR 序列能提示与周围正常结内信号完全不同信号,内部病灶坏死清晰可见。融合病变的 MRI 能敏感显示淋巴结间早期少许炎症渗出。

　　5. 淋巴结活检　早期淋巴结肿大不明显,无软化,为明确诊断可做淋巴结穿刺活检,淋巴结软化可抽取脓液。穿刺物可同时做涂片抗酸染色和培养查结核杆菌并菌型鉴定,涂片 HE 染色细胞学检查,切片组织学检查。

　　常用的活检方法有细针穿刺法、粗针穿刺法和切除活检法。镜下发现呈数量不一聚集的类上皮细胞、朗汉斯巨细胞、干酪样坏死具有诊断意义。抗酸染色找到结核杆菌则可确诊。

　　6. 超声检查

　　检查方法:腹股沟部淋巴结扫查。患者取仰卧位,大腿略微外展,充分暴露腹股沟部,由腹股沟韧带下方,自上而下扫查淋巴结。

　　主要观察淋巴结分布部位、形态、包膜、淋巴结门、内部回声、淋巴结边缘情况以及淋巴结内部液化坏死、钙化,并测量淋巴结的大小,在最大切面上测量纵径(L)、横径(T)并计算两者比值(L/T),调整彩色血流信号至最佳状态,观察淋巴结内彩色血流信号。

　　腹股沟部淋巴结内脂肪组织较多,故皮质薄,髓质宽,若上述淋巴结皮髓质比例失调,如皮质宽而髓质薄,则说明淋巴结内部可能已经发生了病变,假如以颈部正常淋巴结宽皮质、窄髓质的标准来判断腹股沟淋巴结,一般极易漏诊。

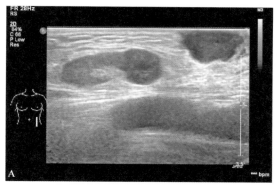
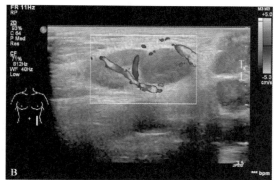

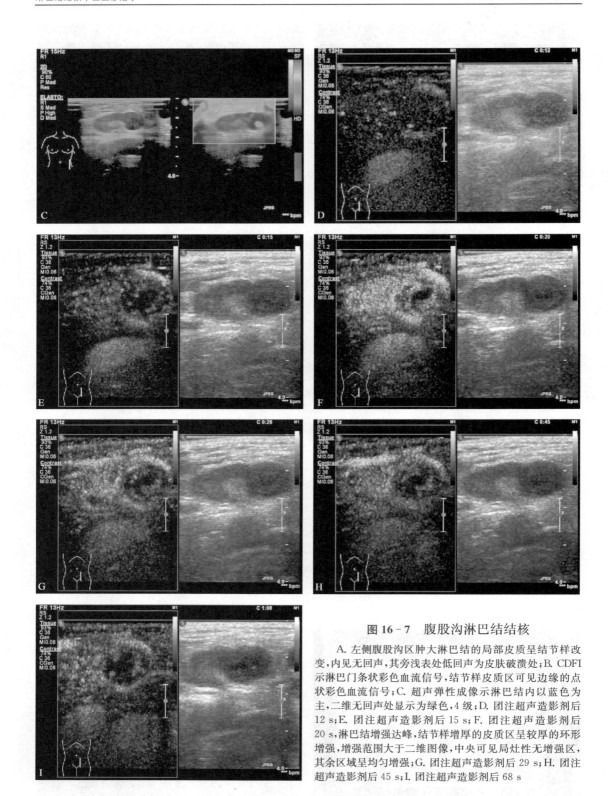

图 16 - 7　腹股沟淋巴结结核

A. 左侧腹股沟区肿大淋巴结的局部皮质呈结节样改变,内见无回声,其旁浅表处低回声为皮肤破溃处;B. CDFI示淋巴门条状彩色血流信号,结节样皮质区可见边缘的点状彩色血流信号;C. 超声弹性成像示淋巴结内以蓝色为主,二维无回声处显示为绿色,4 级;D. 团注超声造影后12 s;E. 团注超声造影后15 s;F. 团注超声造影后20 s,淋巴结增强达峰,结节样增厚的皮质区呈较厚的环形增强,增强范围大于二维图像,中央可见局灶性无增强区,其余区域呈均匀增强;G. 团注超声造影后29 s;H. 团注超声造影后45 s;I. 团注超声造影后68 s

三、鉴别诊断

主要与慢性淋巴结炎、恶性淋巴瘤、性病性淋巴结肿大及转移癌相鉴别。

1. 慢性淋巴结炎　慢性淋巴结炎多数有明显的感染灶,且常为局限性淋巴结肿大,有疼痛及压痛,一般直径不超过 2～3 cm,抗炎治疗后会缩小。腹股沟淋巴结肿大,尤其是长期存在而无变化的扁平淋巴结,多无重要意义。

2. 恶性淋巴瘤　恶性淋巴瘤可见于任何年龄组,其腹股沟淋巴结肿大常为无痛性、进行性肿大,可从黄豆大到枣大,中等硬度。一般与皮肤无粘连,在初、中期相互不融合,可活动。到了后期淋巴结可长到很大,也可融合成大块,直径达 20 cm 以上,侵犯皮肤,破溃后经久不愈。此外,恶性淋巴瘤可侵犯纵隔、肝、脾及其他器官,包括肺、消化道、骨骼、皮肤、乳腺、神经系统等,确诊需活组织病理检查(详见第八章)。

3. 性病性淋巴结肿大

(1) 软下疳:为杜克(Ducrey)嗜血杆菌(软性下疳链杆菌)引起的生殖器疼痛性溃疡,表面覆盖绿色坏死渗出物,一侧或双侧腹股沟淋巴结肿大明显,疼痛及压痛,易化脓、破溃,溃疡基底脓涂片或发炎淋巴结穿刺脓液涂片中可找到大量软性下疳链杆菌。

(2) 性病性淋巴肉芽肿:由沙眼衣原体 L1、L2 和 L3 血清型所致。主要病变在淋巴组织,起初在外生殖器、肛门直肠等处可出现无痛小丘疹或溃疡。数日后即愈,此后腹股沟淋巴结肿大疼痛破溃,可出现多发瘘管。女性的淋巴结病变多在直肠周围,后期淋巴结纤维化。鉴别主要赖于病史、病理及病原学检查。

(3) 腹股沟肉芽肿:是肉芽肿杜诺凡(Dono-vania)杆菌引起的生殖器及附近部位的无痛性肉芽肿性溃疡。鉴别主要靠组织涂片找到 Dono-vania 小体。

(4) 梅毒性淋巴结肿大:感染梅毒 3 周左右在外生殖器出现硬性下疳,之后 1 周左右常出现对称性腹股沟淋巴结肿大,质硬,不红、不痛、不融合、不粘连。诊断主要靠病史、下疳史、皮疹及血清学检查等。

(5) 艾滋病(AIDS)性淋巴结肿大:易出现致命性条件感染,如卡氏肺孢子虫肺炎,病程中可并发肿瘤如 Kaposi 肉瘤。有些发展为慢性淋巴结综合征,表现为全身淋巴结肿大,以腹股沟淋巴结肿大最为明显。诊断主要靠病史及血清学检查。

4. 丝虫性淋巴管炎和淋巴结炎　斑氏丝虫和马来丝虫感染可引起慢性淋巴管炎和淋巴结炎。临床症状根据病变部位而异,最常见于腹股沟淋巴结。若并发下肢淋巴管回流受阻,可引起下肢象皮肿。诊断依靠居住流行区、局部症状、嗜酸性粒细胞增多、夜间检查外周血找到微丝蚴确诊。

5. 中医鉴别诊断

(1) 横痃:发于疳疮之后,病灶多在大腿合缝之上近腹部,结核色白坚硬不痛,但很少溃破。

(2) 臀核:多有腿、足部外疡史或损伤史。

第六节 治 疗

一、中医治疗

(一) 辨证论治

1. 肝郁痰凝证

证候：情志不畅，或抑郁，或易怒，或喜食肥甘厚味，肝郁气滞，伤脾生痰。见胁痛目眩，以嗳气为舒，脘胀痞满，食纳不佳，舌质淡红，苔薄腻，脉弦滑。

治法：疏肝理气，化痰解凝。

方药：柴胡疏肝散加减。柴胡12g，陈皮10g，川芎10g，香附10g，枳壳10g，芍药10g，丹参10g，黄芪12g，白芷10g，茯苓10g，白术10g，郁金10g，佛手10g，元胡10g，茯苓10g，山楂10g。

2. 痰热蕴结证

证候：腹股沟肿块红肿渐软，伴有疼痛，舌质红，苔薄黄，脉象弦数或滑数。

治法：化痰散结，清热利湿

方药：橘核汤和龙胆泻肝汤加味。枝核6g，橘核9g，龙胆草9g，黄芩10g，山栀子10g，当归10g，生地10g，泽泻10g，柴胡10g，车前子10g，浙贝母20g，玄参10g，牛膝10g等。

3. 气血亏虚证

证候：面色苍白或萎黄，四肢倦怠，气短懒言，心悸怔忡，饮食减少，健忘失眠，或见妇女月经超前，量多色淡，淋漓不止，舌质淡，苔薄白，脉细弱。

治法：益气养血，健脾化痰。

方药：香贝养荣汤加减。香附10g，贝母20g，生黄芪30g，白芷10g，玄参10g，生地10g，知母10g，阿胶(烊化)10g，刺五加15g。

4. 阴虚火旺证

证候：午后低热，颧红，夜寐盗汗，骨蒸潮热，或腰膝酸软，头晕目眩，手足心热，或心烦易怒，咽干口燥，舌质红，少苔，脉细数。

治法：滋阴降火，软坚散结。

方药：六味地黄丸合清骨散加减。熟地10g，生地10g，当归10g，白芍10g，桔梗10g，玄参10g，丹皮10g，赤芍10g，知母10g，黄柏10g，黄精10g，石斛10g，天花粉10g。

(二) 外治法

1. 敷贴法 敷贴具有载药量大、效专力宏等特点，其所含中药成分局部渗透力强，药性经皮肤吸收而参与血液循环，直达病灶。外治敷贴具有散结软坚、活血散瘀、消肿排脓的作用，并通过皮肤传导至经络、组织，从而激发机体的调节功能，促进局部生理功能恢复而达到快速治愈之目的(详见第十一章)。

2. 针灸疗法 针刺取穴肩井、风池、膈俞、委中、大肠俞及臀部腧穴，进针得气后用强刺激，留针30～45分钟，每日1次，10～20次为1疗程。隔姜灸取穴痛肿局部，取陈艾绒用手指捏成底径0.6～0.8cm、高1～1.2cm的圆锥形艾柱，另用鲜生姜切成如硬币厚的薄片，先用75%乙醇棉球消毒患处四周,然后将姜片放置于患处正中,上置艾柱灸之,每次灸3～7壮,每灸3壮更换姜片1次。痛者灸至不痛,不痛者灸至知痛为度。灸后用毫针挑去上面的脓头,或灸起小疱,再敷以药膏,起病1～3日者,一般灸治1～3次即愈。

其他外治法详见第十一章。

二、西药治疗

参照颈部淋巴结结核西医治疗。

三、手术治疗及围手术期治疗

腹股沟淋巴结结核多来自外阴部或下肢结核传播,但也可能是结核杆菌的全身播散所致。腹股沟淋巴结结核较少见,外科处理原则及围手术期治疗与颈部淋巴结结核一致。

四、并发症处理

常见术后并发症包括淋巴漏、伤口愈合不良等。对于伤口愈合不良者,通常打开伤口,充分长期换药,大部分患者可愈合。详见第十四章。

五、护理

详见第十三章。

第七节 典型病例

病例 某患,男,40岁,2016年11月8日初诊。

患者因"发现左侧腹股沟区包块1个月"入院。患者平素身体健康,1994年患过肺结核,自诉已治愈。入院前1个月,无明显诱因原因发现左侧腹股沟区1个鸽蛋大小包块,患者未引起重视而未给予特殊治疗,后到当地医院诊治,考虑为淋巴结炎。给予抗炎治疗后,左侧腹股沟包块未见明显变化。入院前12日到某三甲医院诊治,给予包块穿刺活检提示左侧腹股沟包块上皮样细

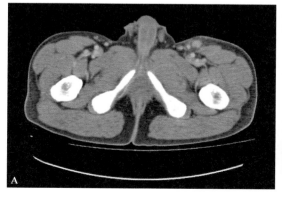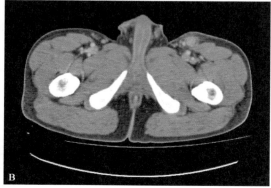

图 16 - 8 病例手术前

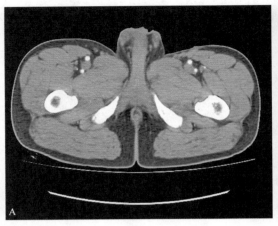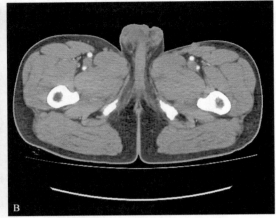

图 16 - 9　病例手术后

胞肉芽肿性炎,伴凝固性坏死,考虑结核。

　　查体腹软,左腹股沟区下端可扪及一范围约 6 cm×4 cm 大小串珠状包块,均质中,局部皮肤无发红,皮温稍高,包块基底宽,边界欠清,包块略压痛,不可推动,未扪及明显波动感。

　　入院初步诊断"左侧腹股沟淋巴结结核",入院给予 HREZ 抗结核治疗 2 周后在硬膜外麻醉下行左侧腹股沟淋巴结结核病灶清除术＋区域淋巴结清扫术,淋巴结术后病理示肉芽肿性炎伴干酪样坏死,考虑淋巴结结核,术后 12 日拆线,伤口一期愈合,随访半年无不适。

(赵有利　段　亮　杨高怡　杨李军　胡学飞　范小涛)

参考文献

[1]　严碧涯.结核病学[M].北京:北京出版社,2003.

[2]　王云祥,王锡山.胃肠肝胰肿瘤淋巴系统解剖与临床[M].北京:人民卫生出版社,2015.

第十七章

纵隔淋巴结结核

第一节 概 述

纵隔淋巴结结核多见于儿童的原发性肺结核中,在成人继发性结核中则由于以往已有过肺部结核的感染,增强了机体抵抗力而将结核病灶局限于肺内,故发生纵隔淋巴结结核者不多见。纵隔淋巴结结核好发于后上纵隔、气管旁、隆突下及支气管旁,多继发于肺内病变,或为原发综合征的淋巴结结核病变。近年来随着抗结核药物的滥用和艾滋病的流行,成人中继发结核性纵隔淋巴结结核也不少见,以中老年人和免疫损害者为多,但也可见于青春期少女。

由于纵隔淋巴结结核临床少见,缺乏典型的结核中毒表现和明显的年龄段分布规律,较难与恶性淋巴瘤、肺癌、结节病等鉴别,易误诊误治。通常本病在 X 线平片上表现为一侧纵隔旁圆形或椭圆形阴影的串珠状排列,以气管、支气管旁或肺门淋巴结多见,其中又以 2R、3R、4R 和 10R 最为常见。特点是多组淋巴结累及,单侧多于双侧,右侧多于左侧,可能与肺部淋巴回流及右侧纵隔组织松软有关,而肺内不一定伴有明显可检出的病灶。少数病例可伴有淋巴结钙化。因此,当上述部位淋巴结肿大,而无其他疾病的明确证据时,应考虑本病的可能。胸部 CT 检查是最重要的诊断依据之一,应着重其强化时的状态,而非淋巴结融合与否。通常 CT 平扫时密度均匀,增强扫描时则表现为小淋巴结均匀强化,较大淋巴结呈周边不规则的厚壁强化、薄片强化或间隔状强化。从病理上解释,强化区是血管丰富的结核肉芽组织,不强化部分多为干酪样坏死,间隔状强化则是多个含有干酪坏死淋巴结融合的结果。此乃特征性的改变,尤其环状强化和间隔状强化对诊断极为重要,但类似改变亦可见于鳞癌淋巴结转移和淋巴瘤,必须注意鉴别。干酪样坏死区 CT 值一般在 40Hu 以上,肿瘤液化性坏死区较低,通常在 8~15Hu。后者平扫坏死区密度较低,而前者密度差别不大,只是增强后呈现相对低密度区,因而为环状强化。

纤维支气管镜下主要表现为支气管外压性狭窄或嵴突增宽,有确诊意义的是合并肺内结核病变或伴支气管淋巴瘘的病例。支气管腔内新生物阻塞、黏膜粗糙或类似表现易引起误诊,病理活检往往因组织少而提示为炎性改变,但内窥镜下难以和肺癌区分。由于临床症状和影像学表现的非特异性,常需外科手术达到确诊或进一步治疗。纵隔镜检查检出率可达 25.71% 左右。邻近器官明显受压、合并淋巴瘘的病例,应选择开胸手术治疗。多数病例由于病史长,淋巴结坏死液化并与纵隔大静脉、食管等重要组织粘连严重,分离中易损伤这些重要组织,可切开被膜,刮除干酪坏死物,冲洗脓腔后放置链霉素,效果较好。外科术后应强调强化方案(SHRE)抗结核治疗,用药时间根据病灶吸收情况而定。

近年来随着高分辨率 CT 的应用及气管内超声技术的发展,这一疾病的检出率逐渐增高。

第二节 局 部 解 剖

正常成人纵隔淋巴结数量约 60 个,美国癌症协会-国际抗癌联盟 1996 年制定的淋巴结分区国际标准:1 组,最上纵隔组;2 组,上气管旁;3 组,血管前气管后组;4 组,下气管旁组;5 组,主肺动脉窗;6 组,主动脉旁;7 组,气管隆突下;8 组,食管旁组;9 组,肺韧带旁;10~14 组分别为肺内组淋巴结。

一、淋巴结分区

1. 纵隔前淋巴结　位于上纵隔前部和前纵隔内,在头臂静脉、上腔静脉、主动脉弓及其分支、心包前方和动脉韧带周围。收纳胸腺、心包前部、心、纵隔胸膜、膈前部和肝上面的淋巴,其输出管注入支气管纵隔干。其中位于动脉韧带周围者,称动脉韧带淋巴结,左肺上叶的癌肿常转移至此结。

2. 气管支气管淋巴结　位于气管杈和主支气管周围,收纳肺、主支气管、气管杈和食管的淋巴,其输出管注入气管旁淋巴结。

3. 气管旁淋巴结　位于气管周围,收纳气管胸部和食管的部分淋巴,其输出管注入支气管纵隔干。

4. 纵隔后淋巴结　位于上纵隔后部和后纵隔内,在心包后方,食管两侧,胸主动脉前方,收纳食管胸部、心包后部、膈后部和肝的部分淋巴,其输出管多注入胸导管。

5. 心包外侧淋巴结和肺韧带淋巴结　心包外侧淋巴结位于心包与纵隔胸膜之间,沿心包膈血管排列。肺韧带淋巴结位于肺韧带两层胸膜间,肺下静脉的下方,收纳肺下叶底部的淋巴,其输出管注入气管、支气管淋巴结,肺下叶的癌肿常转移到此结。

二、淋巴结分组

1. 第 1 组淋巴结群　在上纵隔胸腔内上 1/3 气管的周围,其双侧以锁骨下动脉的上缘作水平线以上,中间与左无名静脉上缘以上为界。

2. 第 2 组淋巴结群　气管旁淋巴结,位于第 1 组淋巴结与第 4 组淋巴结之间的气管旁两侧。

3. 第 3 组淋巴结群　分为气管前和气管后淋巴结 2 组。在气管后面的淋巴结又称为 3p 组,气管与上腔静脉与无名静脉之间的淋巴结为 3a 组。

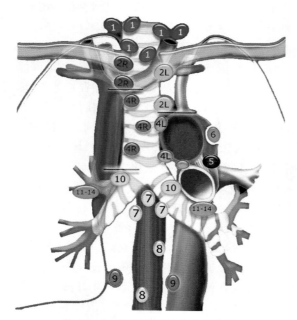

图 17-1　纵隔淋巴结分布示意图

4. 第 4 组淋巴结群　位于气管与左右主气管分权后周围的淋巴结,右侧通常在奇静脉下方,而左侧的常在纵隔内主动脉之下。

5. 第 5 组淋巴结群　位于主动脉之下的主肺动脉韧带的周围。

6. 第 6 组淋巴结群　位于升主动脉,主动脉弓的前面和两侧,迷走神经前面。

7. 第 7 组淋巴结群　位于气管与左右主气管分权下的淋巴结。

8. 第 8 组淋巴结群　位于气管与左右主气管分权下,食管周围的淋巴结。

9. 第 9 组淋巴结群　紧贴下肺静脉之下缘,下肺韧带之内的淋巴结。

10. 第 10 组淋巴结群　从双侧主支气管开口第 1 个软骨环开始至其刚开始分权,为上、下肺叶支气管的最后一个软骨环外的淋巴结。

第三节　发病机制

一、中医病因病机

中医认为本病是由于正气不足,精气耗伤,感染痨虫,累及纵隔,臀核肿大,或致腐化脓。内因是禀赋不足,或后天失养,或起居不慎,酒色劳倦,七情内伤,致正气亏虚;外因是痨虫染易,正气虚弱,难抵痨虫侵袭而发病。基本病机是虚体虫侵,阴虚火旺。肺阴虚可见潮热盗汗,咳嗽,纵隔臀核增大等证候;气阴两虚及脾肾同病可见食少纳差,便溏乏力,腰酸;病久阴损及阳,阴阳两虚证。

二、西医病因病理

纵隔淋巴结结核多为肺、胸腔等邻近脏器的结核病灶直接蔓延所致,也可由结核分枝杆菌经血行播散引起。肺内原发病变中的结核分枝杆菌引流入肺门淋巴结及纵隔淋巴结,造成多个或多组淋巴结产生结核病病变,淋巴结可以坏死、干酪样变、结核性脓肿或增殖性改变。

结核杆菌经由呼吸道感染后,在肺内形成炎性病灶,成为原发灶,结核杆菌沿淋巴管流入肺门淋巴结及纵隔淋巴结引起多组淋巴结炎性肿大或干酪样坏死,若机体免疫功能较强,侵入的结核杆菌量少,毒力弱则一般不发病,肿大的淋巴结逐渐吸收或形成钙化。若机体免疫力低下,或者入侵的结核杆菌数量多、毒力强,又未能及时诊断和治疗,则病情迅速恶化,肿大的淋巴结干酪样变性坏死、液化,形成纵隔增殖性淋巴结或结核性脓肿,肿大的淋巴结或脓肿压迫毗邻组织器官,产生相应症状及体征。

纵隔淋巴结结核受累的多为最上纵隔淋巴结(第 1 组)、气管旁淋巴结(第 2 组)、气管支气管淋巴结(第 4 组)和隆突下淋巴结(第 7 组),甚至多个淋巴结群受累。单纯的纵隔淋巴结结核较为少见,多伴发肺结核或其他肺外结核。本病与肺结核或其他肺外结核伴发时,考虑到本病多不困难。但单发纵隔淋巴结结核,血清学检查如结核抗体、蛋白芯片、T－spot、PPD 皮试等检查常常难以明确病变,特别是在影像学上无法捕捉到"边缘强化"等特征性病变时,较难与恶性淋巴瘤、肺癌淋巴结转移、结节病等鉴别,常需要行胸腔镜或纵隔镜活检术、EUS－FNA、EBUS－TBNA 等明确诊断。

纵隔淋巴结结核从病理上可分为 4 期:1 期,淋巴组织样增生,形成淋巴结节和肉芽肿,大量的淋巴细胞、类上皮细胞增生；2 期，淋巴结中央出现干酪样坏死，淋巴结包膜破坏，但周围的脂肪层尚存在；3 期，淋巴结干酪样坏死范围扩大，多个淋巴结融合，其周围的脂肪层消失；4 期，干酪样坏死物质破裂进入周围软组织，形成融合性脓腔。影像学表现和病理学分期较为类似。

胸部 CT 增强扫描或胸部 MRI 的 T2WI 可以较清楚地认清干酪样病灶，根据影像学形态可将纵隔淋巴结结核分期。绝大多数 1、2 期患者不需要手术治疗，通过抗结核药物控制可达到理想的治疗效果。3 期患者可根据患者的手术意愿、药物控制的效果以及器官压迫症状等综合考虑。4 期患者若不行手术治疗，坏死物质破溃将带来严重后果，建议行手术治疗。若出现气管、支气管、食管等压迫症状，经药物治疗效果不佳，或出现相关并发症，如形成脓胸、胸骨旁窦道、颈部窦道等，可不考虑分期情况而实施手术治疗。对于已发生食管穿孔、支气管淋巴瘘的患者，进行手术操作应谨慎。

第四节　临床表现

纵隔淋巴结结核一般起病较缓，少数患者可急性起病，主要症状为全身中毒症状及纵隔淋巴结压迫症状。

慢性起病者可有午后低热、乏力、盗汗、精神萎靡等常见结核病中毒症状，急性起病则表现为寒战、高热、体温可高达 40℃以上，伴有头痛、周身酸痛等症状，往往被误诊为上呼吸道感染、流感、败血症、淋巴瘤等。

根据纵隔内各淋巴结组群的不同及受累后病变的严重程度可产生不同的压迫症状。

（1）气管旁、气管及支气管淋巴结肿大可压迫气管和主支气管引起呼吸困难，尤其是幼儿症状更为明显，表现为吸气性呼吸困难、发绀，重者出现三凹征。气管及支气管长期受压而致局部黏膜充血、水肿、气管壁缺血、软化、坏死或淋巴结脓肿直接穿破气管壁而形成气管、支气管淋巴瘘；若瘘口较小表现为刺激性咳嗽，可咳出干酪样坏死物，瘘口较大，大量干酪样物质溃入气管可引起窒息；另外，主支气管受压可以引起全肺不张，叶、段支气管受压可引起肺叶不张或节段性肺不张。

（2）食管旁淋巴结肿大压迫食管可引起吞咽困难，食管吞钡检查为外压性狭窄，长期压迫可发生食管穿孔，干酪样物质经食管排出后，压迫症状可随之缓解。

（3）肿大的淋巴结或脓肿压迫喉返神经可引起同侧声带麻痹，出现声音嘶哑，压迫膈神经出现顽固性呃逆，压迫交感神经则出现 Horner 综合征。

（4）压迫大血管可出现上腔静脉压迫综合征，压迫主动脉可形成假性动脉瘤。

（5）有时纵隔淋巴结结核向上蔓延引起颈部淋巴结结核，脓肿穿破纵隔胸膜可形成脓胸，穿破胸骨或剑突下皮肤形成慢性窦道，经久不愈。

第五节　临床诊断和鉴别诊断

成人纵隔淋巴结结核临床少见，有时因缺乏典型的结核中毒症状而误诊为其他疾病，如恶性淋巴瘤、Riter 氏综合征、结节病、转移癌。这些患者中有不同程度临床症状，如干咳、咳嗽、咳痰、发热、盗汗、消瘦、乏力、胸闷、胸背痛等。

早期确诊较困难的主要原因：① 症状不特异,发热、咳嗽,部分患者有进食梗阻感,这些都是纵隔淋巴结肿大共有的临床症状。除结核外,结节病、恶性淋巴瘤和淋巴结转移癌等也是引起纵隔淋巴结肿大的重要病因。② 外周淋巴结活检阳性率不高,痰结核杆菌检查常为阴性。同肺结核相比,抗结核治疗起效较为缓慢。③ 肺 CT 可以发现纵隔肿大的淋巴结,但往往看不到钙化的特征。抗痨治疗后纵隔淋巴结反而增大,部分患者症状加重。④ 纤维支气管镜下通常表现为支气管外压性狭窄或嵴突增宽,如支气管腔内新生物阻塞、黏膜粗糙或类似表现,易引起误诊,病理活检往往因组织少而提示为炎性改变。

胸部增强 CT 在鉴别淋巴结的病理性质方面有重要价值,不同病变的强化程度、强化形态以及强化方式是不同的,可以此作为鉴别诊断的依据。纵隔淋巴结呈环形强化、分隔样强化是淋巴结结核特征性变化,有报道称 $85\% \sim 100\%$ 的结核活动者淋巴结呈环行强化(CT 值 $101 \sim 157$ Hu)。尽管中央区密度较低 CT 值 $15 \sim 35$ Hu($<40 \sim 50$ Hu),这点似不支持结核病样改变,但结节病常呈中至高度均匀一致性强化,CT 值一般在 $14.5 \sim 97.0$ Hu,平均增加 56.3 Hu,极少有坏死区域;淋巴瘤增强扫描后多呈中度强化,虽然可出现囊性低密度,但肿瘤液化性坏死区更低,通常在 $8 \sim 15$ Hu;纵隔淋巴结癌瘤转移也是类似现象。

随着经纤维支气管镜下针吸术在临床上的应用,纤维支气管镜的检查范围也从单纯的评价气道内病变扩展到纵隔腔内。有研究表明,利用 TBNA 对肿大的纵隔淋巴结检查的诊断阳性率为 $57.1\% \sim 70.8\%$。但穿刺成功率相对不高,穿刺抽取所得的组织液标本较少,是该项目还没普及的一个重要原因。荣福等结合 CT 定位方法及经支气管经针吸活检法,较准确地获得了较多的组织学标本,提高了该项检查的诊断阳性率;报道有 47/52 例获得可供切片诊断的组织学标本。病理切片诊断结果为结节病 10/47 例,淋巴结结核 20/47 例,肿瘤纵隔转移 17/47 例,在相当程度上可减少纵隔镜的使用。

有报道对纵隔不明性质肿物或肿大淋巴结患者采用纵隔镜纵隔病灶活检,疾病确诊率为 $85.6\% \sim 93.3\%$,其中恶性病变 51.7%,良性病变 48.3%;纵隔淋巴结结核的检出率分别为 6.01% 和 25.71%。但纵隔镜技术条件要求高,手术创伤的大小与操作者的技术熟练程度有关,许多基层医院无法开展。因此,掌握纵隔镜的适应证,遵循一般疾病诊断的程序和步骤,如严格用于经结核菌素试验、血管紧张素转换酶、肿瘤标记物等一般辅助检查不能明确诊断后,再结合影像结果、支气管镜下活检、淋巴结穿刺活检等检查结果依然不能确诊的纵隔肿物,并高度怀疑恶性肿瘤者,才采用纵隔镜活检。

一、临床诊断

以下几点有助于纵隔淋巴结结核的诊断：① 具有结核中毒症状。② 同时伴有肺内结核病灶或肺外结核病变。③ 纵隔肿块影内有钙化灶。④ PPD 试验强阳性或阳性。⑤ 结核抗体阳性。⑥ 浅表淋巴结活检为结核病病理改变。⑦ 伴有脓胸或胸骨、剑突下皮肤慢性窦道,有干酪样物质流出。

二、辅助诊断

1. X 线检查　纵隔淋巴结结核的 X 线胸片表现：① 肿块多位于中纵隔,常为单侧,右侧多见。② 肿块呈结节状,部分可有钙化灶。③ 可同时伴有肺结核病灶。④ 上纵隔淋巴结肿大在后前位胸片常常只发现纵隔影增宽。⑤ 气管、支气管旁淋巴结肿大时,肿块呈半圆形或梭形,纵径大于横径。⑥ 隆突下淋巴结肿大时可见气管分叉角度增大。由于多种疾病均可引起纵隔淋巴结肿大,故单凭 X 线影像诊断纵隔淋巴结结核较为困难。

2. CT 检查 淋巴结增大部位多为上腔静脉后与气管之间的间隙内、主动脉弓旁、气管分叉上下及肺门部。增大的淋巴结为单发或多发,可融合,呈不规则状,平扫时淋巴结密度较均匀,可见中心部较周围密度低,增强时较小的淋巴结均匀增强,较大的淋巴结有环形强化为其特点。

3. 纤维支气管镜检查 当纵隔淋巴结结核压迫气管、支气管或形成气管瘘时,纤维支气管镜检查意义较大,经纤维支气管镜行纵隔淋巴结活检对诊断帮助大。

4. 纵隔镜检查 纵隔镜检查主要用于气管旁、隆突下及两主支气管开始部位的淋巴结肿大,对于前或后纵隔肿块做该项检查取材有难度,主要用于活检取得病理学诊断依据。对于已经形成寒性脓肿的患者还可以借助纵隔镜切口引流。

5. 超声检查 纵隔淋巴结结核好发部位多位于气管周围,尤以上纵隔气管旁淋巴结多见,其次为气管隆突下,并且常累及多组淋巴结。传统超声不能显示纵隔淋巴结,近年来气管内超声(EBUS)的应用使得超声实现了对纵隔淋巴结的扫查。微型超声探头通过气管镜进入气管及支气管管腔,可清晰显示管壁各层结构及管腔外纵隔淋巴结。声像图上表现为沿气管走形的多发低回声,形态多呈类圆形,最大长径多＞10 mm,常相互融合,多数回声不均匀,常见粗大强回声(图 17 - 2)。

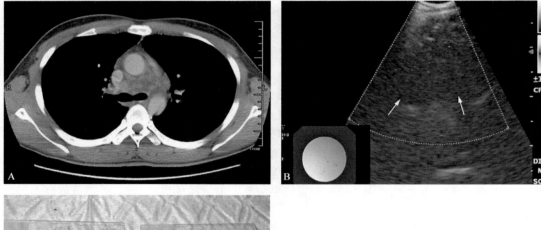

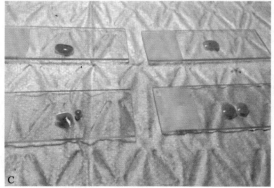

图 17 - 2 超声检查纵隔淋巴结结核

A. CT 可见纵隔内多发肿大淋巴结影;B. EBUS 显示气管外侧的多个肿大淋巴结呈低回声(箭头),边界欠清,似有融合,内回声不均匀;C. 穿刺标本为带有血丝的脓液

6. 介入性超声检查 近年来支气管超声引导下经支气管针吸活检(endobronchial ultrasound-guided transbronchial needle aspiration, EBUS - TBNA)得到了快速发展,该技术是将

支气管镜置于气管内,尤其是气管分叉及隆突水平,转换为超声模式实时扫查纵隔淋巴结,在超声引导下行针吸活检术,是取得纵隔淋巴结病理诊断的安全、有效方法。

EBUS-TBNA 的优势是在超声探头的直视下清晰显示纵隔多区的淋巴结,实时引导确保取材的准确性,并且也可对纵隔镜难以取材的气管后及纵隔下淋巴结进行活检。

三、鉴别诊断

纵隔淋巴结结核需与以下疾病鉴别。

1. 纵隔淋巴系统肿瘤　常见的纵隔原发性淋巴系统恶性肿瘤有淋巴肉瘤、霍奇金病、非霍奇金病、网状细胞瘤及淋巴母细胞瘤等,好发于前中纵隔,常有不规则发热,浅表淋巴结无痛性进行性增大。X 线检查纵隔肿块呈双侧性,融合成团块,无密度减低和钙化。

2. 纵隔良性肿瘤　常见纵隔良性肿瘤有神经纤维瘤、胸腺瘤、胸内甲状腺肿等,多位于前、后纵隔,病情发展缓慢。

3. 胸内结节病　结节病是原因不明的多器官系统肉芽肿性疾病,胸内结节病的典型表现为双侧肺门淋巴结肿大,边界清楚,可伴有肺内网状、结节状阴影,实验室检测血清血管紧张素转换酶(SACE)活性增高、Kveim-Siltzbach 皮肤试验阳性等对诊断有帮助,浅表淋巴结活检、纤维支气管镜或纵隔镜活检可明确诊断。

4. 中心型肺癌　X 线表现可有肺门影增大,多为单侧,肿块影密度均匀,边缘有毛刺或切迹,痰脱落细胞学检查可发现癌细胞,纤维支气管镜检查对诊断帮助大。

第六节　治　　疗

一、中医治疗

辨证论治

1. 肺阴亏损证

证候:证见干咳少痰,或痰中带血,潮热咽干,舌红,苔干,脉细。

治法:养阴润肺。

方药:百合固金汤加减。熟地、生地、当归、白芍、桔梗、玄参、贝母、麦冬、百合等。

2. 阴虚火旺证

证候:证见潮热盗汗,五心烦热,或痰黄黏稠,反复咯血,舌红绛,脉细数。

治法:滋阴清火。

方药:秦艽鳖甲散加减。柴胡、鳖甲、地骨皮、秦艽、当归、知母、乌梅等。

3. 气阴两虚证

证候:证见咳嗽咯血,潮热颧红,自汗盗汗,气短乏力,神疲纳呆,舌红无苔,脉细数无力。

治法:滋阴养肺,消痰止咳。

方药:月华丸加减。天门冬、生地、麦冬、熟地、川贝母、山药、百部、沙参、茯苓、阿胶、广三七等。

4. 阴阳两虚证

证候:证见身体消瘦,骨蒸潮热,自汗盗汗,食少便溏,咳嗽咯血,气短声嘶,舌淡胖有齿痕,脉微细。

治法：温补脾肾。

方药：保真汤合补天大造丸加减。当归、人参、生地、熟地、白术、黄芪、赤茯苓、白茯苓、赤芍、白芍、知母、黄柏、五味子、柴胡、地骨皮、厚朴、陈皮、甘草等。

二、西药治疗

目前化疗是治疗纵隔淋巴结结核的主要手段。临床常用化疗药物有异烟肼、利福平、吡嗪酰胺、乙胺丁醇、链霉素等，化疗以早期、规律、联合、全程、适量为原则，常将整个治疗阶段分为强化期和巩固期。早期：对确诊患者立即给予化学药物治疗，以直接杀死、消灭结核杆菌，减少传染；规律：严格遵从医嘱用药，避免不规律用药而产生耐药性；联合：给予多种抗结核药物治疗，交叉杀菌治疗，充分发挥化疗在肺结核治疗中的作用，且可防止耐药性；全程：按规定在治疗期内接受化疗，有助于提高治愈率，降低复发率；适量：规范给药剂量，若剂量少不但达不到治疗目的，而且会产生耐药性；若剂量大，会引起诸多药物不良反应，不利于临床治疗。

三、手术治疗及围术期治疗

手术方式的选择也非常重要。结核病患者由于疾病本身及抗结核药物等原因，常伴随不同程度的营养不良，传统手术常选用前外侧切口或后外侧切口，手术创伤大。对于全身情况较差的结核病患者常不能耐受，术后恢复差，出现伤口愈合不良、肺部感染、胸腔感染等并发症。胸腔镜淋巴结结核病灶清除术和其他胸腔镜手术一样，具有安全、创伤小、痛苦轻、对心肺功能影响小、恢复快、符合美容要求等优点，值得推广。

抗结核治疗在本病的围手术期也起着至关重要的作用。行胸腔镜手术前，需全身用药 2～3 个月（HRZE）。术后应强调以强化方案（3HRZE/9-15HRE）抗结核治疗，用药时间根据患者全身病灶情况而定，术后用药防止复发，控制全身其余部位结核病灶。若患者为耐药结核感染，需根据药物敏感试验结果或经验性调整抗结核治疗 3 个月左右证实抗结核治疗有效，才考虑是否行手术治疗。

四、并发症处理

常见术后发生并发症包括喉返神经损伤、伤口愈合不良、气胸、脓胸等。对于伤口愈合不良者，通常打开伤口，充分长期换药，大部分患者可愈合；气胸患者经胸管内负压吸引后一般会好转；脓胸患者则需长期留置胸腔引流管，直至复查胸部 CT 无空腔时拔出胸管。

纵隔淋巴结结核气管、支气管压迫症经过 3 个月抗结核治疗无好转者，如有淋巴气管瘘，随时有发生窒息危险，应尽快手术；纵隔淋巴结结核压迫食管引起吞咽困难，经过 3 个月抗结核治疗无好转者，可考虑手术治疗；纵隔淋巴结结核形成脓肿或穿破胸膜形成脓胸或穿破皮肤形成窦道，经内科治疗及引流和换药无效者，应考虑手术清除；诊断不明的纵隔肿块经抗结核治疗无效且进一步增大者，应手术探查。

五、护理

详见第十三章。

第七节　典型病例

病例　某患,男,23岁,2016年2月初诊。

患者因"咳嗽、咳痰、低热1个月"入院,入院前于当地医院就诊,给予消炎治疗,效果不佳。门诊就诊时摄胸片提示两肺纹理增粗,纵隔影增宽。入院后行CT检查提示纵隔淋巴结肿大,内部液化(图17-3)。痰查TB阴性,PPD试验阳性。给予HREZ四联抗结核治疗,治疗10日后症状有好转,2个月后复查胸部CT提示纵隔淋巴结无明显缩小,再次出现发热。从结核科转入外科手术治疗。

术中见纵隔4R组淋巴结肿大,与周围组织粘连紧密,无法分离。打开淋巴结,吸出脓液及干酪样组织,考虑淋巴结结核,无法完整切除,遂打开

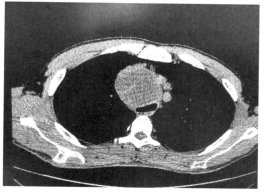

图17-3　病例CT检查

肿大淋巴结包膜,切除部分淋巴结并清除淋巴结内坏死组织和脓液,使淋巴结内部脓腔暴露于胸腔,胸腔置管引流(图17-4)。术后病理提示肉芽肿,抗酸染色阳性,考虑结核。术后继续抗结核治疗,术后2个月胸管引流量少,引流液清,培养无结核杆菌生长,拔除胸管,随访1年无复发,复查胸部CT示纵隔淋巴结无肿大(图17-5)。

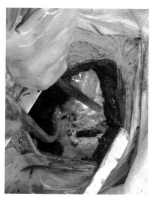

图17-4　病例手术操作

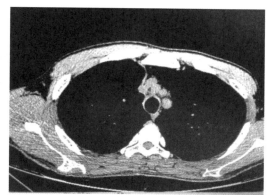

图17-5　病例手术后CT检查

（段　亮　赵有利　杨高怡　杨　咏　刘　明　胡学飞）

参考文献

[1] Jacob B, Parsa R, Frizzell R, et al. Mediastinal tuberculosis in Bradford, United Kingdom: the role of mediastinoscopy[J]. Int J Tuberc Lung Dis, 2011, 15(2): 240-245.

[2] Verhagen AF, Schuurbiers OC, Looijen-Salamon MG, et al. Mediastinal staging in daily practice: endosonography, followed by cervical mediastinoscopy. Do we really need both? [J]. Interact Cardiovasc Th orac Surg, 2013, 17(5): 823-828.

［3］ Bohle W，Meier C，Zoller WG. Validity of endoscopic ultrasonography-guided fine needle aspiration of mediastinal and abdominal lymph nodes in daily clinical practice［J］. Dtsch Med Wochenschr，2013，138(9)：412 - 417.

［4］ Berzosa M，Tsukayama DT，Davies SF，et al. Endoscopic ultrasound-guided fine-needle aspiration for the diagnosis of extrapulmonary tuberculosis［J］. Int J Tuberc Lung Dis，2010，14(5)：578 - 584.

［5］ Ozgül MA，Cetinkaya E，Tutar N，al. Endobronchial ultrasoundguided transbronchial needle aspiration for the diagnosis of intrathoracic lymphadenopathy in patients with extrathoracic malignancy：a study in a tuberculosis-endemic country［J］. J Cancer Res Ther，2013，9(3)：416 - 421.

第十八章

腹内淋巴结结核

第一节　概　　述

　　腹内淋巴结结核一般包括腹腔淋巴结结核（coeliac lymph nodes tuberculosis）和腹膜后淋巴结结核（retroperitoneal lymph nodes tuberculosis），是结核分枝杆菌侵犯腹腔或腹膜后淋巴结所引起的淋巴结慢性特异性感染性疾病。腹腔淋巴结结核包括肠系膜淋巴结结核、网膜淋巴结结核等。常为全身结核病的一部分，多与肠结核、结核性腹膜炎同时存在，也可单独发病。

　　肠系膜淋巴结结核是结核分枝杆菌经小肠黏膜 Peger 淋巴管进入并侵犯肠系膜淋巴结，而引起广泛的淋巴结肿大和干酪样坏死，该病理改变首先累及回肠末端和回盲部系膜淋巴结，中医又称肠间膜瘰疬。

第二节　局　部　解　剖

　　肠系膜是由两层腹膜形成的扇状结构，悬挂空肠和回肠固定于后腹壁，由脂肪、腹膜外结缔组织、血管、神经、淋巴结和腹膜组成。肠系膜淋巴结位于小肠壁附近以及邻近肠系膜血管的主要分支及肠系膜上动脉主干的周边区域。

　　大网膜是连于胃大弯、十二指肠上部与横结肠之间的腹膜，为一层疏松的筛网状结构，包含脂肪及淋巴结等。

　　腹膜后间隙位于腹后壁腹膜与腹内筋膜之间，向上至膈、向下至骶骨岬，两侧向外续于腹膜外组织。腹膜后间隙的淋巴结和淋巴管，位于腹膜后间隙内大血管的周围，收纳来自下肢、盆腔、腹腔和腹膜后器官的淋巴液，注入胸导管腹段。这些淋巴结包括髂外、髂总和腰淋巴结。髂外淋巴结数量 3～10 个，沿髂外动、静脉分布，借淋巴管相连，可分为内侧组、外侧组、前组和后组。髂总淋巴结是髂外淋巴结的向上延续，根据其与髂总动脉的位置关系分为外侧组、内侧组和后组。腰淋巴结沿腹主动脉和下腔静脉周围分配，共 30～150 个，按其位置分为左腰淋巴结、中间腰淋巴结和右腰淋巴结（图 18 - 1）。

　　肠系膜淋巴结属于腹部淋巴结，后者位于腹后壁和腹腔脏器周围，沿肠系膜上动脉及其分支排列。其中肠系膜淋巴结主要沿空肠和回肠动脉排列，其输出淋巴管注入位于肠系膜上动脉根部周围的肠系膜上淋巴结，后者与腹腔淋巴结和肠系膜下淋巴结的输出淋巴管会合成肠干（图 18 - 2）。

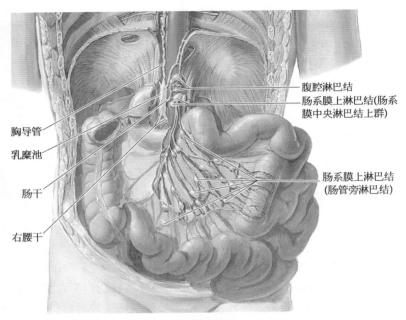

图 18 - 1　腹腔肠系膜上淋巴结分布图

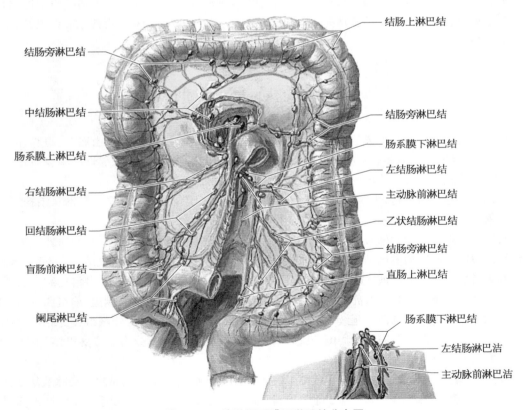

图 18 - 2　腹腔肠系膜下淋巴结分布图

结肠淋巴结分布有 4 组：

（1）结肠上淋巴结：位于结肠壁的肠脂垂内。

（2）结肠旁淋巴结：位于结肠系膜缘，伴着边缘动脉分布。

（3）中间淋巴结：沿着结肠右、中、左动脉分布。

（4）中央淋巴结：沿着肠系膜上动脉和肠系膜下动脉分布。

第三节　发 病 机 制

腹内淋巴结结核常见的感染途径有血行及淋巴播散。肠道内结核分枝杆菌常先进入回肠末端的集合淋巴滤泡，即 Peyer 小结，继而进入各区域淋巴结，引发结核性病变。

淋巴结感染结核分枝杆菌后，早期充血、水肿、单核细胞增殖，继而发生干酪样坏死。受侵淋巴结常多发，大小不等，部分可互相融合成团，并与邻近肠管、腹膜、肠系膜、大网膜等粘连。当淋巴结发生干酪样及液化坏死破溃时可引起结核性腹膜炎。

肠系膜淋巴结结核可分为原发性和继发性。原发性是由食入的结核分枝杆菌引起，多独立存在，常造成肠系膜根部淋巴结肿大，如果肿大淋巴结发生干酪样坏死破溃，可造成结核性腹膜炎。继发性多由血行播散所致，是全身粟粒性结核的一部分，或由肠结核、盆腔结核、结核性腹膜炎直接蔓延而来，因此很少单独存在，多与上述器官结核病共存。

淋巴结感染结核分枝杆菌后，早期充血、水肿、单核细胞增生、缓慢发生干酪样坏死。受侵淋巴结可单独存在，也可多发，肿大淋巴结大小不等，淋巴结质地不均，互相融合成团，可与邻近肠管、腹膜、肠系膜、大网膜粘连成块。干酪坏死淋巴结破溃造成腹膜炎，病变愈合后可见散在或广泛形成的钙化斑。按照病理学改变，肠系膜淋巴结结核可分为结核性肉芽肿性淋巴结炎、结核性淋巴结干酪样坏死、结核性淋巴结脓肿和结核性淋巴结钙化。

尽管该病常为全身结核的一部分，但是单独发病亦非少见，年老体弱、糖尿病、艾滋病等机体免疫力下降的患者更易感染。感染途径有血行播散和肠道感染，以后者多见，结核杆菌通过小肠及结肠由淋巴播散或邻近器官的直接侵犯引起。腹内淋巴结结核多见于中青年，病理改变主要有肉芽肿性淋巴结炎、淋巴结干酪样坏死、淋巴结脓肿、淋巴结钙化。

第四节　临 床 表 现

腹内淋巴结结核临床表现多样，早期可无症状，腹部触诊无阳性体征，后期淋巴结发生融合或与周边肠管或网膜等粘连时可触及腹腔包块，不易移动，团块较大者可压迫肠管，引起肠梗阻症状。合并其他如肠结核、结核性腹膜炎等疾病时可有腹痛、腹泻、腹胀等症状，腹痛部位常位于脐周围或右下腹，有时疼痛可放射至腰部。并发结核性腹膜炎时腹部触诊有柔韧感。患者常伴有全身结核中毒症状，如食欲减退、消瘦、持续低热等。

根据腹内淋巴结结核的部位和累及范围，可分为肠系膜淋巴结结核和肠系膜外淋巴结结核，卢水华总结如下。

（1）肠系膜淋巴结结核：多见于儿童和青少年，发病较慢，多与肠结核、结核性腹膜炎、盆腔结核同时存在,当仅有肠系膜淋巴结结核,广泛或局限肿大而无肠结核、结核性腹膜炎、盆腔结核时,则倾向于肠系膜淋巴结结核的诊断,但不多见。局部症状常以腹痛、腹泻开始,腹痛多位于脐周围、左上腹、右下腹的局限性固定性隐痛、钝痛或绞痛,阵发或间歇性发作。腹泻与便秘交替出现,也有便秘者。由于钙化或肿大的淋巴结融合团块压迫肠管,引起肠梗阻或不全梗阻等一系列症状和体征,相互粘连则可触及肿块,不易移动,有压痛,并腹水时有移动性浊音,如继发感染形成混合型脓肿,则易破溃到腹腔出现急腹症表现。

(2) 肠系膜外淋巴结结核:根据感染途径分为血行播散和非血行播散两型。非血行播散型淋巴结受累较为局限,主要位于肠系膜根部,以肠系膜淋巴结结核为多见,但大小网膜、肝门区及胰周围均可受累,后腹膜淋巴结受累少,且多位于腰 2~3 椎体以上平面,此与淋巴引流有关。血行播散型为全身结核感染的一部分,常合并肺结核及腹内脏器结核,腹内淋巴结受累常可累及腰 2~3 椎体平面以下的后腹膜淋巴结,盆腔生殖器结核沿淋巴播散也可累及腹膜后间隙中较大血管周围上下部分淋巴结。

病程长、进展慢,也可急性起病,未必发现结核病史。临床表现差异较大,可以全身表现为主,缺乏腹部体征,常有不同程度发热、盗汗等表现;也可以腹部表现突出,腹痛、腹部压痛,部分可触及肿块,消化道并发症有肠梗阻、肠瘘、消化道出血,可伴有结核性腹膜炎。值得注意的是由于腹内淋巴结易融合粘连,临床上常因扪及肿块或 B 超、CT 检查发现占位病变而误诊为肿瘤。特别是胰周围、脾门、肝门、十二指肠韧带、胆囊等周围淋巴结结核,干酪液化融合,淋巴结周围炎破溃或粘连,可导致局限性腹膜炎、胆总管受压则出现黄疸,肝门、肝静脉血栓,区域性门脉高压等复杂的临床表现。

第五节　临床诊断和鉴别诊断

一、临床诊断

患者同时出现浅表淋巴结结核和深部淋巴结结核,全身多部位淋巴结肿大同时存在。如纵隔淋巴结肿大并腹内淋巴结肿大,应考虑到结核病的可能,并进行相关检查以明确诊断。

1. 全身症状　结核病中毒症状发热、盗汗、消瘦、乏力和食欲减退,合并腹膜炎时全身症状加重。

2. 局部症状　患者可出现阵发性或间歇性腹痛,常为隐痛、钝痛,甚至绞痛。多发生在脐周,左上腹或右下腹。疼痛多呈局限性,并出现在相对固定的部位。因肿大淋巴结多位于肠系膜根部,疼痛常反射至腰部。腹泻常与腹痛同在,也可见便秘或腹泻与便秘交替。肿大的淋巴结团块可以压迫肠管,造成完全或不完全性肠梗阻。肝门肿大淋巴结压迫门静脉可引起腹水征,下腔静脉受压可出现下肢水肿。

体征:腹部胀满,有腹水时腹围增加,腹壁揉面感或可触及肿大淋巴结以及肿块。腹部压痛,常较局限,偶有形成腹腔巨大结核性脓肿。脓肿穿破肠壁可致急性或慢性肠穿孔,引起消化道出血或肠瘘,脓肿也可穿破腹壁形成窦道,并发腹膜炎则压痛明显,广泛且有肌紧张和反跳痛,如有梗阻有急腹症表型。

二、辅助诊断

1. X 线检查　腹部平片显示弥漫斑点状和斑块钙化灶,或局限性斑点状钙化灶,以及肠梗阻表现、空回肠多个阶梯样液平。肝、脾、胰、肾、肾上腺等脏器结核，或伴有结核性腹膜炎，有助于诊断。

2. B超检查　钙化型淋巴结结核表现为斑点、斑块状强回声。非钙化性淋巴结结核多表现为多发淋巴结肿大，病灶小者呈均匀低回声，病灶大或多个淋巴结融合者，呈不均匀回声，亦可发现无回声区。

3. CT检查　CT平扫可发现腹内淋巴结受累的范围及分布情况，明确淋巴结周边情况和融合情况，发现钙化性淋巴结。增强CT对诊断更有价值，对病变及其受累范围、分布、淋巴结周围情况、融合改变、病灶的继发征象显示更为清楚。淋巴结环形强化或花环状强化为腹内淋巴结结核较为常见的典型表现，是主要的诊断依据。<25 px的淋巴结结核多为均匀强化，>25 px的淋巴结结核多为环形强化，少数也可以是轻度均匀或不均匀强化。

4. 淋巴结穿刺或活检及细菌学检查　以B超或CT引导穿刺淋巴结可取得较高的诊断成功率，腹腔镜或剖腹探查腹内淋巴结活检获取病理学检查的指征，应为经各种检查方法诊断不能明确、不能除外肿瘤的腹部肿块，及其他有手术指征者。活检组织的抗酸染色和结核杆菌培养是临床医生不能忽视的诊断手段。

肠系膜淋巴结结核多发生在儿童和青少年，慢性起病，有腹痛、腹胀、腹泻与便秘交替，又有结核中毒症状。患者如有明确的结核接触史、淋巴结结核破溃瘢痕史、颈部淋巴结或肺门淋巴结病变，存在慢性感染过程，X线腹平片表型典型钙化灶则支持诊断。相关的辅助检查包括结核菌素试验新近转阳或呈强阳性反应、血清学结核抗体检测阳性、血沉增快。X线和CT检查发现肺部、胸膜或其他部位结核病变有助于诊断。B超检查对有干酪样坏死特别是脓肿形成的肠系膜淋巴结结核有一定提示作用，并能探测窦道的走向、病灶在腹腔内的位置及其周围情况。CT扫描可见纵隔气管旁、气管分叉上下部、肺门部等处淋巴结肿大，中央密度较低，边缘环形强化。

诊断应注意与霍奇金淋巴瘤相鉴别，注意排除腹腔肿瘤，急性发病者应与急性肠系膜淋巴结炎相鉴别。非结核分枝杆菌性淋巴结病变以鸟-胞内复合菌和瘰疬分枝杆菌最常见，多见于6岁以下儿童，常无结核中毒症状，体积增大迅速。恶性淋巴瘤可出现慢性无痛性进行性淋巴结肿大，发展快，全身淋巴结都可累及，常有发热、肝脾肿大等。

5. 超声检查

(1) 二维及彩色多普勒超声：① 淋巴结大小不等，最大长径10～30 mm，L/S 常<2，呈类圆形或椭圆形，可融合，或与邻近肠系膜、网膜等粘连。② 淋巴门多消失，内部回声多为低回声，有时呈混合回声，可见无回声。③ 淋巴结内可出现强回声的钙化灶，以粗钙化多见。④ 常有腹腔积液、网膜、肠系膜增厚等淋巴结外表现。⑤ CDFI示血流信号以边缘型为主，有时难以检出血流信号(图18-3～18-5)。

(2) 超声造影：有学者对62例肠系膜淋巴结结核进行分析，发现其超声造影表现可分为环形增强型、不均匀增强型和无增强型3种类型。肠系膜淋巴结结核的增强模式与淋巴结大小相关，≤20 mm的淋巴结超声造影增强模式以环形增强为主(62.5%)，>20 mm的淋巴结超声造影增强模式以不均匀增强为主(46.7%)(表18-1)。其原因可能与病程长短及机体对结核分枝杆菌产生免疫应答的程度相关。越大的淋巴结内部的吞噬及超敏反应越强，内部病理改变复杂多样，肉芽组织、干酪样及液化坏死物与残留的淋巴组织同时存在，使较大的淋巴结超声造影以不均匀增强多见。随着病程时间延长，其内部免疫应答的反应能力下降或受到抗结核药物作用的影响，病变淋巴结体积逐渐变小，形成纤维增生及钙化，而淋巴结边缘的肉芽肿或周围组织的炎性反应使超声造影表现为环形增强。

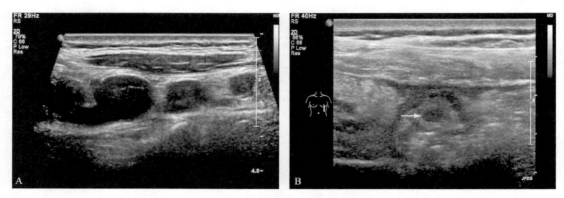

图 18 - 3　肠系膜淋巴结结核(1)

肠系膜淋巴结呈低回声(箭头),$L/S<2$

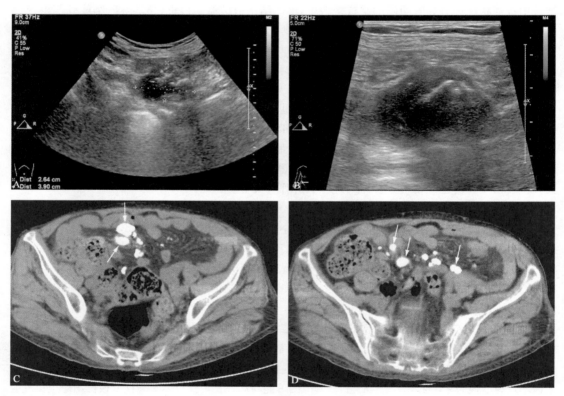

图 18 - 4　肠系膜淋巴结结核(2)

A、B. 肠系膜淋巴结呈混合回声,内见点状、弧形强回声;C、D. 同一患者 CT 可见肠系膜上散在、大小不一、钙化淋巴结影(箭头)

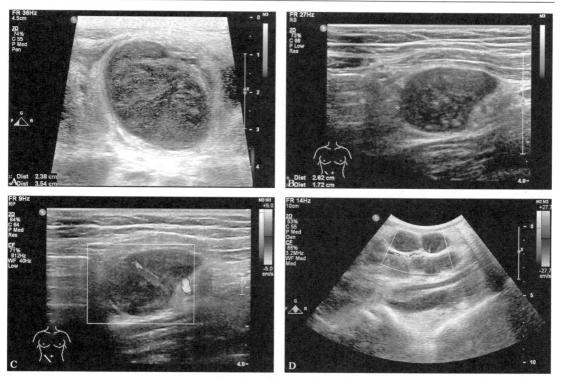

图 18－5 肠系膜淋巴结结核(3)

A、B. 肠系膜见肿大淋巴结,呈椭圆形,L/S<2;C. 淋巴结内血流不丰富,仅见一条状彩色血流信号;D. 肠系膜上见多枚淋巴结,聚集成团,内见条状彩色血流信号

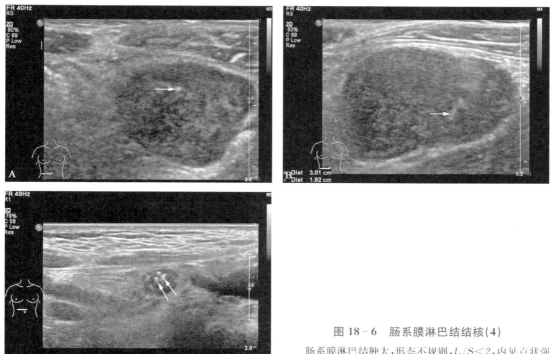

图 18－6 肠系膜淋巴结结核(4)

肠系膜淋巴结肿大,形态不规则,L/S<2,内见点状强回声(箭头)

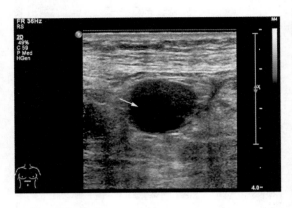

图 18-7　肠系膜淋巴结结核(5)
肠系膜上见 1 个肿大淋巴结,$L/S<2$,内见无回声区(箭头)

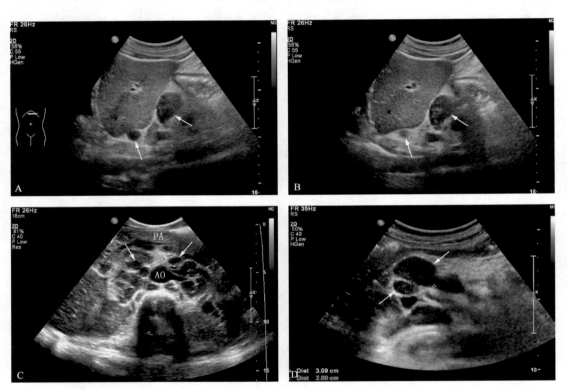

图 18-8　腹膜后淋巴结结核
胰头及胰腺周围、腹部大血管周围见数枚淋巴结(箭头),呈类圆形低回声(PA 胰腺,AO 腹主动脉)

表 18-1　肠系膜淋巴结结核 CEUS 增强模式与淋巴结大小分组的关系

淋巴结大小分组	例　数	不均匀增强	环形增强型	无增强
最大径≤20 mm	32	7	20	5
最大径>20 mm	30	14	9	7

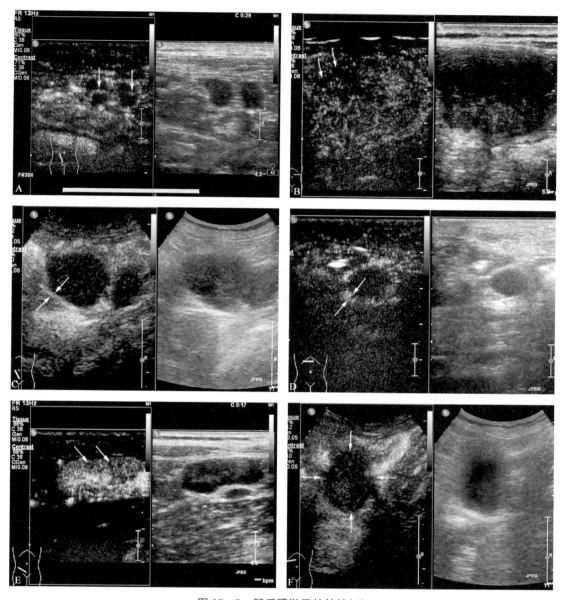

图 18 - 9　肠系膜淋巴结结核(6)

A. 边缘及周边环形增强,内见条状分隔样增强(箭头);B. 边缘及周边环形增强,内呈蜂窝样增强(箭头);C、D. 淋巴结边缘及周边环形增强(箭头),内部无增强;E. 淋巴结呈不均匀增强(箭头);F. 淋巴结整体无增强(箭头)

三、鉴别诊断

由于腹内淋巴结结核易粘连融合,临床常因扪及肿块,且缺乏腹外结核病依据,又无典型结核中毒症状而误诊为肿瘤,或因肠系膜淋巴结急性炎症干酪液化破溃误诊为肠梗阻、急性肠穿孔和出血等。需要鉴别的疾病主要包括淋巴瘤和转移瘤等。

1. 淋巴瘤　淋巴结边界多清晰,回声低且较均匀,但常无钙化及腹腔积液等征象。超声造影表现为快速弥漫性增强,常呈雪花样(图18-10)。淋巴结结核声像图常表现为淋巴结边界不清,淋巴结内有粗钙化,超声造影以环形增强多见。

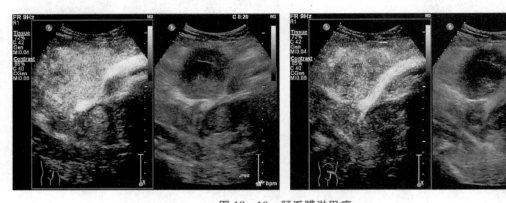

图18-10 肠系膜淋巴瘤
超声造影见肠系膜淋巴结呈雪花样快速高增强,廓清较快

淋巴瘤易于与淋巴结结核相混淆。淋巴结结核分布相对比较集中,最常见肠系膜,CT增强扫描可见环形或花环状强化,B超为混合回声,一般病灶边缘欠清,可见淋巴结钙化及腹水,常伴有回盲部结核。淋巴瘤霍奇金病不累及肠系膜淋巴结,未治疗的淋巴瘤CT或B超显示肿大的淋巴结密度或回声较均匀,病灶较为广泛。

详见第七章病理学诊断及第八章鉴别诊断篇。

2. **转移癌** 腹内淋巴结转移癌多有原发肿瘤病史。肿大的淋巴结距原发瘤较近,较大或融合后淋巴结才出现坏死,CT增强也可以呈环形强化,但无钙化。腹内淋巴结结核在临床上常有结核中毒症状,结核菌素试验阳性,较小病灶(25 px)即可呈环形强化,可见钙化灶。

3. **急、慢性阑尾炎和阑尾炎穿孔** 儿童及青年的肠系膜淋巴结结核与回盲部肠结核并存多见,易误诊为慢性阑尾炎,可达2~3年或更久。当出现急性肠穿孔或肠系膜淋巴结结核干酪液化破溃的急腹症表现,由于忽视慢性腹痛史及长期低热的中毒症状,而常常误诊为急性阑尾穿孔。由于术前没有进行抗结核治疗,术后病变常可进展,出现高热、结核性腹膜炎、腹水或混合性感染等不良后果。

第六节 治 疗

一、中医治疗

辨证治疗

1. 肝郁气滞证

证候:证见腹痛胀闷,痛无定处,痛引少腹,或兼痛窜两胁,时作时止,得嗳气、矢气则舒,遇忧思恼怒则剧,舌质红,苔薄白,脉弦。

治法:疏肝解郁,理气止痛。

方药:柴胡疏肝散加减。柴胡、枳壳、香附、陈皮、芍药、甘草、川芎等。

2. 脾胃虚弱证

证候：腹痛喜按，纳谷不香，大便溏薄，面色萎黄，形体消瘦，体倦乏力，舌质淡，苔薄白微腻，脉濡细。

治法：补脾益气。

方药：参苓白术散加减。人参、白术、茯苓、炙甘草、白扁豆、莲子、桔梗、砂仁、薏苡仁、山药等。

3. 中虚脏寒证

证候：证见腹痛绵绵，时作时止，喜温喜按，形寒肢冷，神疲乏力，气短懒言，胃纳不佳，面色无华，大便溏薄，舌质淡，苔薄白，脉沉细。

治法：温中补虚，缓急止痛。

方药：黄芪建中汤合消瘰丸加减。黄芪、桂枝、芍药、生姜、玄参、浙贝母、夏枯草、大枣等。

4. 寒邪内阻证

证候：腹痛拘急，遇寒痛甚，得温痛减，口淡不渴，形寒肢冷，小便清长，大便清稀或秘结，舌质淡，苔白腻，脉沉紧。

治法：散寒温里，理气止痛。

方药：良附丸合正气天香散加减。高良姜、干姜、紫苏、乌药、香附、陈皮等。

二、西药治疗

肠系膜淋巴结核的药物治疗以全身化疗为主。早年采用 18 个月 SM、INH、PAS 治疗，近年来推荐短程 2HRZ/4HR 或 2HRZ/7HR 化疗方案。肠系膜淋巴结结核抗结核治疗后症状比其他合并症先好，多数在 2 个月内正常。在淋巴结结核急性阶段，中毒症状明显时可加用 SM，并酌情延长疗程。具体药物用量为 RFP 0.45～0.6 g/日，INH 0.3 g/日，PZA 0.5 g，每日 3 次，SM 0.75 g 肌注，每日 1 次。化疗过程中应坚持早期、规律、全程、联用、适量的原则。

三、手术治疗及围手术期治疗

单纯肠系膜淋巴结结核一般以内科抗结核治疗为主。外科以治疗因肠系膜淋巴结结核所致的并发症为主。当出现因粘连引起急性或慢性肠梗阻不能缓解、形成腹腔巨大结核性脓肿不能控制、脓肿穿破肠壁致急性或慢性肠穿孔或肠瘘、引起消化道出血、脓肿穿破腹壁形成窦道经抗结核治疗不愈等需外科治疗。另外，肠系膜淋巴结结核病灶融合、形成较大的结核性脓肿或干酪样坏死时，外科治疗合并抗结核治疗较单纯内科治疗效果好，且可防止因肠系膜淋巴结结核所致的各种并发症。

因其他原因术中发现肠系膜淋巴结结核以淋巴结肿大为主，无大的结核性脓肿、坏死及并发症者，如不影响原手术治疗可不予处理，术后积极正规抗结核治疗。因肠结核手术治疗时发现有明显肠系膜淋巴结结核，可将有结核肠段连同所属引流区域的肠系膜淋巴结结核一并切除。因消化道出血手术时需切除结核侵蚀肠段，肠系膜淋巴结结核引起肠梗阻时的手术以解除梗阻为主，需做肠切除时应在健康肠段吻合，以免发生吻合口瘘。对梗阻肠管严重粘连、包裹成团无法分离或切除者可行捷径手术，但因可致盲襻综合征，应慎重。无梗阻的肠粘连一般不主张进行广泛分离，以免损伤肠壁导致术后更严重的粘连、梗阻，甚至肠瘘。若肠系膜淋巴结已形成较大的结核性脓肿或干酪样坏死时，一般抗结核治疗常因药物难以进入脓腔而治疗效果不佳或需较长治疗时间,因此对有较大结核性脓肿或干酪样坏死的淋巴结能切除时应予切除,不能切除者可在淋巴结表面无血管处开窗,尽量吸尽脓液和坏死组织,腔内放置链霉素干粉。术中应尽量隔离正常肠管,尽可能减少结核性脓液和坏死物的污染,以防结核灶播散。手术结束时尽量吸尽腹内渗出液,不冲洗腹腔,一般不放置引流物。

四、并发症处理

肠系膜淋巴结结核的手术治疗主要针对其引起的腹部并发症,除上述提到的并发症的处理外,余同普外科腹部手术。

五、护理

详见第十三章。

第七节 典 型 病 例

病例 某患,男性,30 岁。

患者 1 个月前无明显诱因出现右上腹疼痛,呈持续性胀痛,无放射痛,伴进行性消瘦,时有发热,无畏寒。1 个月来体重减轻近 20 kg。查体示体温 36℃,脉搏 80 次/分,呼吸 20 次/分,血压 105/75 mmHg,发育正常,营养差,呈中度脱水征。神志清醒,慢性消瘦面容,皮肤巩膜无黄染,全身浅表淋巴结无肿大,心、肺正常。右上腹相当于胆囊正下方可触及 5 cm×4 cm×3 cm 肿块,质硬,边缘不清楚,表面欠光滑,活动度差,触痛明显,与周围脏器关系不清。肝下界未触及,肝上界叩诊在右锁骨中线第 5 肋间,脾未触及。临床拟诊"腹部恶性肿瘤"。实验室检查示血白细胞 $12.4×10^9$/L,红细胞 $2.3×10^{12}$/L,血红蛋白 68 g/L,中性粒细胞 80%,淋巴细胞 20%,红细胞沉降率 8 mm/h(术后 45 mm/h),血糖 19.56 mmol/L,尿糖阳性。肝功能正常,乙肝表面抗原、甲胎蛋白阴性。B 超检查见中上腹部稍偏右探及 8.5 cm×8.2 cm 回声不均的团块,边界不清,内呈分隔状,内见数个大小分别为 3.0 cm×2.2 cm、2.9 cm×2.5 cm、2.4 cm×1.9 cm、2.2 cm×1.3 cm、1.8 cm×1.6 cm 互不相通的无回声暗区,暗区内边界清晰,但不规整。B 超诊断中上腹混合性包块。X 线检查胸片示右上肺野内带及两下肺野内中带见点片状及片絮状模糊阴影。腹部平片见右中上腹部有 2 个分别为 5 cm×6 cm、4 cm×5 cm 类圆形软组织团块影,中心密度均匀无钙化,边缘尚清楚,但欠锐利。上消化道钡餐检查见胃充盈良好,黏膜皱襞正常,未发现充盈缺损或龛影,胃蠕动及排空均属正常。但于胃窦部大弯侧可见 2~3 个大小不等的胃外压迹影,局部可触及包块,呈大小不等结节状,挤压包块时胃窦部大弯侧压迹加深明显,包块表面光整,压痛明显。十二指肠曲黏膜皱襞增粗,边缘呈锯齿状,局部移动性稍差,可见激惹征。钡灌肠见升结肠及盲肠稍缩短上提,未见充盈缺损,结合临床考虑为肠系膜淋巴瘤。

入院第 7 日行剖腹探查,术中见腹腔内有广泛结节状、粟粒状肿物,胃大弯系膜、小肠系膜表面欠光滑,呈分叶状肿块,似鸡蛋大小,质硬,与周围组织粘连。探查肝、胆、胃及十二指肠、脾、大小肠壁、膀胱壁均见广泛粟粒状结节,肠腔未见梗阻,腹腔内存有淡黄色腹水约 80 ml。于胃大弯侧切取 2 个鸡蛋大肿块,其中 1 个切开内见干酪样物质,另 1 个送病理活检。术后诊断为肠系膜淋巴结结核并腹腔播散。

　　病理报告示镜下见大片干酪样坏死物及少量上皮样细胞,未见结核结节。结合临床,本例符合结核病。术后开始抗痨治疗,自觉症状明显好转。(此案系卢水华医案)

(赵有利　段　亮　杨高怡　范小涛　刘　明　胡卫华)

参考文献

[1]　Kaur G, Dhamija A, Augustine J, et al. Can cytomorphology of granulomas distinguish sarcoidosis from tuberculosis? Retrospective study of endobronchial ultrasound guided transbronchial needle aspirate of 49 granulomatous lymph nodes[J]. Cytojournal, 2013, 10:19.

[2]　Sun J, Teng J, Yang H, et al. Endobronchial ultrasound-guided transbronchial needle aspiration in diagnosing intrathoracic tuberculosis[J]. Ann Th orac Surg, 2013, 96(6):2021-2027.

第十九章

特殊人群淋巴结结核

特殊人群淋巴结结核在临床中所占的比例随着流动人口增多、人口老龄化等因素而呈增加趋势，尤其是与耐多药结核病（MDR‐TB）和广泛耐药结核病（XDR‐TB）叠加使特殊人群淋巴结结核诊治更为棘手。本章简单介绍儿童淋巴结结核、妊娠合并淋巴结结核、老年淋巴结结核及HIV/AIDS合并淋巴结结核。

第一节　儿童淋巴结结核

WHO 公布 2015 年全球新发结核 1 040 万例，其中儿童患者 100 万例（10%）。儿童淋巴结结核是指年龄在 14 周岁以下的未成年人中患有淋巴结结核病，属于儿童结核病范畴，中医称"童子痨"。临床上常见与接种卡介苗、免疫缺陷病或其他儿童结核病等因素相关或由此引发。

卡介苗性淋巴结结核早期表现为同侧腋下淋巴结肿大，少数发展至同侧锁骨上或颈部，由于患儿无疼痛、哭闹，家属不易发现，容易漏诊，初期就诊时可误诊为淋巴结炎、囊肿、肿瘤，甚至副乳。反应强烈者会出现局部淋巴结脓肿、破溃，少数伴有发热症状。

儿童接种卡介苗（BCG）是计划免疫的一部分，于出生后、7 岁及 12 岁时各接种 1 次，属于人工主动免疫。接种后局部症状反应较轻微，通常 1～2 周后局部会呈现出红色小结节，渐次变大，微有痛痒；接种 2 周左右出现局部红肿、浸润、化脓，并形成小溃疡；6～8 周会形成脓疱或溃烂；10～12 周开始结痂，痂皮脱落后留下 1 个微红色的小瘢痕，以后红色逐渐变成正常肤色。

卡介苗又称结核活菌苗，为牛型结核杆菌在综合培养液中培养后制成的减毒活菌混悬液。因结核杆菌为细胞内寄生菌，所以人体感染后的免疫反应主要是细胞免疫。人体初次接种卡介苗后，经过巨噬细胞加工处理，将抗原信息传递给免疫活性细胞，使 T 细胞分化增殖，形成致敏淋巴细胞，当人体再次感染结核杆菌时，巨噬细胞和致敏淋巴细胞迅速活化产生特异性免疫反应。婴幼儿卡介苗性淋巴结结核为卡介苗接种后局部淋巴结肉芽肿性改变，病理改变同淋巴结结核，发生率 0.05%～0.22%。临床称之为淋巴结卡介苗病。（详见第八章鉴别诊断）

患儿在接种卡介苗后大多出现接种同侧腋下淋巴结肿大，发生在锁骨上及颈部较少见。淋巴结缓慢增大，超过 1 cm，1 个或几个，大小不等，无不适，多为偶然发现。肿块皮色正常、青紫或红肿，触之无痛感，边缘清，中等硬度，形状为不规则或分叶状，早期活动性好，渐与皮肤和皮下组织粘连，已形成脓肿者有波动，严重者可发生液化和破溃。可能原因为注射超量、过深，菌苗未摇匀或菌苗毒力过大。同侧腋窝淋巴结肿大、化脓、破溃，称为卡介苗病，当发生全身性播散，称为播散性卡介苗病(disseminated BCG disease)。

初期表现为卡介苗性淋巴结炎症状,接种侧腋窝单个或多发粘连成簇肿大淋巴结,伴有皮肤红肿,破溃流脓,早期轻微者可局部经热敷后淋巴结自行消退,经保守治疗1个月而肿大淋巴结未见消退者应积极手术治疗。

儿童结核病是指儿童第一次感染结核杆菌,为外源性初染,在儿童发生的结核病为原发性结核病,其中以原发性肺结核最为多,约占95.9%。初染结核杆菌后,经过8~12周肌体才产生免疫力和变态反应,变态反应比免疫力高,在未产生免疫力之前的8~12周,为变态反应前期,此期间做结核菌素实验为阴性,没有免疫力发挥防御作用,结核杆菌不能被局限在肺组织的原发病灶中,很快从原发病灶进入淋巴管,又从淋巴管流向肺门淋巴结,向上至气管、支气管淋巴结、气管旁淋巴结、腋窝淋巴结,至颈淋巴结,从肺门淋巴结向下至膈肌淋巴结、腹腔与肠系膜淋巴结。由于变态反应产生,使这些淋巴结迅速肿大,发生淋巴结结核,最多见的是纵隔各组淋巴结结核和颈淋巴结结核。

儿童原发性肺结核的显著特点之一是全身淋巴结肿大,淋巴结结核常常是儿童结核中毒症的主要原因。婴幼儿的气管、支气管发育不全,管腔又较小,肿大的淋巴结压迫大气道或淋巴结干酪坏死破入气道内,可引起窒息,压迫喉返神经出现声音嘶哑,压迫迷走神经出现阵发性刺激样咳嗽或类似支气管哮喘,压迫交感神经出现Horner氏征,压迫上腔静脉出现上腔静脉综合征。这些压迫症状、体征也是儿童原发型肺结核的特征,在成年人的纵隔淋巴结结核很少引起上述压迫现象。

此外,免疫缺陷病所致儿童淋巴结结核不宜手术治疗。

一、诊断

① 痰菌检查阳性。② B超示实性或囊实性肿物,局部隆起。③ 病理示皮下见肉芽组织增生及肉芽肿形成,腋窝淋巴结内见干酪样坏死、多核细胞、类上皮细胞,形态符合结核性肉芽肿改变。淋巴结结核的实验室确诊主要依靠组织病理学检查、抗酸染色、结核培养及结核PCR检测,每种方法各有优缺点,且在灵敏度及特异度上各不相同。④ 细针穿刺细胞学检查(fine needle aspiration cytology,FNAC)作为儿童淋巴结结核的确诊性高,易于被儿童接受,且无相关并发症。当FNAC高度怀疑假阳性时,采用抗酸染色或PCR证实。

二、治疗

(一) 药物治疗

目前国内对儿童淋巴结结核抗结核治疗方案尚无统一定论,大多推荐短程化疗方案2HRZ/4HR或2SHRZ/4HR。WHO推荐治疗方案同儿童肺结核治疗方案2HRZE/4HR可供参考。结核病的DOTS策略最重要的方面是需要细致的实施,以确保治疗的依从性。

鉴于儿童生长发育无论从形体、生理等方面都与成人不同,用药要有选择性。应注意治疗的特征和药物副作用对儿童的损害。这种损害是终生的,如SM有蓄积作用,在儿童终生的任何时期都可发生听力减退或耳聋,是不可逆的永久性损害。由于学龄前儿童不能配合进行视力检查,所以不宜用EB治疗,喹诺酮类药也同样不宜使用。(用法用量详见第九章抗结核西药)

(二) 手术治疗

1. 手术适应证 ① 早期确诊,保守治疗1个月无好转者。② 局部淋巴结化脓、破溃窦道形成,长期不愈的患儿。该疾病接种的卡介苗为牛型结核杆菌制成的减毒活菌疫苗,相比于人型结核杆菌,无致病力,无传染性。据病理结果诊断为结核性肉芽肿,如行切开引流,其自愈时间较长,一期缝合术为该疾病第一手术方案选择。

2. 手术要点及注意事项 ① 术中应用电刀操作可封闭细小的淋巴管、结扎较粗的淋巴管以防止术后淋巴漏的形成,减少皮下积液的产生。② 对已破溃,形成窦道者,手术开始前给予彻底清洗、清理以减少复发。③ 完整切除病灶组织肿大的淋巴结也一并切除,预防术后复发。④ 缝合刀口前用生理盐水充分清洗创面,放置引流条加压包扎减少积液的产生。

一旦确诊应积极行病灶清除术,结核化脓、破溃、窦道形成也可行病灶清除术,较切开引流术具有术后恢复快、效果好、复发率低及并发症少等优点,且无须抗结核治疗。

(三) 中医辨证治疗

儿童稚气未充、稚阴稚阳之体,阳常有余而阴常不足,用药用量具有特殊性。临床辨证用药:脾胃虚弱证,可用参苓白术散合二陈汤;痰火瘀滞证,可用消瘰丸;阴虚火旺证,可用知柏地黄丸。

(四) 中医外治法

详见第十一章,丹剂使用注意剂量,防止过敏及中毒。

三、护理

护理对象应包括儿童、母亲及其他家庭密切接触成员。详见第十三章护理篇。

四、典型病例

病例1 胡某,男,8个月,2002年8月15日初诊。

患者因左颈部及腋下肿块破溃不愈5个多月就诊。

患儿在深圳某医院妇产科出生后接种卡介苗。3个月后,左颈部及腋下出现2枚肿块,继而破溃。慢性病院检查示结核菌素试验呈强阳性,X线摄胸片正常。诊断为"左颈、左腋下淋巴结结核,合并寒性脓肿"。予利福平等抗痨口服药及局部换药治疗,半年未愈。

查体:左颈部2处溃疡,直径各约1cm大小,左腋下见1处溃疡,直径约1cm,深约1cm,疮面内分泌物呈豆渣样絮状物,脓水清稀,伴面色萎黄,精神不振,不思饮食,或大便溏,舌淡,苔白,脉细。

诊断:左颈、腋下瘰疬。

辨证:脾胃虚弱,气血不足,痰瘀阻滞,化腐为脓。

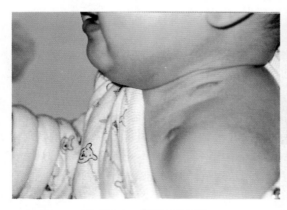 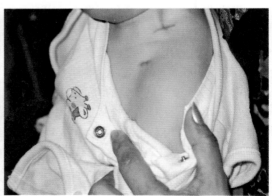

图 19-1　病例1治疗前　　　　　　图 19-2　病例1治疗后

治法：健脾化痰散结，补气托毒生肌。

方药：自拟消瘰汤。党参10 g，炒白术10 g，玄参10 g，浙贝母10 g，牡蛎15 g，羊乳10 g，黄芪10 g，红枣10 g，广木香6 g，陈皮6 g，猫爪草10 g，僵蚕10 g，地龙10 g，梓木草10 g，夏枯草10 g。

10剂，每日1剂，水煎分2次温服。因儿童服汤药较难，汤剂改制成膏，每日3次口服，每次10 ml。

外治：祛腐提脓，解毒生肌，二号丹掺入疮内，2日换药1次，经治3周，疮面全部愈合，嘱以中药膏继调半年以上，随访1年3个月，原患处未见异常，无明显斑痕，面色红润，食欲旺盛，发育良好。

病例2　某患，男，3岁，2016年2月16日初诊。

颈左侧肿块1年，增大3个月。

患者1年前因考虑为"肺炎，类风湿全身型"于当地住院期间发现颈左侧肿块，约黄豆大小，无疼痛，住院间查血常规白细胞高于正常值，PPD(＋＋)，予抗炎治疗后，发现肝功能受损，经保肝降酶治疗，患者肝功能正常后，9月份予异烟肼抗结核治疗，后加用利福平。3个月前颈左侧肿块渐渐增大，伴红软，且疼痛，半个月前肿块破溃，至我院。无低热盗汗，无神疲乏力，纳食香，二便调，无耳鸣、鼻衄，无情志抑郁，无进行性消瘦。

专科检查：颈左侧可触及范围约6 cm×5 cm肿块，皮色暗红，中心质软，有波动感，触痛，表面已破溃，有少量稀薄脓液渗出。

颈部MRI平扫＋增强显示左侧颈部见不规则肿块样软组织信号影，约30 mm×22 mm，局部隆起，其内信号不均，病灶边缘T1WI、T2WI呈等信号，病灶内小片状T1WI低信号，T2WI高信号改变，周围软组织T2信号增加，层次稍模糊。两侧颈部另见多个软组织信号小结节影。DWI序列病灶呈稍高信号改变，鼻咽部软组织增厚、信号均匀。增强后，肿块样病灶不均匀强化，强化程度明显；结节样病变呈均匀强化，鼻咽部增厚软组织均匀强化。甲状腺及颈椎椎体信号未见明显异常。

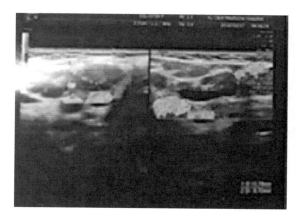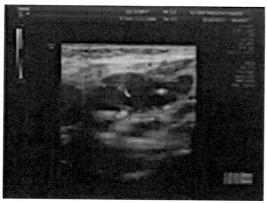

图19-3　病例2彩超图谱

彩超示左侧颈部凸出体表处探及范围约35 mm×12 mm不均质团状混合回声，界尚清，形态尚规则，有包膜，CDFI示内部及边缘条索状血流信号。双侧颈部沿胸锁乳突肌侧缘附近深部及项部(相当于Ⅱ、Ⅲ、Ⅳ区)探及多个淋巴结图像，界清，有包膜，皮质增厚为低回声，髓质变薄为高回声，淋巴门结构存在，部分呈集中分布，似有融合趋势，较大的约16 mm×7 mm(右Ⅱ区)、24 mm×10 mm(左Ⅱ区)，CDFI示淋巴门型血流信号。

双侧颈部淋巴结增大，以左侧为著，考虑TB。左侧颈部不均质混合回声包快，性质待查

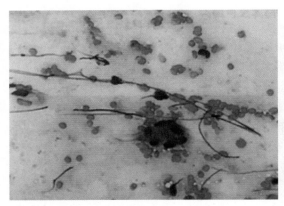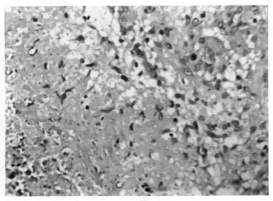

图 19－4　病例 2 细针穿刺

主见淋巴细胞,偶见个别多核巨细胞,结核感染可能

图 19－5　病例 2 术后病理

上皮样肉芽肿,伴凝固性坏死,倾向淋巴结结核,另皮下组织间可考虑结核性肉芽肿

颈部 MRI 平扫＋增强提示两侧颈部多发淋巴结肿大,左侧颈部肿块伴中心部分坏死。鼻咽部软组织增厚,提示鼻咽部腺样体肥大可能。

经术前严格讨论后于 2016 年 2 月 25 日行颈左侧淋巴结结核病灶切除术,术中注意保护好神经、血管,术后 10 日痊愈出院。

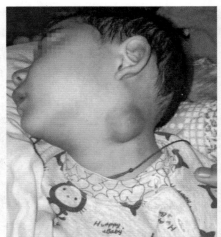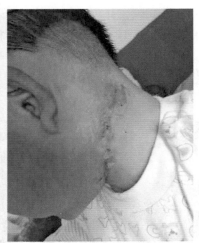

图 19－6　病例 2 治疗前

图 19－7　病例 2 手术后

(赵有利　徐晓明　胡卫华)

第二节　妊娠合并淋巴结结核

妊娠合并淋巴结结核是指育龄期女性妊娠后患有淋巴结结核病。淋巴结结核常常是局部表现。其淋巴结感染内因与妊娠、分娩和哺乳等特殊生理情况变化有关。造成妊娠后结核传播与

流行的主要因素还有诸如不良居住条件、营养状况、吸毒史、HIV 感染等,且患者依从性差,也是妊娠结核发病率上升的主要原因,有报道结核患者出院后约有 97% 未能按规定的治疗方案进行继续治疗。妊娠合并结核的患者近半数无症状或症状无特异性,且妊娠结核是严重危害母婴健康的妊娠并发症之一,如处理不当可能引起母婴的严重不良后果。临床上应准确及时地诊断和治疗妊娠结核,正确地处理治疗过程中的药物不良反应。

已患有淋巴结结核病合并过早闭经者(非生理性闭经)应常规进行妇科检查除外妊娠。

若保持妊娠者,在抗结核治疗监测的同时,对胎儿应同时监测。28 周前的胎儿视为无生机儿,因此,在妊娠 28 周前能够对胎儿进行全方位的检查,如发现畸形可以及早制定治疗方案或终止妊娠。孕妇可在 15～18 周期间做血清学筛查,以筛查是否有染色体异常、神经管缺陷或某些结构畸形的可疑异常的胎儿。孕期在 18～24 周的孕妇可进行超声波筛查无脑儿、唇腭裂等多种畸形,以便尽早启动应对策略。

孕期由于孕妇母体和胎儿营养双重需要,体内消耗增加,新陈代谢旺盛,增加了各器官乃至整个机体的负担。钙质需要增加,从而降低结核病灶的钙化能力;孕妇体内免疫功能降低,尤其是 T 淋巴细胞功能降低;妊娠期间毛细血管通透性增加,使结核杆菌容易播撒;妊娠期间内分泌改变,血中雌激素浓度增加,肺部呈充血状态,使肺间质的亲水性提高,引起肺水肿、咯血,使上呼吸道黏膜充血、水肿,容易发生感染;易发生甲状腺功能亢进,代谢率增加,消耗增加;妊娠期血容量增多,有生理性贫血;妊娠时体内三酰甘油增加,有利于结核杆菌生长。

分娩后宫体缩小,肺内空洞和病变多因膈肌下降、腹内压骤降,使肺脏氧分压迅速升高,有利于结核分枝杆菌的生长繁殖,从而加重了结核的病情。

结核病对妊娠妇女的健康影响较大,曾有报告围产期结核妇女的死亡率高达 30%～40%。陈旧性结核病及病变范围较小的结核病对妊娠、分娩及胎儿生长发育无明显影响。病变范围较大的活动性结核病能明显影响孕妇的健康,并可引发妊娠中毒症、流产、早产及难产等多种妊娠合并症。临床上如果妊娠合并结核病未及时加以诊治,将会直接危害母婴健康,甚至危及生命。

一、诊断

妊娠合并结核的患者近半数无症状或症状无特异性,如 Good 等报道了 27 例妊娠合并痰培养阳性的肺结核患者临床表现主要有咳嗽(74%)、体重下降(41%)、发热(30%)、全身乏力及不适(30%)和咯血(19%),其中 19% 患者无临床不适症状。由于妇女妊娠期的一些生理反应如嗜睡、乏力、倦怠等与结核病的早期临床症状较为相似,掩盖了结核病的症状体征,导致临床延误诊断及治疗。对有明显的结核病接触史或本身为糖尿病、HIV 感染等易感人群,如临床出现不易治疗的长期低热、咳嗽、咯痰或咯血等症状尤其注意。

对结核菌素试验阳性及有结核病临床症状的孕妇,需进行常规 X 线胸部拍片,以确定有无活动性肺结核,原则上检查时间应在妊娠 12 周以后,应特别注意对胎儿的保护,在腹部放置遮护物后拍片,X 线量一般小于 0.3 rad,避免放射线对胎儿的损害。

其他辅助诊断详见第五章至第七章诊断篇。

二、治疗

(一)药用风险

1979 年美国食品和药物管理局(FDA)根据药品对动物和人类所具有的不同致畸形程度将

药物分类风险等级：即 A 类药物安全；B 类药物比较安全；C 类药物仅在动物试验研究时证明有杀胚胎或对胎儿致畸，未在人类证实；D 类药物对胎儿有危害性，孕妇有生命威胁或其他药物均无效的情况下使用；X 类药物有明显畸形，妊娠禁忌。

妊娠期抗结核药物分 5 个等级：等级 A 目前没有；等级 B 有 EBM、AMx、CLv；等级 C 有多种：一线 INH、RFP、PZA，二线 PAS、Pto、Cs，注射用药物 Cm，氟喹诺酮类 Ofx、Lfx、Mfx，疗效不确定性的 Cfz、Clr、Lzd；等级 D 有 Sm、Km、Am；等级 X 目前没有。药物使用及用量详见第九章抗结核西药。

妊娠合并结核病的治疗要正确选择用药，严格遵守结核病的化疗方案。注意结核药的毒副反应及避免应用影响胎儿某些器官发育的药物，应用异烟肼时加用维生素 B_6。氨基糖甙的药物如链霉素等可通过胎盘进入胎儿体内，损害胎儿的听神经，使婴儿出生后发生耳聋，在妊娠期间不能应用。在妊娠最初 3 个月内禁用利福平，因其在动物实验中有致畸作用。因此孕妇在抗结核药物治疗中要定期进行相关辅助检查，以保证孕妇以及胎儿的安全。

妊娠合并肺结核治疗的关键问题是根据胎儿成形的敏感期分前 3 个月和后 3 个月阶段选药，治疗药物应选择 FDA 分类风险等级 B 类和 C 类为主的药品，C 类药品医生虽有个体治疗的成功经验，但不代表全部，因为每个人的个体差异是客观存在的。全程禁用氨基糖苷类药 Sm、Km、Am 和 Cm，不用氟喹诺类药。

治疗药物通常为异烟肼（INH）、利福平（RFP）、吡嗪酰胺（PZA）、乙胺丁醇（EMB）。化疗原则同样应遵循早期、联合、适量、规律及全程。

美国 CDC 推荐对 HIV 阴性的妊娠结核治疗方案如下：INH、RFP 和维生素 B_6 各 9 个月，EMB 和 PZA 各 8 周或直到细菌培养对 INH/RFP 敏感为止；对 HIV 阳性的妊娠结核，则 INH、RFP、EMB、PZA 和维生素 B_6 均为 9 个月；除非无可更换的药物，链霉素通常禁用。

中国防痨协会临床专业委员会曾提出孕妇应用抗结核药物的注意事项（试行）：① 怀孕最初 3 个月内不应用利福霉素类药物，3 个月后可以使用。② 避免使用氨基糖苷类药物如链霉素（SM）、卡那霉素（KM）、卷曲霉素（CPM）、结核放线菌素（EVM）等。③ 避免使用 1314TH、1321TH。以上禁用药物在病情危重或准备中止妊娠时例外。若患者为耐药菌感染，则应根据药敏试验结果调整治疗方案，治疗疗程也应延长，由于耐药结核治疗时间长，药物通常为二线抗结核药，毒副反应大，故应劝患者终止妊娠，以利于母子健康。妊娠结核病患者产后哺乳的安全性也是一个非常重要的问题。

妊娠前 3 个月处理：胎儿畸形的发生多在妊娠前 3 个月这个敏感期，妊娠合并结核早期治疗的焦点就在于此。某些致畸药物直接作用于胚胎，引起细胞受损，胚胎受损最敏感时间为器官正处于高度分化、发育、形成阶段，即由孕卵种植开始到器官原基完全形成期之间，也就是胎龄在 1～9 周时最易受药物损伤，造成轻重不等的畸形，使器官、结构、功能发生异常，甚至使胎儿死亡。妊娠 3 个月以后胎儿所有器官的原基已经形成，一般用药则无影响。如果在妊娠前 3 个月发现肺结核，要对患者病情进行全面评估，权衡利弊。患者病情轻，不排菌，结核中毒症状不明显并能坚持在妊娠 3 个月后开始化疗者，患者和家属一定要知情同意，并签署同意书，在患者充分休息和密切观察下等待妊娠 3 个月以后。3 个月以后抗结核药物可选择 FDA 分类风险等级 B 类和 C 类一线药品 INH、RFP、EMB 和 PZA，加用保肝药物，并定期检测肝肾功能，如有不适症状出现，要及时采取干预措施，必要时停用可以引起不良反应的药物。

患者病情较重，如血行播散性肺结核、结核性脑膜炎伴胸腔积液或肺内病变严重等，必须在妊娠 3 个月以内立即化疗者,最好劝其终止妊娠,但一定要在充分抗结核治疗基础上,至少结核中毒症状等得到改善或缓解后,采取择期人工流产,尽可能避免患者因为人工流产所造成结核病的播散。此期的用药,必须建立在患者知情同意化疗和终止妊娠的基础之上,方可进行充分的化疗。

妊娠 3 个月后处理:妊娠 3 个月以后发现肺结核病开始化疗,此期对胎儿的影响较妊娠 3 个月以内相对小,一旦确立诊断,立即行抗结核化学药物为主的治疗。

担心因抗结核药物可能对婴儿造成损害,对服药的妇女主张停止哺乳,给予婴儿人工喂养的做法并非必要。但母亲属排菌肺结核病(尤其分娩前 3 个月内),则因需要隔离而应停止母乳哺养。

(二) 保留、中止妊娠的适应证

保留妊娠指征:① 单纯肺结核,无肺外结核患者。② 无或仅有轻微妊娠反应者。③ 初治肺结核,或复治肺结核,但无明显耐药。④ 尚未育子女的高龄初产妇,可在呼吸科(结核科)与妇产科医师严密监测及强有力化疗情况下保留妊娠。⑤ 心、肝、肾无严重并发症,能耐受妊娠、自然分娩或剖宫产手术者。⑥ 经痰检或痰培养证实非开放性、无传染性肺结核者。

目前虽已不提倡常规的治疗性流产来终止妊娠,但对重症结核病者仍必须予以终止妊娠。终止妊娠的指征:① 肺结核合并有肺外结核,且需长期治疗者。② 重症活动性结核病,且病变广泛,如慢性纤维空洞型结核、毁损肺等。③ 耐多药结核杆菌感染者。④ 严重妊娠反应且治疗无效者。⑤ 结核病伴有心、肝、肾功能不全,不能耐受妊娠、自然分娩或剖宫手术。⑥ 肺结核合并反复咯血。⑦ HIV 或 AIDS 妊娠并发症结核病。⑧ 糖尿病孕妇合并结核病。

妊娠结核是严重危害母婴健康的妊娠并发症之一,如果处理不当可能对母婴引起严重后果,故而全面了解妊娠与结核之间的关系,对及时诊断妊娠结核病,准确判断是否终止妊娠,积极有效地治疗妊娠结核病以及处理药物不良反应均具有重要临床意义,有利于保护妊娠结核的母婴健康。

(三) 中药应用

应用中药配伍需牢记妊娠禁用、慎用的中药饮片。妊娠禁忌歌:

蚖斑水蛭及虻虫,乌头附子配天雄;野葛水银并巴豆,牛膝薏苡与蜈蚣;

三棱芫花代赭麝,大戟蝉蜕黄雌雄;牙硝芒硝牡丹桂,槐花牵牛皂角同;

半夏南星与通草,瞿麦干姜桃仁通;硇砂干漆蟹爪甲,地胆茅根都失中。

《妊娠禁忌歌》总结的禁忌中药可分为大 3 类。

(1) 绝对禁用的剧毒药:芫青(青娘虫)、斑蝥、天雄、乌头、附子、野葛、水银、巴豆、芫花、大戟、硇砂、地胆、红砒、白砒。

(2) 禁用的有毒药:水蛭、虻虫、蜈蚣、雄黄、雌黄、牵牛子、干漆、鳖爪甲、麝香。

(3) 慎用药:茅根、木通、瞿麦、通草、薏苡仁、代赭石、芒硝、牙硝、朴硝、桃仁、牡丹皮、三棱、牛膝、干姜、肉桂、生半夏、皂角、生南星、槐花、蝉蜕等。

孕妇应禁用和慎用的中药,概括起来大多为活血化瘀药、凉血解毒药、行气驱风药、苦寒清热药,如:甘遂、赤芍、全蝎、枳实、红花、五灵脂、没药、雪上一枝蒿、莪术、商陆、当归、川芎、丹参、益母草、桃红、血竭、瓜蒂、藜芦、胆矾、郁李仁、蜂蜜、穿山甲、泽兰、乳香、毛冬草、吴茱萸、砂仁、豆蔻、厚朴、木香、枳壳、金铃子、黄连、山栀子、龙胆草、山豆根、大青叶、板蓝根、苦参、丹皮、生地、玄参、紫草、犀角、白茅根、槐花、川乌、草乌、延胡索、细辛、天南星、太子参、王不留行、白芷、海龙、海马、芦苇、洋金花、硫黄、樟脑、玄明粉、蟾酥、蜣螂、土鳖虫、红娘子、阿魏、牙皂、路路通、八月札、天仙子、马鞭草、白附子、麻黄、冬葵子、蓖麻油、番泻叶等。

(四) 中医辨证治疗

妊娠淋巴结结核病涉及多学科，患者素体高血压、糖尿病、肺结核等均需对症治疗，淋巴结肿大治疗可参考第十四章颈部淋巴结结核中医辨证篇。

(五) 中医外治法

参见第十一章，终止妊娠后若使用丹剂时注意剂量，防止中毒。

三、护理

详见第十三护理篇。

四、典型病例

病例　某患，女，34 岁，2012 年 3 月 20 日初诊。

停经 14＋周，间断发热、咳嗽、颈淋巴结肿大、阴道流血增多 15 日。

患者半个月前无明显诱因下出现咳嗽、咳痰，偶发热，在当地某医院未予特殊治疗，7 日后出现阴道少量出血，有血块，无腹痛腹胀，无恶心呕吐等不适，至当地医院查 B 超提示未见明显异常，予"达芙通"口服。3 日前出血较前逐渐增多，伴血块，1 日前至当地医院住院治疗，予对症支持治疗，查 B 超提示胎盘与肌层见范围 3.0 cm×1.3 cm 液性暗区。

入院后检查：颈右侧淋巴结肿大，质中，活动，触痛（＋），未及波动感。PPD（＋＋＋）结核抗体（＋），肺部 CT 示两上肺弥漫性病变伴两侧胸腔积液、感染，首先考虑肺结核，诊断"急性粟粒性肺结核，颈淋巴结结核"。

2012 年 3 月 22 日患者自行排出 2 个胚囊，未见胎盘，遂行刮宫术，术后反复高热、咳嗽咳痰等不适，体温 37.0℃，呼吸 21 次/分，血压 110/74 mmHg，双肺呼吸音增粗，右下肺可闻及湿罗音，腹部略膨隆，全腹部无压痛，恶露量不多，双下肢轻度水肿。遂予异烟肼、利福喷丁、乙胺丁醇抗结核治疗，2012 年 4 月 6 日 CT 复查较前两肺病变明显吸收，胸腔积液已完全吸收。2012 年 4 月 17 日患者体温正常，病情好转，予以出院，出院带药继续予以异烟肼、乙胺丁醇、吡嗪酰胺抗结核强化治疗。

（赵有利　胡卫华　周红琴）

第三节　老年淋巴结结核

老年淋巴结结核是指年龄在 60 岁以上的人群患淋巴结结核病。2016 年 WHO 报告全球结核病 65 岁以上老年人群占 23.0％。WHO 老年标准界定为：发达国家为 65 岁，发展中国家为 60 岁；老年又分年轻老人（60～74 岁），老年人（75～89 岁），长寿老人（90 岁及以上）。老年人年龄的不断增长，生理功能也在逐渐发生变化，其功能随之减低。

老年人免疫功能衰退发生机制：老年人免疫功能的降低，是由机体各组织器官功能的逐渐衰退与内环境的改变相互作用和相互影响的结果，是机体整体衰老变化的重要组成部分。老年免疫系统的渐进性衰退变化是直接导致老年免疫功能逐渐降低的主要原因之一。

随着年龄的增长，机体的免疫器官也发生不同程度地进行性衰退，其中以胸腺改变最为突出。

1. 胸腺　现已证明切除胸腺的小鼠 αβT 细胞和 NKT 细胞不能发育，胸腺是 αβT 细胞和

NKT 分化和成熟的唯一场所。具有一定特异性的循环 γδT 细胞也是在胸腺发育的,而 γδTCR 变异较小的 T 细胞则主要在胸腺外发育。因此,胸腺体积的大小与 T 细胞的数量及其功能呈正相关,新生儿胸腺约重 11 g;5～12 岁,胸腺的髓质和皮质高度发育,质量逐渐达到 35 g;进入青春期大约 15 岁以后,胸腺髓质和皮质开始逐渐萎缩、脂肪化,尤其是皮质萎缩更为显著;至 90 岁,胸腺髓质残存无几,皮质所剩不多。年龄相关的胸腺萎缩,降低了胸腺上皮细胞和胸腺基质细胞等其他细胞的数量和功能,使 αβT 细胞和 NKT 细胞更新速度减慢,初始 T 细胞数量下降,功能降低。

2. 骨髓　骨髓是 T 和 B 前体细胞和血液所有有形组分的发源地,也是 B2 细胞分化成熟的场所。实验证明老年骨髓干细胞的数量虽然没有发生明显的改变,然而老年骨髓干细胞在自身骨髓中的增殖能力却明显降低。若将同品系青年动物的骨髓干细胞移植到老年动物体内,其增殖能力也同样下降;反之,若将同品系老年动物的骨髓干细胞移植到青年动物体内,显示老年动物的骨髓干细胞增殖能力正常。这充分说明老年骨髓生理内环境发生了不适合骨髓干细胞生长的变化。

3. 淋巴结　老年淋巴结体积没有明显的变化,但生发中心减少,浆细胞数量相对增高,管间被纤维结缔组织填充,淋巴细胞、巨噬细胞和血细胞减少,功能明显退化,已经失去了免疫和过滤功能。

4. 脾　老年脾大小没有明显的变化,可见脾内细胞分布发生改变,巨噬细胞数量增加。

5. 黏膜相关淋巴组织(mucosa-associated lymphoid tissues,MALT)　黏膜相关淋巴组织中 40%B 细胞的抗原受体是属于 mIgA,老年人黏膜相关淋巴组织中携带 mIgA 的 B 细胞数量明显下降,在没有改变血管内皮细胞表达特殊的情况下,IgA 免疫母细胞归巢到肠固有层的能力呈现年龄相关性下降,分泌 sIgA 的能力降低,引起黏膜免疫应答能力降低,易患呼吸道、泌尿生殖道和消化道的感染。老年扁桃体中 CD19B 细胞数量下降。

同时,老年人体各器官的实质趋于减少或萎缩,表现如下。

(1)胃肠道黏膜萎缩、排空减慢、血流减少、主动吸收过程减弱,致使吸收功能下降。皮下、肌内注射后吸收减慢,起效延迟。

(2)器官血流减慢、减少,体内脂肪量增加,体液减少,血浆及体液 pH 降低以及血浆蛋白如清蛋白减少。

(3)老年人的肝血流量及肝酶活性等减少,使其对药品的代谢能力下降,其中肝微粒体药酶 P450 单加氧酶活性减弱,常致血药浓度升高。

(4)老年人肾重量、肾血流量、肾小球滤过、肾小管分泌与肾小管再吸收等方面都会降低或减少。体内各器官储备能力下降,用药的安全幅度变窄。

Walube 等报道,服用异烟肼、利福平、吡嗪酰胺,老年人比青年人更多表现出不良反应。在服相同剂量的药品时,老年人比年轻人药品浓度会明显升高,更易引发药品的不良反应。

一、诊断

老年淋巴结结核的诊断详见淋巴结结核诊断标准。

进入老年期后,高血脂、高血糖、高血压等基础病常见多发,因此,老年淋巴结结核临床治疗更为复杂。治疗上尤其注意化疗原则。

老年肺结核除具有身体代谢特点外,还具有组织修复能力差、经济来源不宽裕、对疾病的耐受性强、对自身疾病认识不足、与医护人员配合不佳等种种不利于治疗的因素,给治疗带来许多不便,使一些安全、有效的方案,难以实施。因此对待老年结核病患者的治疗,不能一律采取标准化方案,而要根据患者不同情况,选择合适该患者的最佳治疗方案。

老年结核病治疗原则要考虑安全、有效和合理用药。首选毒副作用小的杀菌剂。对老年结核患者要酌情放宽二线药品的使用范围,如利福喷汀。

二、治疗

(一) 个体化治疗

对合并糖尿病者,控制血糖在 6 mmol/L 左右,给予异烟肼、利福喷汀、左氧氟沙星,如视力和肾功能尚好,在强化期间可以加乙胺丁醇或吡嗪酰胺。

肺外结核治疗同肺结核,所不同的是疗程要适当延长至少 1 年。

此外,在治疗结核病的同时,不能忽略患者各种并发症的治疗,对合并冠心病、高血压等均给予相应的治疗,并注意药品间的相互作用。

(二) 注意事项

存在肝损害风险的患者,考虑使用保肝药品。用药剂量上,因老年人体内含水量偏少,药品在体内代谢减慢;老年人对治疗耐受性低,容易出现毒副反应。故在使用剂量上应比中青年人的剂量略低,特别是吡嗪酰胺、乙胺丁醇、左氧氟沙星。

疗程上,因老年患者用药剂量偏低、肺内病变广泛、修复能力慢等特点,不适宜短程化疗,多采取 1 年或 1 年以上疗程。

在抗结核治疗期间出现不良反应,即使轻微也要尽早采取干预,以防严重不良反应发生。

肖和平指出,老年人群避免使用毒副反应大而效果较差的抗结核药物,如对氨基水杨酸(P)、环丝氨酸和氨基糖普类药物等。药物剂量宜偏小,切忌偏大剂量用药。对耐受性较好的患者可常规应用第一线、第二线和第三线化疗方案;不能耐受短程化疗而肺内病变范围相对较小时,如SHE(即链霉素+异烟肼+乙胺丁醇)方案依然可以采用;老年人的肝、肾功能往往较差,需要时可选用力克菲疾(Dipasic)替代化疗方案中的 SHP 或 HE,或用利福喷汀替代利福平。必要时可用具有抗结核作用的其他抗生素,如氧氟沙星或左氟沙星替代 H 或 R,亦可选用力百汀(安美汀、奥格门汀),但力百汀的作用机制缺陷是不能进入细胞内。

(三) 中医辨证治疗

老年由于基础性疾病较多,结合体质因素、并发症的存在,虚证、虚实夹杂证候居多,证候转化变证常见,辨证更加复杂。素体患有肺结核、高血压、冠心病、糖尿病、脑梗死等基础病,均需内科对症治疗。

异病同治可从阴虚火旺证、气阴两虚证、肺肾阴虚证、阴阳两虚证、肺胃阴虚证等分型论治。淋巴结肿大治疗可参考第十四章颈部淋巴结结核篇中医药治疗。

(四) 中医外治法

外治法参见第十一章,丹剂使用注意剂量防止中毒。

三、护理

详见第十三章。

四、典型病例

病例　某患,女,80岁,1982年7月初诊。

两侧颈部淋巴结肿痛增多,两锁骨上窝红肿、溃烂、流黄水样脓6个月,伴头晕乏力,食欲减退。在当地卫生院用青、链霉素治疗半个月无效,转请笔者诊治。查两侧颈部结节近10枚,直径2～3 cm,质中偏硬,推之可动,压痛轻微,两锁骨上窝乳白色坏死物裸露可见。面色萎黄,舌淡,苔薄白,脉沉细。局麻下取少许坏死物送病检,盖敷料、胶布固定。嘱隔日换敷料1次,服梓木草酒,每日2次,每次20 ml。

8月初复诊,患者称服药后半个月疼痛即消失,食欲增加,面色转淡红。查局部淋巴结缩小约1/2,两锁骨上窝溃烂处亦见缩小。

9月初三诊,2个颈淋巴缩小如黄豆大小,溃烂处已愈合,瘢痕下方无明显结节可触及。病理报告为结核性肉芽组织。随访2年无复发。

上面所举病例,经2个月治疗,仅服药酒2瓶(约850 ml),且干酪样坏死物未经任何刮扒、腐蚀处理,更未用其他中西抗痨药物而收到如此好之疗效,令人称奇。临床上还发现,即使用过多种西药抗痨无效的部分病例,在改服药酒后,仍然有效。该草药药源广,炮制方法简便,值得进一步推广、使用。梓木草酒制作详见第十章民间验方篇。

(赵有利　夏公旭　金　龙　董晓伟　梁艺馨)

第四节　人类免疫缺陷病毒感染或艾滋病合并淋巴结结核病

WHO公布2016年全球新发结核1 040万例,成人占90％,艾滋病携带者占10％(74％在非洲)。2015年全球新发耐药10万例,全球因结核病死亡140万例,其中40万例合并艾滋病。人类免疫缺陷病毒感染(艾滋病,AIDS)合并淋巴结结核,或淋巴结结核合并AIDS具有相互性,属双重感染。其患病人数仍呈不断增长趋势,尽管目前HAART抗病毒治疗在改善患者生存质量、减少病死率、减少HIV传播等工作上取得了长足的进展,防治HIV感染及传播工作仍在路上。

结核感染是AIDS最常见的机会性感染之一。结核感染在AIDS患者身上多见肺外结核,包括淋巴结结核、肠结核、中枢神经系统结核等,其中以颈淋巴结结核多见。AIDS临床表现复杂多样,极易误诊,患者有发热、盗汗、纳差、体重下降、全身淋巴结肿大、血沉加速,常误诊为淋巴瘤、结核等疾病。临床上颈淋巴结结核易存在漏诊、误诊的情况,所以提高诊断颈淋巴结结核的准确率尤为重要。因此,认真、细致、全面地采集病史对AIDS的诊断至关重要,包括现病史、既往史、社会及职业史、家族史、生活方式和行为史,是否有输血史、献血史、注射吸毒史、冶游史等,并了解其生活圈内是否有类似病情者,均有助于此病的诊断。

一、诊断

① 近期体重下降10％以上。② 慢性咳嗽或腹泻1个月以上。③ 间歇或持续发热1个月以上。④ 全身淋巴结肿大。⑤ 反复出现带状疱疹后慢性播散性单纯疱疹感染。⑥ 口咽念珠菌感染。⑦ 血常规白细胞计数降低,淋巴细胞比值及绝对值均降低,应高度警惕AIDS。

艾滋病（AIDS）是由 HIV 病毒感染引起的免疫缺陷综合征，其特征是 HIV 病毒攻击和破坏人体的免疫系统，致使其免疫力低下，容易并发多种机会性感染，其中结核病是最常见的最先发生的机会性感染。随着 HIV 感染的进展，$CD4^+$ 细胞数量和功能的不断下降，免疫系统无力阻止结核分枝杆菌的生长和播散，于是播散性结核和肺外结核便更为常见。浅表淋巴结结核占肺外结核的首位，而浅表淋巴结结核中，颈淋巴结结核占 90%。

HIV 主要感染人体的 $CD4^+$ T 淋巴细胞，导致 $CD4^+$ T 淋巴细胞进行性耗减，继而导致多种免疫细胞功能低下，特别是使巨噬细胞杀灭结核分枝杆菌（MTB）的能力降低，结核性肉芽肿形成受抑，MTB 大量繁殖，经血液循环向全身播散，可引起全身播散性结核病、结核性脑膜炎及其他肺外结核。$CD4^+$ T 淋巴细胞水平越低，发生干酪样坏死的可能越低，痰 MTB 检出率越低。在结核病患者中筛查艾滋病相对简单，通过血清 HIV 抗体初筛检测及确认试验阳性即可确诊。在 HIV 阳性患者中诊断结核病较为困难，因为艾滋病合并结核病经常是结核菌素试验和痰检阴性，影像学表现不典型，与其他肺部机会性感染很相似。10%～20% 进行性免疫功能抑制的结核病患者 X 线胸片正常，但从痰或支气管灌洗液中可查到结核分枝杆菌。对这些患者行 CT 检查可发现肺部结节、结核瘤和气管淋巴结肿大。CT 和 MRI 检查有利于肺外结核的发现和定位。AIDS 人群肺外结核多见，其肺外结核发生率与 CD4 细胞计数呈负相关关系（$P<0.05$）。最常见的肺外结核部位为淋巴结、骨关节、泌尿生殖系统、中枢神经系统、腹部和心包。合并血液播散型结核时血液培养 MTB 阳性率可达 20%～42%。MTB 的检出及病理学检查发现结核病变是结核病的确诊金标准。如果只是单纯地进行胸部 X 线片及痰涂片找抗酸杆菌检查，有一部分患者可能不能得到早期诊断，甚至漏诊，特别是肺外结核、结核性败血症。肺泡灌洗液、血液、胸水、腹水、骨髓或取深部病变组织等标本进行培养，病理检查可提高检出率。然而这些检查工作相对较为复杂，技术要求也较高，在单一的结核病防治机构或者艾滋病防治机构较难做到。

国际艾滋病学会美国专业组建议有症状患者都应接受治疗，对于无症状者，抗病毒治疗应当在 CD^+4 T 淋巴细胞计数<350 个/μL 时开始，对于 CD^+4 T 淋巴细胞≥350 个/μL 的患者，治疗决策取决于患者的并发症、疾病进展危险、患者意愿和患者对长期治疗的依从性等因素。

二、治疗

（一）药物治疗

艾滋病合并颈淋巴结结核的治疗，目前国内 HAART 抗病毒治疗方案为 TDF（替诺福韦）/AZT（齐多夫定）/D4T（司坦夫定）＋3TC（拉米夫定）＋ EFV（依非韦伦）/NVP（奈韦拉平）/Lpv/r（洛匹那韦＋利托那韦），而常规系统抗结核治疗药物中含利福平。利福平可以明显减低 NVP 和 Lpv/r 的血药浓度，导致抗病毒治疗效果大打折扣，甚至导致抗病毒治疗失败。

所以第 3 版国家免费抗病毒治疗手册中指出，建议同时抗病毒治疗和抗结核治疗的病例使用含 EFV 的抗病毒治疗方案。但是 EFV 偶见过敏性皮疹、肝功能损害、中枢神经系统症状等不良反应。当出现严重的过敏性皮疹时需要更换 EFV 为其他抗病毒药物。如果出现 EFV 不能使用的结核病患者，指南推荐抗结核药物中用利福布汀代替利福平。利福布汀由于潜在的降低其他药物浓度情况较少，在资源丰富的国家一直被推荐代替利福平，但是在资源短缺的国家，利福布汀的应用还很有限，且部分地区难以购买到利福布汀，因此指南也给出了抗病毒替代方案 TDF＋AZT＋3TC，抗结核药中继续使用利福平，但是单独使用核苷类药物组合抗病毒治疗的支持数据有限,只有在利福布汀使用存在严重困难时考虑使用。除了系统抗结核治疗,上述颈淋巴结结核手术治疗仍适合艾滋病合并颈淋巴结结核的病例。

对艾滋病合并颈淋巴结结核患者的治疗原则和方案组合参照国家的结核病诊疗指南,最好采用包括利福平和吡嗪酰胺的强效化疗,一般总疗程 9 个月左右,重症结核者酌情延长强化期。抗结核化疗要注意:原则上不注射链霉素,强化期用乙胺丁醇代替;采用利福平或利福喷汀前必须慎重考虑其与蛋白酶抑制剂及非核苷类逆转录酶抑制剂的作用;异烟肼(H)与司他夫定、拉米夫定均能诱发周围神经炎,因此它与以上几种抗病毒药物的给药时间必间隔 1 小时以上。对颈部浸润型、脓肿型或溃疡型肿大淋巴结应尽可能行抽脓术,且脓腔用生理盐水冲洗后,腔内注射 INH 或链霉素。本组资料显示,采用全身抗结核化疗和局部治疗相结合的综合治疗方法对艾滋病合并颈淋巴结结核的患者是有效的。决定艾滋病合并结核病的预后两大因素,即免疫功能及是否抗 HIV 病毒治疗。CD4$^+$ 细胞水平低下,尤其 CD4$^+$ 淋巴细胞计数 $<50/\mu L$ 时,细胞免疫处于崩溃状态,针对结核分枝杆菌的免疫力基本丧失,感染难以控制,治疗疗程延长。相关研究表明,只有在病毒载量下降时,免疫功能才能重建,CD4$^+$ 细胞数上升,针对结核分枝杆菌的细胞免疫功能才能再现。

因此,对 CD4$^+$ 淋巴细胞计数 $<200/\mu L$ 且服药依从性好的合并颈淋巴结结核患者,适时抗病毒治疗也很重要。

(二)中医辨证治疗

AIDS 合并淋巴结结核中医称之为"虚劳合并瘰疬",大体按五劳七伤,从脏腑虚衰、气血亏虚、阴阳俱虚、毒侵津伤、气郁痰阻等方面辨证,下面单独指出与瘰疬相关兼证。

气郁痰阻证

证候:证见瘰疬肿块,抑郁寡欢,病情常随情绪而变化,善太息,按之不痛或轻痛,胸胁胀满,可见梅核气,或大便不爽,妇女可见月经不畅,或痛经,或兼血块,舌淡红,苔薄白,脉弦。

治法:利气化痰,解毒散结。

方药:消瘰丸合逍遥丸加减。海藻 10 g,昆布 10 g,牡蛎 10 g,玄参 10 g,半夏 10 g,陈皮 15 g,连翘 10 g,贝母 10 g,川芎 10 g,茯苓 12 g,桔梗 10 g,当归 10 g,柴胡 10 g,白术 15 g,芍药 8 g。

中成药可选用内消瘰疬丸、小金胶囊,按说明书口服。

其他临床证候可参考第十四章颈部淋巴结结核中医药治疗篇。

三、护理

详见第十三章。

四、典型病例

病例　某患,男,25 岁,2017 年 10 月 25 日入院。

左颈部包块 1 个月余,增大伴红肿、疼痛 1 周。2016 年 7 月确诊 AIDS,一直口服抗病毒药至今。

入院后查体:气管居中,颈静脉无怒张,左侧颈部外侧三角区域可见 1 个大小约 6 cm×5 cm 的包块,包块质中,表面无结节,局部皮肤发红,皮温增高,局部稍压痛,无明显波动感,右侧颈部未见明显异常,甲状腺无肿大,未闻及血管杂音。辅助检查左颈部肿物针吸物液基制片示淋巴结结核,颈部 CT 示左侧颈部淋巴结肿大,冷脓肿。入院诊断"左颈淋巴结结核伴感染,艾滋病"。

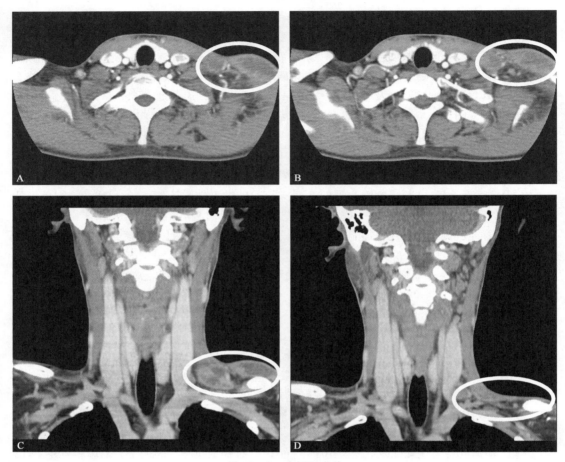

图 19-8　病例手术前

入院后给予 HREZ 抗结核治疗 2 周余,于 2017 年 11 月 15 日全麻下行左颈淋巴结结核病灶清除术＋区域淋巴结清除术,术后 10 日拆线,伤口一期愈合,术后抗结核治疗,随访 3 个月效果良好。

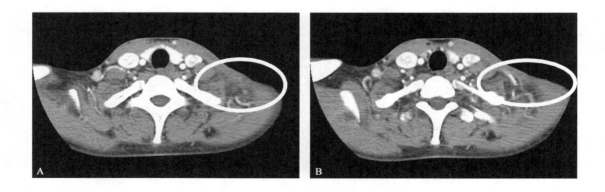

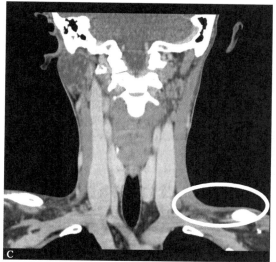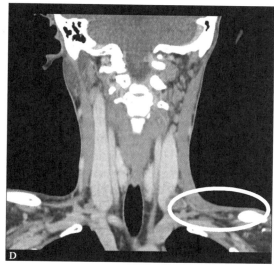

图 19－9 病例手术后

（赵有利 杨李军 金 龙 胡卫华 梁艺馨）

参考文献

[1] 李亮,李琦,许绍发,等.结核病治疗学[M].北京:人民卫生出版社,2013.
[2] 刘红.妊娠合并结核病 4 例报告[J].临床肺科杂志,2012,17(8):1543.
[3] 金松,吴小军.妊娠合并结核临床诊治的决策[J].临床医生论坛,2013,34(11B):75.
[4] 高微微,李琦,高梦秋,等.特殊人群结核病治疗[M].北京:科学出版社,2011.
[5] 唐神结,高文.临床结核病学[M].北京:人民卫生出版社,2011.
[6] 柳宏,金兴,连树华.婴儿卡介苗性淋巴结结核外科治疗 14 例[J].临床小儿外科杂,2010,9(3):211－212.
[7] 汪钟贤.结核病预防措施进展[J].中华结核和呼吸杂志,1993,16(4):230.
[8] 刘永东,胡强.婴幼儿卡介苗性淋巴结结核的外科治疗体会[J].潍坊医学院学报,2014,36(4):274－275.
[9] 李静,詹学.儿童淋巴结核 166 例临床分析[J].中华临床医师杂志,2015,12(23):4384.
[10] 卢水华.卡介苗接种免疫缺陷儿童应禁忌[J].健康报,2011:9.
[11] 卢水华,肖和平.艾滋病并发结核病的治疗策略[J].医药导报,2012,31(3):217－214.
[12] 李长隆,陈娜.颈淋巴结结核与颈淋巴结病变的彩超诊断[J].临床肺科杂志,2012,17(6):1148.
[13] 李朝霞,李永忠,曹安琴.颈部淋巴结的超声诊断与病理结果对照分析声学技术[J].2012,31(4):503－506.
[14] 孙平.彩色多普勒超声诊断颈淋巴结核 76 例临床分析[J].当代医学,2012,18(27):98.
[15] 樊艳青,谭正.颈部淋巴结核的 MRI 和 CT 影像特征与病理学分析[J].放射学实践,2013,28(6):628－631.
[16] 任宏宇,林上奇.颈部淋巴结结核 CT 及 MRI 诊断[J].中华全科医学,2014,12(5):786－788.
[17] 吴松坡,冯小敏,张延龄.颈部淋巴结结核早期诊断的探讨[J].医药论坛杂志,2011,32(2):125－127.
[18] 杨元柱.艾滋病合并颈淋巴结结核诊治的临床进展[J].医学前沿,2014,7:241.
[19] 林艳荣,汤卓,黄绍标,等.HIV/TB 双重感染的临床诊断[J].广西医学,2012,34(11):1494.
[20] 唐神结.结核病合并艾滋病诊治进展[J].中国临床医生,2004,32(7):12－14.
[21] 林艳荣,汤卓,黄绍标,等.HIV/TB 双重感染的临床诊断[J].广西医学,2012,34(11):1494.
[22] 谢志满,黄绍标,许宣荷,等.广西 365 例 HIV 感染者结核筛查结果分析[J].现代预防医学,2010,37(6):1139－1142.
[23] 肖和平.要重视老年肺结核[J].中华结核和呼吸杂志,2000,23(12):700－710.

第二十章

结核性溃疡与窦道

第一节 概 述

　　结核性溃疡是皮肤或黏膜感染结核分枝杆菌后而表现为溃疡性疾病。通常发生于患严重内脏结核的年轻人,尤其是患有喉、腭、肺、消化道和泌尿道结核的患者为易感人群。本病系机体丧失对结核分枝杆菌的反应,或免疫力下降时,结核分枝杆菌通过自然腔道蔓延到体表、口腔部皮肤、黏膜交界处发病,常发生在口、鼻、肛门及尿道周围。

　　结核性窦道则是由结核杆菌侵入人体后形成结核性病灶,因失治、误治或患者自身免疫力低下,病情发展变化,病灶逐渐扩大,甚至液化、破溃而形成一种由深部组织通向体表,只有外口而无内口相通的病理性盲管,俗称之为"老鼠疮""鼠瘘"。其中以淋巴结结核、骨结核、胸壁结核等最常见。临床特点为局部疮口,脓水淋漓不尽,病程经过缓慢,较难愈合,或愈合后又易复溃,一般不与内脏有腔脏器相通。结核性窦道可发生于任何年龄,患病前有手术史或感染史,一般无全身症状。

　　由组织坏死后形成的,只开口于皮肤黏膜表面的深在性盲管称为窦道(sinus),而连接2个内脏器官或从内脏器官通向体表的通道样缺损称为瘘管(fistula)。窦道,凡不与内脏相通者,预后较佳;凡与内脏相通者,不易治愈。

　　溃疡、窦道、瘘管常常伴行,治法相通,故不独立成章分论之。

第二节 发 病 机 制

一、中医病因病机

　　1. 气血两虚　先天禀赋不足,或年老气血虚弱,或痈疽溃后,脓水淋漓,耗伤气血,气血两虚,不能托毒外出或无力生肌敛口,久则成疮疡并漏。

　　2. 余毒未尽　痈肿切口过小,脓毒引流、排泄不畅,或外来的异物长期刺激,或手术中残留异物等,使毒邪留滞局部,气血运行受阻,脓腐不脱,新肉不生,溃口久不愈合,致使气血亏耗,无力托毒生肌,日久成疮疡及漏。

二、西医病因病理

结核性溃疡是由结核杆菌作为感染因子,刺激自身免疫细胞,产生自身抗体,抗原与抗体反应,产生特异性循环免疫复合物沉积,引起结核自身免疫性疾病。此类由结核杆菌引起的以体液免疫起主导作用的免疫复合物沉积反应,属Ⅲ型变态反应,又称结核变态反应性综合征。

结核性窦道形成的主要原因是结核杆菌侵犯了骨与软组织,引起骨与软组织几乎是同时出现在局部具有持续性慢性炎症的一种表现形式。结核分枝杆菌自身或由其所引起患部的各种致炎介质又持续性刺激着周围软组织而引起应激反应(病患部软组织为骨组织的贴合围缩作用)使大量脓性分泌物引流不畅,被迫首先在深部软组织内迁回破坏,穿出体表皮肤或黏膜而形成窦道。

第三节　临床表现

结核性溃疡患者本人或家族中多有肺结核病史,隐袭起病,早期表现为局部皮肤疼痛,但无红肿、肿块、疱疹。起病 2～6 个月后,多出现局部皮肤因色素沉着而先浅紫色后至深紫色改变(部分患者没有色素沉着),多累及皮下组织,可有结节,多数为多个结节。结节互相粘连,约米粒大小至蚕豆大小不等,大多数结节内部组织坏死、液化,局部皮肤破溃,溃疡边缘呈潜凹状,基底较软呈肉芽状,暗红色,少数病例结节为增殖性结节,病程多达 1 个月以上。

结核性溃疡种类较多。可分为结核下疳、疣状皮肤结核、瘰疬性皮肤结核、口腔结核、寻常狼疮、急性粟粒性结核、结核性树胶肿、结核疹等。

结核性窦道多是在淋巴结结核晚期,淋巴结发生干酪样坏死,液化形成寒性脓肿,脓肿破溃后流出豆渣样或稀米汤样脓液,最后形成一个经久不愈的窦道或慢性溃疡。溃疡边缘皮肤暗红,肉芽组织苍白、水肿,上述不同阶段的病变可同时出现于同一患者的各个淋巴结。四肢骨关节结核局部肿胀易于发现,皮肤颜色通常表现正常,局部稍有热感。关节肿胀逐渐增大,进一步发展局部可能出现皮肤溃破,形成窦道。若脊柱结核因解剖关系,早期体表可无异常发现,随着病变发展,椎旁脓肿增大并沿肌肉间隙移行至体表,寒性脓肿可出现于颈部、背部、腰三角、髂窝和腿根部等。如脓肿移行至体表,皮肤受累,可见表皮潮红,局部温度也可增高,有的甚至穿破皮肤形成窦道。

溃疡见于皮肤、黏膜破溃,久不愈合,窦道见于局部有一小疮口,常有脓性分泌物流出。疮周皮肤可呈现潮红、丘疹、糜烂等表现,可能伴有瘙痒不适。若外口暂时闭合,脓液引流不畅,可发生局部红肿疼痛,或伴有发热等症状。部分患者因反复溃破,数年不愈,则疮周皮色紫暗,疮口胬肉突起。

探查窦道,其形态多样,多为细而狭长,也有外端狭窄、内腔较大者,甚至呈哑铃状。因部位不同,窦道的深浅不一,可有数厘米到数十厘米不等,管道数目也可多少不一(图 20 - 1,20 - 2)。

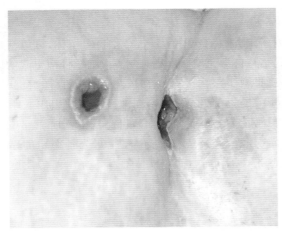

图 20‑1　腋窝部窦道治疗前

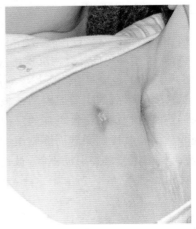

图 20‑2　腋窝部窦道愈合后

第四节　临床诊断和鉴别诊断

一、临床诊断

本病患者可以有结核病的典型表现,除皮肤、黏膜、结节处可发现有脓液流出,外瘘口、窦道处可发现有死骨、干酪物质,或流注脓肿等,可用球头银丝探针探查窦道的走向和深浅。

二、辅助诊断

1. 实验室检查

(1) 血沉加快,CRP 增高。

(2) 纯化结核菌素(PPD)试验强阳性(红晕直径>2.5 cm×2.5 cm)。

(3) 聚合酶链反应(PCR)检测结核分枝杆菌 DNA。

(4) 病变、脓液、痰液涂片抗酸染色可见结核分枝杆菌。

2. 其他辅助检查

(1) 组织病理可见结核性肉芽肿。

(2) 胸部 X 线检查可有肺结核征象。

(3) 形成窦道,根据病情选用 X 线窦道造影、B 超、CT 等检查有助于明确窦道的位置、形态、数量、长度及与邻近器官的关系,有利于指导治疗和评判疗效。25% 病例窦道分泌物结核杆菌培养阳性,可视为结核病传染源之一。

注意排查其他系统结核感染,结合 X 线检查、细菌学检查不难诊断。

三、鉴别诊断

(一)与结核性溃疡相鉴别

1. 艾滋病　艾滋病皮损广泛的患者或是多重耐药的患者,要进行 HIV 抗体检测。

2. 肿瘤相关创面　肿瘤及结核均属于消耗性疾病,两者之间鉴别时较为困难,可行肿瘤相关因子检查及创面或肿大淋巴结的病理检查。

3. 自身免疫相关性创面　一些自身免疫性疾病(AID)经常有皮肤溃疡。溃疡形状不规则,通常突出皮肤表面,深及浅筋膜层以下,基底部颜色晦暗,创周皮肤活动性差,色素沉着明显,渗出物较多,通过炎症指标、类风湿指标等自身免疫相关性检查。

(二)结核性窦道与瘘管、其他窦道鉴别

脓液培养+药敏试验有助于了解细菌的种类及抗菌谱,以指导用药。

1. 瘘管　窦道和瘘管都是狭窄不易愈合的病理管道,其表面被覆上皮或肉芽组织,可发生于机体的任何部位。窦道是通过管道由深部组织通向体表,只有外口而无内口相通的病理性盲管。瘘管借助于管道使体腔与体表相通或使空腔器官互相沟通,通常有2个以上的开口。瘘管分为肾造瘘管、舌甲瘘管、甲状舌骨瘘管、肛门瘘管、先天性耳前瘘管、口腔颌面颈部瘘管等。根据病史、查体或辅助检查,可以进行鉴别。

2. 皮窦道　患脊髓栓系综合征的患者,特别是儿童,应警惕皮窦道或皮下肿块的临床表现。脊髓栓系综合征(tethered cord syndrome,TCS)是由于各种先天和后天原因引起脊髓或圆锥受牵拉,产生一系列神经功能障碍和畸形的综合征。由于脊髓受牵拉多发生在腰骶髓,引起圆锥异常低位,故又称低位脊髓。

3. 腰背部窦道

(1)先天性皮样窦道:常见于头枕部或腰、背部中线处,与隐性脊柱裂并存者,可同时有椎管内皮样或上皮样先天性肿物。这种窦道多见于腰骶部,局部软组织可稍隆起,在窦道小孔周围的皮肤可见淡红色色素沉着,并绕有丛毛,偶有细毛由小孔伸出,有时有少许液体渗出,当继发感染时,局部可红、肿、痛。

(2)骶尾部窦道形成:藏毛窦和藏毛囊肿,是在骶尾部臀间裂的软组织内一种慢性窦道或囊肿,内藏毛发是其特征,也可表现为骶尾部急性脓肿,穿破后形成慢性窦道,或暂时愈合,终又穿破,如此可反复发作。囊肿内伴肉芽组织、纤维增生,常含一簇毛。虽在出生后可见此病,但多在青春期后20～30岁发生,因毛发脂腺活动增加,才出现症状。

第五节　治　　疗

中医药以内外合治为主,内治以补益气血、和营托毒生肌为原则。钮晓红等分析窦道局部病因病机可用毒、腐、瘀、痰、虚五个字来概括,故外治以化腐祛瘀法治疗切中病机,疗效突出。

一、中医治疗

(一)辨证论治

1. 气血两虚证

证候:疮口色淡,肉色灰白,脓水清稀淋漓,经久不愈,新肌不生。伴面色㿠白,神倦乏力,食少懒言。舌质淡,苔白,脉沉细。

治法:补益气血,托里生肌。

方药:十全大补汤加减。人参、肉桂、川芎、熟地、茯苓、白术、当归、黄芪、白芍、甘草。

2. 余毒未尽证

证候：疮口胬肉高突，久不收敛，脓水淋漓，时稠时清，时多时少，有时局部可有轻微肿痛、焮热。

治法：和营托毒。

方药：托里消毒散加减。人参、黄芪、当归、川芎、白术、茯苓、金银花、白芷、甘草。红肿疼痛明显者，加黄连解毒汤。

（二）外治法

1. 敷贴法　创面周围或局部运用膏药外敷箍围消肿止痛，促进愈合。红肿热痛，或脓水量多、味臭秽时，外用金黄膏或青黛膏外敷，以提脓祛腐，清热解毒消肿。若红肿疼痛不明显，或隐痛绵绵，脓水量少或清稀者，宜益气养营托毒为主，外敷红油膏或冲和膏，以提脓祛腐，和营消肿解毒。脓尽则改用白玉膏促进生肌收口。

2. 化腐清创法　采用丹药治疗窦道是中医药鲜明特色，例如八二丹、九一丹都是比较经典的祛腐生肌药。丹药治疗一般为早期祛腐、后期生肌敛疮的疗法。早期采用祛腐的丹药如九一丹、八二丹等拔毒祛腐，后期主要采用生肌类药促进疮面愈合。向寰宇等运用祛腐生肌法为主治疗复杂性窦道103例，其中77例窦道完全愈合，临床症状消失；18例窦道深度变浅75％以上，临床症状缓解；5例窦道深度变浅25％以上，临床症状缓解；3例窦道深度变浅不足25％，临床症状未改善。肖廷刚等用白降丹腐蚀管壁、祛除坏死组织、扩大引流、排除异物，治疗窦道28例，疗效满意。但在有骨、腱、神经等组织裸露的创面上宜慎用含汞的祛腐剂。腐尽，肉芽红活，疮口流出黏液稠水而无脓液时，用生肌散，外盖白玉膏。

3. 药捻法　用药捻外蘸提脓祛腐，生肌收口的掺药，插入窦道中，留出一部分在外。药捻插入底部后要稍稍提出少许，以免损伤新生肉芽组织，并根据肉芽组织生长的情况，药捻要逐步打短；生肌阶段，打药捻要少探，以促进肉芽组织生长。此法运用的限制是窦道的深度不能超越药捻的长度，同时药捻的直径要小于窦道的直径，以免堵住窦口。

4. 灌注法　对窦道分支较多，管道狭长，药线引流无法到位，又不宜做扩创者，用输液针头胶管插入窦道，接注射器缓慢注入拔毒祛腐或生肌收口药液。对创腔较深者，可将药液经盐水瓶加压滴入管腔。

5. 滴注法　将一次性输液器去除过滤器，剪去输液针头，一端与装有药液的注射器相接，另一端缓缓插入窦道底部，在不同阶段分别将祛腐或生肌的中药药液缓慢注入管腔，每日1次。早期窦道有异味者可用0.9％生理盐水或0.5％甲硝唑加八二丹或九一丹冲洗，达到祛腐的效果，生肌阶段可用康复新、复黄油冲洗以生肌敛口。适用于管道狭长或走向弯曲，或外端狭小或内端膨大成腔的窦道，药线无法引流到位，又不宜做扩创者。何云华运用头皮针治疗外科复杂性窦道，头皮针插入窦道内起冲洗加引流作用，报道22例患者中治愈率85％以上。

6. 垫棉绷缚法　适用于疮面腐肉已尽，新肉生长阶段。在使用提脓祛腐药后，创面脓液减少，分泌物转纯清，无脓腐污秽，脓液涂片培养提示无细菌生长，可用棉垫垫压空腔处，再予加压绷缚，使患处压紧，每日换药1次，促进腔壁粘连、闭合。7～10日管腔收口后，继续垫棉加压绷缚10～14日，以巩固疗效，避免复发。

7. 拔罐法　利用燃烧排除罐内空气，使杯罐吸附于一定部位，罐内形成压强大的负压使坏死组织、血凝块被吸到罐内，起到清洁窦道的作用。此法有独特的机械和温热刺激作用，能改善局部血液循环，加速新陈代谢及肉芽组织再生，从而加速创口愈合。应用拔火罐法，使脓栓窦道深处的脓液及微小异物均能被清除，比普通换药治疗更加快速、彻底。本法适用于不宜行手术扩创的窦道患者。牛利茹将该疗法广泛运用于结核性窦道治疗中，并配合其他疗法内外合治，取得明显疗效。

8. 双腔分道冲洗引流法　导管能够插入到引流条达不到的应有深度，故能起到更好的引流效果，通过注入腔道在导管头端的开口，运用注射用抗结核药物等冲洗液可以很好地冲洗窦道底部，使其内部脓性分泌物及坏死组织被彻底冲洗引流至体外。冲洗液不但有冲洗抗菌作用，还有稀释脓性分泌物，促进引流作用。因冲洗和引流分道，解决了单腔引流管引流不畅，单腔冲洗时又将管腔内的脓性分泌物冲回到窦道底部及脓腔内，造成冲洗不彻底和冲洗液注入时使窦道腔内压力高，腔内壁上的坏死组织及黏稠分泌物不易被冲洗脱落下来，还可导致局部感染加重或者全身扩散。双腔冲洗引流管是分道冲洗引流，克服了单腔引流管的上述缺点。彻底冲洗后将有关药物直接注入窦道深底部和脓腔内部，使其愈合过程由内向外循序。

9. 创面敷料换药法　详见第十一章外治法。

结核性窦道采用银离子敷料有效抗菌作用可长达 7 日。银离子对病毒、细菌不会产生耐药性和抗药性，为此病菌不会产生变异品种，并可改善伤口肉芽组织生长，安全无毒，有效地弥补了传统伤口换药环境差，伤口局部易脱水、结痂，阻碍伤口上皮细胞爬行而使生物丢失活性，造成整个伤口愈合速度缓慢等缺点。

南京市中西医结合医院针对淋巴结结核（瘰疬）和骨结核（骨痨）所形成的结核性窦道，注重化腐祛瘀，提脓生肌。当溃疡死肌不脱，脓水淋漓不尽，新肌不见生长时，据病情选用拔瘰丹、加味一号丹或加味二号丹等院内制剂置于窦道内（用法详见第十一章第二节丹剂篇），使脓液腐肉逐渐脱落排出，新肉生长。化腐拔毒务求彻底，切忌收口过快，腐肉残留，导致复发。化腐彻底的标志是创面肉芽红活密实，呈细小颗粒状，表面有少许黏稠如丝的分泌液；挤压窦道外部，腔内无稀薄液体溢出，或搔刮不出败絮状物。为防止毒副作用，丹剂用量宜少，时间宜短。

结核性窦道解剖复杂，窦道深，有弯曲且分叉多，窦口小而腔大，引流不畅易反复发作。用中药泽及煎剂（泽漆、白及等）或窦愈灵（含大蒜素油剂）灌注窦道，可流注到窦道的各个部位，能够疏通被干酪样坏死组织堵塞的窦道分支，促进创面腐烂坏死组织等各类病理组织脱落，或将之转化成脓液而利于引流，从而在局部创面形成相对洁净的微环境，最终促进创面愈合，适用于"腐肉不去，新肉不生"的创面。

二、西药治疗

应将皮肤结核性溃疡视为全身感染的一部分，强调早期、足量、规则、全程及联合使用 3～4 种抗结核药物，以保证疗效，延缓或防止结核分枝杆菌的耐药性。

（1）治疗皮肤结核，成人标准的 6 个月治疗方案为最初 2 个月口服利福平（10 mg/kg）、异烟肼（5 mg/kg）、吡嗪酰胺（35 mg/kg）和乙胺丁醇（15 mg/kg），后 4 个月的持续治疗阶段口服利福平或异烟肼治疗。如果患者对异烟肼没有产生耐药性，可以不加乙胺丁醇。

（2）在抗结核治疗的同时，可给予异烟肼软膏外敷创面换药。

（3）保护脏器功能。根据肝肾功能、心肌酶、血气分析结果，及时选用保护肝脏、营养心肌、清肺化痰等治疗，并请相关科室会诊、协助治疗。

抗结核的西药能使全身症状得到控制，防止结核杆菌在体内继续繁殖、蔓延，但是由于窦道组织瘢痕化、纤维化,局部微循环较差,抗结核西药对局部伤口的愈合效果不尽如人意,乃至迁延不愈。在临床上经常可以看到,已经治疗了1～2年甚至更久的结核性窦道患者久不愈合或愈后又复发。一般而言,窦道往往是疾病发展后期,甚至出现混合感染,如果出现红肿、疼痛、渗出增加等表现,可以根据细菌培养＋药敏试验,应用敏感抗生素治疗。

三、手术治疗

早期较小的结核溃疡可手术切除,但在手术时必须注意使最外层包裹纤维组织完整,不要使其破损导致切口污染(可以连同一部分皮肤一并切除),否则切口愈合较慢。有寒性脓肿时宜早期切开排脓,并且要把周边已坏死组织一并切除,如果经系统抗结核治疗后,仍有直径超过2 cm的创面,可行清创植皮手术封闭治疗。

1. 窦道切除术(扩创法) 用外科技术扩大窦道,以排脓顺畅为度,再用药线等引流物,既可引脓腐外出,又可防止切口过早闭合。通过扩创既能搔刮管壁腐肉组织,又能利于排脓祛腐,而且可因内腔扩大达到裁弯取直、消除岔道,有利分支内脓腐排出的目的。脓排通畅,自然腐去而新生。陈召伟、张福奎等采用切开引流法治疗慢性窦道12例,取得满意疗效。

2. VSD(持续负压吸引) 负压吸引治疗是一种伤口治疗新方法,经过近10年的临床应用疗效观察,已成为处理创面的标准治疗模式之一,并广泛应用于骨创伤科、普外科、胸外科、烧伤整形科等。对于反复窦道不愈合的患者,采取窦道深腔填塞PVA泡沫进行负压吸引,能彻底引流病椎、深腔及窦道脓肿,促进新鲜肉芽组织增生,控制创面的混合感染。对于结核所致的皮肤大面积缺损患者,创面往往经久不愈,采取简单的创面病灶清除后PVA泡沫覆盖创面进行负压吸引,待创面肉芽组织新鲜后局麻下缝合创面。罗小波等将此方法用于结核性难治创面的治疗,效果显著。平均放置17.7日,伤口完全愈合17～49日,平均23.5日。随访12～36个月,无结核病灶复发。

四、并发症处理

如患者合并贫血、低蛋白等营养不良表现,应及时纠正。在窦道的处理中应注意:

1. 注意窦道的形状 如窦道是里腔大外口小,还是外口大里腔小;是单纯性的,还是复杂性的;是丁字形的,还是7字形,或者是蚯蚓形、贯通形以及深浅宽窄等。

2. 注意窦道的通向 是起自骨实质还是骨髓腔,或者是来自骨松质流注性的脓液排放入软组织内所形成。

3. 注意区别窦道的性质 它是结核性窦道,还是其他菌的慢性感染窦道,或是癌变的溃疡性窦道。

4. 注意窦道的发生部位 如窦道起自四肢就应鉴别是否在神经、血管干周围,在关节周围就应弄清与关节腔内有什么关系,在腹部、前胸与后背等重要位置应辨别方向,与主要组织和器官有无直接联系。

5. 注意窦道内有无异物 如软组织内有无碎骨片、死骨片、残线结或骨的固定材料,在未脱离骨组织的死骨,应区别死骨大小,能否从健康骨组织中,自然剥离脱落。

6. 注意窦道的形成 窦道是在慢性感染的基础上形成的,还是手术所造成,或者是手术切除窦道术后又复发者?应判断窦道形成的条件与原因,以便采取恰当的处理措施。

五、护理

结核性溃疡患者治愈后常有瘢痕,创面瘢痕愈合后需行1年抑制瘢痕治疗,可外用药物软化瘢痕,外敷硅胶类产品后穿戴弹力套,创面愈合后及时行功能锻炼。

第六节　典型病例

病例1　某患,女,25岁,1984年12月入院。

颈部包块3年,胸壁包块1年,自溃流脓4个月。

体格检查:发育正常,营养中等,体温37.5℃,心肺听诊正常。

专科检查:颈部右侧耳垂下、颌下至颈下3处溃疡,直径各约2cm,其下方彼此贯通,形成13cm瘘管,其溃疡的外周皮肤呈紫暗色,右侧胸锁乳突肌下方的深层淋巴结、舌骨下肌群均有病灶与其交通,形成3条窦道,各长4.5cm左右,左颌下1个软化病灶直径约3cm,皮色紫暗。胸壁右侧平等1~2肋间1个溃疡面12cm×4cm太小,病变组织深达肋骨表面,1个窦道通向胸骨柄上端,长约3.5cm,腋下、腹股沟未触及肿大的淋巴结。颈、胸壁溃疡均见豆渣、絮状物,将其送检,报告结果符合淋巴结结核。

诊断为"颈部淋巴结结核,胸壁结核合并溃疡、窦道、瘘管及寒性脓肿形成"。治疗中药内治与外治相结合,突出外治。针对病者病情重,病灶多的特点,采用分期分批的换药方法。寒性脓肿,手术切开,排脓泄毒;窦道、瘘管采用拔瘰丹药物拔管;溃疡窦道,辨证选用一号丹、二号丹剂换药。换药过程,注意引流,加强搔刮。经治61日,病灶全部治愈。观察2个月,一切正常,无反复,给予出院。出院后,继服中药6个月,5年后随访,病者未复发。(此系徐大成整理徐学春医案)

病例2　某患,男,45岁。

胸椎结核脓肿病灶清除术后,窦道形成,于2012年5月入院,经窦道造影,见病灶不规则,予以窦愈灵(南京市中西医结合医院院内制剂)换药4周痊愈。(图20-3~20-8)。

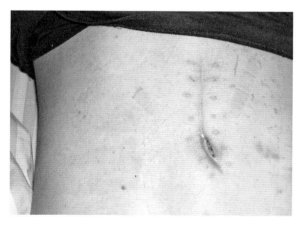

图20-3　病例2腰椎结核病灶清除术术后窦道形成

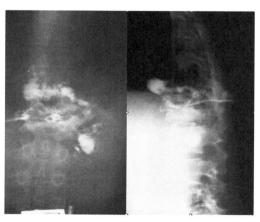

图20-4　病例2造影检查明确窦道情况

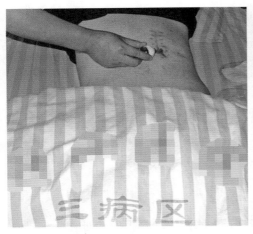

图 20 - 5　病例 2 窦愈灵换药,隔日 1 次

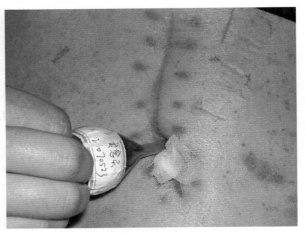

图 20 - 6　病例 2 窦愈灵换药

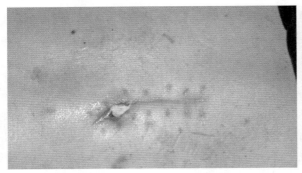

图 20 - 7　病例 2 换药后应用油纱条填塞窦道口

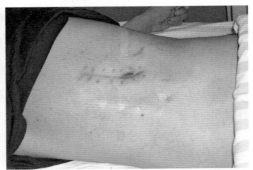

图 20 - 8　病例 2 换药 4 周后窦道愈合

病例 3　某患,女,18 岁。

腰椎结核术后窦道形成,2015 年 1 月入院,经系统三联药物抗痨,因窦道深达腰椎内固定物,多次换药无效。择期行病灶清除＋VSD 治疗。VSD 敷料更换 2 次后,行普通换药后窦道痊愈,治疗时间 3 周。随访 3 年未复发(图 20 - 9～20 - 18)。

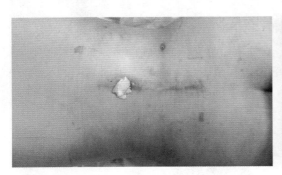

图 20 - 9　病例 3 腰椎结核病灶清除

植骨融合内固定术后窦道形成

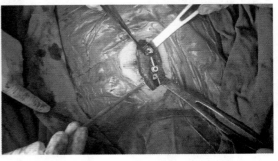

图 20 - 10　病例 3 术中清除窦道病理组织

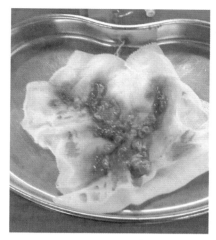

图 20-11　病例 3 清除的炎性肉芽组织

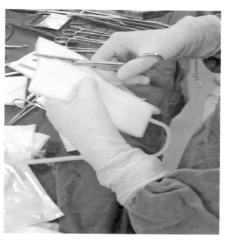

图 20-12　病例 3 修剪 VSD 海绵

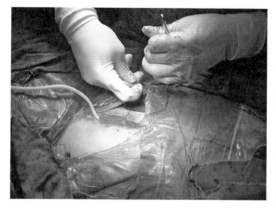

图 20-13　病例 3 直接经窦道切口置入 VSD
海绵部分缝合切口

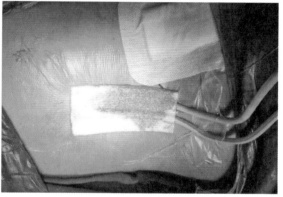

图 20-14　病例 3 VSD 操作完成后

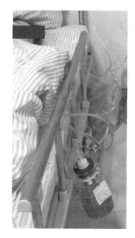

图 20-15　病例 3 床边维
持负压吸引

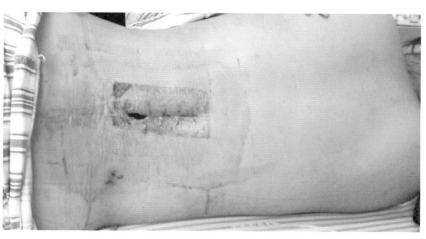

图 20-16　病例 3 更换 VSD 海绵

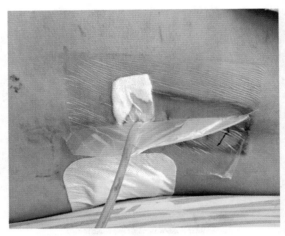

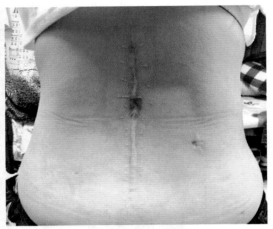

图 20－17　病例 3 VSD 敷料更换完成后 　　　　图 20－18　病例 3 切口及窦道口愈合

（杨增敏　赵有利）

参考文献

［1］　罗小波,马远征. NPWT 治疗耐药脊柱结核难治性创面的临床研究[J].中国临床医生,2013,41(3)：56－58.

［2］　郝岱峰,冯光,付顺来,等.创面修复外科住院医师手册[M].北京：金盾出版社,2015：129.

［3］　徐大成.徐学春外治瘰疬性溃疡、窦道、瘘管的经验[J].中医外治法,1992,2：9－10.

名医验案选

章太炎言:"中医之功,医案最著。"盖中医医案虽不符合现代医药学临床研究随机对照双盲及大样本之标准,但是却符合中医自身独有的临床个性化诊疗的方法学特点,自古至今传承自有其精神所在。本章节选古代、近代医案皆汇集名家经验,以窥一二。

一、薛立斋医案(《名医类案》《续名医类案》)

[气阴两虚证瘰疬案] 治阁老杨石斋子,年十七岁,发热作渴,日晡颊赤,脉数而虚。用补阴八珍汤五十余剂,又加参、芪、归、术为主,佐以熟地、白芍、麦冬、五味,脓水稠而肌肉生。更服必效散一剂,病毒去而敛。

按:发热作渴,日晡潮热,脉虚而数,治则益气养阴,予大补气阴之法而取效。

[热毒结聚证瘰疬案] 治一男子,患瘰疬,肿痛发寒热,大便秘。以射干连翘散,六帖热退大半,以仙方活命饮,四帖而消。

按:射干连翘散由射干、连翘、栀子、玄参、升麻、前胡、赤芍、当归、木香、甘草各一钱,大黄二钱组成,主治寒热瘰疬,仙方活命饮为清热解毒,消肿溃坚要方。

二、吴篪医案(《临证医案笔记》)

[气郁痰热证痰核案] 蒋,女十岁,项生数核如豆粒,按之则动而微痛,脉数弦滑,系肝、胆经风热血燥,过食厚味,延及足阳明胃经蕴热,颈项结成痰核也。宜投二陈汤加夏枯草、黄芩、连翘、桔梗、牛蒡子、花粉、木香,间服八味逍遥散及归脾汤,俱加贝母、远志,以夏枯草煎汤代茶,外用大红膏,醋熬调敷患处。月余核小而软。后服此丸方,诸核全消。

生地四两,当归、赤芍、玄参、茯苓、海藻、贝母、郁金各两半,连翘(去心)、白蔹各一两,远志(去心)、橘红各八钱。右为末,用夏枯草八两熬膏,杵为丸,桐子大,空心服三钱,以开水送下。

按:女子颈项核如豆,痛而脉滑是痰热为患,而脉弦、核生于颈侧,是少阳胆经,但治颈侧痰核,总宜燥温化痰,解郁清热,故以二陈汤加清热散结之品,另以八珍汤、逍遥散合木香养肝血,疏肝理气,解郁热,间以归脾汤养心、脾调理。而此案最后治疗总未离养血、化痰、散结、解郁之品。用药避温燥,是治颈部瘰疬之要点。

三、顾德华医案(《花韵楼医案》)

[肝脾两虚证痰凝案] 痰,脾经素亏,经事愆期,血不养肝,肝木挟痰,上循少阳经络,结为瘰疬成串,交节续增,自颈下连于季肋,约有二三十枚,曾经溃过,时有寒热,乃虚劳根府也。逍遥、

归脾合而加减：羚羊角一钱五分，广郁金三分，川贝母一钱，归身一钱五分，制冬术一钱，制冬术一钱，制首乌四钱，生芪皮一钱五分，白芍一钱五分，左牡蛎五钱，鲜竹茹一钱五分，枣仁三钱，云苓三钱，鲜稻叶三钱，龙眼肉五枚。

又诊：日来病串痛缓，核俱流动，葵水逾期未至，五心焦热，头目眩晕。培太阴脾土，畅少阳木火以治：绵黄芪一钱五分，杭甘菊一钱，川贝母二钱，归身一钱五分，制冬术一钱五分，白蒺藜一钱五分，杞子二钱，白芍一钱五分，枣仁三钱，鲜稻叶三钱。

按：女子以养血为本，若肝脾素亏，气血生化不足，水湿不运，故月经愆期。肝阴不足，不能抑制肝阳，郁火夹湿循经上泛成痰，结成瘰疬，时有寒热，邪在少阳。故投以逍遥散养血疏肝补脾，归脾汤益气健脾。二诊痛减结核移动，月经如期而至，说明补血行气收效。五心烦热，头目眩晕，乃肾精不足，故以枸杞子、白芍、当归、枣仁养血填精，芪、术、苓益气渗湿，菊花清虚热以善后。

四、张锡纯医案（《医学衷中参西录》）

[气血亏虚证瘰疬案]　瘰疬疮疡破后，气血亏损，不能化脓生肌，或其疮数年不愈，外边疮口甚小，里边溃烂甚大，且有串至他处不能服药者，内托生肌散（详见第十章）主之。方药：黄芪四两，甘草二两，生明乳香一两半，生明没药一两半，生杭芍二两，天花粉三两，丹参一两半。若将散剂改为汤剂，需先将花粉改用四两八钱，一剂分作八次煎服，较散剂生肌尤速。

[脾胃虚弱证瘰疬案]　一妇人缺盆起一瘰疬，大如小橘。其人亦甚强壮无他病，俾煮海带汤，日日饮之，半月之间，用海带二斤而愈。若身体素虚弱者，即煮牡蛎、海带，但饮其汤，脾胃已暗受其伤。盖其咸寒之性，与脾胃不相宜也，故用黄芪、三棱、莪术以开胃健脾，使脾胃强壮，自能运化药力，以达病所。

按：张锡纯治瘰四方：内服方如消瘰丸（详见第十章）及内托生肌散。外用方消瘰膏，生半夏一两，生山甲三钱，生甘遂一钱，生马钱子剪碎四钱，皂角三钱，朱血竭二钱，前五味用香油煎枯，去渣，加黄丹收膏，火候到时将血竭研细掺膏中融化，和匀，随疮大小左膏药，临用时加麝香少许。化腐生肌散，炉甘石锻六钱，乳香三钱，没药三钱，明雄黄二钱，硼砂三钱，硇砂（氯化钠天然产物）二分，冰片三分，共细末，平时收口不速者加珍珠一分。

五、丁甘仁医案（《丁甘仁医案》）

[痰郁化火证瘰疬案]　高右，瘰疬发于耳后，头痛，脉弦，少阳胆火上升，挟痰凝结。拟清解化痰法。

羚羊尖八分，京玄参二钱，薄荷叶八分，川贝母三钱，生牡蛎六钱，连翘壳三钱，淡海藻一钱五分，海蛤粉四钱，夏枯草二钱。外用消核锭，陈醋磨敷。

按：瘰疬之生也，多由于胆汁之不足。本案在消瘰丸的基础上，略加清热化痰之品治疗。处方中用羚羊尖、玄参滋阴降火，苦咸消瘰；薄荷叶疏散风热，疏肝行气；贝母、连翘、海蛤粉、夏枯草清热化痰，消肿散结；牡蛎、海藻咸寒，软坚散结。众药合而用之，共生清热化痰散结之效，对瘰疬有消散之功。内服此药，配合上外用消核锭效果显著。

[痰火凝结证瘰疬案]　翟左，发于耳后、颈项之间。延今已有半载，屡屡失寐，时时头痛，一派炎炎之象，非大剂清化，不足以平其势；非情怀宽畅，不足以清其源，两者并施，或可消患于无形，此正本清源之治也。

方药：羚羊尖八分,大生地四钱,银柴胡一钱,京玄参四钱,象贝母四钱,生牡蛎四钱,竹沥半夏各二钱,海蛤粉四钱,淡海藻二钱,夏枯草二钱,紫菜二钱,陈海蜇皮(漂淡)二两,大荸荠(洗打)二两,两味煎汤代水。

外用海浮散、九宝丹、九仙丹、太乙膏。

按：丹溪云,瘰疬皆起于少阳胆经。少阳风火之府也,内寄相火,风气通肝,与少阳相合,少阳属木,木最易郁,郁未有不化火者也。郁火与相火交煽,胆汁被其消烁,炼液成痰。痰即有形之火,火即无形之痰,痰火相聚为患,成为瘰疬。消瘰丸化裁生地、银柴胡、羚羊以清热凉血,加竹沥、半夏利胆燥湿化痰,海藻、紫菜、荸荠、海蜇皮均为食补以达咸寒软坚散结。

[阴虚火旺证瘰疬案] 郑右,病疡自颈窜至胸膺,胛窝破深溃大,内热脉数,经闭,谷食不香,势入损门。急拟养阴清热。

方药：南沙参三钱,川石斛四钱,炙鳖甲三钱,青蒿梗一钱五分,地骨皮三钱,粉丹皮二钱,云茯苓三钱,川贝母四钱,功劳子三钱,甘蔗一两。外用桃花散、海浮散、太乙膏。

[肝肾不足证瘰疬案] 朱右,瘰疬窜发,未溃者肿硬疼痛,已溃者脓水不多。经停半载,寒热食减,肝、脾、肾三者并亏,难治之症也。肝藏血,脾统血,肾藏精,三经精血大亏,血脉干涩,经水不通,经不通则气不行,气不行则瘰疬成矣。当补益三阴,怡养性情。

吉林参须一钱五分,银柴胡一钱,大生地四钱,炙鳖甲三钱,地骨皮三钱,生牡蛎六钱,广橘红一钱,云茯苓三钱,生於术一钱五分,京玄参二钱,夏枯草二钱,川象贝各四钱,红枣四枚。

二诊：寒热已退,纳谷略增,项间累累成串,彼没此起,此敛彼溃,三阴精血不足,损症之根萌也。还宜填补三阴,怡养性情,庶溃易敛而肿易消矣。

方药：吉林参须一钱五分,云茯苓三钱,生於术一钱五分,清炙草八分,广橘白一钱,仙半夏二钱,浓杜仲三钱,川断肉三钱,大生地四钱,玄武版四钱,川象贝各四钱,生牡蛎四钱,红枣四枚。

按：以上两案皆为虚证。分别从阴虚火旺,肝、脾、肾三脏阴虚致瘰疬,治疗以清骨散为基础方化裁治疗。

[肺肝阴虚证瘰疬案] 黄左,阴虚肝火上升,肺经痰热入络,颈间瘰疬肿大,内热咳呛,涕中夹红。拟滋阴清肝,养肺化痰。

方药：南沙参三钱,川石斛四钱,石决明四钱,粉丹皮二钱,光杏仁三钱,象贝母三钱,京玄参三钱,瓜蒌皮三钱,鲜竹茹二钱,夏枯草二钱,海蛤粉四钱,枇杷叶(去毛,包)三钱。外用消核锭,酒磨敷。

按：肺肝阴虚致瘰疬、咳嗽、鼻衄当养阴清肺化痰,在消瘰丸基础方投以南沙参、玄参、石斛,化痰止咳以贝母、杏仁、枇杷叶、瓜蒌皮。

六、柳宝诒医案(《柳宝诒医案》)

[热痰阻络证痰核案] 田,痰核数年,有继长增高之势。此证起由木火升窜,顽疾随之而结于络膜之间,日渐增积,如沙碛然,药力攻化,最难得效。脉象不甚结实,正气不充,宜以养正清化之剂调其本原,佐以消痰软坚之法,冀其渐化,猛法攻消,非所宜也。

北沙参、丹皮、黑山栀、海藻、昆布、左牡蛎、夏枯草、橘络、法半夏、郁金、白芍、刺蒺藜、竹二青(竹茹)。

二诊：痰核久而不化,再议扶土化痰,清泄木火,丸方佐之,煎方所未逮。北沙参、於术、茯苓、党参、法半夏、瓦楞子、橘络、郁金、丹皮、白芍、刺蒺藜、生甘草,上药研末,用竹沥入姜汁泛丸。

空心盐汤下。

按：痰核数年不消，或曰邪不盛，或曰正气亏而不重，而脉无力，乃正虚之象。故以清热化痰，软坚散结攻邪为主（丹皮、栀子、夏枯草、刺蒺藜、竹二青清热邪，海藻、昆布、牡蛎、法夏化痰散结软坚，橘络、郁金化瘀通络），扶正为佐（北沙参、白芍）。

使用攻邪为主而痰核久不化，是正虚已明。脾虚痰湿难化，故以四君子汤益气健脾，绝生痰之源，沙参养阴润肺，半夏、瓦楞子、刺蒺藜化痰散结，橘络、郁金通络，竹沥、姜汁和胃化痰之剂，共奏益气化痰通络之功。

七、张山雷医案（《张山雷医案》）

[阴虚痰热证瘰疬案] 林左，稚阴未充，孤阳偏旺，内热酿痰，气升为咳，入络结核，脉数，舌尚楚楚。自述咳多于午后，阴分火炎是其明证，胃纳未减，宜滋阴养液，宜络化痰。

大生地四钱，大白芍三钱，象贝母三钱，旱莲草二钱，女贞子三钱，生紫菀三钱，广橘红、络各八分，京玄参二钱，壳砂仁四分，昆布一钱五分，海藻一钱五分，陈胆星八分，大麦冬二钱，银州柴胡七分，丝瓜络一钱五分。

二诊：稚阴未充，偏阳独旺，午后潮热，热则干咳，胃纳甚旺，亦是火气有余，挟痰瘀结少阳之络，则瘰块累累。此非养阴涵阳，并以化痰宣络，久服不为功，不可求速效者。

大生地三钱，山萸肉二钱，生白芍三钱，女贞子四钱，地骨皮一钱五分，肥知母二钱，大天冬二钱，田柏皮一钱五分，象贝母二钱，夏枯草一钱五分，昆布二钱，壳砂仁（打）四分，生紫菀三钱，竹茹一钱五分，旱莲草二钱，生牡蛎五钱，生打代赭石二钱。

三诊：阴虚潮热，干咳久延，两项侧瘰疬累累，纳谷兼入，脉小且数。此先天本薄，甚非轻恙。治法毓阴涵阳，然非多服难效。

大生地四钱，生白芍二钱，象贝母二钱，玄参二钱，竹茹一钱五分，沙苑蒺藜四钱，银柴胡一钱，淡鳖甲四钱，青蒿珠八分，紫菀二钱，大麦冬二钱，知母二钱，天冬一钱五分，条芩一钱五分。

按：稚阴之体，痰瘀结少阳之络。护阳存阴，清热化痰。三诊均体现滋阴清热化痰瘀。

[痰气郁结证瘰疬案] 王左，素体丰伟，痰涎不免，项后结核亦是痰凝。前日溃后脓毒未净，收口太速，余块尚存。夜央咳嗽，痰浓滑，脉弦，舌苔薄白。宜宣络顺气，清化和肝。

瓜蒌皮二钱，象贝母三钱，生紫菀三钱，黄射干一钱五分，丝瓜络一钱五分，鲜竹茹一钱五分，薄橘红八分，苦桔梗一钱五分，柔白前三钱，全当归一钱五分，川断肉二钱，生远志肉二钱，橘络四分。

八、余听鸿医案（《余听鸿医案》）

[肝郁痰凝证瘰疬案] 琴川东乡周姓农妇，早寡无嗣。在田面四亩，夫兄争之不休，忧郁而胁脘作痛，项颈两旁，起核坚硬，就诊于余。余曰：忧愁则气闭不行，思虑则气结，忿怒则肝火上扬，久则生失荣马刀，难治之症也。幸经水仍来，虽少未绝，犹可挽回。余劝其将田面让于夫兄，纺织亦可度日。唯贫病相连，无资服药。余劝其无事行坐念佛，可解愁绪，而绝忿急之念。使肝气条达，虚火不升，而可苟延岁月。以鲜芋艿切片晒干二斤，川贝母二两，姜半夏三两，共为细末，用淡海藻二两，昆布三两，煎汁泛丸，临卧服雪羹汤、淡海蜇三钱，大荸荠五钱，煎汁送下三钱，再用归脾汤原方倍木香加柴胡、白芍。三日服一剂。经三月余，项块渐消而软，胁痛已止，信水依时，诸恙霍然。

按：肝主疏泄，水液代谢正常与否均与肝有关。因夫兄争吵，肝气郁滞，水液不能正常输布，循经结于颈旁，故项颈结核坚硬，而月经仍行，表明虽肝郁痰凝而未至血瘀经闭，肝气尚能流动，故曰可治，治宜调其肝气，再以化痰、散结、软坚、养阴之法调理。最后补养心、脾、肝血之归脾汤加柴芍少少服用，也在调理之意。三月后胁痛止，月经平而病愈。

九、顾伯华医案（《顾伯华外科经验选》）

［瘰疬切开引流案］　张某，女，25 岁，1963 年 9 月初诊。1963 年 5 月，发现右颈部有一结块，大如桃核，皮色不变，推之可动，无发热等全身症状，即至某医院诊治。诊断为"颈淋巴结结核"经肌内注射链霉素、口服异烟肼片等治疗，左部亦有结核发生，日久结核固定，皮色变暗红，于 7 月 2 日切开排脓，流出稀薄脓液（脓液涂片找到结核杆菌）。术后，继续使用链霉素、异烟肼。后转来我院治疗。

查体：颈部两侧有疮口两处，周围皮肤暗红。右侧红肿范围 7 cm×9 cm，疮面 3 cm×2 cm，左侧疮面 2 cm×3 cm。两疮口均有白色腐肉，疮口呈潜行性，四周有空腔，流出稀薄脓液，并夹有败絮样物质。诊断"瘰疬（颈淋巴结结核）"，内服养阴清热之剂，药如生地五钱，沙参四钱，玄参三钱，黄芩四钱，金银花五钱，蒲公英一两，夏枯草五钱，生黄芪四钱，生甘草一钱。

入院当日，在局麻线进行扩创，将周围空腔处剪开。术后撒七三丹，以红油膏布盖贴，每日换药 2 次，经 20 日后，疮面腐肉渐渐脱落，脓液由稀薄转为稠厚，但左侧之疮口下方，又有空腔形成，再次给以扩创，并改用二宝丹。之后，腐肉渐渐脱落，脓水减少，肉芽组织逐渐生长，最后，用生肌散收口，共治疗 40 日，疮口愈合，随访 1 年，未见复发。

按：对患有淋巴结结核体质虚弱者，给以内服药调补，注意营养及休息；溃破后，周围有空腔形成者，须做扩创手术，剪开溃口周围空腔，或部分剪去空腔之皮肤。如瘰疬多处破溃而溃孔之间通连者，必须将溃口之间组织剪开。如瘰疬部位较深而该处有大血管者，则用橡皮筋挂线（橡皮筋挂线法详见第十一章第一节：先用球头银丝自甲孔深入管道，使银丝从乙孔穿出，然后将丝线做成双套结，用橡皮筋线一根结扎于自乙孔穿出的银丝球头部，再由乙孔回入管道，从甲孔抽出。如此，橡皮筋线与丝线便贯穿于瘘管两口。此时，将扎在球头上的丝线与橡皮筋线剪开，丝线暂时保留在管道内，以备橡皮筋线在结扎中断时，可以另行更换橡皮筋线，在橡皮筋线下垫两根丝线，然后收紧橡皮筋线，打一个单结；再将所垫的两根丝线分别在橡皮筋上打结，予以固定，最后抽出保留在管道内的丝线），将其挂开。挂开后，用七三丹提脓祛腐至腐肉大部脱落、脓液由稀薄转为稠厚时，可改用二宝丹至腐肉脱净。有新鲜肉芽组织时，则用生肌散收口。在治疗过程中，如发现疮口周围空腔再次形成时，须及时再行扩创。

十、王仲奇医案（《王仲奇医案》）

［燥火伤津证瘰疬案］　程姑，新马路休南渡，七月初六日。血热液燥，宗脉不清，颈项结核已久，近见穿溃；经事或行或止，色则或紫或淡；鼻窍有疮，目赤，涕从鼻腭间出，带有血膜，脉弦数，液燥血热业已酿毒，且累及脑也，亟宜清化。

煅石决明（先煎）四钱，炒粉丹皮钱半，夏枯草三钱，冬桑叶钱半，甘菊花钱半，忍冬藤三钱，野料豆三钱，瓜蒌衣三钱，玄参两钱，海蛤粉三钱，红月季两支，丝瓜藤根（烧存性，研冲）一钱。

二诊：七月十三日。鼻疮、目赤均已渐见向愈，涕与血膜从鼻腭间出亦瘥，颈项结核已溃，未溃者皆觉稍消，脉弦数。仍以清血化毒，荣络安脑。

煅石决明(先煎)五钱,炒粉丹皮钱半,夏枯草三钱,冬桑叶钱半,甘菊花钱半,忍冬藤三钱,金钗斛二钱,瓜蒌衣三钱,玄参三钱,海蛤粉三钱,凌霄花二钱,红月季两支,丝瓜藤根(烧存性,研冲)一钱。

按:农历七月,盛夏之日。女性颈项结核日久,月经或行或止,经血或紫或淡,目赤,鼻涕带血块,脉弦数。首先要考虑火热上炎,阳气上越。所以用石决明、夏枯草。

十一、白郡符医案(《白郡符临床经验选》)

[**肝郁痰凝证瘰疬案**]　耿某,女,28岁。右侧颈部有肿块3年余,于1989年6月25日来诊。初起在右侧颈部有一蚕豆大肿块,本色,压之不痛,没有介意。近半年来日渐增大,且痛。每当情绪不佳时,肿块明显且痛加重。曾在部队卫生院注射并口服药,效果不显著,改服中药治疗来我门诊。检查:颈右侧耳垂下方有一肿块约4 cm×8 cm,中等硬度,活动,本色,压之疼痛。胸透心肺无异常改变。脉沉弦,舌质淡苔白。辨证:肝郁化火,炼液为痰,痰火郁结。治法:理气开郁,化痰软坚。方药:夏枯草20 g,桔梗20 g,枳壳15 g,玄参20 g,蒲公英30 g,大贝20 g,重楼15 g,莪术10 g,薤白15 g,黄芩15 g,青皮15 g,昆布15 g,煅牡蛎30 g。水煎服,每日1剂。

1989年7月2日,疼痛减轻,肿块渐消,近日头痛,便干。继上方加三棱15 g,易青皮为20 g。

7月9日,上方服7剂,头痛消失,二便调和,压痛亦减。宗前方,将夏枯草改30 g,重楼20 g,加青夏10 g,7剂水煎服。

7月16日,上方服后,诸症渐减,唯肿块消退缓慢,脉弦缓。治以通经活络,开郁散结。拟方:炙甲珠10 g,大贝20 g,天花粉20 g,乳香15 g,知母20 g,半夏10 g,白及15 g,皂刺15 g,重楼20 g,夏枯草20 g,金银花30 g,桔梗20 g。每日1剂,水煎服。

7月29日,上方服12剂,肿块只有指甲大小,余症皆无。因部队调动,改服消瘰丸至痊愈。

[**肝郁脾虚,痰火郁结证瘰疬案**]　郭某,女,35岁。颈部有肿块10年,破溃已1年余,于1980年3月20日初诊。1970年开始,左侧颈部生肿块,本色,小如莲子,活动,不痛,逐渐增大,且有微痛,于1年前皮色渐红而软,自溃,破流稀薄脓液。相继在侧方又生3个肿块,亦如前状,微痛;现食纳不佳,胸满不畅,大便时干,怠倦乏力。查体:左侧颈部有溃疡疮口,范围约8 cm×3 cm×2 cm,色鲜红,边有空腔。侧方一肿块以溃,疮口小,空腔大,连接前个肿块的空腔内,其余肿块有软有硬,脓液稀薄,夹有豆腐渣样絮物。脉沉缓而弱,舌淡苔白腻。辨证:肝郁脾虚,痰火郁结。治法:疏肝郁,健脾胃,化痰散结。方药:内服香贝养荣丸,外上金银油。外上药方法:在溃疡的边腔上,点一滴金银油,上敷消毒脱脂棉。余下的疡溃面均用脱脂棉填盖,然后贴敷太乙膏。其他肿块破溃口,依如上法。嘱3日后换药。如有疼痛甚时可服止痛剂(去痛片)即可。

3月24日来诊时,点药处已无空腔,渐生白边,依前法点另处空腔。

经过4次点药,空腔消失,改用生肌玉红膏、外敷太乙膏,2日换药1次,3次而愈。

按:使用的金银油系家传验方,方取红砒、水银、银珠、白面调和而成,用鸡蛋黄油调膏。外点破溃边腔,其点药方法很关键,切忌多点,要视面积大小,空腔程度,点点续进,至无空腔,改用生肌玉红膏、外用太乙膏而至痊愈。如肿块大且多,需配服香贝养荣丸以补虚扶正,开郁散结。

十二、许履和医案(《许履和学术经验集》)

[**血虚津亏证瘰疬案**]　薛某,女,21岁。2年前右颈部起一核,以后逐渐增多至5枚,曾经针灸疗法,服夏枯草膏、异烟肼及注射链霉素等,未能控制其发展。平时多郁怒。月经二三月一行。

肺结核已硬结。诊得右颈结核累累,大者如鸽卵,小者如白果,粘连一起,有鸡卵大,其中1核色微红而应指,右缺盆部亦有鸽卵大结核1枚。谅由肝经血燥多火,炼液成痰,结于少阳之络,而成瘰疬。姑拟消瘰丸合逍遥丸治之。

第1阶段(4个月):① 消瘰丸,每服6g,早、晚饭后各服1次。② 逍遥丸,每服6g,午饭后服1次。③ 守宫10只,装入10个鸡蛋内,锻存性,研细末,分作20次服,每日3次。上药服至2个月余,右缺盆及右腋下核子已接近消失,右颈部2核子已化脓,右1个月相继溃破,腐肉难脱。内服药同上;外用拔毒药纸捻插入疮内,外盖黄连油膏纱布,每日1换。

第2阶段(4个月):右颈溃破2处肿消痛定,唯脓腐未净;而于疮口上方又起硬核3枚,同时右腋下及左胯间发现核子各1枚,下午有低热,口中干,舌尖破碎,舌质红,苔微黄,脉细弦数,血沉加快(38 mm/h)。此为血虚肝旺病情尚未稳定,改用汤药进治。

按:消瘰丸有滋阴降火,化痰软坚之功,治瘰疬不论已溃、未溃都可使用。唯药性平和,"王道无近功",须多服久服,才能见效。患者多郁善怒,故配服逍遥散以疏肝解郁。又守宫(即壁虎)治瘰疬,《本草纲目》即有记载:"守宫……咸寒,有小毒。"《青囊杂纂》:"瘰疬初起,用壁虎一枚烘研,每日服半分,酒服。"民间单方亦广泛应用。今用壁虎配鸡蛋,寓攻于补,可以久服无弊。

十三、李孔定医案(《首批国家级名老中医效验秘方精选》)

[**气血不足证痰核瘰疬案**] 李某,女,23岁,1988年入院。

病史:1988年5月,发现右颈部有一结块,大如核桃,皮色不变,推之可动,无发热等全身症状。即至某医院诊治,诊断为"颈淋巴结结核"。经肌内注射链霉素、口服异烟肼片等治疗,左颈部亦有结核发生,日久结核固定,皮色变暗红,于7月2日切并排脓,流出稀薄脓液(脓液涂片找到结核杆菌)。术后,继续使用链霉素异烟肼,后转本院治疗。检查:颈部两侧有疮口两处,周围皮肤暗红,两疮口均有白色腐肉,疮口呈潜行性,4周有空腔,流出稀薄脓液,并夹有败絮样物质。

治疗:内服消瘰汤(鲜泽漆10g或干泽漆5g,大茯苓30g,黄精30g,夏枯草30g,连翘15g,山楂15g,枳壳12g,甘草3g),加黄芪30g,玄参10g。入院当日即行清创,术后撒七三丹,敷以红油膏纱布盖贴,之后腐肉渐脱落,脓水减少,肉芽组织逐渐生长,最后用生肌散收口共治疗40日,疮口愈合。随访1年,未见复发。

按:本病痰之生,是由于肝郁气滞,脾失健运,痰热内生,痰凝气结而成瘰疬,因此实证偏多。但不仅有气滞之实,亦有肝血不足,脾气虚弱之虚,故拟疏肝养血,健脾化痰,扶正祛邪为治,也有因肺肾阴虚,虚于灼津为痰,痰火凝结而成瘰疬。总之需抓住"痰",辨证施治,痰邪一消,结核则除。

十四、徐学春医案(《首批国家级名老中医效验秘方精选》《瘰疬证治》)

[**气郁痰阻证瘰疬案**] 李某,女,3岁。家长于1个多月前发现患儿左侧颈淋巴腺肿大多个,曾于某院诊为"颈淋巴腺结核",用链霉素及青霉素肌内注射未能控制,并逐渐化脓,终于1989年4月2日自行破溃,流出脓汁为稀干酪状,创面外翻,中心敷一层干酪样物,用棉棒拭后不去,创面周围并有多数黄豆至蚕豆大之淋巴结,因家庭经济不便停用链霉素。其母亦久患肺结核。遂投以消瘰丸(玄参500g,象贝母240g,夏枯草240g,猫爪草240g,羊乳240g,地龙240g,重楼240g,煅牡蛎500g,僵蚕240g,制乳、没各120g,柴胡120g,白芍240g,当归240g,梓木草240g),汤剂内服,经治3周而愈,丸剂善后。

按：本方系徐氏根据《医学心悟》中之消瘰丸，经临床筛选加味而成，堪称徐氏家传瘰疬之秘方。验之临床，屡用屡效。

[多种肺外结核案]　某患，男，22 岁。患者于 1976 年 7 月经某院诊断为"矽肺所致间质性肺炎"，住院期间经常发热，用激素治疗半年后发现右前臂皮肤结核，继而右腋下出现寒性脓肿，切开久不愈合。左侧睾丸发现硬结，病理为睾丸结核而摘除。于 1977 年 3 月转入上海某院治疗。

入院时证见午后潮热，盗汗，纳呆，两腋下各有 4～6 个白果大的淋巴结，右腋下溃疡，脓液稀薄，右侧睾丸肿大如鸡蛋状。化验：血沉 135 mm/h，白细胞总数 21 600/mm³；经 X 线摄片发现胸壁结核、纵隔淋巴结结核，两肘及左侧肱骨下端结核合并寒性脓疡，右桡骨结核。

治疗：因患者全身多处结核并见，血象较高，故先投以大剂量清热解毒药，佐以益气和血，软坚散结之品，继用八珍汤、归脾汤以扶正。后服用徐学春验方消瘰膏，同时服异烟肼、链霉素等抗痨西药，以防病势继续扩散。外治以拔瘰丹配伍祛腐生肌，主要以加味一号丹杀菌祛腐，并结合手术切排、刮扒，脓腔内加味一号丹撒于玉红膏纱条上塞入，瘘管用纸捻蘸药粉插入。后用一号丹、二号丹、生肌散交叉换药，经半年治疗，全身症状明显改善，体温正常，体重增加，血沉下降至 5 mm/h，各处疮口全部愈合，骨结核摄片结构清楚，病灶稳定，于 1977 年 8 月 2 日痊愈出院，1980年 8 月随访已参加劳动未复发。

按：本例并发多种肺外结核，急则治标以清热解毒，兼益气和血。缓则治本以气血双补，健脾和胃，化腐生新和整体观辨证内外合治使疮口愈合。

[胸、腰椎结核合并瘘管案]　某患，女，47 岁。1952 年因胸、腰椎结核而成寒性脓疡合并结核性胸膜炎，于外地治疗，先后切开引流，病灶清除及脊椎融合术等 8 次手术，术后 2 年，腰部 2次形成寒性脓肿再次破溃，脓水淋漓达 18 年，长期应用西药抗痨治疗。于 1971 年 9 月收入南京某医院，症见畏寒、低热、间有高热，出现消瘦、盗汗、纳差，检查：脊柱明显侧弯，胸椎 7～8 后凸畸形，两侧胸、腰部 5 处瘢痕，瘘口 2 个，探及左侧瘘口深约 7 cm，右侧瘘口深约 11 cm，方向上行。化验血沉 112 mm/h，X 线摄片示胸 7～10 椎体结核、腰 1～2 椎体结核、骨质破坏、脱钙、椎间隙消失。

治以扶正固本，托里解毒。方药：徐学春自拟骨痨汤、骨痨片内服，外用药：拔瘰丹、加味一号丹、生肌散、蒜葱精油等交替换药治疗。经 16 个月治疗，留院观察 2 个月，症状消失、血沉正常、骨破坏修复、病灶稳定、体重增加而出院。于 1982 年第 2 次随访，出院 11 年未见复发。

按：本例除拔管祛腐的加味拔瘰丹作用外，外用蒜葱精油瘘管灌注以达杀菌，收到较好的效果。

十五、唐汉钧医案（赵有利《中华中医药杂志》）

[气血两虚，脾肾虚弱证瘰疬案]　某患，女，23 岁，2015 年 8 月 10 日初诊。颈左侧 Ⅱa 区肿块，Ⅳ、Ⅴ区疮口破溃不敛半年余。纱条引流 3 处，疮面分别约 1.5 cm×2 cm，2 cm×2.5 cm，5 cm×6 cm，深处达 1.5 cm，窦道迂曲，可触及多发肿块，大者范围约 5 cm×6 cm，基底融合，质硬，活动度差。月经量少，腹泻，舌中花剥，边有齿痕，苔薄白，脉象沉细。上海市某医院予异烟肼、利福平、乙胺丁醇、吡嗪酰胺联合抗痨 5 个月余，近日化验尿酸（UA）590 μmol/L，口服院内制剂结核丸每次 20 粒，每日 2 次，甘草酸二胺肠溶胶囊每次 150 mg，每日 3 次。外用异烟肼、利福平注射剂交替换药多次，疗效不佳。辨证：气血两虚，脾肾虚弱证。治法：益气养血，健脾补肾。方药：黄芪 30 g，太子参 15 g，生地 15 g，白术 15 g，天门冬 15 g，黄芩 9 g，玄参 9 g，象贝母 15 g，百合

15 g,百部 15 g,沙参 15 g,丹参 15 g,砂仁 9 g,黄精 15 g,山茱萸 15 g,薏苡仁 15 g,皂角刺 9 g,红枣 15 g,甘草 10 g。56 剂,水煎服,日 1 剂。全蝎 3 g,蜈蚣 3 g,水蛭 5 g,天龙 5 g,三七 5 g,颗粒剂调糊状外用。

2015 年 10 月 15 日二诊:证如前,纳可,二便调,舌苔白,脉濡。前方加寒水石 15 g,苦丁茶 9 g,夏枯草 9 g,继服 25 剂。

2015 年 11 月 9 日三诊:诸证可,舌苔白腻,脉濡。外周硬结似有缩小变软趋势,前方去寒水石、苦丁茶,加苦参 15 g,牡丹皮 9 g,外敷颗粒剂如前。11 月 25 日记录上海某医院门诊日志示:左侧颈部肿块较前继续缩小,未见明显创面及渗液,表面仍有滤泡样改变。肾功能 UA 458.5 μmol/L,继续服用院内制剂结核丸。

2015 年 12 月 10 日四诊:颈左部创面脓水减少,月经量少,舌质红,舌苔薄腻,脉象濡。方药:苍术 15 g,黄芩 9 g,玄参 9 g,象贝母 15 g,鸡内金 9 g,谷芽、麦芽各 9 g,百部 15 g,丹参 30 g,当归 15 g,川芎 9 g,熟地 15 g,山药 15 g,灵芝 15 g,淫羊藿 15 g,黄精 15 g,山茱萸 15 g,炙黄芪 30 g,红枣 15 g,炙甘草 15 g。14 剂,水煎服,日 1 剂。全蝎 3 g,蜈蚣 3 g,水蛭 5 g,天龙 5 g,三七 5 g,2 剂,颗粒剂调糊状外用。

2015 年 12 月 22 日五诊:诸证如前,有所好转,局部皮损高低不平,苔薄,边痕,脉濡。前方加猫爪草 15 g,海浮石 15 g,苦参 15 g。30 剂,水煎服,日 1 剂。外敷颗粒剂如前。冲和膏外敷,康复新液外洗。

2016 年 1 月 28 日六诊:左颈部肿块结节质软,局部无渗液。方药:苍术 15 g,陈皮 9 g,姜半夏 9 g,黄芩 9 g,玄参 9 g,猫爪草 15 g,桔梗 6 g,夏枯草 9 g,海浮石 15 g,百部 15 g,丹参 15 g,白术 15 g,象贝母 15 g,黄芪 30 g,党参 15 g,淫羊藿 15 g,灵芝 15 g,茯苓 15 g,肉苁蓉 9 g,红枣 15 g,甘草 10 g。20 剂,水煎服,日 1 剂。

2016 年 2 月 19 日七诊:颈左部 IIa 区可触及淋巴结肿大,直径约 40 mm,基底融合,质硬,活动度差,未及波动感,IV、V 区淋巴结可及直径 15～20 mm,质中,皮色暗红,原 2 处溃口已收口。创缘欠规则,肿块结节较前明显缩小,病灶皮肤已见平复。舌质红,舌苔薄腻,边有齿痕,脉象濡。前方去猫爪草,加七叶一枝花 15 g,郁金 9 g,继服 30 剂,水煎服,日 1 剂。外用药同前。

2016 年 3 月 10 日八诊:左颈部结核肿块,稍见平复。苔白腻,边痕,脉滑。血尿酸高达 511 μmol/L。治法:疏肝健脾,化痰消肿。方药:柴胡 9 g,黄芩 9 g,玄参 9 g,象贝母 9 g,桔梗 6 g,海浮石 15 g,陈皮 9 g,姜半夏 9 g,莪术 15 g,海藻 9 g,昆布 9 g,夏枯草 9 g,生黄芪 30 g,白术 15 g,茯苓 15 g,丹参 30 g,百部 9 g,寒水石 15 g,红枣 15 g,生甘草 9 g。30 剂,水煎服,日 1 剂。颗粒剂外敷同前。

2016 年 4 月 7 日九诊:左颈部结核,月经量少,苔白腻,边痕,脉濡。予当归 15 g,赤芍、白芍各 9 g,川芎 9 g,生地、熟地各 9 g,丹参 30 g,五味子 15 g,夜交藤 20 g,猫爪草 9 g,陈皮 9 g,姜半夏 9 g,夏枯草 9 g,海浮石 15 g,百部 15 g,黄芪 30 g,党参 15 g,白术 15 g,淫羊藿 15 g,灵芝 15 g,茯苓 15 g,肉苁蓉 9 g,红枣 15 g,甘草 10 g。40 剂,水煎服,日 1 剂。

2016 年 5 月 14 日十诊:颈左侧淋巴结结核,创面愈合,但周围尚有瘰疬结块,舌尖红,舌苔白腻,脉濡。方药:炙黄芪 30 g,丹参 30 g,玄参 9 g,象贝母 15 g,桔梗 6 g,陈皮 9 g,姜半夏 9 g,百部 15 g,当归 15 g,赤芍、白芍各 9 g,生地、熟地各 9 g,龙葵 15 g,夏枯草 9 g,海浮石 15 g,海藻 9 g,淫羊藿 15 g,灵芝 15 g,肉苁蓉 9 g,红枣 15 g,甘草 10 g。28 剂,水煎服,日 1 剂。全蝎 3 g,蜈蚣 3 g,水蛭 5 g,天龙 5 g,三七 5 g,28 剂,颗粒剂外用。

2016年6月16日十一诊：医院B超示双侧颈部，左侧32.4 mm×13.2 mm、右侧24.3 mm×14.7 mm，双侧锁骨上，左侧19.4 mm×12.2 mm，右侧35.7 mm×28.8 mm。口服结核丸，吡嗪酰胺0.25 g，利福平0.15 g，疮面愈合较前平复，颈左侧Ⅵ区可触及淋巴结肿大，直径约12 mm，质地中等，活动度差，触痛不明显。予藿香、紫苏梗各15 g，玄参9 g，象贝母15 g，桔梗6 g，陈皮9 g，姜半夏9 g，海浮石15 g，猫爪草15 g，百部15 g，丹参30 g，生黄芪30 g，党参15 g，白术15 g，茯苓15 g，灵芝15 g，淫羊藿15 g，肉苁蓉9 g，红枣9 g，生甘草9 g，继续服用28剂，水煎服，日1剂。全蝎3 g，蜈蚣3 g，水蛭5 g，天龙5 g，三七5 g，28剂，颗粒剂外用。

2016年8月16日十二诊：疮面愈合平复，颈左侧Ⅵ区可触及淋巴结，直径约10 mm，质地中等或偏软，活动度可，触痛不明显。舌边有齿痕，苔白腻，脉细。化验生化尿酸175 μmol/L，余正常，血沉13 mm/h。前方紫苏梗易佩兰10 g，继续水煎服28剂巩固。1个月后随访未复发。

按：患者患病日久，气血两虚，不能抑木，致肝木乘脾，脾虚湿盛，舌边有齿痕；脾阳不振，则腹痛便泄；经水不足，舌中花剥，舌质裂纹，脉象沉细均为气虚、血少、津亏之象。本案以虚证为本，挟痰、瘀、毒邪致病，故病程长。可见初起既已破溃脓泄，气血两虚。治宜补气养血。至五诊时外敷冲和膏、康复新液外洗，创面渗出减少，六诊加化痰散结治疗顽痰老痰的海浮石、寒水石，创面无渗液。通常颈淋巴结结核初期多为肝郁脾虚，气滞痰凝，脾失健运，痰热内生，结块于颈项而成。治疗当以疏肝养血、解郁化痰为要领；不仅有气滞之实，亦有肝血不足、脾气虚弱之虚。局部多偏于实证，而整体多属于虚证。在第八诊时治以疏肝健脾、消肿化痰、扶正祛邪为主收效。唐汉钧认为，颈淋巴结结核以虚、痰为主。表现其一，耗损肝血，肝阴不足；其二，肝郁伤脾，脾虚不运，痰浊停滞；其三，肝火耗阴，阴虚火旺，肺肾阴伤，炼液成痰，均可导致痰浊凝阻，故分清痰邪致病，对症消痰，结核则除。治疗时始终顾护脾胃，扶正怯邪。十诊加海藻消痰散结，龙葵活血消肿，至十二诊时始终应用消瘰丸合二陈汤为基础方加玄参、黄芪、淫羊藿、肉苁蓉、红枣、生甘草等气血双补、益肾填精之品。

颈淋巴结结核发展到中、后期出现阴虚火旺，肺肾阴虚证，则又当托毒透脓和滋肾补肺为治则。元代治痰大家朱丹溪持"阳常有余，阴常不足"观点，临床瘰疬后期阴虚火旺证采用滋阴降火，补益肝肾法屡屡治验。金代张元素云"瘰疬不系膏粱丹毒之变，总因虚劳气郁所致"，宜以益气养荣之药，调而治之，其疮自消，不待汗之、下之而已也。托法分补托和透托：补托即托里补之、托里调之，适用于气血两虚，阴阳不调者；透托适用于毒盛而正未虚者。收口期内外合治，用药遵《外科正宗》总结性地提出"脓出方自腐脱，腐脱方自生肌，肌生方自收敛，收敛方自疮平"的疮面修复规律。始终以四虫祛瘀散（全蝎、蜈蚣、水蛭、天龙、三七，详见十一章散剂）为末调糊状外敷以期托毒生肌，肌平皮长。

十六、周仲瑛医案（朱敏为《湖北中医杂志》）

[**痰瘀蕴肺，气阴两伤证结核性窦道案**] 田某，男，80岁，2008年10月25日初诊。2006年11月行手术切开排脓，左肋背手术切口长期愈合不良。2008年9月破溃流脓加重，经住院治疗未见收口，目前仍在服抗结核药，生化检查提示有肾功能损伤。既往结核性胸膜炎病史。刻诊：左肋背窦道溃破溢液，时有咳嗽，口干，尿频，舌红，苔黄腻，脉小弦滑数。综观是证，乃属痰瘀蕴肺，日久气阴两伤，不能祛腐生肌。治则：标本兼顾，益气养阴，化痰散结，生肌敛疮，托毒外达。处方：生芪30 g，炙鳖甲（先下）15 g，炮山甲9 g，白及10 g，羊乳10 g，南、北沙参各12 g，猫爪草20 g，炙百部15 g，牡蛎（先下）25 g，麦冬10 g，泽漆15 g，炙乳、没各3 g。14剂，每日1剂，

水煎服。

二诊(2008 年 11 月 8 日)：左肋背溃疡部位又见红赤，显示又将分泌溢液，局部自感麻木，不咳嗽，胸不闷，纳食、二便尚可，舌质暗，苔黄，脉细滑。上方改炙乳香、没药各 5 g，加炙黄精 10 g，鱼腥草 20 g，平地木 20 g，14 剂。

三诊(2008 年 11 月 22 日)：左肋背窦道溃破之处近来稳定，较长时间未见溢水，但恶心欲吐，纳差，质暗紫，苔黄腻，脉弦滑。于 10 月 25 日方去炙乳、没，加炙黄精 10 g，鱼腥草 20 g，平地木 20 g，炒六曲 10 g，砂仁(后下)3 g，陈皮 6 g，法半夏 10 g，14 剂。

四诊(2008 年 12 月 6 日)：结核性胸膜炎，近日后背溃处又见渗水，但量不多，纳谷不佳，乏味，不咳嗽，胸不痛，时有便溏，舌苔淡黄薄腻，脉濡。10 月 25 日方去乳、没，加黄精 10 g，平地木 20 g，陈皮 6 g，当归 10 g，鱼腥草 20 g，炒六曲 10 g，砂仁(后下)3 g，14 剂。

五诊(2008 年 12 月 20 日)：左肋背部破溃处渗水渐止。外科换药，窦道 3～4 cm。食纳差、口干，舌质暗红，苔淡黄薄腻，脉细滑。10 月 25 日方去乳、没，加黄精 10 g，平地木 20 g，陈皮 6 g，当归 10 g，鱼腥草 20 g，炒六曲 10 g，砂仁(后下)3 g，法夏 10 g，炒谷、麦芽各 10 g，14 剂。

六诊(2009 年 1 月 3 日)：左肋背部溃处已无明显渗液，但收口较慢，无咳嗽、胸闷、胸痛，食纳尚可，大便正常，夜晚口干，苔薄黄腻，脉小滑兼数。于 10 月 25 日方去乳、没，改生黄芪 50 g，加黄精 10 g，平地木 20 g，陈皮 6 g，当归 10 g，鱼腥草 20 g，炒六曲 10 g，砂仁(后下)3 g，法夏 10 g，炒谷、麦芽各 10 g，14 剂。

七诊(2009 年 1 月 17 日)：左肋背部溃疡流水续有所改善，胃中无不适，空腹胃痛，苔左半黄薄腻，脉小滑。于 10 月 25 日方去乳、没，改生黄芪 50 g，加焦白术 10 g，黄精 10 g，平地木 20 g，陈皮 6 g，当归 10 g，鱼腥草 20 g，炒六曲 10 g，砂仁(后下)3 g，法半夏 10 g，炒谷、麦芽各 10 g，21 剂。

八诊(2009 年 2 月 21 日)：左肋背部结核性窦道已趋愈合，无流水，背后麻木，食纳平平、口干，舌质暗，苔薄黄，脉小滑。于 10 月 25 日方去乳、没，加生蒲黄(包煎)10 g，焦白术 10 g，黄精 10 g，平地木 20 g，陈皮 6 g，当归 10 g，鱼腥草 20 g，炒六曲 10 g，砂仁(后下)3 g，法半夏 10 g，炒谷、麦芽各 10 g，14 剂。服药 4 个月，左肋背部结核性窦道愈合，麻木感不著，口干不显。续按上法调治，病情稳定。

按：本病证属肺痨日久，正虚邪恋，痰瘀蕴肺，日久气阴两伤，不能化腐生肌，无力托毒外达所致。故予标本兼顾，益气养阴，化痰散结，生肌敛疮，托毒外达。方中重用生黄芪益气健脾，托毒外达为君药；南北沙参、麦冬、炙鳖甲、羊乳养阴生津，助黄芪益气托毒外达，共为臣药；牡蛎、泽漆化痰利水，散结消肿；炮山甲、炙乳没活血化瘀，散结消肿，祛腐排脓；白及与生黄芪相合，生肌敛疮；猫爪草苦寒，清热解毒，炙百部温润肺气，止咳杀虫，共为佐药。诸药相合，共奏益气养阴，托毒生肌，化痰散结之效。二诊患者背部破溃出现分泌溢液先兆，加大乳、没用量至 5 g，另加炙黄精与前方生黄芪相须为用，相辅相成以达益气养阴之用；加用鱼腥草、平地木化痰止咳。三诊患者出现恶心欲吐，纳差的表现，故去炙乳、没，加炒六曲、砂仁、陈皮理气和胃，法半夏降逆止呕，化痰散结。四诊患者病情小有反复，故加当归以养血活血，祛瘀生新。六诊患处破溃虽已有改善但收口较慢，遂加大生黄芪量至 50 g 托毒生肌。七诊更加白术等益气健脾。八诊后结核性窦道终于愈合。

本病肺痨日久，患者年老，素体本亏，痰热瘀毒，久蕴未尽，耗伤气阴，不能生肌敛疮，实属内科虚损"肺痨"之候。周氏在辨证施治的前提下另辟蹊径采用外科治疗疮疡补托之法，注重养阴益气，固护脾胃。重用生黄芪扶正益气，托毒生肌，使正气来复，气血充旺，毒祛腐化，肺得清肃，并在扶正的同时兼用百部、猫爪草、鱼腥草、泽漆、平地木等抗痨杀虫，多环节增效，使病情得以稳定控制。

（赵有利　陶以成　苏战豹　徐晓明）

参考文献

［1］　苏礼,王抬,谢晓丽.丁甘仁医案［M］.北京：人民卫生出版社,2007：160.
［2］　赵有利,唐汉钧.唐汉钧治疗颈淋巴结结核临床经验［J］.中华中医药杂志,2017,11(11)：4981－4984.
［3］　朱敏为,王繁可.周仲瑛治愈顽固性结核性窦道 1 例［J］.湖北中医杂志 2013,35(1)：31－32.

水煎服。

二诊(2008 年 11 月 8 日)：左肋背溃疡部位又见红赤，显示又将分泌溢液，局部自感麻木，不咳嗽，胸不闷，纳食、二便尚可，舌质暗，苔黄，脉细滑。上方改炙乳香、没药各 5 g，加炙黄精 10 g，鱼腥草 20 g，平地木 20 g，14 剂。

三诊(2008 年 11 月 22 日)：左肋背窦道溃破之处近来稳定，较长时间未见溢水，但恶心欲吐，纳差，质暗紫，苔黄腻，脉弦滑。于 10 月 25 日方去炙乳、没，加炙黄精 10 g，鱼腥草 20 g，平地木 20 g，炒六曲 10 g，砂仁(后下)3 g，陈皮 6 g，法半夏 10 g，14 剂。

四诊(2008 年 12 月 6 日)：结核性胸膜炎，近日后背溃处又见渗水，但量不多，纳谷不佳，乏味，不咳嗽，胸不痛，时有便溏，舌苔淡黄薄腻，脉濡。10 月 25 日方去乳、没，加黄精 10 g，平地木 20 g，陈皮 6 g，当归 10 g，鱼腥草 20 g，炒六曲 10 g，砂仁(后下)3 g，14 剂。

五诊(2008 年 12 月 20 日)：左肋背部破溃处渗水渐止。外科换药，窦道 3~4 cm。食纳差、口干，舌质暗红，苔淡黄薄腻，脉细滑。10 月 25 日方去乳、没，加黄精 10 g，平地木 20 g，陈皮 6 g，当归 10 g，鱼腥草 20 g，炒六曲 10 g，砂仁(后下)3 g，法夏 10 g，炒谷、麦芽各 10 g，14 剂。

六诊(2009 年 1 月 3 日)：左肋背部溃处已无明显渗液，但收口较慢，无咳嗽、胸闷、胸痛，食纳尚可，大便正常，夜晚口干，苔薄黄腻，脉小滑兼数。于 10 月 25 日方去乳、没，改生黄芪 50 g，加黄精 10 g，平地木 20 g，陈皮 6 g，当归 10 g，鱼腥草 20 g，炒六曲 10 g，砂仁(后下)3 g，法夏 10 g，炒谷、麦芽各 10 g，14 剂。

七诊(2009 年 1 月 17 日)：左肋背部溃疡流水续有所改善，胃中无不适，空腹胃痛，苔左半黄薄腻，脉小滑。于 10 月 25 日方去乳、没，改生黄芪 50 g，加焦白术 10 g，黄精 10 g，平地木 20 g，陈皮 6 g，当归 10 g，鱼腥草 20 g，炒六曲 10 g，砂仁(后下)3 g，法半夏 10 g，炒谷、麦芽各 10 g，21 剂。

八诊(2009 年 2 月 21 日)：左肋背部结核性窦道已趋愈合，无流水，背后麻木，食纳平平、口干，舌质暗，苔薄黄，脉小滑。于 10 月 25 日方去乳、没，加生蒲黄(包煎)10 g，焦白术 10 g，黄精 10 g，平地木 20 g，陈皮 6 g，当归 10 g，鱼腥草 20 g，炒六曲 10 g，砂仁(后下)3 g，法半夏 10 g，炒谷、麦芽各 10 g，14 剂。服药 4 个月，左肋背部结核性窦道愈合，麻木感不著，口干不显。续按上法调治，病情稳定。

按：本病证属肺痨日久，正虚邪恋，痰瘀蕴肺，日久气阴两伤，不能化腐生肌，无力托毒外达所致。故予标本兼顾，益气养阴，化痰散结，生肌敛疮，托毒外达。方中重用生黄芪益气健脾，托毒外达为君药；南北沙参、麦冬、炙鳖甲、羊乳养阴生津，助黄芪益气托毒外达，共为臣药；牡蛎、泽漆化痰利水，散结消肿；炮山甲、炙乳没活血化瘀，散结消肿，祛腐排脓；白及与生黄芪相合，生肌敛疮；猫爪草苦寒，清热解毒，炙百部温润肺气，止咳杀虫，共为佐药。诸药相合，共奏益气养阴，托毒生肌，化痰散结之效。二诊患者背部破溃出现分泌溢液先兆，加大乳、没用量至 5 g，另加炙黄精与前方生黄芪相须为用，相辅相成以达益气养阴之用；加用鱼腥草、平地木化痰止咳。三诊患者出现恶心欲吐，纳差的表现，故去炙乳、没，加炒六曲、砂仁、陈皮理气和胃，法半夏降逆止呕，化痰散结。四诊患者病情小有反复，故加当归以养血活血，祛瘀生新。六诊患处破溃虽已有改善但收口较慢，遂加大生黄芪量至 50 g 托毒生肌。七诊更加白术等益气健脾。八诊后结核性窦道终于愈合。

本病肺痨日久，患者年老，素体本亏，痰热瘀毒，久蕴未尽，耗伤气阴，不能生肌敛疮，实属内科虚损"肺痨"之候。周氏在辨证施治的前提下另辟蹊径采用外科治疗疮疡补托之法，注重